整形外科手術
イラストレイテッド

上腕・肘・前腕の手術

専門編集●金谷文則 琉球大学

総 編 集●戸山芳昭 慶應義塾大学
編集委員●井樋栄二 東北大学／黒坂昌弘 神戸大学／高橋和久 千葉大学

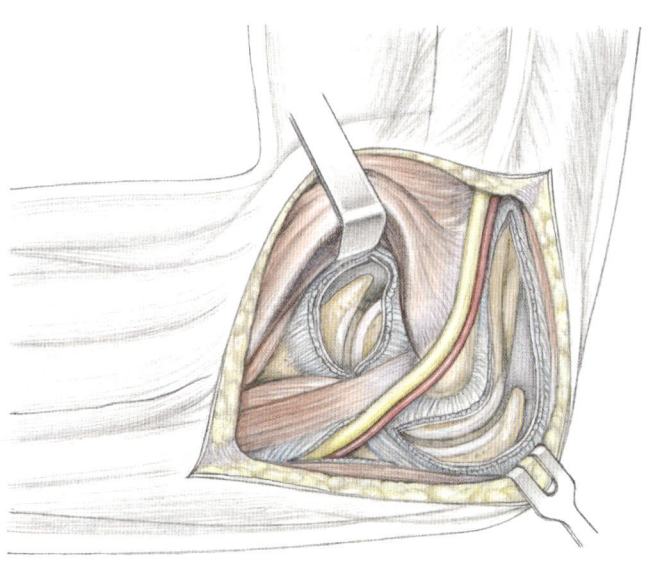

中山書店

Illustrated Handbook of Orthopaedic Surgery

刊行にあたって

わが国は世界一の長寿国であるが，この高齢社会においては「健康寿命延伸」がより強く求められている．そのためには癌や心臓病，脳血管障害など生命に直接かかわる疾患群への対策とともに，運動器疾患への取り組みが急務である．厚生労働省による国民生活基礎調査からも明らかなように，国民の自覚症状の上位を腰痛や肩こり，関節痛などの運動器障害が占め，要支援・要介護の原因にも大きく関与している．これらの運動器疾患は高齢化とともに増加の一途を辿ることは間違いなく，整形外科医の果たす役割，責任は極めて大きい．

一方，近年とくに医療界では国民への安全・安心な医療の提供が医療側に強く求められている．とくに外科系医師にとっては，安全・安心な医療の提供とは「手術手技・技術」そのものと言っても過言ではなく，患者さんから信頼され，より安全，確実な手術を提供するためには自らの努力と良き指導者，そして豊富な経験と向上心が必要である．これに加えて，必ず手元に置くべきものは解剖書と実践に役立つ手術書である．とくに運動器を扱う整形外科の手術は，脊髄・末梢神経疾患では腫瘍の摘出や除圧，神経の移植手技など繊細で高度の手術技術が，骨・関節疾患では個々の症例に応じた各種機能再建術や人工関節手術手技が，また脊椎疾患では除圧術や変形の矯正・固定術，さらにインストゥルメンテーション手術手技などが求められ，その進入法や手術法も多岐にわたる．

そこで今回，運動器の各分野で多くの手術経験を有し，現在も第一線で活躍中のわが国トップレベルの整形外科医に執筆を依頼し，整形外科手術の基本から部位別に各種手術法をすべて網羅した《整形外科手術イラストレイテッド》（全10冊）を刊行することとなった．本書は整形外科手術の教科書としてバイブル的存在に成りうる内容を有しており，実際に手術室に持ち込んで，本書を傍らに置いて参考にしながらナビゲーションしてくれる整形外科手術書となっている．本書には，使用する手術機器の使い方から手術体位，そして手技のコツや留意すべき点，落とし穴などが鮮明なイラストを用いて分かりやすく丁寧に説明されている．整形外科の専門医や認定医，指導医，そして整形外科を目指している研修医や専修医，また，手術室の看護スタッフや臨床助手の方々にも大いに役立つ手術書である．

本書が安全・安心，確実な整形外科手術への一助となり，整形外科を志す若手医師の教育と手術手技向上に繋がれば幸いである．

2010年8月

総編集　戸山芳昭
慶應義塾常任理事
慶應義塾大学医学部整形外科教授

序

《整形外科手術イラストレイテッド》シリーズの『上腕・肘・前腕の手術』を担当させていただきました．本書の読者には言うまでもないことですが，正確な診断と適切な手術手技により初めて治療が成功します．一方，診断ができても治療手段がなければ患者の利益にはつながりません．本書では，上腕・肘・前腕を専門とする第一線の先生方に，最新の知識に基づく標準的な手術手技について詳述いただきました．

整形外科の手術は体表解剖そして深部の解剖の理解から始まります．開腹手術の皮切が数個しかないことと比べて，上腕・肘・前腕のアプローチは数多く，症例に応じてアプローチを選択する必要があります．とくに肘関節のスポーツ障害においては，病変部へのピンポイントアプローチを選択することにより軟部組織（とくに筋）の損傷を最小にし，早期復帰を可能にしています．本書でふんだんに使われているイラストは手術の本質を理解しなければ描けないものであり，写真に比べて手術法の理解に非常に有用と考えております．一方，筆者が当然と思っている手技でイラストに明記されていないことにも，重要なポイントが含まれていることがあります．イラストと動画の両者が相補的に働くことにより，手術手技の本質を理解いただけると考えております．

肘関節は上肢の関節で唯一，関節固定角度が決まっていません．これは，ADLに重要なfeedingとtoiletingを両立させる固定角度がないためであり，可動域を維持することが重要です．以前は，伸展−75°／屈曲120°が機能的可動域と言われていましたが，携帯電話の通話には130°以上の屈曲が必要になります．一方，四肢麻痺患者におけるプッシュアップ時や，虚弱高齢者が立ち上がるときには上肢は荷重肢となり，肘関節の可動域と支持性の両立が重要になります．

肘関節の関節鏡は，従来の診断と関節内遊離体摘出やドリリングが主体であった時代から，近年では骨棘切除を含む授動術や難治性上腕骨外側上顆炎に対する滑膜ヒダ切除も行われています．上腕・肘・前腕において筋・腱移行術は重要な手術であり，患者のADL改善に大きく貢献します．上肢の先天異常では機能と整容の改善を両立させることが重要であり，適切な治療は患児ばかりでなく家族も幸福にします．

本書により，読者の治療手段が増え，上肢の治療成績向上の一助になることを願っております．

2015年5月

専門編集　金谷文則
琉球大学大学院医学研究科
医科学専攻整形外科学講座教授

整形外科手術イラストレイテッド
上腕・肘・前腕の手術
CONTENTS

I 進入法

上腕へのアプローチ

上腕骨骨幹部へのアプローチ …………………………… 占部 憲，内野正隆　2
後方アプローチ ……………………………………………………………… 3
❶手術体位と皮切　❷筋表層を展開する　❸筋深層を展開する

上腕骨遠位へのアプローチ ……………………………… 齋藤育雄，岡 義範　6
後方アプローチ（肘頭骨切り法）…………………………………………… 6
❶手術体位と皮切　❷皮下を展開する　❸骨切りする
前外側アプローチ …………………………………………………………… 9
❶手術体位と皮切　❷皮下，筋層を展開する　❸関節を展開する

肘関節へのアプローチ

外側アプローチ　MOVIE　………………………………………… 阿部宗昭　12
❶手術体位，駆血と止血帯　❷皮切線をデザインする　❸皮膚を切開する　❹肘関節内への進入　❺肘関節後方への進入　❻上腕骨遠位への進入　❼創を閉鎖する　❽術後の外固定とドレーンの抜去

内側アプローチ　MOVIE　……………………………… 古島弘三，伊藤恵康　17
❶手術体位と皮切　❷皮下組織の展開　❸筋間中隔を展開する　❹内側側副靱帯（前斜走靱帯）を展開する　❺後内側を展開する　❻内側前面を展開する

前方アプローチ …………………………………………… 西浦康正，落合直之　24
❶手術体位と皮切　❷肘関節前方の解剖

外側前方へのアプローチ（Henryのアプローチ）………………………… 26
❸腕橈骨筋と上腕二頭筋（腱）を分け，外側前腕皮神経を確保する　❹腕橈骨筋と上腕筋を分け，橈骨神経を探す　❺橈骨神経を外側によけ，関節内を展開する

正中前方へのアプローチ（伊藤のアプローチ）…………………………… 28
❸上腕二頭筋腱と筋腹を内側によける　❹上腕筋を縦割し，関節内を展開する

内側前方へのアプローチ …………………………………………………… 29
❸円回内筋と上腕筋を分け，円回内筋を内側によけて，上腕筋を前方に引いて関節内を展開する

肘関節への鏡視下アプローチ

肘関節への鏡視下アプローチ MOVIE ……………………大木豪介,和田卓郎　30
❶手術体位とポータル　❷前方関節腔を鏡視する　❸後方関節腔を鏡視する
❹後外側関節腔を鏡視する　❺閉創する

前腕へのアプローチ

橈骨へのアプローチ ……………………………………………堀内行雄　35

橈骨前方アプローチ ……………………………………………………… 35
❶手術体位と皮切　❷腕橈骨筋内側縁を確認する　❸橈骨神経浅枝を確認する
❹目的の高位の橈骨前面を展開する

橈骨後方アプローチ ……………………………………………………… 39
❶手術体位と皮切　❷短橈側手根伸筋と総指伸筋の境界面を確認する　❸目的
の高位の橈骨後面を展開する

尺骨へのアプローチ ……………………………………………荻野利彦　43
❶手術体位と皮切　❷尺骨後縁と周囲筋膜を展開する　❸尺骨を展開する　❹
尺骨遠位部を展開する

II　手術法

骨折

上腕

上腕骨骨幹部骨折——髄内釘固定 ……………………………高田直也　48
❶手術体位と皮切　❷髄内釘挿入部を展開する　❸髄内釘挿入口を作製する
❹リーミングを行い,髄内釘を挿入する　❺横止めスクリューを挿入する　❻
エンドキャップを設置し,創洗浄,閉創する

上腕骨骨幹部骨折——プレート固定 ………………大城　亙,外間　浩　55
❶手術体位と皮切,骨折部の展開　❷骨折部を確認し,整復する　❸プレート
固定する　❹閉創する

上腕骨遠位端骨折 ………………………………………………長野博志　60
❶術前計画　❷麻酔,手術体位,皮切　❸深部を展開し,尺骨神経を同定,保
護する　❹骨折部を展開する　❺骨折部を整復し,仮固定する　❻骨折部を固
定する　❼洗浄し,閉創する

肘関節

上腕骨顆上骨折 ……………………………………………… 堀井恵美子　67

小児の上腕骨顆上骨折 ……………………………………………… 67

経皮ピンニング：❶手術体位　❷骨の整復と固定を行う

観血的整復固定：❶手術体位と皮切　❷骨の整復と固定を行う　❸閉創する

成人の上腕骨顆上（通顆）骨折 ……………………………………………… 70

❶手術体位と皮切　❷尺骨神経を剥離する　❸骨折部へのアプローチ　❹骨接合を行う　❺創を閉鎖する

上腕骨外側顆骨折 ……………………………………………… 金　郁喆　74

❶手術体位と皮切　❷骨折部を展開する　❸骨片を整復し，固定する　❹鋼線締結法を行う　❺閉創する　❻外固定を行う

上腕骨内側上顆骨折 ……………………………………………… 柿木良介　80

❶手術体位と皮切　❷骨片を剥離し，尺骨神経を確認する　❸骨片を整復固定する　❹成人肘関節脱臼合併例の整復固定　❺創部の洗浄と止血を行い，閉創する　❻合併症とその治療

肘頭骨折・鉤状突起骨折 MOVIE ……………………………………………… 坪川直人　87

❶手術体位と皮切　❷骨折部を展開する　❸骨折部を整復する　❹骨接合を行う　❺創を閉鎖する

橈骨頭骨折 ……………………………………………… 山中一良　94

❶手術体位　❷術中ストレステスト　❸皮切～橈骨近位部を展開する　❹整復し，内固定を行う　❺創を閉鎖する　❻内側側副靱帯を修復する

前腕

橈骨骨幹部骨折 ……………………………………………… 鈴木克侍　100

❶手術体位と皮切　❷骨折の観血的整復とプレートのベンディングを行う　❸AO 分類 A 型の新鮮横骨折に対する MIPO（minimally invasive plate osteosynthesis）法　❹AO 分類 A 型の斜骨折の固定　❺AO 分類 B 型の第 3 骨片を有する骨折の固定　❻AO 分類 C 型の分節骨折および粉砕骨折の固定　❼創を閉鎖する

尺骨骨折 ……………………………………………… 池田和夫　108

❶手術体位と皮切　❷尺骨を展開する　❸骨折を整復する　❹プレート固定を行う　❺閉創する

Monteggia 脱臼骨折 ……………………………………………… 森谷浩治　113

❶手術体位と麻酔　❷徒手整復を行う　❸さまざまな前腕肢位で X 線透視を行う　❹腕橈関節ならびに輪状靱帯を確認する　❺尺骨骨折を固定する　❻外固定を行う

靱帯縫合・靱帯再建

肘関節尺側側副靱帯 ……………………………………… 洪　淑貴，堀井恵美子　122

靱帯縫合術 …………………………………………………………………………… 123
❶手術体位と皮切　❷尺骨神経の剥離・筋膜の切開を行う　❸前斜走線維（AOL）の同定，骨孔の作製・アンカー挿入を行う　❹靱帯縫合を行う　❺創を閉鎖する

靱帯再建術 …………………………………………………………………………… 126

肘関節外側側副靱帯 ……………………………………………… 佐藤和毅　127

靱帯縫合術（新鮮例） ………………………………………………………………… 129
❶手術体位と皮切　❷LCL複合体を展開する　❸損傷靱帯を縫合する　❹伸筋群を修復する　❺止血，洗浄，閉創する

靱帯再建術（陳旧例） ………………………………………………………………… 131
❶手術体位と皮切　❷LCL複合体を展開する　❸移植腱を採取する　❹損傷靱帯を再建する　❺伸筋群を修復する　❻止血，洗浄，閉創する

輪状靱帯──Monteggia骨折後の陳旧性橈骨頭脱臼に対する靱帯再建術 ………………………………… 小松雅俊，中村恒一，加藤博之　137
❶術前骨切り計画　❷手術体位と皮切　❸腕橈関節を展開し，輪状靱帯を剥離する　❹尺骨骨切りを行う　❺固定する　❻靱帯再建を行う　❼創を閉鎖する

肘関節拘縮

外傷性拘縮──拘縮解離・授動術 ……………………………… 信田進吾　143
❶手術体位と皮切　❷皮下を展開，尺骨神経を保護して上腕三頭筋腱を縦切する　❸上腕三頭筋腱延長術を行う場合は内側と外側を切離する　❹腕尺関節部を解離する　❺上腕三頭筋腱の延長術を行う　❻外側進入により関節前方を解離する　❼創を閉鎖する

変形性肘関節症──内側アプローチによる肘関節授動術 …………… 金谷文則　148
❶麻酔，手術体位と皮切　❷尺骨神経を展開する　❸POFを切離し，後方と前方の関節包を展開する　❹後方の骨棘を切除する　❺前方の骨棘を切除する　❻外側アプローチを追加する　❼閉創する

神経麻痺

神経損傷に対する急性期の神経縫合術，神経移植術，神経剥離術 ……成澤弘子，牧 裕　155

急性期の神経縫合術 …… 156
- ❶神経上膜縫合　❷神経上周膜縫合　❸神経周膜縫合　❹静脈ラッピング

急性期の神経移植術 …… 160
- ❶ケーブル移植（cable graft）　❷神経束グループ間の神経移植

急性期の神経剥離術 …… 162

絞扼性神経障害に対する除圧術
──肘部管症候群，回内筋症候群，橈骨管症候群 …… 長岡正宏　163

肘部管症候群 …… 164
- ❶手術体位と皮切
- 単純除圧術：❷内側前腕皮神経を確認し剥離する　❸肘部管を除圧する　❹肘を屈曲して尺骨神経の脱臼を確認する
- 尺骨神経前方移所術を行う場合：❺尺骨神経を前方へ移動し，内側上腕筋間中隔を切除する　❻尺側手根屈筋への筋枝を神経束間剥離する　❼脂肪皮弁を作製する　❽肘を屈曲・伸展して神経の走行を確認する　❾閉創する

回内筋症候群 …… 167
- ❶皮切，展開　❷正中神経を展開し，除圧する　❸肘部正中神経の除圧を確認する　❹円回内筋を縫合する　❺閉創する

橈骨管症候群 …… 169
- ❶皮切，展開
- arcade of Frohse 入口部を展開する場合
- arcade of Frohse 入口部〜回外筋の出口まで展開する場合
- ❷橈骨神経の除圧　❸閉創する

前骨間神経・後骨間神経砂時計様くびれに対する神経剥離術 MOVIE …… 長野　昭　172

前骨間神経砂時計様くびれに対する神経剥離術 …… 172
- ❶術前準備　❷手術体位と皮切　❸前骨間神経を展開，絞扼の有無を確認する　❹顕微鏡下に神経剥離を行い，神経のくびれの除圧とねじれを解除する　❺止血の後，創を閉鎖する

後骨間神経砂時計様くびれに対する神経剥離術 …… 175
- ❶手術体位と皮切　❷後骨間神経を展開する　❸Frohseの腱弓を切開し，神経圧迫の有無を調べる　❹顕微鏡下に神経剥離を行う　❺閉創する

Volkmann拘縮と血管損傷

Volkmann拘縮に対する筋膜切開 ……………西浦康正,落合直之 179
❶手術体位と皮切　❷上腕動脈と正中神経を展開する　❸浅層の筋膜を切開する　❹深層の筋膜を切開する　❺創の閉鎖あるいは開放

血管損傷に対する動脈修復・再建術 ……………西浦康正,落合直之 184
❶薬剤を準備する　❷開放性の穿通性損傷を修復・再建する　❸閉鎖性の非穿通性損傷を修復・再建する

コンパートメント症候群

急性期の筋膜切開 ……………松井雄一郎,岩崎倫政,三浪明男 188
❶手術体位と皮切　❷筋膜を切開する　❸上腕動脈を確認する　❹正中神経を開放する　❺背側・橈側コンパートメントを開放する　❻術後創処置を行う

慢性期の腱延長術,筋前進術,腱移行術,機能的薄筋移植術 ……………四宮陸雄,砂川 融 193
❶手術体位と皮切　❷壊死組織を除去し,腱延長術を追加する

筋前進術 …………… 195
❷(まず)尺骨神経の同定,剥離→円回内筋中枢で上腕動脈,正中神経を同定　❸尺側：尺側手根屈筋尺骨頭,円回内筋,深指屈筋を上腕骨内側上顆,尺骨から剥離,挙上　❹橈側：浅指屈筋,円回内筋,長母指屈筋を橈骨から剥離,挙上　❺前腕屈筋群を末梢へ移動し,縫合する

腱移行術 …………… 197
❷一次手術：拘縮に対する手術　❸二次手術：腱移行術

機能的薄筋移植術 …………… 198
❷移植床の準備　❸薄筋を採取する　❹薄筋を移植する

運動機能再建

肘関節屈曲再建術──Steindler変法 ……………岡本雅雄 201
❶手術体位と皮切　❷屈曲回内筋群を剥離し,内側上顆を切離する　❸内側上顆骨片を上腕骨前外側へ固定する　❹創を閉鎖する

肘関節伸展再建術──有茎広背筋皮弁のunipolar法 ……………岡本雅雄 205
❶手術体位と皮切　❷起始から停止へ向かい筋皮弁として挙上する　❸unipolarとして筋皮弁を上腕後方へ移動　❹緊張をかけて筋皮弁遠位端を肘頭部へ縫着する　❺創を閉鎖する

前腕回内再建術 ……河井秀夫　209
❶手術体位と皮切　❷上腕二頭筋腱を展開する　❸上腕二頭筋腱を長いZ形にして切離する　❹上腕二頭筋腱をreroute して，移行する　❺上腕二頭筋腱を側側縫合する　❻創を閉鎖する

腕神経叢麻痺に対する機能再建術
―double free muscle transfer 法 MOVIE ……土井一輝　213

第1回目手術 …… 214
❶レシピエントを準備する　❷薄筋を採取する　❸神経交叉縫合術を行う　❹筋移行を行う　❺創を閉鎖する

第2回目手術 …… 216
❶レシピエントを準備する　❷移植筋を採取する　❸神経交叉縫合を行う　❹筋移行を行う　❺創を閉鎖する

手関節固定術，手指変形矯正術 …… 218

橈骨神経麻痺の機能再建術──腱移行術（津下法） ……服部泰典　220
❶手術体位と皮切　❷前腕掌側を展開する　❸円回内筋，橈側手根屈筋腱，長掌筋腱を切離する　❹骨間膜を開窓する　❺長母指伸筋腱と長掌筋腱を縫合する　❻短橈側手根伸筋腱と円回内筋を縫合する　❼橈側手根屈筋腱を総指伸筋腱に縫合する

尺骨神経麻痺に対する機能再建術
―triple tendon transfer MOVIE ……岡田充弘，斎藤英彦　225
❶術前の準備　❷手術体位

Burkhalter 手術変法 …… 229
❸中指浅指屈筋腱を手掌へ引き出す　❹縦裂きしたslipを指間へ引き出す　❺移行腱を基節骨へ付着させる

Neviaser 手術 …… 231
❶長母指外転筋腱を停止部から切離する　❷第1背側骨間筋停止部へ移植腱を縫着する　❸移植腱と切離した長母指外転筋腱のslipを縫合する

Littler 法 …… 232
❶小指伸筋腱停止部を切離し，手関節背側へ引き出す　❷母指内転筋腱への移行腱の縫着　❸閉創する

正中神経麻痺に対する機能再建術
―Camitz 法 MOVIE ……河村健二，矢島弘嗣　235
❶手術体位と皮切　❷長掌筋腱を挙上する　❸短母指外転筋腱を同定する　❹皮下トンネルを作製し，長掌筋腱を誘導する　❺手掌部の創を閉鎖する　❻長掌筋腱を短母指外転筋腱に縫合する　❼創を閉鎖し外固定を行う

小児スポーツ障害

肘離断性骨軟骨炎──鏡視下病巣郭清術 MOVIE ……………鈴江直人，柏口新二　240
❶使用する関節鏡と麻酔

前方関節腔の処置 …………………………………………………………………… 241
❷手術体位とポータルの作製　❸前方関節腔の処置を行う

後方～外側関節腔の処置 …………………………………………………………… 243
❹手術体位とポータルの作製　❺後方関節腔の処置を行う　❻腕尺関節外側の処置を行う

小頭の処置 …………………………………………………………………………… 244
❼ポータルの選択，肢位　❽病巣の処置を行う　❾創を閉鎖する

野球肘内側障害──内側上顆下端裂離骨折，内側上顆骨端離開に対する整復・固定術 MOVIE ……………古島弘三，岩部昌平，伊藤恵康　246

内側上顆下端裂離骨折 ……………………………………………………………… 248
❶骨片を触知しながら進入する　❷裂離骨折部を露出し，新鮮化する　❸骨片をKirschner鋼線とtension band wiringで固定する　❹抜釘を行う

内側上顆骨端離開 …………………………………………………………………… 251
❶内側上顆を露出する　❷骨片を整復する　❸骨片をKirschner鋼線とtension band wiringで固定する

肘頭骨端線閉鎖遅延・疲労骨折に対するスクリュー固定 ……………丸山真博，高原政利　254
❶手術体位　❷皮切と展開　❸スクリューによる固定を行う　❹閉創する

肘付着部炎

上腕骨外側上顆炎──関節鏡視下手術 MOVIE ……………………………新井　猛　258
❶手術体位　❷鏡視ポータルを作製する　❸関節鏡を挿入する　❹ワーキングポータルを作製する　❺前方関節腔の処置を行う　❻後方関節腔の処置を行う

肘関節リウマチ

関節鏡視下滑膜切除術 MOVIE ………………………………大木豪介，和田卓郎　263
❶手術体位とポータル　❷前方関節腔の滑膜切除　❸後方関節腔の滑膜切除
❹後外側関節腔の滑膜切除　❺創を閉鎖する

工藤式人工肘関節全置換術
（Kudo type-6 total elbow arthroplasty） MOVIE ……………… 森　俊仁　268

❶手術体位と皮切　❷尺骨神経を解離し，保護する　❸筋膜，腱膜を切開する　❹関節を展開する　❺上腕骨側の骨切除を行う　❻尺骨側の骨切除を行う　❼試験整復を行う　❽コンポーネントを設置する　❾筋膜，腱膜，関節包を縫合する　❿止血，尺骨神経を前方移行し，皮膚を縫合する

Coonrad-Morrey 型人工肘関節全置換術 ……………伊藤　宣，中村孝志　277

❶手術体位と皮切　❷関節を展開する　❸上腕骨カットを行う　❹尺骨カットを行う　❺セメント固定を行う　❻閉創する

先天異常

先天性近位橈尺骨癒合症

授動術 MOVIE ……………………………………金城政樹，金谷文則　284

❶手術体位と皮切　❷有茎筋膜脂肪弁・肘筋を挙上する　❸橈尺骨癒合部を分離し，上腕二頭筋腱を剥離する　❹橈骨矯正骨切りを行う　❺回外獲得が十分でないときは，尺骨回外骨切りを行う　❻上腕二頭筋腱を縫着して，回外力を再建する　❼肘筋・有茎筋膜脂肪弁の分離部間隙への挿入を行う　❽近位橈尺骨間を仮固定する

骨切り術 …………………………………………………… 堀井恵美子　290

❶手術体位と皮切　❷橈骨骨幹部を展開する　❸骨切り部の骨膜を剥離する　❹骨切りして回旋矯正を行う　❺閉創する

橈側列形成不全──centralization（中心化術），
創外固定器を用いた内反手矯正術 ………………高木岳彦，高山真一郎　295

centralization（中心化術） ……………………………………………… 295

❶手術体位と皮切　❷橈側索状組織を切離する　❸尺骨遠位端，手根骨近位端を剥離する　❹橈屈位を矯正，固定する　❺腱移行を行う　❻創を閉鎖する

創外固定器を用いた内反手矯正術 ……………………………………… 299

❶手術体位と皮切　❷橈側索状組織を切離する　❸橈屈位を矯正する　❹尺側から手関節をまたいで創外固定器を設置する　❺橈骨に延長用の創外固定器を設置する　❻創を閉鎖する

索引 …………………………………………………………………………… 303

DVD CONTENTS

進入法
Movie 1	肘関節への外側アプローチ	阿部宗昭
Movie 2	肘関節への内側アプローチ	古島弘三,伊藤恵康
Movie 3	肘関節への鏡視下アプローチ	大木豪介,和田卓郎

骨折
Movie 4	肘頭骨折の手術	坪川直人

神経麻痺
Movie 5	前骨間神経砂時計様くびれに対する神経剥離術	長野 昭

運動機能再建
Movie 6	腕神経叢麻痺に対する機能再建術	土井一輝
Movie 7	尺骨神経麻痺に対する機能再建術	岡田充弘,斎藤英彦
Movie 8	正中神経麻痺に対する機能再建術——Camitz法	河村健二,矢島弘嗣

小児スポーツ障害
Movie 9	肘離断性骨軟骨炎——鏡視下病巣郭清術	鈴江直人,柏口新二
Movie 10	野球肘内側障害の手術	古島弘三,岩部昌平,伊藤恵康

肘付着部炎
Movie 11	上腕骨外側上顆炎——鏡視下手術	新井 猛

肘関節リウマチ
Movie 12	関節鏡視下滑膜切除術	大木豪介,和田卓郎
Movie 13	工藤式人工肘関節全置換術	森 俊仁

先天異常
Movie 14	先天性橈尺骨癒合症に対する授動術	金城政樹,金谷文則

付属DVD-VIDEOについて

1. 本書に付属するDVDはDVD-VIDEOです．ご覧になるには，DVD-VIDEOに対応する再生機器をご使用ください．DVD-VIDEOに対応するパソコンでもソフトウェア環境などにより，まれに再生できない場合がございますが，弊社での動作保証はいたしかねますので，あらかじめご了承ください．
2. 本DVD-VIDEOに記録された動画像の著作権は各著者が保有しています．またこれらの著作物の翻訳，複写，転載，データベースへの取り込みおよび送信・放映に関する許諾権は，小社が保有しています．本DVD-VIDEOの著作物の無断複製を禁じます．
3. 本DVD-VIDEOは『整形外科手術イラストレイテッド 上腕・肘・前腕の手術』に付属するものです．DVD-VIDEO単独での販売はいたしません．
4. 本DVD-VIDEOの使用，あるいは使用不能によって生じた損害に対しての保証はいたしません．
5. 本DVD-VIDEOの図書館での利用は館内閲覧に限るものとします．
6. 本DVD-VIDEOをパソコンで再生される場合，以下の環境を推奨します．

Windows

DVDドライブを搭載し，かつDVD-VIDEO再生ソフトウェアがインストールされたPC
OS：Microsoft Windows VISTA・7・8
CPU：1GHz以上のプロセッサー
メモリ：1GB以上

Macintosh

DVDドライブを搭載し，かつDVD-VIDEO再生ソフトウェアがインストールされたMac
OS：Mac OS 10以降
CPU：1GHz以上のプロセッサー
メモリ：1GB以上

Microsoft，Windowsは米国Microsoft Corporationの米国およびその他の国における登録商標です．
Macintosh，Mac OSは米国Apple Computer, Incの米国およびその他の国における登録商標です．

整形外科手術イラストレイテッド
上腕・肘・前腕の手術

執筆者一覧（執筆順）

占部　憲
北里大学メディカルセンター

内野正隆
北里大学メディカルセンター

齋藤育雄
JA神奈川県厚生連伊勢原協同病院

岡　義範
岡クリニック

阿部宗昭
春秋会城山病院／大阪医科大学名誉教授

古島弘三
慶友整形外科病院スポーツ医学センター

伊藤恵康
慶友整形外科病院

西浦康正
筑波大学附属病院土浦市地域臨床教育センター

落合直之
キッコーマン総合病院

大木豪介
札幌医科大学

和田卓郎
北海道済生会小樽病院

堀内行雄
川崎市立川崎病院

荻野利彦
朋仁会整形外科北新東病院

高田直也
JA愛知厚生連海南病院

大城　亙
那覇市立病院

外間　浩
那覇市立病院

長野博志
香川県立中央病院

堀井恵美子
名古屋第一赤十字病院

金　郁喆
京都府立医科大学

柿木良介
近畿大学

坪川直人
一般財団法人新潟手の外科研究所

山中一良
恩賜財団済生会神奈川県病院

鈴木克侍
藤田保健衛生大学

池田和夫
国立病院機構金沢医療センター

森谷浩治
一般財団法人新潟手の外科研究所

洪　淑貴
名古屋第一赤十字病院

佐藤和毅
慶應義塾大学

小松雅俊
信州大学

中村恒一
安曇総合病院

加藤博之
信州大学

信田進吾
東北労災病院

金谷文則
琉球大学

成澤弘子
一般財団法人新潟手の外科研究所

牧　裕
一般財団法人新潟手の外科研究所

長岡正宏
日本大学病院

長野　昭
浜松医科大学名誉教授

松井雄一郎
北海道大学

岩崎倫政
北海道大学

三浪明男
北海道中央労災病院せき損センター／北海道大学名誉教授

四宮陸雄
広島大学

砂川　融
広島大学

岡本雅雄
大阪府三島救命救急センター

河井秀夫
JCHO星ヶ丘医療センター

土井一輝
小郡第一総合病院

服部泰典
小郡第一総合病院

岡田充弘
大阪市立大学

斎藤英彦
医療法人社団一穂会西山病院グループ西山ウエルケア

河村健二
市立奈良病院四肢外傷センター

矢島弘嗣
市立奈良病院四肢外傷センター

鈴江直人
徳島大学病院

柏口新二
JCHO東京新宿メディカルセンター

岩部昌平
慶友整形外科病院

丸山真博
泉整形外科病院

高原政利
泉整形外科病院

新井　猛
聖マリアンナ医科大学

森　俊仁
国立病院機構相模原病院

伊藤　宣
京都大学

中村孝志
京都医療センター

金城政樹
琉球大学

高木岳彦
東海大学

高山真一郎
国立成育医療研究センター

I 進入法

上腕へのアプローチ

上腕骨骨幹部へのアプローチ

アプローチの概要

- 上腕骨骨幹部へのアプローチには前方，前外側，外側，後方，内側アプローチがある．
- 前方アプローチは上腕骨骨幹部から近位の展開に，後方アプローチは骨幹部の展開に，前外側と外側アプローチは骨幹部から遠位の展開に用いられる．内側アプローチは内側の神経血管束を展開して上腕骨にアプローチする際に用いられる．
- すべてのアプローチにおいて，橈骨神経の解剖学的位置に注意を要する．橈骨神経は上腕三頭筋外側頭と内側頭のあいだを上腕骨橈骨神経溝に密接して上腕骨の背面を螺旋状に回り，上腕骨遠位1/3で前方に出る．
- 前方アプローチは近位では大胸筋と三角筋のあいだから入り，大胸筋付着部外側で骨膜を縦切して展開する．遠位では上腕二頭筋を内側によけ，上腕筋を縦方向に割いて展開する．この際，筋皮神経に注意する．
- 前外側アプローチでは遠位で上腕筋と腕橈骨筋のあいだで橈骨神経を同定する．橈骨神経を近位に剥離し，神経が外側上腕筋間中隔を通り伸側にいくところまで同定した後，筋間中隔の前方で上腕骨を展開する．
- 外側アプローチでは前外側アプローチと同様に橈骨神経を同定した後，近位は前外側アプローチと同様に，遠位は腕橈骨筋と上腕三頭筋外側頭の筋間中隔から展開する．
- 後方アプローチでは上腕三頭筋長頭と外側頭のあいだを展開し，橈骨神経と上腕深動脈を同定し，その腹側の上腕三頭筋内側頭を縦切して上腕骨を展開する．
- 各アプローチのうち，本項では後方アプローチについて述べる．

▶適応

- 以下の治療や精査で，この後方アプローチが有用である．
  ①上腕骨骨幹部骨折の観血的整復内固定術や骨幹部の偽関節手術．とくに橈骨神経麻痺を伴う場合には，十分に神経を観察できる．
  ②上腕背側での橈骨神経の展開．

▶アプローチのポイント

①体位：患側を上にした側臥位とし，患側上肢は自由に動かせるようにしておく．腹臥位で肩関節90°外転とし，前腕を手術台から垂らす体位でも手術可能である．
②皮切：肩峰後縁から肘頭を結ぶ線上で皮切を行う．
③皮下組織，深部筋膜も同様に切開する．

④三角筋の下縁で上腕三頭筋長頭と外側頭を同定し，それらの境界線上で遠位方向に筋を鈍的に分離する．
⑤橈骨神経の表層をまたぐ腱弓を切開し，橈骨神経と上腕深動脈を同定する．
⑥神経・血管をよけて上腕三頭筋内側頭を筋線維方向に鈍的に分け，上腕骨骨幹部を展開する．

後方アプローチ

アプローチの実際

1 手術体位と皮切

- 患側上の完全側臥位とし，健側腋窩部には小枕を入れる．上腕は体幹側面にのせ，自由に動かせるようにする．
- 肩峰後縁から肘頭を結ぶ線上で皮膚を切開し，皮下組織，深部筋膜も同様に切開する．

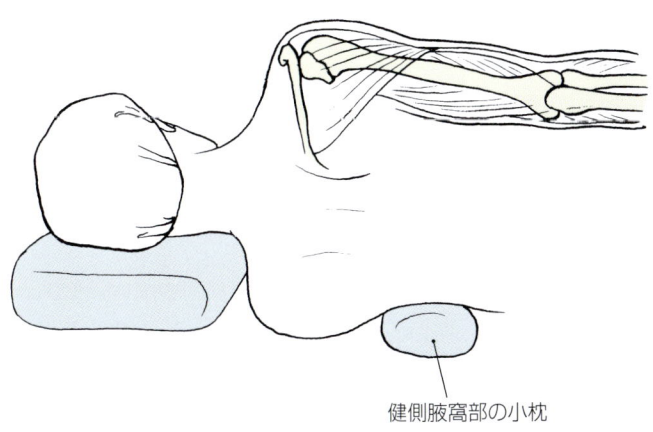

健側腋窩部の小枕

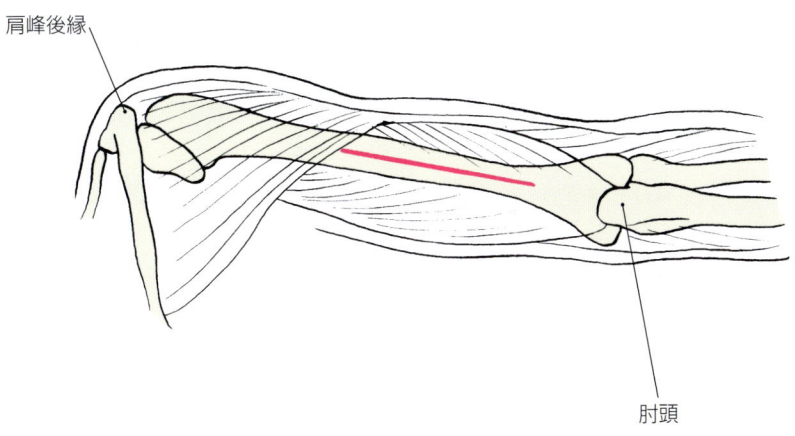

肩峰後縁

肘頭

❷…筋表層を展開する

- 上腕三頭筋長頭は肩甲骨外側縁の関節下結節から，外側頭は橈骨神経溝より近位の上腕骨後面から起始する．長頭と外側頭の境界で遠位方向に筋を分ける．
- 上腕三頭筋腱の近位端よりも近位で白色の腱弓を同定する[1]．

> ▶ポイント
> **展開前に橈骨神経の位置を確認**
> - 筋肉の上からでも橈骨神経は触知できるので，長頭と外側頭を鈍的に分ける前に橈骨神経の位置を確認しておく．橈骨神経は，通常，上腕三頭筋腱よりも近位で触知する．

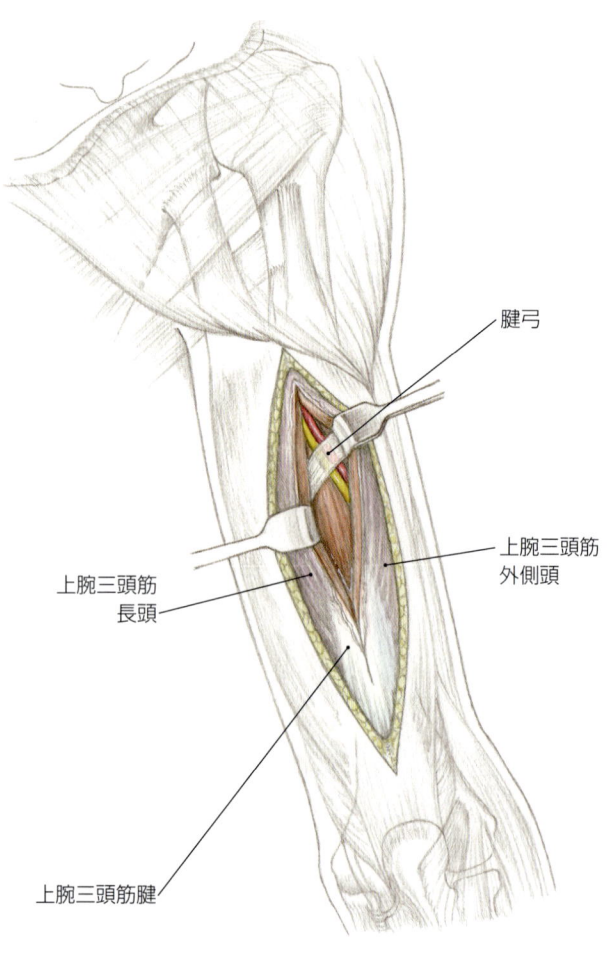

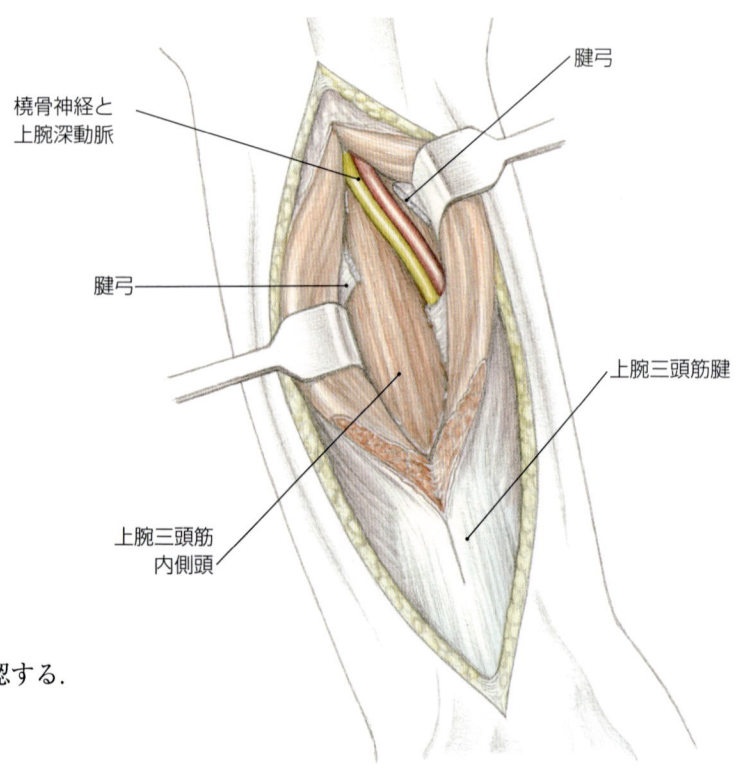

- 腱弓を切離し橈骨神経と上腕深動脈を確認する．

❸ 筋深層を展開する

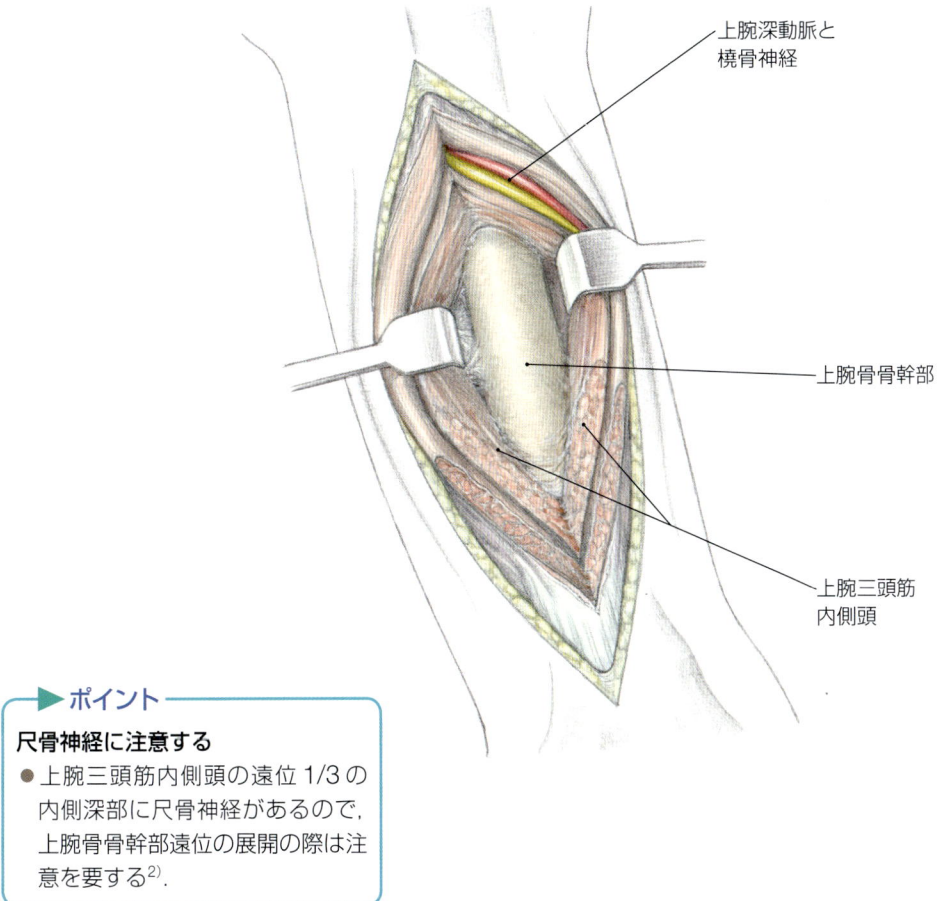

上腕深動脈と橈骨神経

上腕骨骨幹部

上腕三頭筋内側頭

▶ ポイント

尺骨神経に注意する
- 上腕三頭筋内側頭の遠位 1/3 の内側深部に尺骨神経があるので，上腕骨骨幹部遠位の展開の際は注意を要する[2]．

- 橈骨神経を近位，遠位に展開する．遠位では橈骨神経は上腕三頭筋内側頭と長頭へ内側筋枝を分岐し，橈骨神経溝に入る．
- 橈骨神経を近位および遠位に十分展開した後に神経・血管を前方によけ，上腕三頭筋内側頭を正中で鈍的に縦切開すると上腕骨骨幹部が展開できる．

▶ まとめ

- 上腕骨骨幹部へのアプローチを示した．後方アプローチでは橈骨神経の確認が重要である．

（占部　憲，内野正隆）

■文献
1. 伊藤恵康．上腕．長野　昭編．整形外科手術のための解剖学　上肢．東京：メジカルビュー社；2002．p.106-35.
2. 山本龍二．上腕．寺山和雄ほか監訳．整形外科医のための手術解剖学図説．原書第3版．東京：南江堂；2008．p.67-104.

上腕へのアプローチ

上腕骨遠位へのアプローチ

アプローチの概要

- 上腕骨遠位へのアプローチは，上腕骨遠位端骨折（関節内T骨折，Y骨折を含む），上腕骨外側顆骨折，上腕骨内側上顆骨折や上腕骨小頭骨折（sleeve骨折を含む）などの骨折治療の際に用いられる．
- さまざまなアプローチ方法があるが，いずれも肘周辺骨折であるため，肘関節へのアプローチと同様の皮切が用いられることも多い．展開していくうえで尺骨神経や橈骨神経の損傷が生じないように注意深く手術操作を行う必要がある．
- 成人に多い上腕骨遠位端骨折（関節内T骨折，Y骨折を含む）では，後方アプローチが用いられることが多い．一方，同じ小頭骨折であっても外側顆の骨折とsleeve骨折ではアプローチが違うため，骨折型にあった適切なアプローチを選択することが重要である．

適応

- 後方アプローチ：上腕骨遠位端骨折（関節内T骨折，Y骨折を含む）．
- 前外側アプローチ：上腕骨小頭のいわゆるsleeve骨折．

後方アプローチ（肘頭骨切り法）

アプローチのポイント

①体位：腹臥位または仰臥位とする．腹臥位のときは支持台を使用し，前腕は骨折の整復操作のため自由にしておく．仰臥位のときは半側臥位とし肘下に枕を置く．
②皮切：上腕伸側から尺骨稜にかけて正中切開し，肘頭部では橈側へ避けてカーブさせる．
③皮下を展開する．
④骨切りする．

━━ アプローチの実際

❶…手術体位と皮切

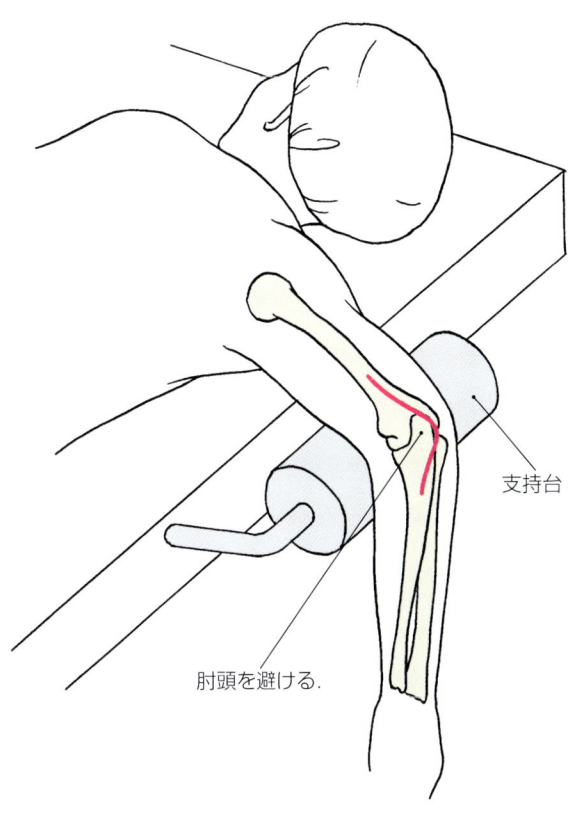

支持台
肘頭を避ける．

- 腹臥位または仰臥位とする．
- 腹臥位のときは支持台を使用し，前腕は骨折の整復操作のため自由にしておく．場合により仰臥位で行うときは半側臥位とし肘下に枕を置く．整復操作，X線透視をするには腹臥位が有効である．
- 皮切は上腕伸側から尺骨稜にかけて正中切開し，肘頭部では橈側へ避けてカーブさせる．上腕三頭筋腱膜まで切開し，皮膚壊死を予防するため皮下の剥離は行わない．

▶ポイント
皮切は肘頭を避ける
- 術後，肘をつく際に痛みを伴わないように，皮切は肘頭を避けてカーブさせておく．

❷…皮下を展開する

- まず，尺骨神経を確認する．尺骨神経溝周辺で尺骨神経の一部を剥離し，血管テープかペンローズドレーンを神経にかけておく．
- T骨折，Y骨折で上腕骨内側をプレート固定した際には，尺骨神経の前方移行を行うことが必須である．神経は十分に剥離し，遠位は尺側手根屈筋上腕頭と橈骨頭のあいだまで展開する．
- 尺骨神経の可動性が悪いときには関節枝は切離してもよい．
- 筋層は，上腕三頭筋の内外側縁を切開，橈側は肘筋，尺側は尺側手根屈筋とのあいだを展開する．

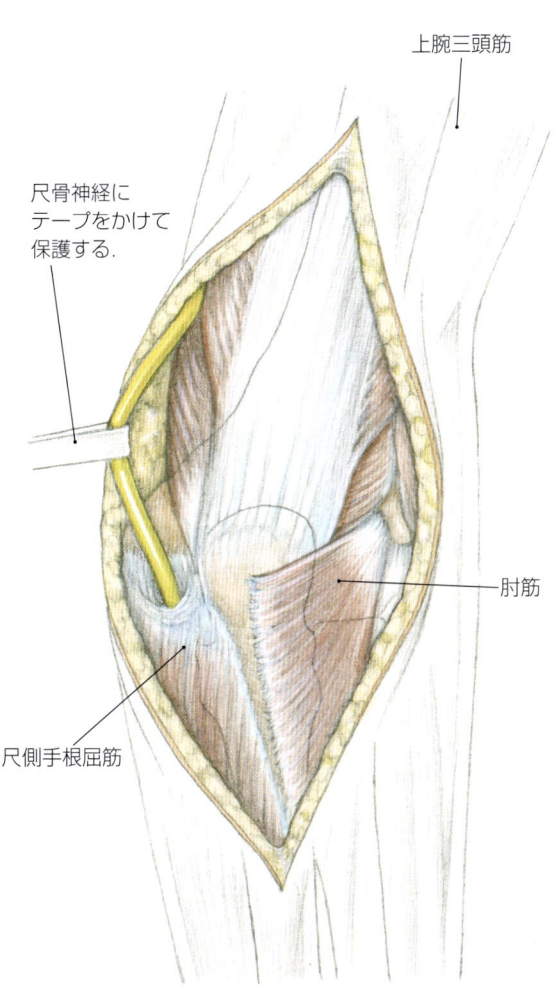

上腕三頭筋
尺骨神経にテープをかけて保護する．
肘筋
尺側手根屈筋

▶ポイント
尺骨神経の保護
- 筆者は，幅があり適度な弾力のある1 cm幅のペンローズドレーンを頻用している．テープをつまむ際にモスキートコッヘルを使用するが，その重みが常に神経にかかり続けると麻痺が生じる．

❸…骨切りする

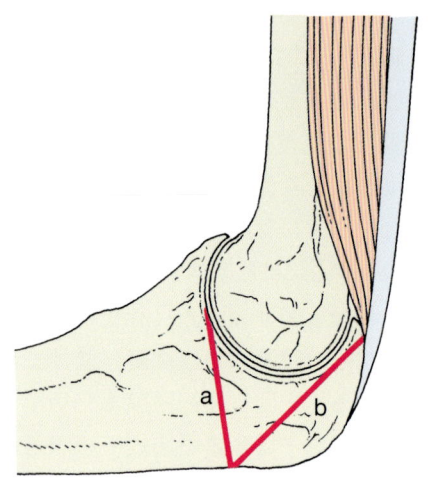

a：関節内骨切り
b：関節外骨切り

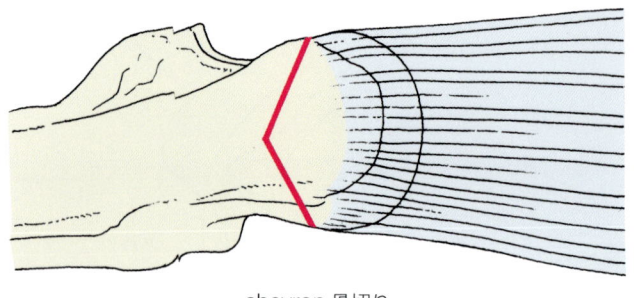

chevron 骨切り

- T 骨折，Y 骨折においては，上腕骨顆部の関節面を十分に観察するために，肘頭での骨切りが必要である．
- 骨切りには関節外と関節内がある．上腕骨遠位単純骨折では関節外骨切りで整復可能であり，肘頭の関節軟骨の損傷を避けられる利点がある．
- 関節内粉砕骨折では十分な視野が得られる関節内骨切りが勧められる．単純横骨切りと V 字状の chevron 法がある．

> ▶ 手技のコツ
>
> **tension band wiring のコツ**
> - 骨切りを tension band wiring で固定する際には，肘頭骨折と同様に Kirschner 鋼線が back out しないように先端を 180°折り返して肘頭に打ち込むとよい．最近は先端がリング状で back out を予防できるピンもあるので使用するのもよい．
>
> **スクリュー固定のコツ**
> - 肘頭をスクリューで固定するときは，転位が生じないようにあらかじめ drilling してから骨切りを行うとよい．chevron 法は骨片が回転せず大きな接触面積が得られる．

前外側アプローチ

- 上腕骨骨折でこのアプローチを用いる機会は少ないが，sleeve 骨折など上腕骨小頭を展開する場合に用いる．後骨間神経の展開にも用いられるので理解しておくことが大切である．

▶アプローチのポイント

①体位：仰臥位とし，手台を使用する．肩外転 90°，前腕回外位とする．
②皮切：上腕二頭筋橈側縁に沿い，肘前面で尺側へカーブし，腕橈骨筋尺側縁にかけて，S字状に切開する．
③皮下，筋層を展開する．
④関節を展開する．

アプローチの実際

❶ 手術体位と皮切

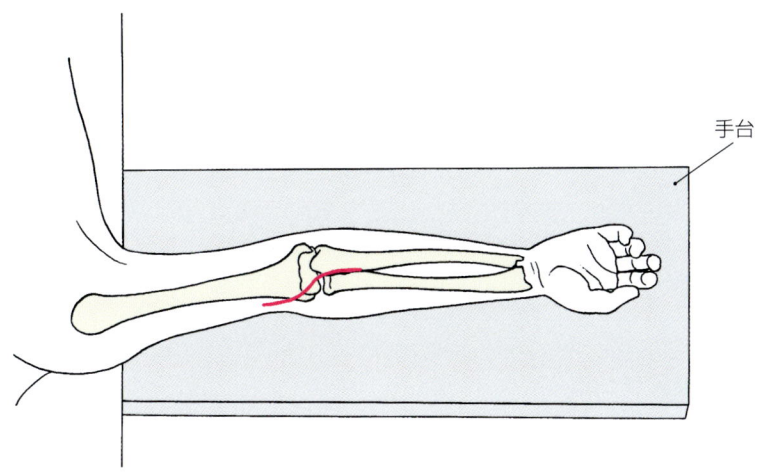

手台

- 仰臥位とし，手台を使用する．肩外転 90°，前腕回外位とする．
- 上腕二頭筋橈側縁に沿い，肘前面で尺側へカーブし腕橈骨筋尺側縁にかけて，S字状に切開する．

❷…皮下，筋層を展開する

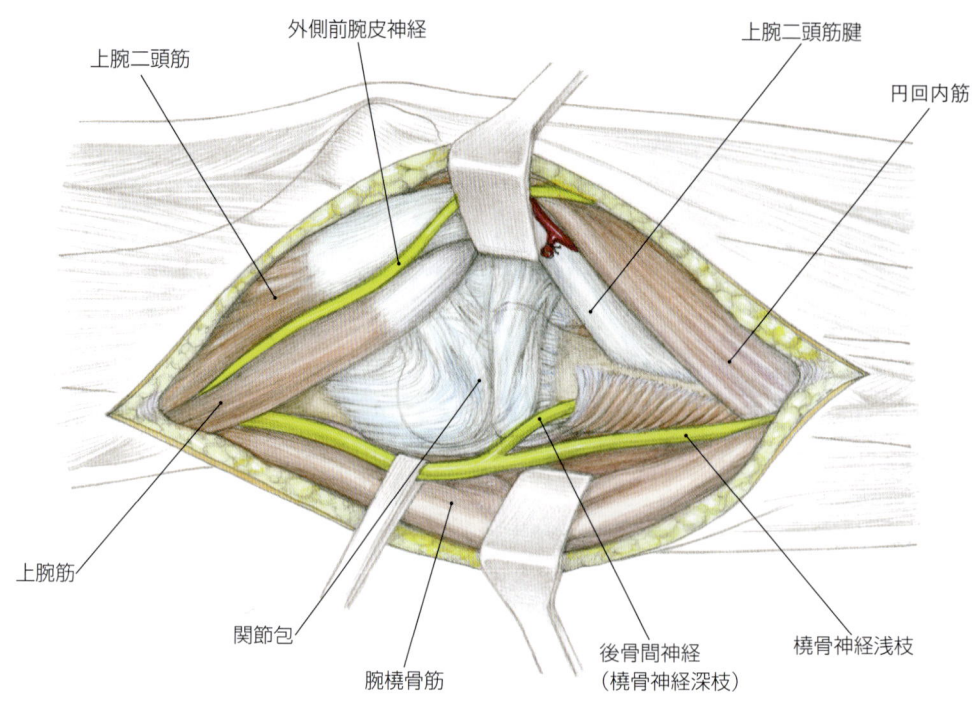

- 筋膜を縦切して上腕二頭筋と腕橈骨筋のあいだを展開すると外側前腕皮神経が走行しているため，これを避け，腕橈骨筋と上腕筋のあいだを分ける．橈骨神経が確認できる．
- 上腕二頭筋と上腕筋を尺側に引き，腕橈骨筋は橈側へ引く．橈骨動脈の反回動脈，筋枝は結紮・切断する．

❸…関節を展開する

- 上腕筋外側縁で前方関節包を輪状靱帯とともに縦切すると，上腕骨小頭と腕橈関節が確認できる．

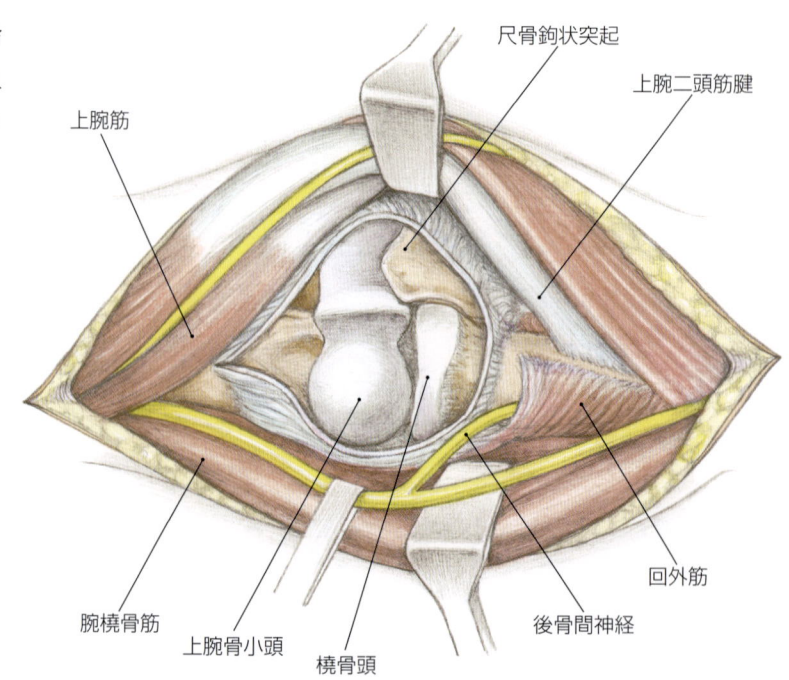

> ▶ポイント
> **後骨間神経の保護**
> - 橈骨近位部を展開する際は，回外筋を切離する必要があり，後骨間神経（橈骨神経深枝）を保護するため前腕は回外位として神経を後外側へ移動させておく．

▶まとめ

- 肘周辺の各種手術で用いられることが多いアプローチであるが，動脈や神経本幹，分枝が入り組んでおり，十分に解剖を理解しておくことが肝要である．

（齋藤育雄，岡　義範）

■参考文献

1. Morrey BF. Surgical exposures of the elbow. In：Morry BF, et al,. editors. The Elbow and Its Disorders. 4th ed. Philadelphia：Saunders Elsevier；2009. p.115-42.
2. 伊藤恵康．肘関節の手術侵入路．伊藤恵康編．肘関節外科の実際．東京：南江堂；2011. p.31-46.
3. Tubiana R, et al. 肘関節．（平澤泰介，監訳）．上肢の手術展開アトラス．東京：南江堂；1992. p.93-120.
4. 牧　信哉．後方アプローチ．金谷文則ほか編．肘関節外科の要点と盲点．東京：文光堂；2011. p.16-21.
5. Hoppenfeld S, et al. 肘関節．（寺山和雄ほか監訳）．整形外科医のための手術解剖学図説．原著第4版．東京：南江堂；2011. p.111-45.

肘関節へのアプローチ
外側アプローチ

●──アプローチの概要

- 肘関節への外側からのアプローチは，適応が広く，肘関節へのアプローチのなかで最も多く用いられるので，整形外科専門医は身につけておく必要がある[1-3]．
- 関節リウマチでの滑膜切除術や関節内骨折の観血的整復では関節内へアプローチするが，関節包外での上腕骨遠位骨幹端部骨折の整復や変形に対する矯正骨切り術でも類似の進入で対処できる．

▶適応

- 肘関節内の処置が必要な以下の疾患と骨折が適応となる．
  ①関節リウマチでの滑膜切除術．
  ②化膿性肘関節炎での病巣掻爬術．
  ③関節内遊離体の摘出．
  ④上腕骨小頭骨折，橈骨頭または頸部骨折での観血的整復術．
  ⑤肘関節拘縮例のうち，前方関節包の拘縮例や鉤突窩，橈骨窩の骨棘あるいは異所性骨化の切除[3]．
  ⑥徒手整復ができない橈骨頭前方脱臼例での整復障害因子の確認と橈骨頭の整復．
- 肘関節内の処置を行わない上腕骨外側顆骨折，上腕骨顆上骨折，上腕骨遠位骨端離開例の観血的整復では外側アプローチの中枢半分の皮膚切開線を用いる．

▶アプローチのポイント

①体位：仰臥位で手の台を使用する．
②皮切：触診で上腕骨外側上顆と橈骨頭を確認して印をつけ，上腕骨遠位外側縁から外側上顆を経て橈骨頭に至る6～8 cmの皮切を加える．
③上腕骨遠位外側縁の筋間中隔から外側上顆にかけて骨膜に切開を加え，前方の腕橈骨筋と手関節伸筋群の起始部を骨膜下に剝離する．外側上顆から遠位は外側側副靱帯の前方で関節包と輪状靱帯を切開し，関節を展開する．
④滑膜切除や病巣掻爬で肘関節後方の処置が必要な場合は，伸筋群起始部と外側側副靱帯とを外側上顆からメスで鋭的に剝がして関節後方を展開し，肘頭窩の処置を行う．
⑤関節内の処置が終了したら，創内を洗浄し，吸引ドレーンを設置して創を閉鎖する．

●──アプローチの実際

❶…手術体位，駆血と止血帯

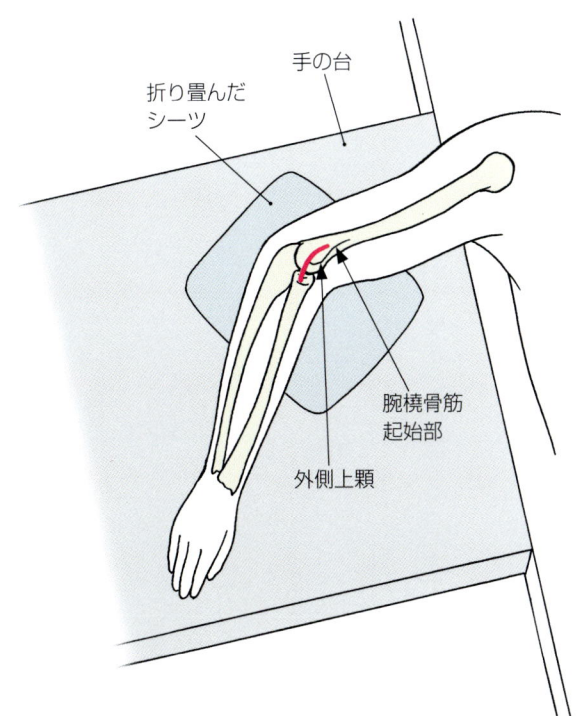

- 麻酔は，幼小児では全身麻酔が必要だが，年長児や成人は腕神経叢ブロック，あるいは腋窩ブロックによる伝達麻酔を用いてもよい．
- 体位は側臥位，または半側臥位とし，手術肢を体幹の上に置く方法もあるが，筆者は仰臥位とし，手の台を使用する．理由は，内側の処置が必要なときに対処しやすく，術者が椅子に座って手術ができるからである．
- 手術肢は80°くらいの外転位とし，肘関節内側に折り畳んだシーツを入れて肘部を数cm高くしたほうが手術しやすい．
- タイムアウトで患者名と手術肢，術式を確認した後，上腕のできるだけ中枢側に止血帯を巻き，手術肢を消毒する．手術肢をストッキネットで覆い，Esmarch駆血帯で駆血し，止血帯の圧は最高血圧に100を加えた圧とする．

▶ アドバイス
執刀前に必ず手術部位を確認
- 四肢の手術ではwrong-site surgery（手術部位誤認）の可能性があるので，執刀前に必ずタイムアウトをすることが，医療安全上，不可欠である．

❷…皮切線をデザインする

- 触診で上腕骨外側縁，上腕骨外側上顆，橈骨頭を確かめて印をつけ，腕橈骨筋起始部上縁あたりから上腕骨外側縁に沿い，外側上顆を経て橈骨頭に至る6～8cmの皮切線をデザインする．

❸…皮膚を切開する

- デザインに沿って皮膚を切開し，皮下を剝離，筋膜上で上腕骨遠位外側縁と外側上顆から起始する伸筋群を展開する．

▶ アドバイス
皮切線は消毒前にデザインする
- 皮切線は患肢を消毒する前にデザインしておいたほうがオリエンテーションがつけやすい．

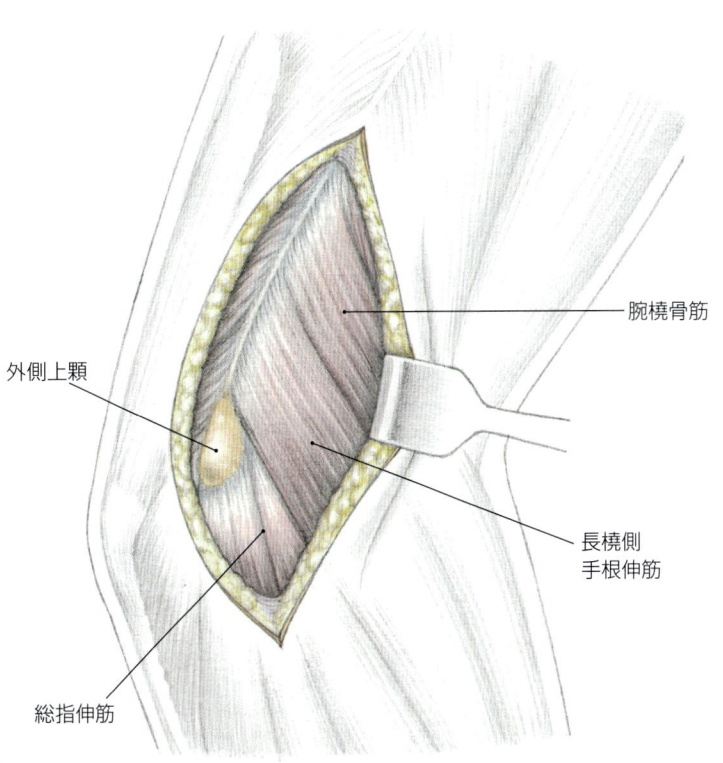

❹…肘関節内への進入

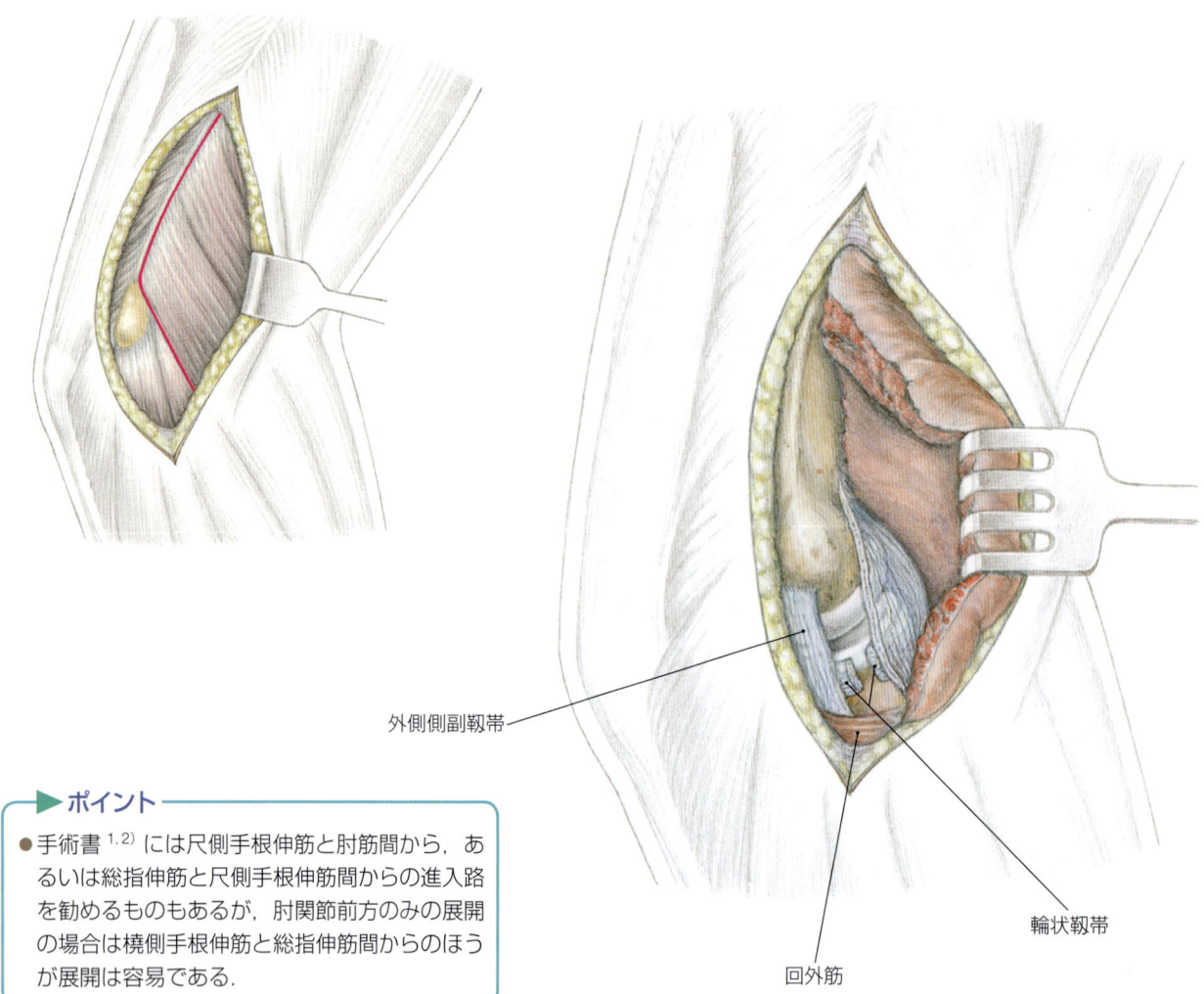

外側側副靱帯
輪状靱帯
回外筋

▶ポイント
- 手術書[1,2)]には尺側手根伸筋と肘筋間から，あるいは総指伸筋と尺側手根伸筋間からの進入路を勧めるものもあるが，肘関節前方のみの展開の場合は橈側手根伸筋と総指伸筋間からのほうが展開は容易である．

- 上腕骨遠位外側縁の筋間中隔で骨膜を切開し，腕橈骨筋の起始部と前方の上腕筋起始部を骨膜下に上腕骨内側部まで剥離する．外側上顆部の手関節伸筋群の起始部は骨膜剥離子での剥離は困難なので，メスにて鋭的に剥離する．
- 腕橈関節外側は橈側手根伸筋と総指伸筋間の腱性部から外側側副靱帯前縁を切開し，最深層の輪状靱帯も切離する．上腕骨遠位の橈骨窩，鉤突窩上縁に付着する関節包を鋭的に切離する．必要があれば外側やや遠位の回外筋の一部を切れば，肘関節の前方がより広く展開できる．
- これによって前方の滑膜切除，病巣掻爬，遊離体の摘出，前方の橈骨窩と鉤突窩上縁の骨棘，および鉤状突起前縁の骨棘や骨化巣の切除，上腕骨小頭骨折の整復固定，橈骨頭の処置，などが可能である．

❺…肘関節後方への進入

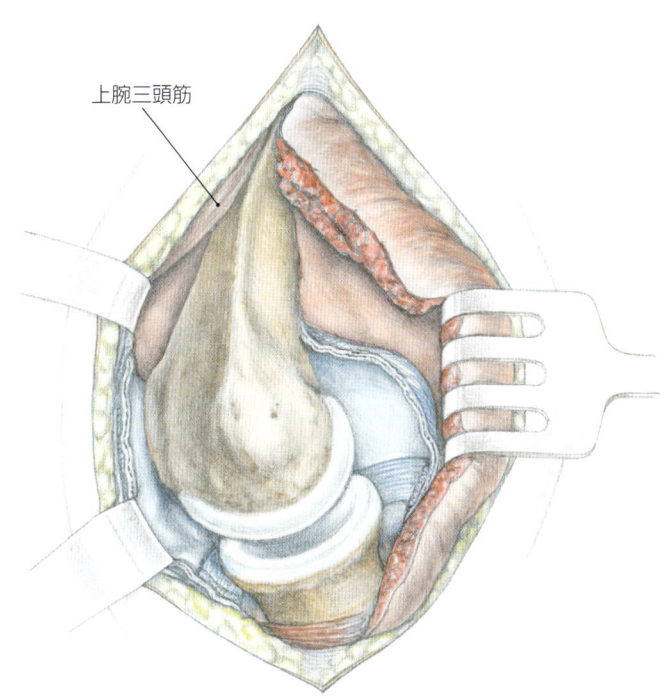

上腕三頭筋

- 肘関節後方の処置が必要な場合（滑膜切除，病巣掻爬，肘頭窩の骨棘や骨化巣の切除など）は，上腕骨外側の筋間中隔で上腕三頭筋を骨膜下に剥離し，外側側副靱帯は起始部を上腕骨外側上顆から鋭的に剥がして，後方の関節を展開し，必要な処置を行う．

❻…上腕骨遠位への進入

- 上腕骨外側顆骨折や上腕骨顆上骨折の整復固定，内反肘に対する矯正骨切り術の場合は関節内への進入は必要ないので，上腕骨外側上顆のやや中枢で外側筋間中隔に沿って6cm前後の皮膚切開を加える．
- 外側筋間中隔を確かめ中隔に沿って骨膜を切開し，上腕骨遠位の前後の筋の起始部を骨膜下に剥離して展開すればよい．

❼…創を閉鎖する

- 関節内の処置が終了したら創閉鎖の準備にかかる．
- 骨棘や骨化巣を切除した場合は，切除面からの出血を防止するため，切除面に骨蝋を塗り込む．
- 骨棘切除，滑膜切除や病巣掻爬をした場合は，関節内に吸引ドレーンを留置する．
- 筋間中隔と外側上顆から骨膜下に剥離した部位と輪状靱帯，および橈側手根伸筋と総指伸筋起始部は非吸収糸で縫合する．
- 外側上顆部では，前後の伸筋群の起始部と外側側副靱帯は，外側上顆部に1.5mm径くらいのKirschner鋼線で2～3箇所，孔を開け，骨に直接縫着する．
- 皮膚縫合は，幼小児は5-0ナイロン糸，年長児と成人は4-0ナイロン糸で縫合して手術を終了する．

サイドメモ

拘縮解離術の場合の後療法
- ドレーン抜去後，すなわち術翌日か2日後から可動域訓練を開始する．はじめは疼痛の許す範囲で介助による自・他動での訓練とする．
- 2週間経過すると重力による持続矯正を開始，3週ごろから拮抗筋の防御的筋収縮が生じない範囲で重錘による負荷を加えた持続矯正を行う．徒手による疼痛を伴う矯正は異所性骨化を生じることがあるので行わないようにする[5]．

滑膜切除，病巣掻爬の場合の後療法
- 術後1週でギプスシャーレを除去し可動域訓練を開始する．方法は拘縮解離の場合とあまり変わらない．

骨接合術の場合の後療法
- 外固定期間は3〜4週間とする．
- 小児の場合は家庭での自動運動の仕方を指導し，日常動作で患肢をできるだけ使うことを指導する．週に1度，可動域の改善度をチェックするだけでよく，通院による訓練は行わない[6]．
- 成人例も多くは小児例と同様に改善するが，改善の遅いものはリハビリテーション科での機能訓練を行う．

❽ 術後の外固定とドレーンの抜去

- 拘縮解離術では外固定は行わない．
- 固定肢位は肘関節90°屈曲位，前腕は軽度回外位とし，固定範囲は上腕近位から手指のMP関節近位までとする．
- 滑膜切除術，病巣掻爬術は1週間のギプスシーネ固定とする．骨折例では3〜4週間のギプス固定とする．
- ドレーンは，出血量によるが24〜48時間で抜去する．

（阿部宗昭）

■文献

1. Bauer R, et al, editors. Operative Approaches in Orthopedic Surgery and Traumatology. New York：Thieme Medical Publishers；1987. p.261-5.
2. Morrey BR. The Elbow. In：Thompson RC, editor. Master Techniques in Orthopaedic Surgery. New York：Raven Press；1994. p.3-9.
3. 阿部宗昭．肘関節拘縮に対する関節解離術．臨整外 1986；21：1271-80.
4. Cosentino R. Atlas of Anatomy and Surgical Approaches in Orthopaedic Surgery, Vol.1. Springfield：Charles C Thomas；1960. p.90-4.
5. 阿部宗昭．外傷性肘関節拘縮とその治療．東海整形外科外傷研究会誌 1998；11：12-21.
6. 阿部宗昭．小児肘周辺骨折の診断と治療上の留意点．北整・外傷研誌 1998；14：211-23.

肘関節へのアプローチ

内側アプローチ

アプローチの概要

- 肘内側アプローチは多様な病態に対応できる有用な方法である．内側切開から前方，後方にもアプローチできる．
- 内側切開では，直下に内側上顆から起始する回内屈筋群，尺骨神経，上腕筋，上腕三頭筋が確認される．
- あらゆる手術操作において尺骨神経は最も注意すべきものであり，その分枝も最大限温存すべきである．
- 皮膚の皮切が小さければ，手術の侵襲が小さいとは限らない．小切開からの無理な整復操作，筋鉤やレトラクターの圧迫による神経麻痺をきたすこともある[1]．
- 適切な進入路とは，適宜展開を延長でき，良好な視野を得ることができることが重要であり，それが安全・確実な手術操作を可能にする[1]．

▶適応

- 内側上顆下端裂離骨折，内側上顆裂離骨折，尺骨鉤状突起骨折，尺骨鉤状結節骨折の観血的整復固定術など．
- 肘部管症候群，肘内側側副靱帯損傷，肘関節拘縮授動術，後方関節内遊離体，後方滑膜ひだ障害，肘頭骨棘障害に対する処置など．

▶アプローチのポイント

①体位：仰臥位として，手の外科手術台に上肢を肩関節外転・外旋位におき，肘関節を45～60°屈曲位に保持する．駆血帯をできるだけ腋窩近くに装着する．
②皮切：肘関節を軽度屈曲し，内側上顆後方寄りに尺骨神経，筋間中隔に沿って皮切を加える．
③皮下組織を筋膜まで展開する．
④筋間中隔を展開する．
⑤内側側副靱帯（前斜走靱帯）を展開する．
⑥後内側を展開する．
⑦内側前面を展開する．

アプローチの実際

❶…手術体位と皮切

手の外科手術台

肘頭

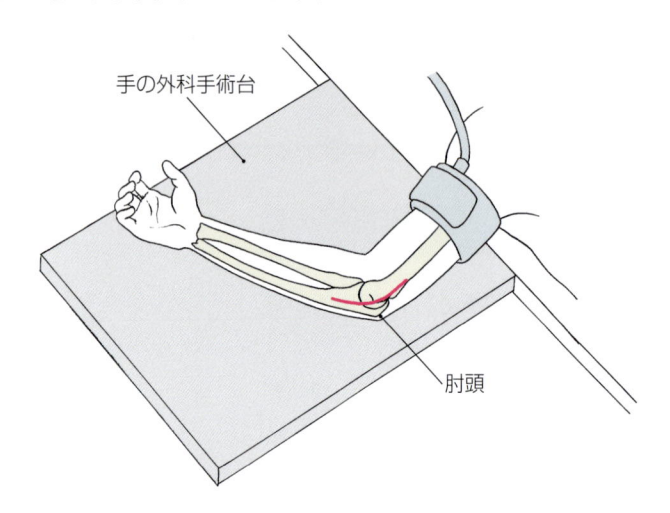

▶ポイント
- 閉創の際に肘関節屈曲角度により創がずれてしまうことがあるため，皮切の前後にマーキングするとよい．

- 仰臥位として，手の外科手術台に上肢を肩関節外転・外旋位におき，肘関節を45～60°屈曲位に保持する．
- 術者は尾側に，助手は頭側に座る．駆血帯はできるだけ腋窩近くに装着する．駆血圧は，体格にもよるが，およそ250 mmHgとし，1時間半につき1度，駆血を解放する．
- 内側上顆先端と肘部管，尺骨神経溝，筋間中隔を十分に触知する．肘関節を軽度屈曲し，内側上顆後方寄りに尺骨神経，筋間中隔に沿って皮切を加える．末梢は尺骨に沿って延長し，また中枢は手術の目的に応じて延長していく．

❷…皮下組織の展開

- 皮下組織の展開は，小円刃刀を用いて筋膜上を切開していき，メッツェンまたはモスキートなどで，前腕筋膜に接して走る内側前腕皮神経を剝離し，血管テープ（vessel loop）などで保護しつつ皮切の範囲で筋膜まで展開する．

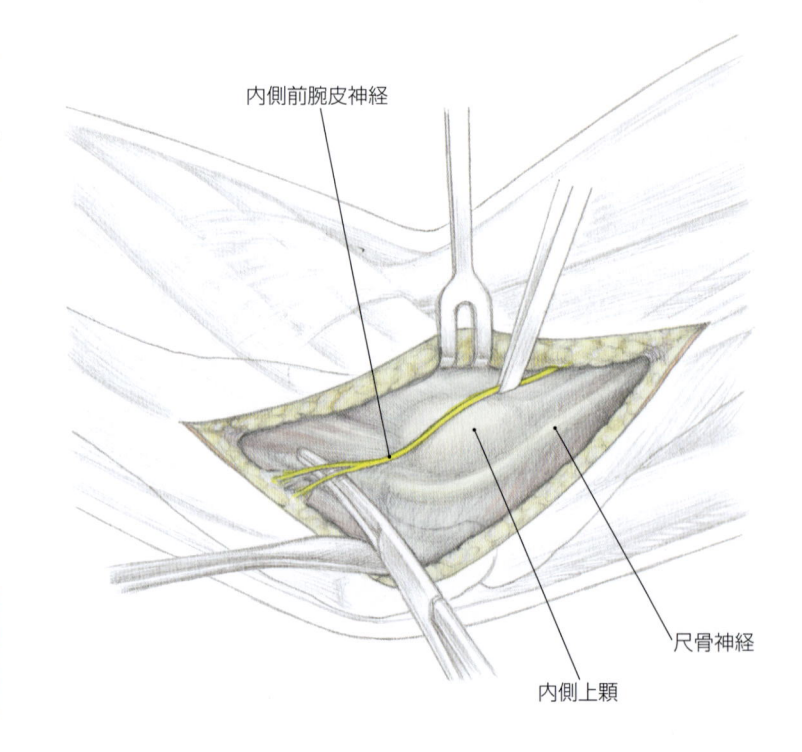

内側前腕皮神経

尺骨神経

内側上顆

▶ポイント
- 内側前腕皮神経は筋膜直上に存在し，内側上顆の近位，直上，遠位のさまざまに分岐走行している．

❸…筋間中隔を展開する

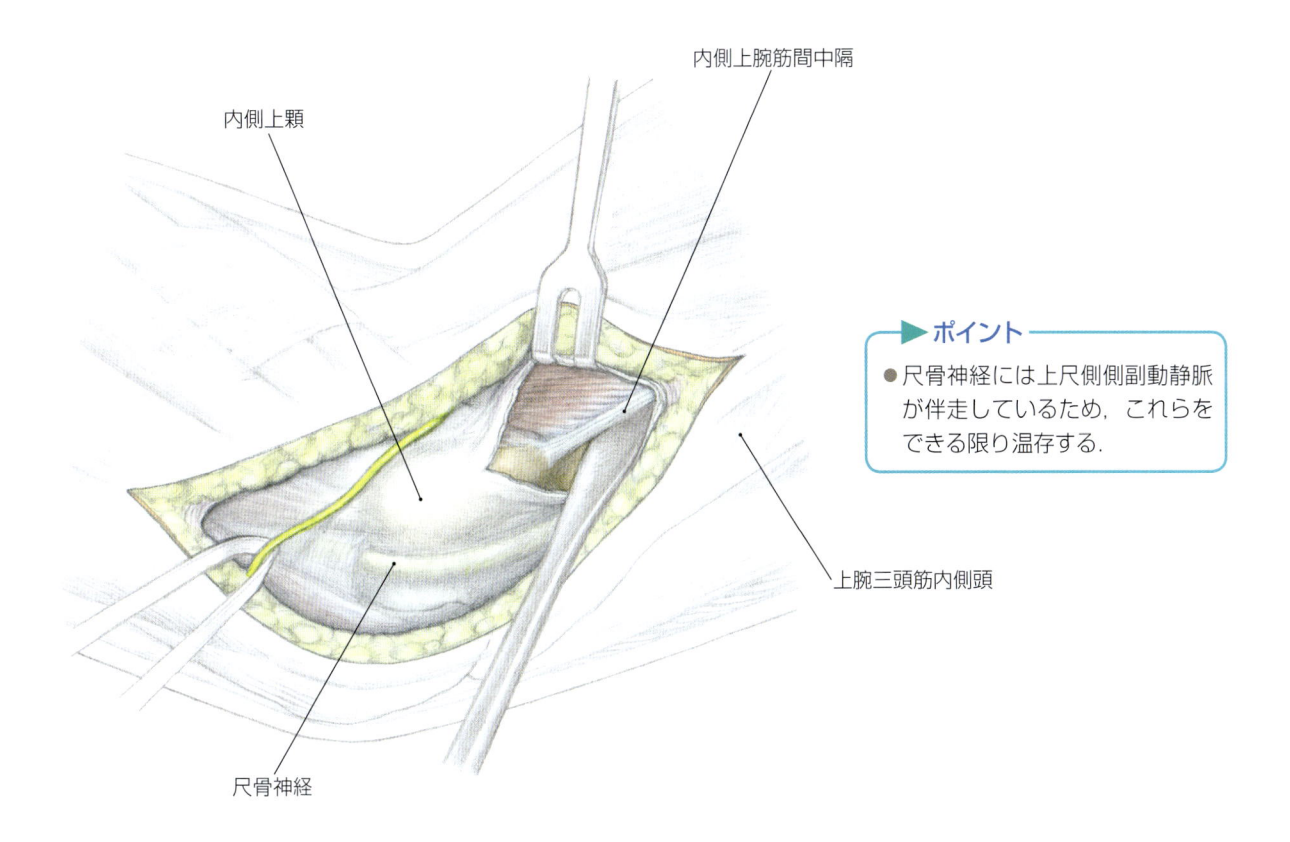

内側上顆 / **内側上腕筋間中隔** / **尺骨神経** / **上腕三頭筋内側頭**

> ▶ポイント
> ●尺骨神経には上尺側側副動静脈が伴走しているため，これらをできる限り温存する．

- 上腕筋-上腕三頭筋間には内側上腕筋間中隔が存在し，スポーツ選手では時に肥厚した中隔が上腕における尺骨神経圧迫の要因となることもある[1]．尺骨神経障害のある場合には切除する．
- 筋間中隔の内側上顆付着部近位では，下尺側側副動静脈の枝である滑車上動静脈の分枝が前方から筋間中隔を穿通し，上尺側側副動静脈を吻合する一方，肘関節後方関節包と脂肪体に進入するため注意する．

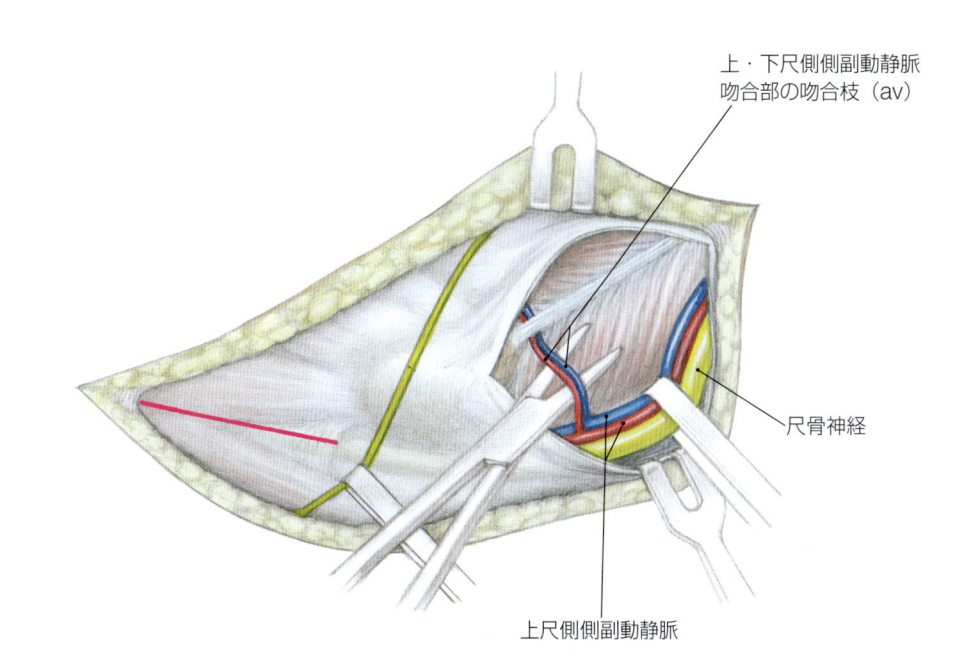

> ▶ポイント
> ●上・下尺側側副動静脈の吻合枝は比較的太いため，後方を展開するときはしっかりと止血しておく．

上・下尺側側副動静脈吻合部の吻合枝（av） / **尺骨神経** / **上尺側側副動静脈**

ポイント

尺骨神経の圧迫因子
- 上腕三頭筋内側頭の副起始が尺骨神経をほぼ全長にわたり内側上顆近位まで覆っていたり（埋没型）[1a]，三頭筋内側頭の限局性副起始（Struthers' arcade）[1b] や fibrous band [1c] が尺骨神経の直上を走行することによって，尺骨神経の圧迫因子になることがある[2]．

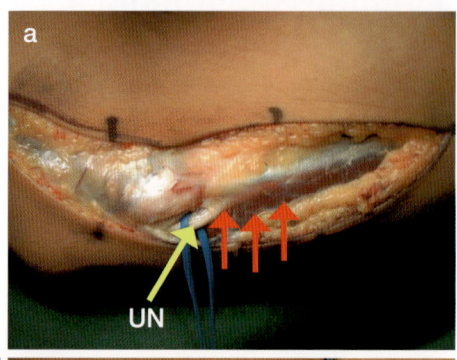

[1] 上腕三頭筋内側頭による尺骨神経（UN）の圧迫（広義の Struthers' arcade）
a：埋没型．
b：三頭筋内側頭の限局性副起始．
c：fibrous band．

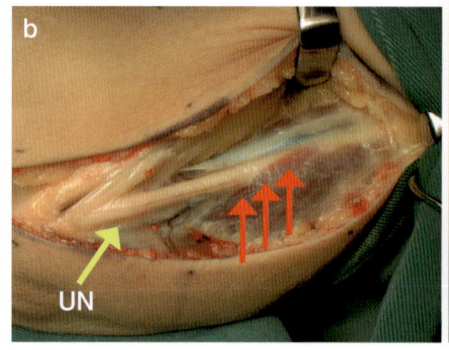

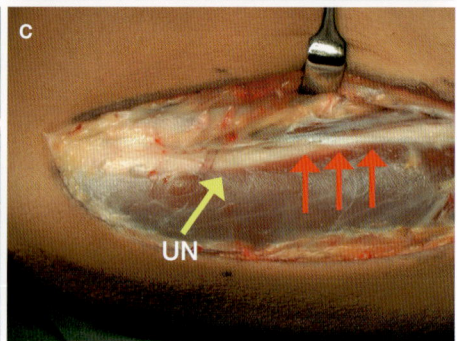

❹ 内側側副靱帯（前斜走靱帯）を展開する

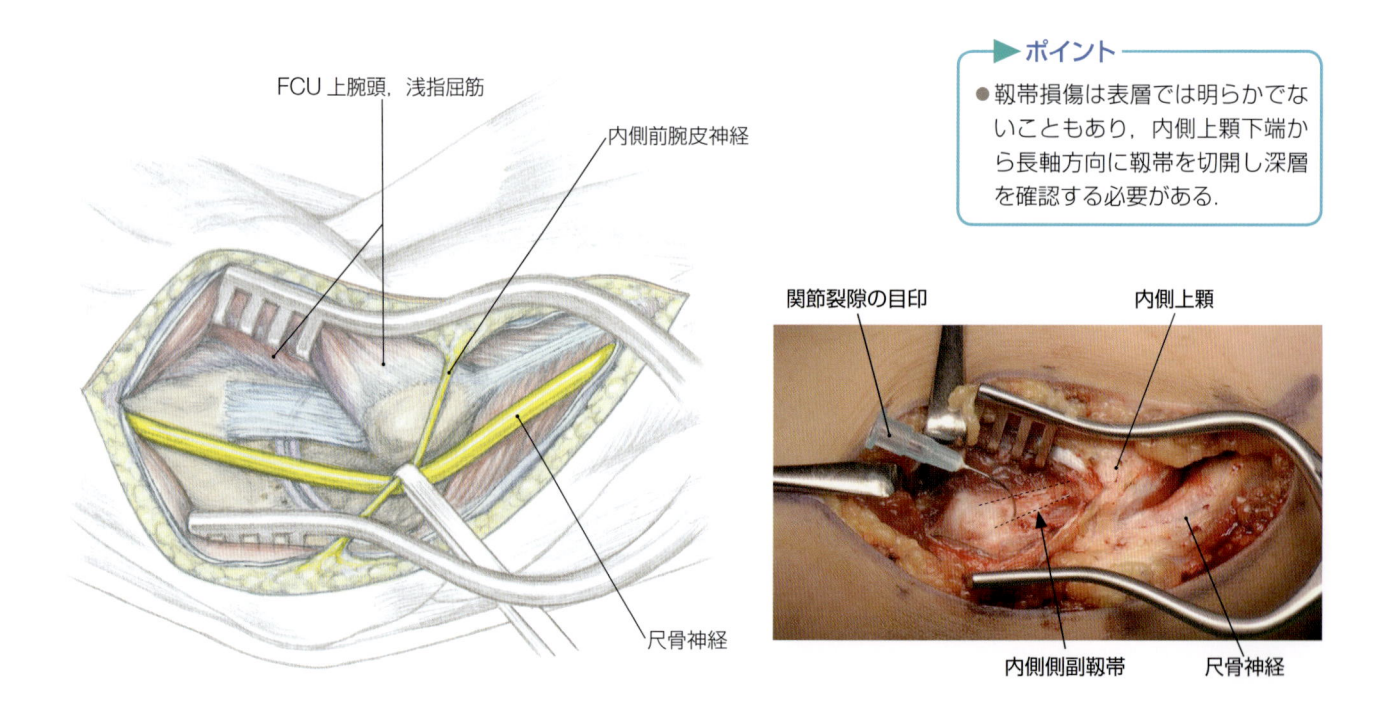

ポイント
- 靱帯損傷は表層では明らかでないこともあり，内側上顆下端から長軸方向に靱帯を切開し深層を確認する必要がある．

- 総指屈筋起始部の筋膜を長軸方向に切開し，尺側手根屈筋（flexor carpi ulnaris：FCU）上腕頭，浅指屈筋などを線維方向に剥離して内側側副靱帯を展開する．
- 後方には尺骨神経があり，近位では前方へ向かう筋枝，遠位には深指屈筋への分枝があるので注意する．関節裂隙を針にて確認する．

❺ 後内側を展開する

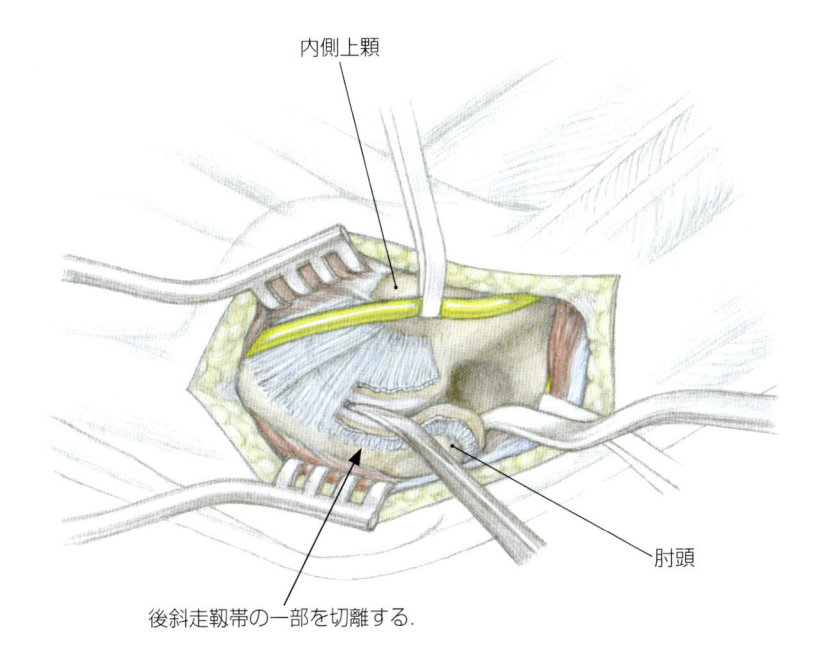

内側上顆

後斜走靭帯の一部を切離する．

肘頭

▶ポイント
- 肘部管では通常，深筋膜に連続している滑車上肘靭帯が尺骨神経を覆っているが，時に滑車上肘筋が存在する例もある．

▶ポイント
- 後斜走靭帯（posterior oblique ligament：POL）と後方関節包を切除すると，肘頭および肘頭窩ほぼ全体を直視できる[1]．

- 尺骨神経を伴走血管とともに前方へ引き上げ，滑車上肘靭帯とその遠位のFCUの腱膜を切開し，さらに深層の筋膜を切開しながら尺骨神経を遠位まで展開する．
- 上腕三頭筋内側頭と上腕骨骨幹端のあいだから進入する．このあいだからレトラクターを入れると後方関節包が展開される．滑車や肘頭の内側，肘頭窩の骨棘および瘢痕を切除することができる[3]．

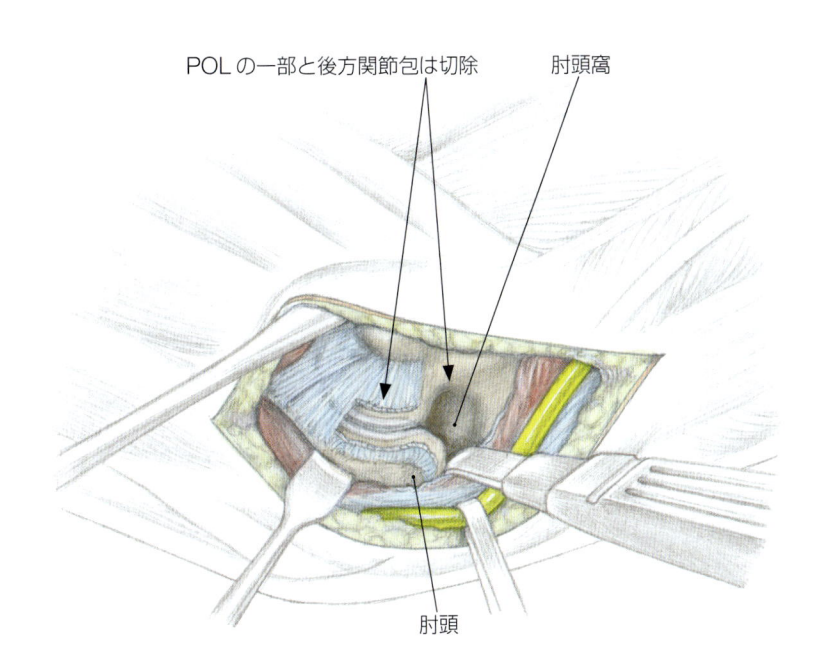

POLの一部と後方関節包は切除　　肘頭窩

肘頭

- 後内側のみであれば上腕三頭筋内側頭と尺骨神経を後方へよけ内側上顆後面から剥離しても操作可能である．

❻ 内側前面を展開する

（図中ラベル）
- 円回内筋上腕頭
- 上腕筋
- 上腕動脈
- 正中神経
- 尺骨神経
- 尺側手根屈筋

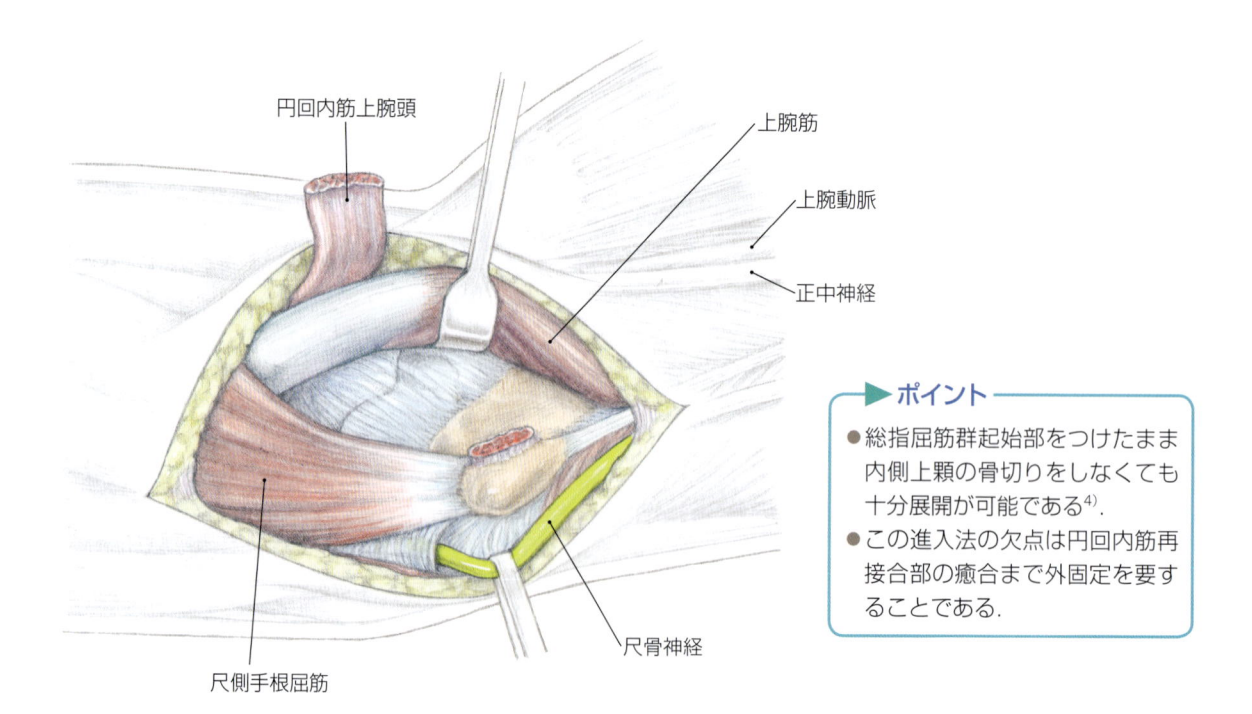

> ▶ ポイント
> - 総指屈筋群起始部をつけたまま内側上顆の骨切りをしなくても十分展開が可能である[4].
> - この進入法の欠点は円回内筋再接合部の癒合まで外固定を要することである.

- 変形性肘関節症における前方の骨棘切除，上腕骨滑車骨折，鉤状突起骨折など肘関節内側前面を広く展開する場合に用いられる．上腕動脈，正中神経などの神経血管束を保護し，円回内筋上腕頭の起始部のみを切離する．
- 前面の骨棘を切除する方法として，前方アプローチも有用である．前方アプローチのほうが侵襲が少ない．

> ▶ ポイント
> **変形性肘関節症による骨棘切除の後療法**
> - 変形性肘関節症による骨棘切除では，ドレーンを1〜2日留置し，軟部組織の腫脹軽減のため約1〜2週間は積極的な可動域訓練を控える．
> - 侵襲が大きい場合には，シーネ固定にて安静とする．
> - 抜糸は10〜14日で行い，ゆっくり自動運動を開始していく．

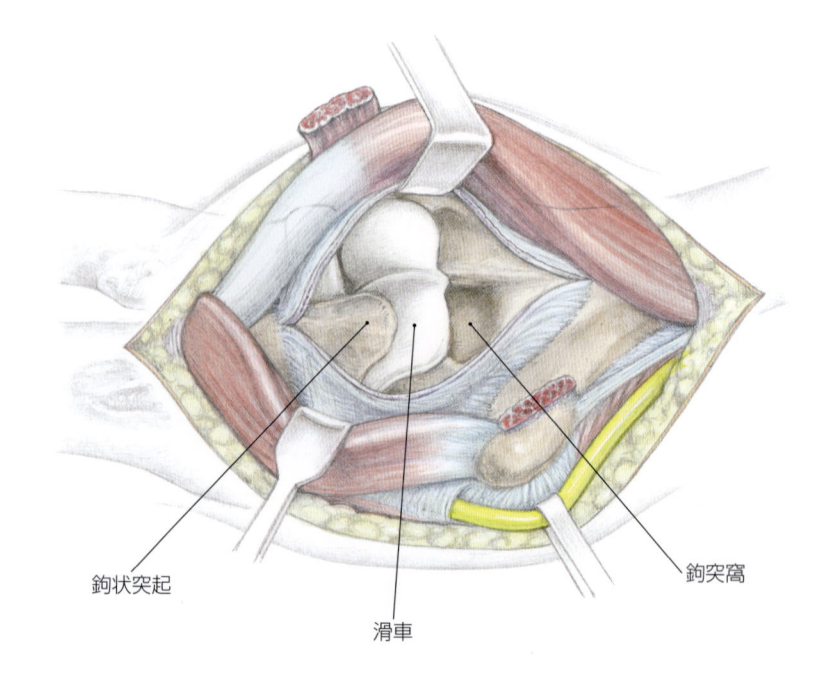

（図中ラベル）
- 鉤状突起
- 滑車
- 鉤突窩

- 前方関節包を縦切すると鉤状突起，鉤突窩，滑車が展開される．縫合は円回内筋を内側上顆の前方で骨に再縫着する．

▶まとめ

- 多くの肘関節疾患において肘内側のみでなく，前方，後方へのアプローチが可能である．
- 尺骨神経が直視できるため，丁寧な展開により十分安全に手術操作を行うことができる．
- 前方の展開には神経血管束に対する注意が必要である．
- 後方の展開にも，上腕三頭筋腱膜の剥離を行うことなく十分な視野が得られ，有用である．

（古島弘三，伊藤恵康）

■文献

1. 伊藤恵康．肘関節外科の実際　私のアプローチ．東京：南江堂；2011. p.243-50.
2. 伊藤恵康ほか．スポーツによる尺骨神経の障害．臨スポーツ医 2009；26：533-40.
3. 伊藤恵康．上腕・肘関節部．長野　昭編，整形外科手術のための解剖学　上肢．東京：メジカルビュー社；2004. p.136-78.
4. Schauwecker F. Practice of Osteosynthesis. 2nd ed. New York：Thieme-Stratton；1982. p.89-114.

肘関節へのアプローチ
前方アプローチ

アプローチの概要

- 肘関節前方には，橈骨神経，上腕動静脈，正中神経など重要な神経・血管が走行し，また，筋が厚いため，骨までが深く，到達しづらい．前方から骨に到達するには，解剖学的な位置関係を考えながら，神経・血管を安全によけて筋間から進入する必要がある．
- 大きく展開することも可能であるが，実際にはその必要性は少なく，部位ごとに，いくつかのアプローチを目的に応じて使い分けることが得策である．

▶適応

- 外側前方へのアプローチ：橈骨神経麻痺，とくに Frohse の腱弓付近の後骨間神経麻痺，橈骨頭頸部前方の腫瘍の摘出，整復不能な橈骨頭脱臼の手術，上腕骨小頭骨折の手術，上腕骨小頭前方部離断性骨軟骨炎の手術，上腕二頭筋腱断裂の手術など．
- 正中前方へのアプローチ：正中神経断裂の修復，上腕動脈断裂の修復，尺骨鉤状突起骨折の手術，上腕二頭筋腱断裂の手術，肘関節前方の遊離体摘出，変形性肘関節症の前方骨棘切除，肘関節拘縮の前方関節包切除など．
- 内側前方へのアプローチ：肘関節前方の遊離体摘出，変形性肘関節症の前方骨棘切除，肘関節拘縮の前方関節包切除，上腕骨滑車骨折の手術など．

▶アプローチのポイント

①体位と皮切：仰臥位とする．斜め切開や zigzag 切開を用いたほうが展開が良いが，限局した展開の場合は横切開でもよい．
②肘関節前方の解剖を理解する．

外側前方へのアプローチ（Henry のアプローチ）
③腕橈骨筋と上腕二頭筋（腱）を分け，外側前腕皮神経を確保する．
④腕橈骨筋と上腕筋を分け，橈骨神経を探す．
⑤橈骨神経を外側によけ，関節内を展開する．

正中前方へのアプローチ（伊藤のアプローチ）
③上腕二頭筋腱と筋腹を内側によける．
④上腕筋を縦割し，関節内を展開する．

内側前方へのアプローチ
③円回内筋と上腕筋を分け，円回内筋を内側によけ，上腕筋を前方に引いて関節内を展開する．

●──アプローチの実際

❶…手術体位と皮切

- 体位は仰臥位とする．
- 肘窩部に横走する皮線（flexion crease）に直交する皮切は線状瘢痕を生じるので，皮切は，この皮線を斜めに横切るように配慮する必要がある．斜め切開やzigzag切開を用いたほうが展開が良いが，限局した展開の場合は横切開でもよい．

❷…肘関節前方の解剖

- 正中に上腕二頭筋腱（橈骨粗面に付着する）があり，その内側には前腕回内屈筋群の表層に向かって走行する上腕二頭筋腱膜（lacertus fibrosus）がある．上腕二頭筋腱の内側，lacertus fibrosusの下に上腕動静脈，その内側に正中神経がある．上腕二頭筋の下には上腕筋があり，上腕動静脈と正中神経は上腕筋の前方にある．
- 外側では，腕橈骨筋と上腕筋のあいだに筋間があり，この筋間を橈骨神経が走行する．
- 内側では，上腕筋と円回内筋のあいだに筋間がある．

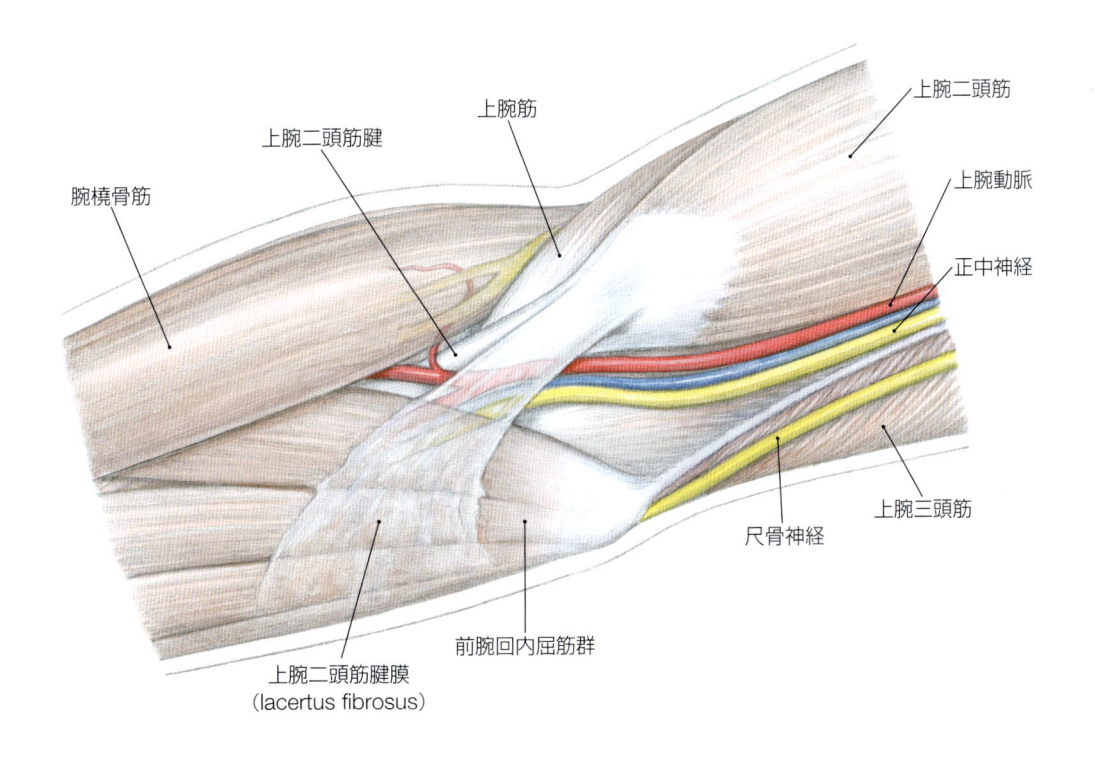

（図：肘関節前方の解剖　ラベル：腕橈骨筋，上腕二頭筋腱，上腕筋，上腕二頭筋，上腕動脈，正中神経，上腕三頭筋，尺骨神経，前腕回内屈筋群，上腕二頭筋腱膜（lacertus fibrosus））

> ▶ポイント
>
> **前方のメルクマール**
> - 正中に上腕二頭筋腱を触れ，その内側に上腕動脈の拍動を触れるので，これらをメルクマールとする．
> - 上腕二頭筋腱は，正中にあり，容易に確認できる．また，この内側には，前腕回内屈筋群の表層に向かって走行する上腕二頭筋腱膜（lacertus fibrosus）がある．その近位で上腕二頭筋の内側に上腕動静脈がある．
> - 上腕動脈は，この腱膜の直下を走行する．上腕動脈を遠位に追跡すると，すぐに橈骨動脈と尺骨動脈に分岐する．
> - 上腕動脈のすぐ内側には正中神経が確認できる．正中神経を遠位に追跡すると，すぐに円回内筋への筋枝が分岐する．

外側前方へのアプローチ（Henryのアプローチ）

❸ 腕橈骨筋と上腕二頭筋（腱）を分け，外側前腕皮神経を確保する

- 肘関節の近位部で，腕橈骨筋と上腕二頭筋（腱）の筋間を分けると，筋皮神経の知覚枝である外側前腕皮神経が現れるので，確保する．橈骨神経と紛らわしいが，神経の走行を追跡すれば，区別できる．外側前腕皮神経は遠位に向かって浅層を走行する．

❹ 腕橈骨筋と上腕筋を分け，橈骨神経を探す

- 深部で腕橈骨筋と上腕筋の筋間を見つけて分けて，橈骨神経を探す．
- 橈骨神経を遠位に追跡すると，浅枝と深枝（後骨間神経）に分岐する．浅枝は腕橈骨筋の裏側に沿って，遠位へと走行し，深枝は，回外筋の腱膜様組織（線維性筋膜）であるFrohseの腱弓の下を通って，回外筋の下に入り，外側へと走行していく．したがって，橈骨神経をよけたいときは，外側によける必要がある．前腕を回外すると，深枝は外側へと移動する．
- 後骨間神経（深枝）の除圧が必要な手術では，Frohseの腱弓の切開を行う．

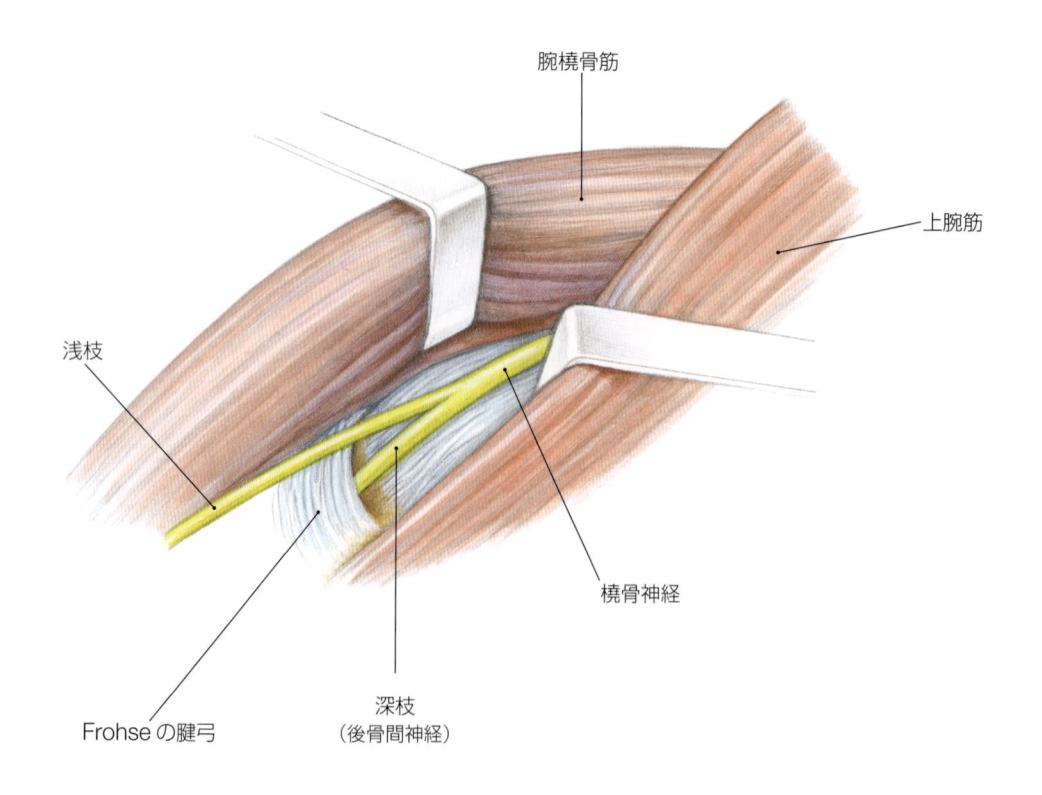

❺…橈骨神経を外側によけ，関節内を展開する

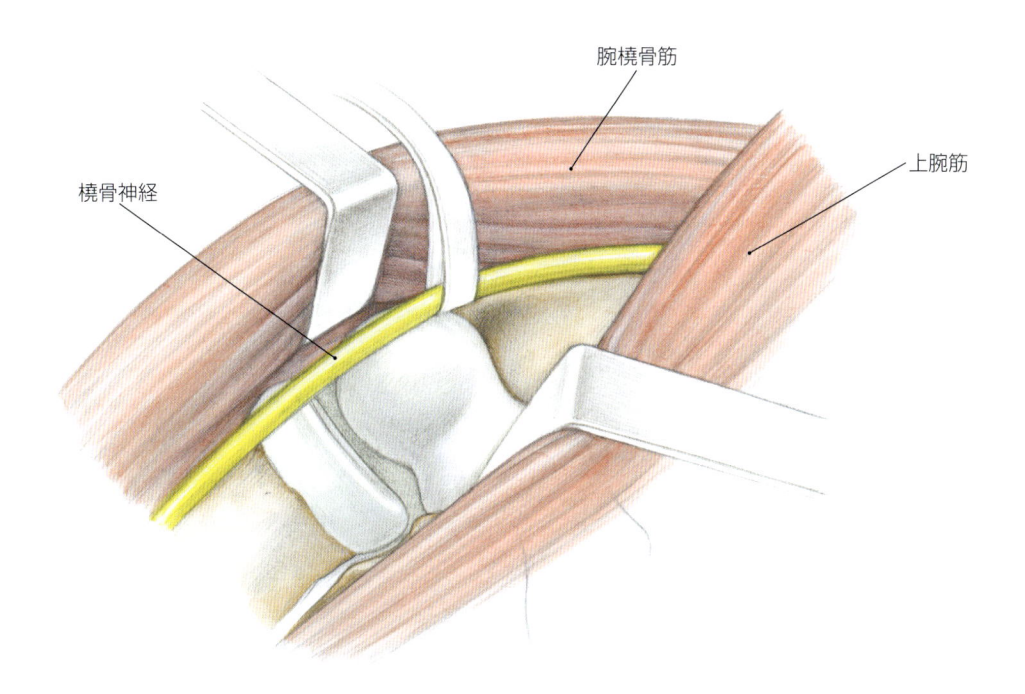

腕橈骨筋
上腕筋
橈骨神経

> ▶ポイント
> - 橈骨神経にテープをかけて外側によける．肘を屈曲位とし，筋と神経の緊張をゆるめておく．
> - 腕橈骨筋，上腕筋と下方の関節包のあいだを分け，前方関節包を切開すると，関節内が展開される．

- 整復不能な橈骨頭脱臼では，一般に，橈骨頭が露出し，断裂した関節包が上腕骨小頭とのあいだに陥入している．関節内の手術を行う際には，橈骨神経を外側によけたあと，前腕を回旋させて指で橈骨頭をよく触れ，また，肘を屈伸させて腕橈関節裂隙をよく触れ，位置を確かめる．関節近位で関節包を切開すると上腕骨小頭が，関節遠位で関節包を切開すると橈骨頭が展開される．
- 橈側反回動静脈が邪魔になったら，結紮する．
- 近位から遠位まで関節包を大きく切開すれば，内側の滑車，尺骨鉤状突起まで広範に展開できる．前方から最も広範に展開できるアプローチである．また，このアプローチは，橈骨に沿って遠位まで延長することも可能である．

> 正中前方へのアプローチ（伊藤のアプローチ）

- 神経血管束を展開することなく，前方から関節内に到達することができるアプローチである．

❸…上腕二頭筋腱と筋腹を内側によける

- 上腕二頭筋腱を確認し，肘を屈曲位として，筋と神経の緊張をゆるめた後，筋鉤で外側から上腕二頭筋腱と筋腹を内側によける．この操作で，上腕二頭筋の内側にある神経血管束は見ることなく，よけることができる．
- 外側前腕皮神経が現れるので，確保する．

❹…上腕筋を縦割し，関節内を展開する

- 深層に上腕筋筋腹が現れる．
- 肘を60°くらい屈曲位とした後，上腕筋を正中で縦割すると，前方関節包に到達する．これを切開すると，関節内が展開される．

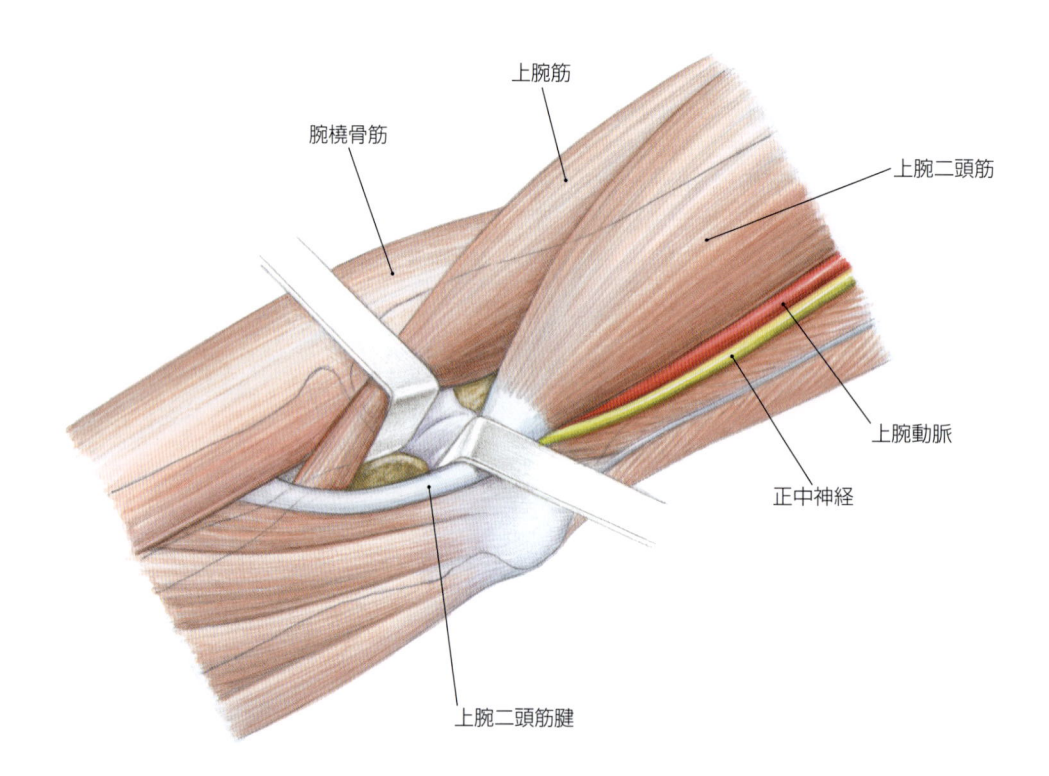

腕橈骨筋　上腕筋　上腕二頭筋　上腕動脈　正中神経　上腕二頭筋腱

▶ポイント

- 正中神経は上腕筋の前方にある．肘を屈曲位に保持すれば緊張がゆるむので，上腕筋を筋鉤で引いても麻痺を生じることはない．
- 深部の関節内を見る場合，1視野からすべてのものがよく見えるわけではないので，筋鉤をずらしながら見る必要がある．
- 関節内の骨の位置を確認するには，前腕を動かして肘を屈伸，あるいは前腕を回旋させ，動く橈骨頭や尺骨鉤状突起を指でよく触れるのがコツである．

■ 内側前方へのアプローチ

❸ 円回内筋と上腕筋を分け，円回内筋を内側によけて，上腕筋を前方に引いて関節内を展開する

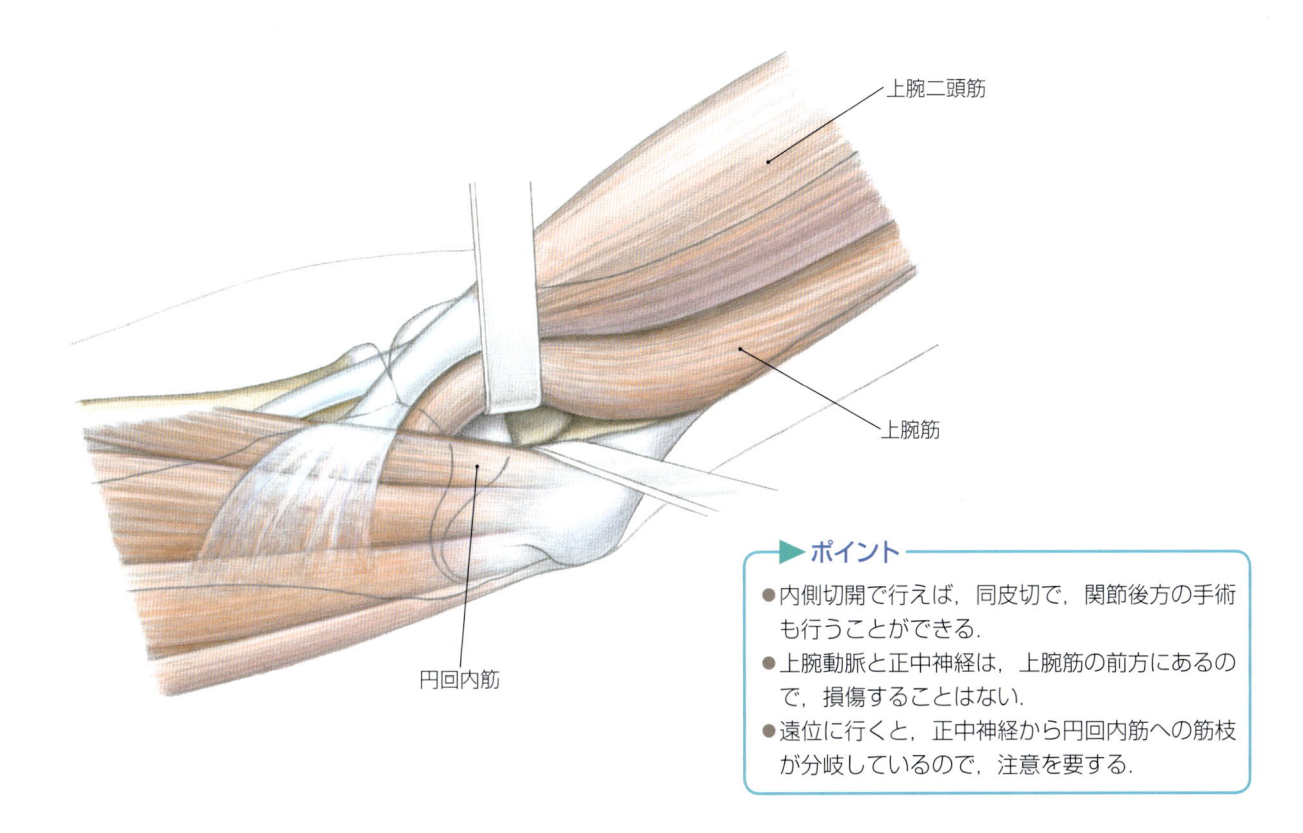

（図：上腕二頭筋，上腕筋，円回内筋）

▶ ポイント
- 内側切開で行えば，同皮切で，関節後方の手術も行うことができる．
- 上腕動脈と正中神経は，上腕筋の前方にあるので，損傷することはない．
- 遠位に行くと，正中神経から円回内筋への筋枝が分岐しているので，注意を要する．

- 内側上顆の前方やや外側で，円回内筋と上腕筋の筋間を遠位に向かって分ける．前腕回内屈筋群の付着は，最も外側にある円回内筋の付着を必要に応じて，部分的に切離する．肘を屈曲位として，筋の緊張をゆるめる．円回内筋を内側によけ，上腕筋の内側縁から前方の上腕筋とその下方の関節包とのあいだを分け，関節包を切開する．
- 肘を屈曲して，関節包と上腕筋を前方に挙上すると，内側から鈎突窩が見える．関節包の切開を遠位に延ばせば，尺骨鈎状突起，滑車から小頭の前方まで見ることができる．前腕屈曲回内筋群の切離を大きくすればするほど，展開はよくなるが，ほとんどの場合，円回内筋の部分切離で十分である．
- 前方から滑車の後方まで見えるように展開したいときは，前腕回内屈筋群と内側側副靱帯の前斜走線維を付着させた状態で，内側上顆の骨切りを行う方法もあるが，滑車単独骨折の一部などに適応は限られる．

（西浦康正，落合直之）

■参考文献
1. Henry AK. Extensile Exposure. 2nd ed. Baltimore：Williams & Wilkins；1957. p.100–6.
2. 伊藤恵康．拘縮．黒川高秀総編集．整形外科手術 第3巻 肩・肘関節の手術．東京：中山書店；1994. p.139–51.
3. Schauwecker F. Practice of Osteosynthesis. 2nd ed. New York：Thieme-Stratton；1982. p.89–114.
4. Campbell WC. Incision for exposure of the elbow joint. Am J Surg 1932；15：65–7.

肘関節への鏡視下アプローチ

● アプローチの概要

- 関節鏡手術は，高木が1918年に世界で初めて膝関節鏡手術を行ったことに始まる．肘関節への関節鏡の応用は1931年にBurman[1]が屍体肘関節で行ったとする報告がある．
- 1970年に渡辺ら[2]が24号関節鏡を開発して以降，肘関節においても伊藤（1979）[3]，前田（1980）[4]らが基礎的研究を行っている．しかし，膝関節鏡はもとより，同時期に始まった肩関節鏡に比べても肘関節鏡はいまだ一般的な手術手技になっていない．
- 肘関節鏡を安全に実施するために最も重要な項目は神経に関する合併症を回避することであり，Savoie[5]により肘関節鏡の専門家になるためのガイドラインも提唱されている．
- 近年，体位やポータルの工夫により肘関節鏡が安全に行えるようになり，さまざまな疾患に応用されるようになった[6,7]．
- 本項では，筆者らが行っている肘関節鏡の基本手技について説明する．

▶ 適応

- 肘関節内病変を有する疾患すべてが適応になるが，とくに鏡視下手術の有用性の高い疾患は以下のとおりである．
  - 上腕骨離断性骨軟骨炎：病巣掻爬，ドリリング，遊離体摘出
  - 上腕骨外側上顆炎，滑膜ひだ障害：病巣掻爬，滑膜ひだ切除
  - 変形性肘関節症：滑膜切除，骨棘切除，遊離体摘出
  - リウマチ肘：滑膜切除

▶ アプローチのポイント

① 体位：アームホルダーを用いた側臥位とし，肘関節の屈曲，伸展が可能となるようセッティングする．
② ランドマーク：術前に内側上顆，内側筋間中隔，尺骨神経の走行，外側上顆，橈骨頭，肘頭の位置などをマーキングする．
③ ポータル：近位内側ポータル，前外側ポータル，近位外側ポータル，外側中央ポータル，後外側ポータル，後方ポータルを使用する．
④ 灌流法：肘関節鏡を安全に行うために一定の灌流圧をかけて十分に関節包を膨らませる必要がある．
⑤ 前方関節腔を観察する．
⑥ 後方関節腔を観察する．
⑦ 後外側関節腔を観察する．
⑧ 創を閉鎖する．

●──アプローチの実際

❶ 手術体位とポータル

- 手術は完全側臥位で行う．駆血帯を装着し，アームホルダーで上腕を保持し，肘関節が90°屈曲位となるように前腕を下垂させる．
- 健側上肢は手術操作の妨げにならないよう，肩関節屈曲/外旋位，肘軽度屈曲位とする．
- ドレーピング前に各種ランドマークとポータルを油性ペンでマークしておく [1]．

〈内側〉

内側筋間中隔
尺骨神経の走行
アームホルダー
肘頭
内側上顆
①近位内側ポータル

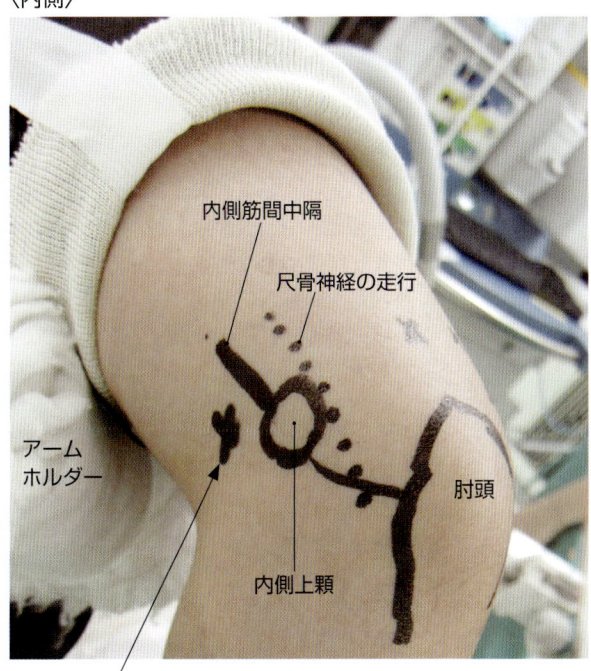

[1] 術前マーキング
① 近位内側ポータル：内側上顆の1 cm近位，筋間中隔の1 cm前方に位置．
② 後方ポータル：肘頭尖端より2 cm近位，必要に応じて中央，外側へ位置．
③ 後外側ポータル：肘頭尖端の高さに位置．
④ 近位外側ポータル：外側上顆の2 cm近位で上腕骨の前縁に位置．
⑤ 前外側ポータル：上腕骨外側上顆の1 cm遠位で1 cm前方に位置．inside-out法で作製する．
⑥ 外側中央ポータル：soft spotに位置．後外側鏡視の主なワーキングポータル．

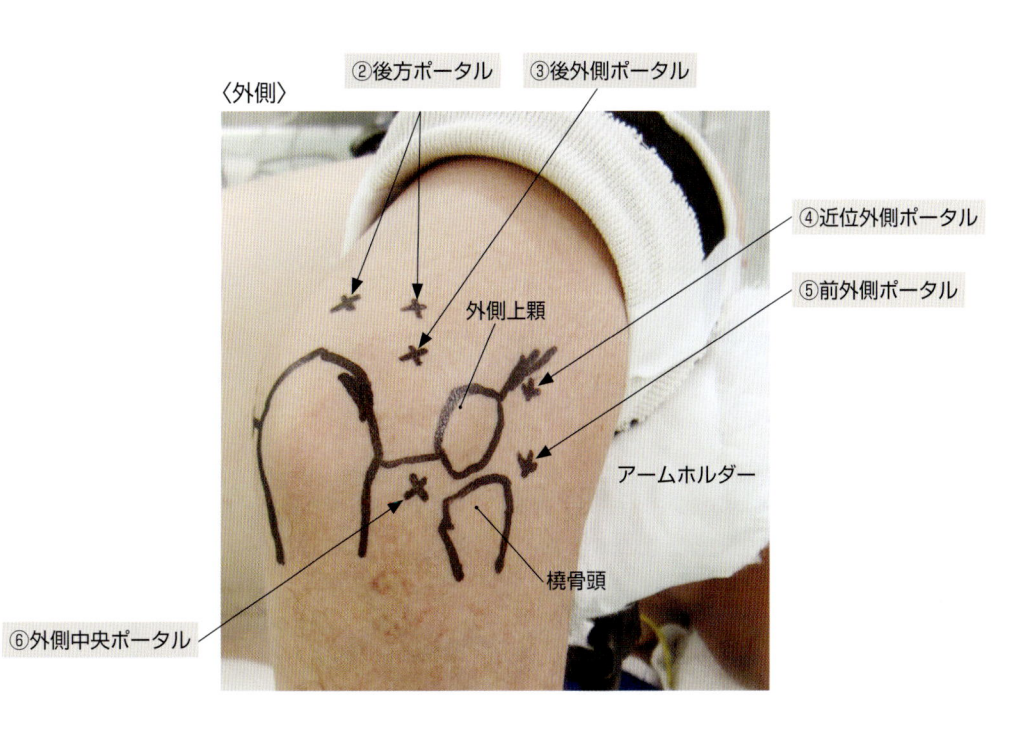

〈外側〉

②後方ポータル　③後外側ポータル
④近位外側ポータル
外側上顆
⑤前外側ポータル
アームホルダー
橈骨頭
⑥外側中央ポータル

❷ 前方関節腔を鏡視する

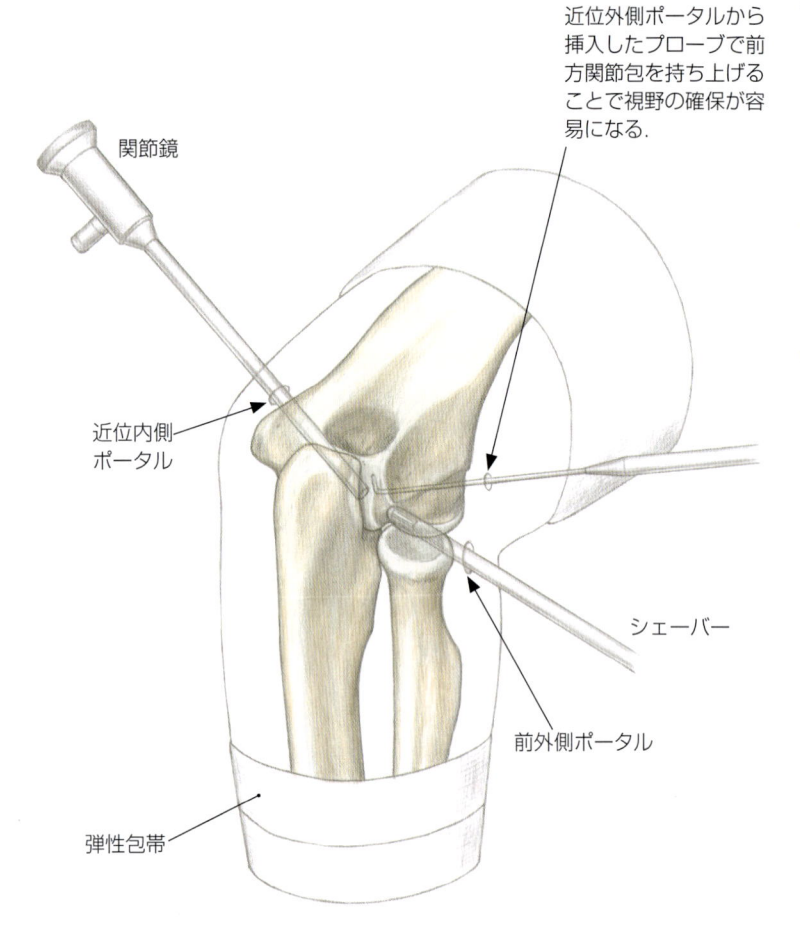

近位外側ポータルから挿入したプローブで前方関節包を持ち上げることで視野の確保が容易になる．

関節鏡
近位内側ポータル
シェーバー
前外側ポータル
弾性包帯

- 患肢を消毒し，術野のドレーピングを行う．滅菌弾性包帯を手指先端から前腕近位1/3程度まで巻いて灌流液による前腕の腫脹を予防する．駆血帯は250 mmHg圧で使用する．
- soft spotから生理食塩水を関節腔内に15～20 mL注入する．うまく注入されると，関節包が膨らみ，肘が軽度伸展する．
- 近位内側ポータル上に1 cmの切開を加え，軟部組織をモスキート鉗子を用いて剥離する．関節鏡の先端を上腕骨前縁に当て，滑らせるように橈骨頭に向けて関節腔へ挿入する．

▶ポイント
後骨間神経の損傷に注意する
- 前方関節腔の観察の際に最も注意しなければならないのは，後骨間神経損傷である．
- 後骨間神経は橈骨頭前方の関節包に接して走行している．肘関節屈曲位で関節包は十分に膨らませて処置を行うことが重要である．
- また，シェーバーを用いる際には刃の先は必ず関節腔内へ向けるよう留意する．

〈近位内側ポータルから鏡視〉

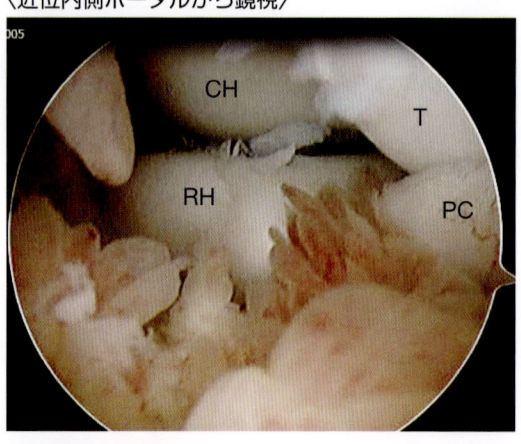

▶手技のコツ
- 筆者らは持続灌流ポンプを使用し，35 mmHg程度の圧を加えて手術を行っている．灌流圧が高すぎると軟部組織が腫脹し視野が妨げられる．

[2] 鏡視の実際
充血した滑膜炎を認める．
CH：上腕骨小頭，RH：橈骨頭，T：上腕骨滑車，PC：鉤状突起．

- 関節包の状態，橈骨頭・上腕骨小頭・上腕骨滑車の軟骨の状態，遊離体の有無，鉤状突起の状態などについて観察と処置を行う [2]．
- 前外側ポータルはinside-out法で作製する．近位外側ポータルはoutside-in法で作製する．内・外側ポータルを入れ替える場合はスイッチングロッドを使用する．

肘関節への鏡視下アプローチ | 33

❸…後方関節腔を鏡視する

● 後外側ポータルから肘頭窩へ向けて関節鏡を刺入する．後方（正中）ポータルからシェーバーを挿入し，滑膜切除を行って視野を確保する．

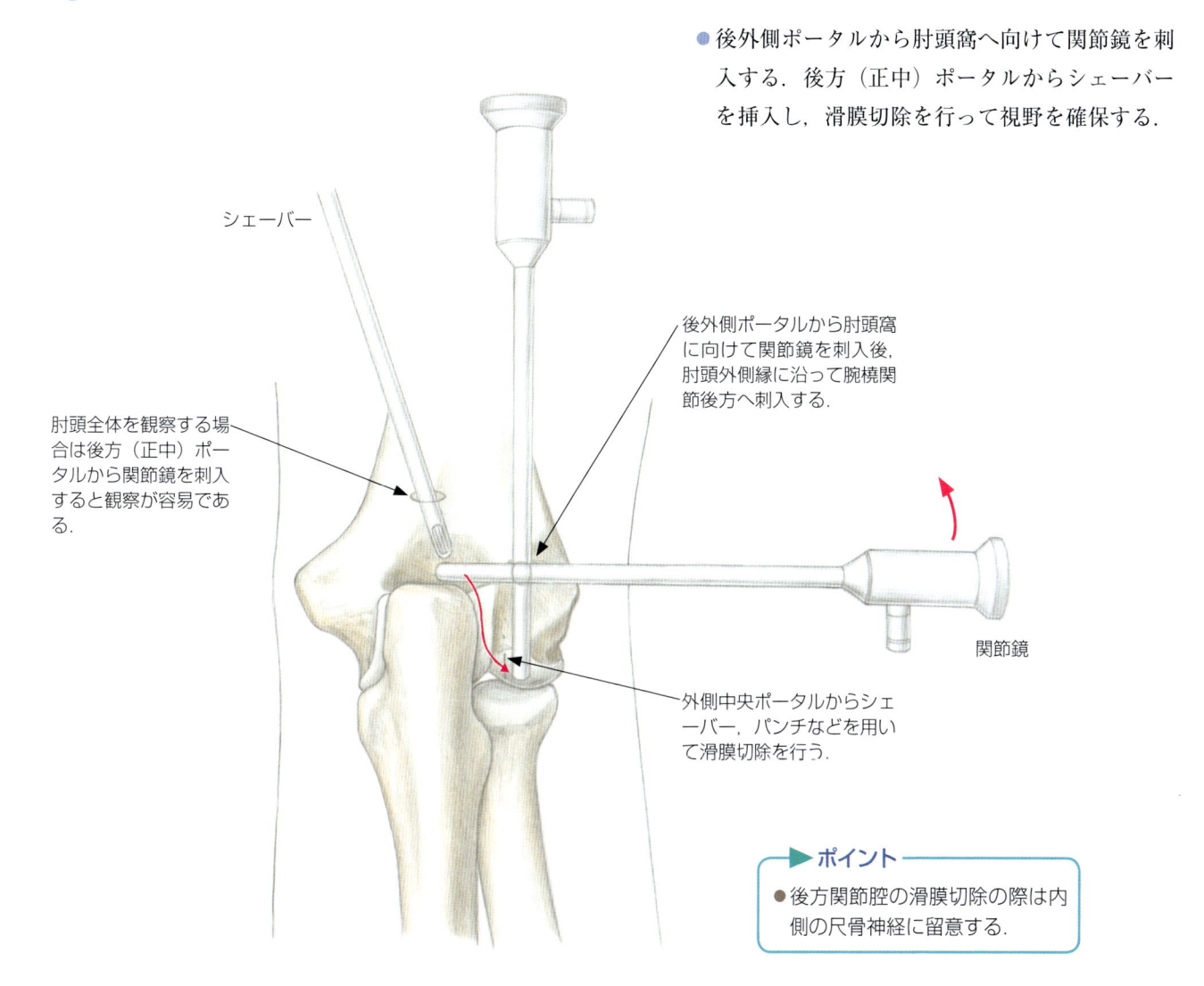

シェーバー

肘頭全体を観察する場合は後方（正中）ポータルから関節鏡を刺入すると観察が容易である．

後外側ポータルから肘頭窩に向けて関節鏡を刺入後，肘頭外側縁に沿って腕橈関節後方へ刺入する．

外側中央ポータルからシェーバー，パンチなどを用いて滑膜切除を行う．

関節鏡

▶ポイント
● 後方関節腔の滑膜切除の際は内側の尺骨神経に留意する．

❹…後外側関節腔を鏡視する

〈後外側ポータルから鏡視〉

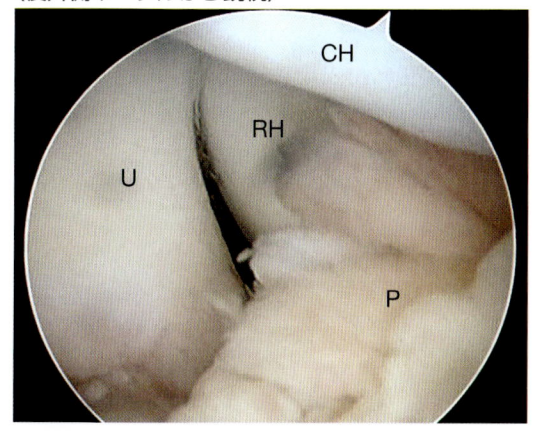

● 後外側ポータルから肘頭窩に挿入した関節鏡を，肘頭外側縁をすべらせるように腕橈関節後方へ刺入する [3]．

▶ポイント
● 腕橈関節後方は大きな滑膜ひだによって視野が得られにくいことが多い．その場合は，外側中央ポータルからシェーバーを刺入し，滑膜切除を行うことで視野が得られる．

[3] 鏡視の実際
腕橈関節後方に張り出した厚い滑膜ひだを認める．
CH：上腕骨小頭，RH：橈骨頭，U：尺骨，P：滑膜ひだ．

❺ 閉創する

- ドレーンの留置は行わない．皮膚は4-0ナイロンで縫合する．
- 外固定は行わず，軽く弾性包帯で圧迫するにとどめる．

▶まとめ

- 肘関節鏡は他関節の関節鏡と比べ難易度は高い．
- 手技に習熟すれば，低侵襲で関節全体の観察が可能であり，滑膜切除，ドリリング，骨接合，骨棘切除なども行うことが可能である．
- 今後は靱帯再建など新たな分野へ適応が拡大していく可能性もある．

（大木豪介，和田卓郎）

■文献

1. Burman MS. Arthroscopy or the direct visualization of joints. J Bone Joint Surg 1931；13：669-95.
2. 渡辺正毅ほか．小関節の関節鏡視．日整会誌 1971；45：908.
3. 伊藤一忠．肘関節の関節鏡視的解剖および関節鏡視法．関節鏡 1979；4：2-9.
4. 前田義博．肘関節の関節鏡視．関節鏡 1980；5：5-8.
5. Savoie FH. Guideline to becoming an expert elbow arthroscopist. Arthroscopy 2007；23：1237-40.
6. 小笹泰宏ほか．肘関節鏡の適応と手術手技．関節外科 2008；27：46-51.
7. Wada T, et al. Functional outcomes after arthroscopic treatment of lateral epicondylitis. J Orthop Sci 2009；14：167-74.

前腕へのアプローチ

橈骨へのアプローチ

- 橈骨への進入法は，前方と後方の2つのアプローチがある．手術によって必要最小限の展開を得るためにこの皮切の一部を使用する．とくに注意する必要があるのは，前腕近位1/3部での後骨間神経の存在であり，この部位では橈骨は筋層内にあり，橈骨に接して回外筋内を後骨間神経が走行している．

橈骨前方アプローチ

アプローチの概要

- 橈骨前方アプローチでは，橈骨の全長を展開することが可能である．Henry approachともよばれる進入方法であり，近位に拡大すると上腕骨に対する前側方アプローチになり，遠位に拡大すると手関節への進入も可能になる．実際の手術時の展開にはこの皮切を基本として，このすべてを使うのではなく必要最小限の皮切を選択する．
- 橈骨前方アプローチ，とくに橈骨近位1/3部では，橈骨頚部に後骨間神経が近接しているので注意が必要である．

▶適応

- 前方アプローチの主な適応は以下のとおりである．全長の展開も可能だが，手術の目的に応じて一部を使用する．
  - 骨折の観血的整復固定術
  - 偽関節に対する手術，骨移植術
  - 骨切り術
  - 後骨間神経の展開：後骨間神経麻痺や絞扼性神経障害
  - 骨腫瘍手術
  - 骨髄炎手術
  - 橈骨粗面の前方からの展開

▶アプローチのポイント

①体位：仰臥位で患肢を手術用手台にのせる．
②皮切：皮切デザインの基本線は上腕二頭筋腱の外側と橈骨茎状突起を結ぶ線である．前腕最大回外位に保持し，必要に応じて長さを決めた皮切のデザインに従い，直線または波状の皮切を加える．
③腕橈骨筋の内側縁を確認する．
④橈骨神経浅枝を確認し，橈骨神経浅枝は外側に，橈骨動脈は内側によける．
⑤目的とする高位の橈骨前面を展開する．

アプローチの実際

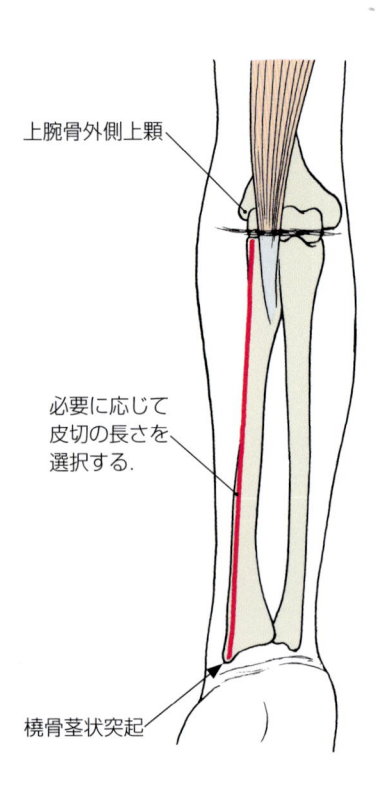

❶ 手術体位と皮切

- 仰臥位とし，患肢を手術用手台にのせる．
- 患肢の上腕近位に空気止血帯を装着する．消毒して清潔域を確保する．上肢をエスマルヒゴムバンドで駆血して空気止血帯を加圧（術前最高血圧 + 90 mmHg）し，無血野での手術を行う．
- 後骨間神経が橈側に移動するように，前腕を最大回外位とする．
- 上腕二頭筋腱の外側と橈骨茎状突起を結ぶ線が皮切の基本線となる．必要に応じて長さを選択する．さらに近位や遠位に皮切を延長するときには，近位では肘屈側の皮線に，遠位では手くび皮線に直交しないように延長する．

（図中ラベル：上腕骨外側上顆／必要に応じて皮切の長さを選択する．／橈骨茎状突起）

▶ポイント
- 後骨間神経を保護するために前腕を最大回外位にすることを忘れないように．

❷ 腕橈骨筋内側縁を確認する

- 肘のレベルの皮下に上腕二頭筋腱の外側から出る筋皮神経の枝である外側前腕皮神経を確認して外側によける．
- 前腕の筋膜に皮切とほぼ一致した切開を加え，腕橈骨筋の内側縁を確認する．

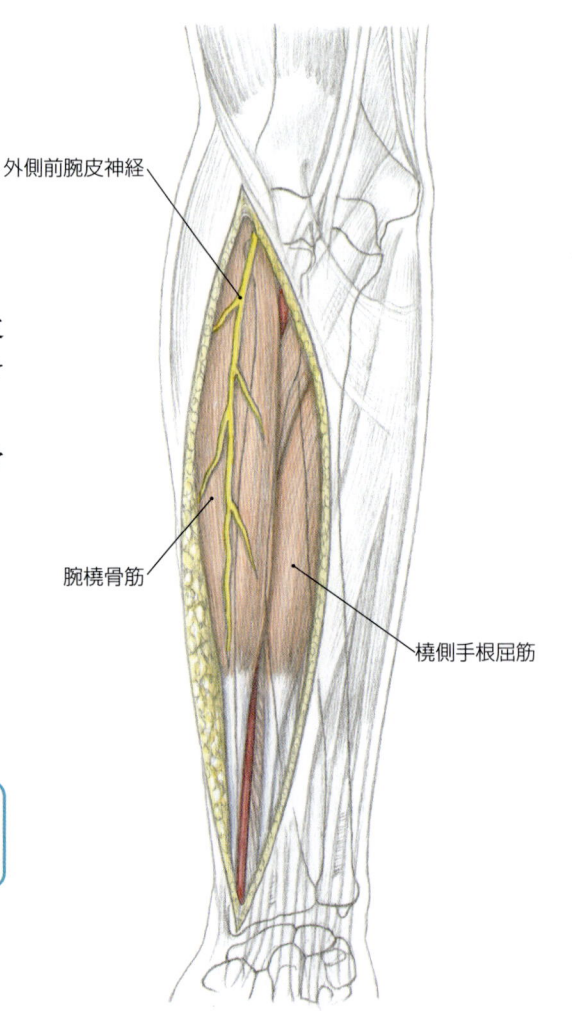

（図中ラベル：外側前腕皮神経／腕橈骨筋／橈側手根屈筋）

▶ポイント
- 筋皮神経の枝である外側前腕皮神経に注意する．

❸…橈骨神経浅枝を確認する

- 腕橈骨筋の内側縁を切開し，橈側手根屈筋との筋間を展開する．腕橈骨筋の裏側（深部）に橈骨神経浅枝が確認できる．
- この神経は橈骨動脈とほぼ並走するが，神経は腕橈骨筋とともに外側に，動脈は内側によけることが基本になる．

❹…目的の高位の橈骨前面を展開する

▶近位1/3部

- 橈骨動脈から腕橈骨筋に向かう数本の動脈枝を結紮処理する．それにより腕橈骨筋を外側へ移動することが可能になる．
- 上腕二頭筋腱の橈骨粗面停止部の展開では，内側を走行する橈骨動脈に注意し，腱の外側から展開を進める．この部の橈骨は回外筋に覆われており，後骨間神経がこの筋を貫通して橈骨の外側を回って後方区画へ向かっているので，とくに注意する．
- 術中は前腕最大回外位をとることが重要である．最大回外位をとることで，回外筋の付着部内側縁を術野に出し，ここを切開して骨膜下に剥離を進める．

▶ポイント
- 橈骨神経浅枝は外側に，橈骨動脈は内側によけることが基本．

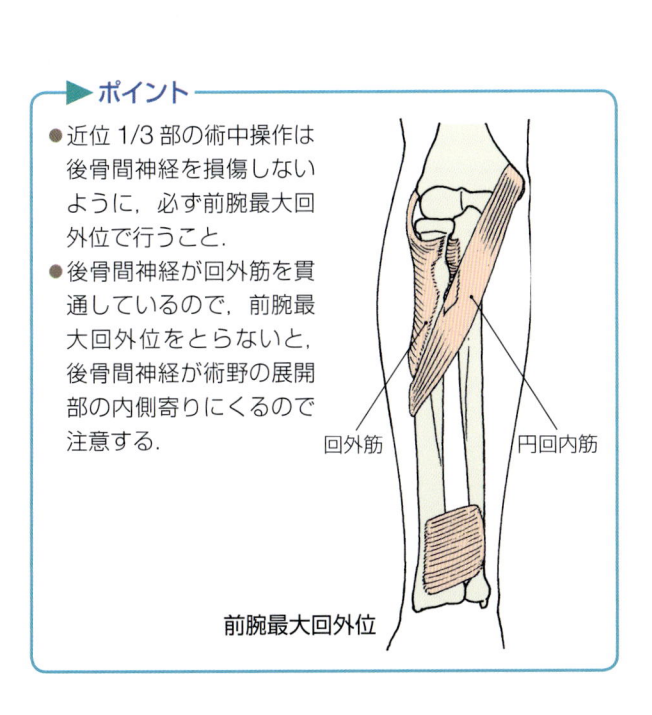

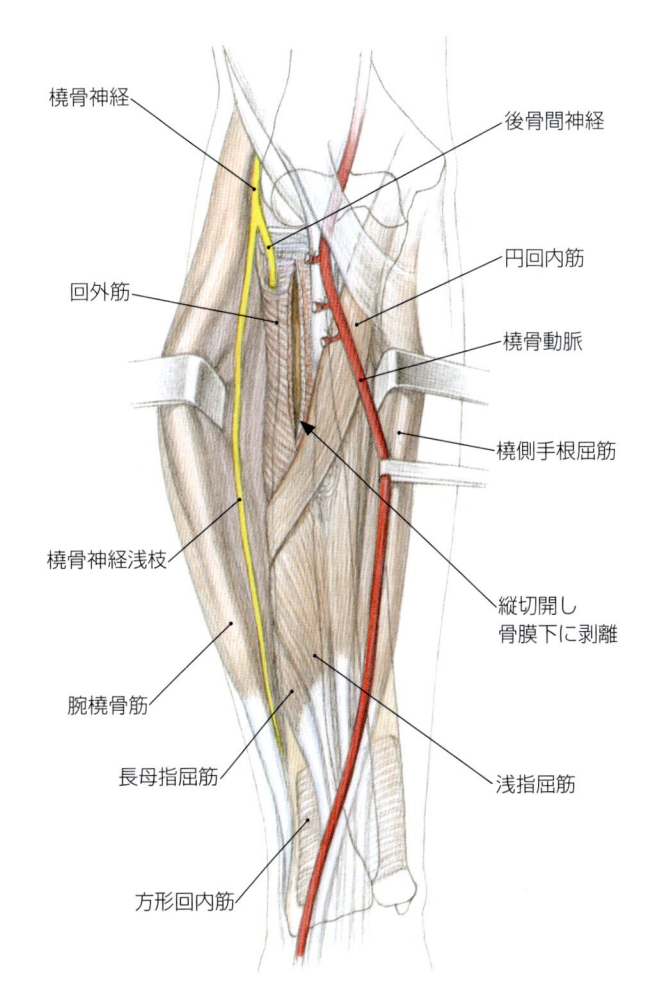

▶ポイント
- 近位1/3部の術中操作は後骨間神経を損傷しないように，必ず前腕最大回外位で行うこと．
- 後骨間神経が回外筋を貫通しているので，前腕最大回外位をとらないと，後骨間神経が術野の展開部の内側寄りにくるので注意する．

▶ 中央 1/3 部

- 橈骨動脈と伴走する通常2本の静脈は腕橈骨筋のすぐ下の位置を下行している．これらはできる限り温存する．
- 橈骨中央 1/3 部は，円回内筋と浅指屈筋で覆われているので，円回内筋と浅指屈筋を確認する．円回内筋は回内位にすると付着部が見やすくなる．これらの付着部を切離し骨膜下に剥離すれば，橈骨前面に達することができる．

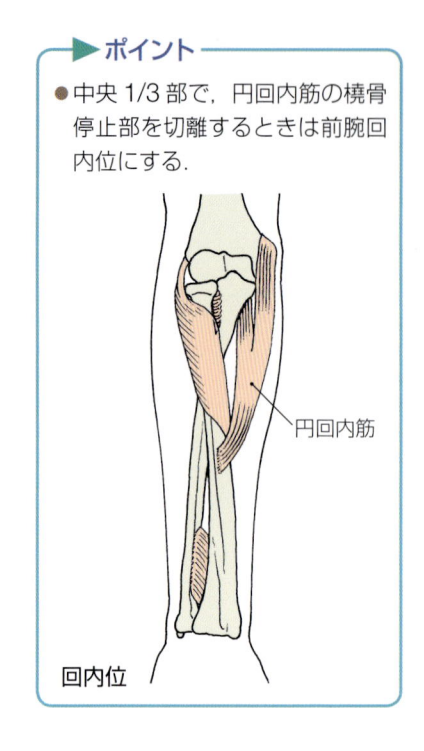

▶ 遠位 1/3 部

- 橈骨動脈から腕橈骨筋に向かう数本の動脈枝を処理して，腕橈骨筋を外側へ，橈骨動脈を内側によければ展開が可能になる．
- 遠位 1/3 部は，長母指屈筋と方形回内筋が橈骨の前面を覆っているので，これを確認する．前腕を30°程度回外位にして橈骨外側面でこれらの付着部を切離し，骨膜下に剥離を進めれば，橈骨前面に達することができる．

▶ ポイント

- 中央 1/3 部で，円回内筋の橈骨停止部を切離するときは前腕回内位にする．

（円回内筋／回内位）

▶ ポイント

- 遠位 1/3 部を展開するときは，前腕約30°回外位にして，長母指屈筋と方形回内筋を橈骨外側面で切離し，骨膜下に剥離する．

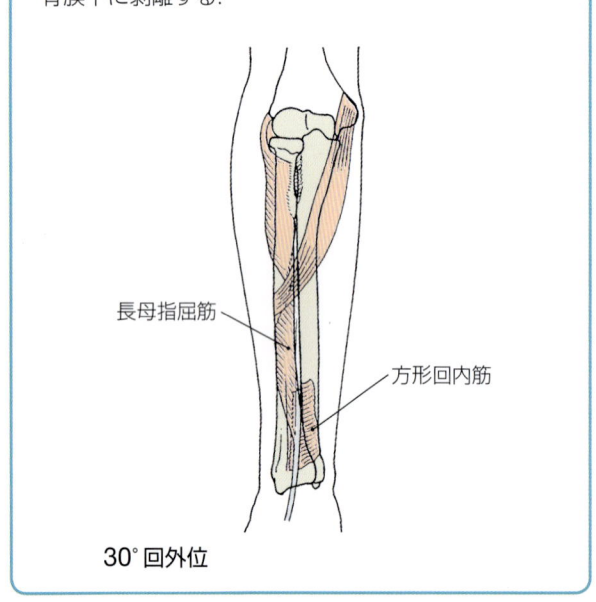

（長母指屈筋／方形回内筋／30°回外位）

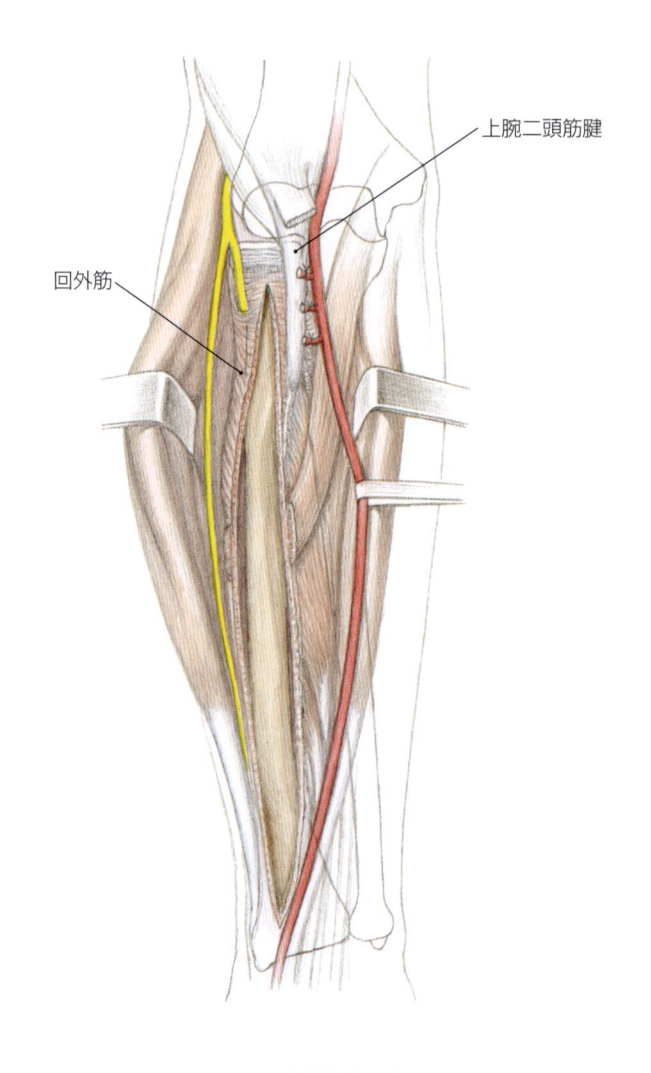

▶ まとめ：橈骨前方アプローチのコツ

- 前方アプローチでは橈骨の全長を展開することが可能である．近位に拡大すると上腕骨に対する前側方アプローチになり，遠位に拡大すると手関節への進入も可能になる．症例に合わせて手術の目的により，この皮切を基本として，必要最小限の皮切を選択する．
- 橈骨神経と橈骨動脈を愛護的に扱うことが重要である．

（上腕二頭筋腱／回外筋）

橈骨後方アプローチ

アプローチの概要

- 橈骨後方アプローチは，橈骨骨幹部の背側を展開する場合に用いる．前方アプローチと同様に，橈骨近位1/3では，後骨間神経を保護する必要がある．そのためには，後骨間神経を術野で直視下に見ながら必要な手術を施行することである．

適応

- 後方アプローチの適応は以下のとおりである．
  - 骨折の観血的整復固定術（橈骨後方にプレートを当てる場合）
  - 偽関節に対する手術，骨移植術
  - 骨切り術
  - 骨腫瘍手術
  - 骨髄炎手術
  - 後骨間神経の展開：後骨間神経麻痺や絞扼性神経障害

アプローチのポイント

①体位：仰臥位で患肢を手術手台にのせる．
②皮切：上腕骨外側上顆とLister結節を結ぶ線が後方アプローチの基本線となる．前腕回内位で必要に応じて長さを決めた皮切のデザインに従い，直線，弓状または波状の皮切を加える．
③短橈側手根伸筋と総指伸筋の境界面を確認する．遠位では，この2筋のあいだを通る長母指外転筋と短母指伸筋，さらに遠位では，短橈側手根伸筋と長母指伸筋との筋境界面を確認する．
④目的とする高位の橈骨後面を展開する．

アプローチの実際

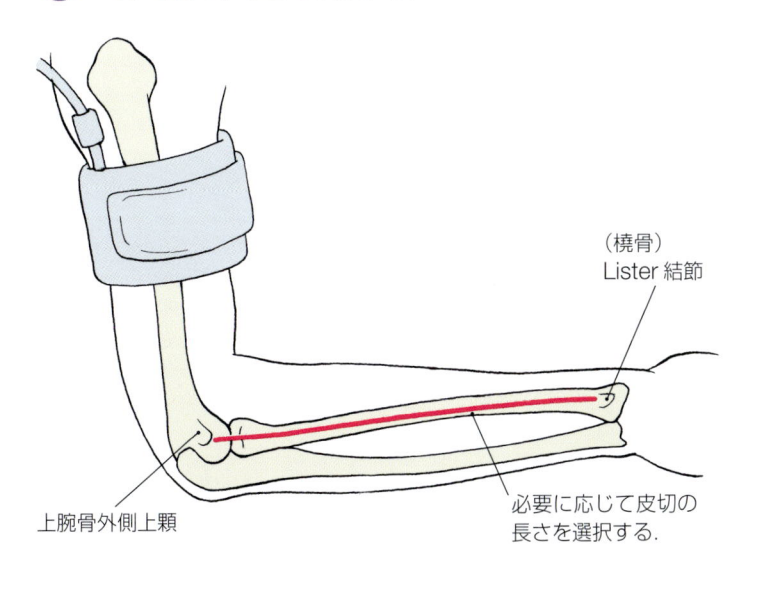

❶ 手術体位と皮切

- 仰臥位で患肢を手術手台にのせる．
- 患肢の上腕近位に空気止血帯を装着する．消毒して清潔域を確保する．上肢をエスマルヒゴムバンドで駆血して空気止血帯を加圧（術前最高血圧＋90 mmHg）し，無血野での手術を行う．
- 前腕は回内位とする．
- 上腕骨外側上顆とLister結節を結ぶ線が皮切の基本線となる．必要に応じて長さを選択する．さらに近位や遠位に皮切を延長することも可能である．

❷ 短橈側手根伸筋と総指伸筋の境界面を確認する

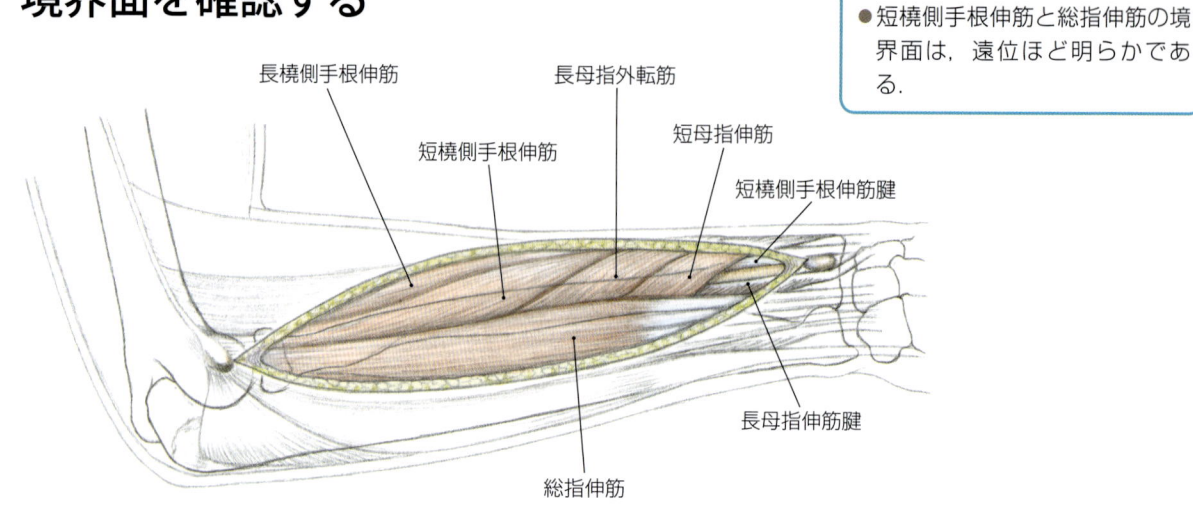

▶ポイント
- 短橈側手根伸筋と総指伸筋の境界面は，遠位ほど明らかである．

(図：長橈側手根伸筋，短橈側手根伸筋，長母指外転筋，短母指伸筋，短橈側手根伸筋腱，長母指伸筋腱，総指伸筋)

- 前腕の筋膜に皮切とほぼ一致した切開を加え，短橈側手根伸筋と総指伸筋の筋境界面を確認する．境界面は近位では癒合しているが，徐々に陥凹ができ，遠位ほど明らかになる．
- 遠位では，短橈側手根伸筋と総指伸筋のあいだを通る長母指外転筋と短母指伸筋を確認する．この2筋は伸筋腱背側第1区画に向かって走行する．
- さらに遠位の展開では，短橈側手根伸筋と長母指伸筋を確認する（両筋間から進入）．

❸ 目的の高位の橈骨後面を展開する

▶近位1/3部

- 橈骨の近位1/3部では，短橈側手根伸筋と総指伸筋の筋境界面の分離を，境界の比較的はっきりしている遠位の方から近位に向かって進めていくと展開が容易である．
- 前腕近位1/3部では，橈骨が回外筋に覆われている．その回外筋の浅層と深層のあいだを後骨間神経が貫通している．回外筋を貫通している後骨間神経を確認して温存する．

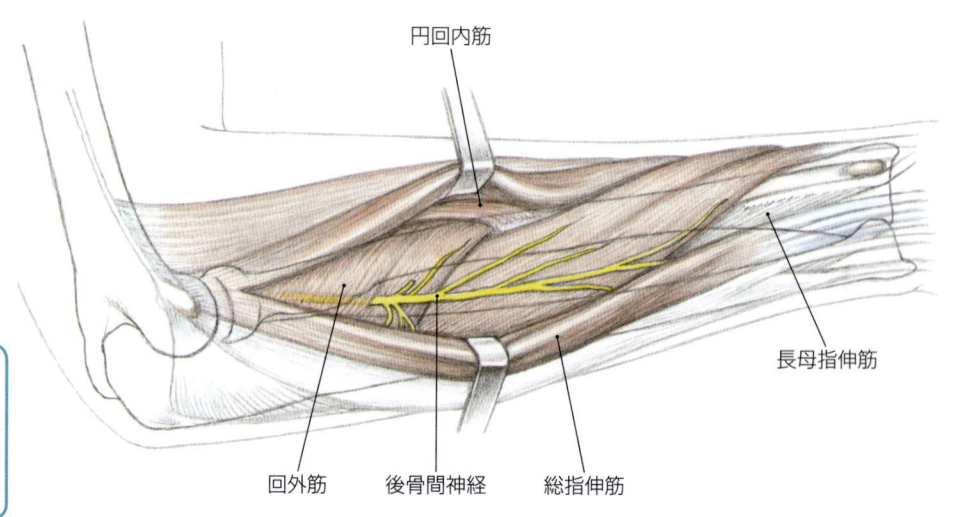

▶ポイント
- 近位1/3部では，橈骨が回外筋に覆われていて，その回外筋を後骨間神経が貫通しているので注意する．

(図：円回内筋，回外筋，後骨間神経，総指伸筋，長母指伸筋)

橈骨

長母指伸筋（腱）

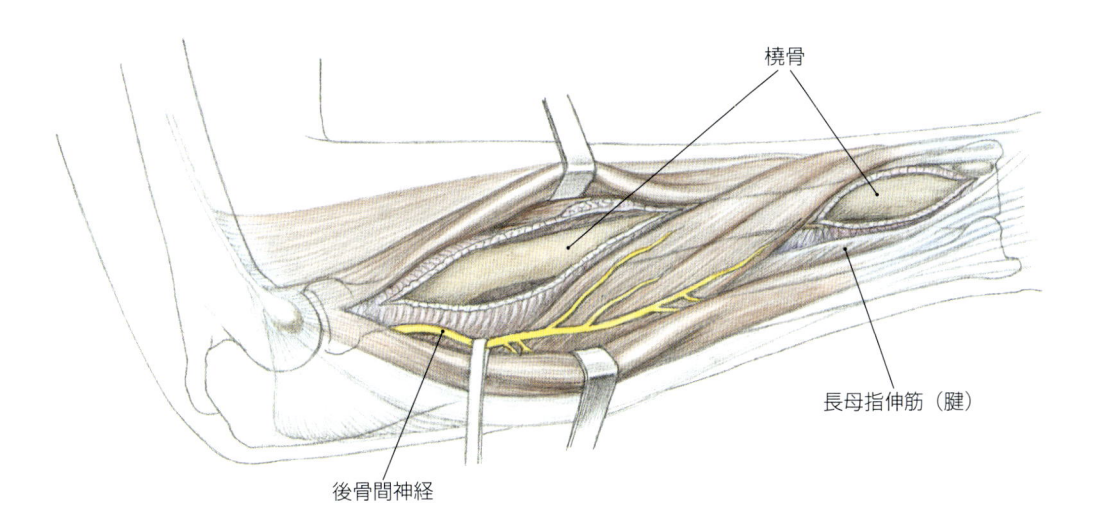

後骨間神経

- 後骨間神経を遊離して温存したところで，前腕を最大回外位にして，後骨間神経を外側へ移動させて皮切から遠ざけ，中央で回外筋停止部を縦切して橈骨を露出する．

> **▶手技のコツ**
>
> **後骨間神経の展開法**
> - 後骨間神経は橈骨の外側を回って後方区画へ向かい，回外筋の下縁の1 cm近位から出て，手関節伸筋（長橈側手根伸筋を除く），手指伸筋，母指の伸筋と外転筋に筋枝を出す．
> - 回外筋を貫通している後骨間神経を確認して展開する方法は，近位から後骨間神経を剥離し，回外筋を切離しながら，神経剥離を進めるか，遠位から神経剥離を進めるかのいずれかの2通りである．

▶中央1/3部（前腕回内位）

- 長母指外転筋と短母指伸筋が術野を妨げるので，長母指外転筋と短母指伸筋を遊離・挙上する．
- 長母指外転筋と短母指伸筋に血管テープなどをかけて浮かすことで，橈骨背面の操作が可能になる．

▶遠位1/3部（前腕回内位）

- 短橈側手根伸筋と長母指伸筋のあいだを分けて入ることで，橈骨の外側縁に直接アプローチできる．骨膜下に展開すれば橈骨背面を展開することもできる．
- 短橈側手根伸筋と総指伸筋のあいだの分離を長母指外転筋と短母指伸筋よりもさらに遠位に進めていく場合は，短橈側手根伸筋と長母指伸筋を確認する．このあいだを分けて入ると橈骨背面に達する．

▶まとめ：橈骨後方アプローチのコツ

- 後方アプローチでは橈骨の背側をほぼ全長にわたり展開することが可能である．近位に拡大すると上腕骨に対する側方アプローチになり，遠位に拡大すると手関節背側への進入も可能になる．しかし，展開にはこの皮切を基本として，このすべてを使うのではなく必要最小限の皮切を選択する．

（堀内行雄）

■参考文献

1. Agur AMR, et al. 坂井建雄監訳．グラント解剖学図譜．第5版．東京：医学書院；2008. p.530-7.
2. Hoppenfeld S, deBoer P. Surgical Exposures in Orthopaedics. The anatomic approach, 3rd ed. Philadelphia: Lippincott Williams & Wilkins；2003.
3. 寺山和雄，辻　陽雄監訳．前腕．整形外科医のための手術解剖学図説．原書第3版．東京：南江堂；2005. p.142-71.
4. Netter FH．相磯貞和訳．ネッター解剖学アトラス．原書第3版．東京：南江堂；2006. p.422-34.
5. 薄井正道．橈骨への進入法．越智隆弘ほか編．最新整形外科学大系　7手術進入法―上肢．東京：中山書店；2008. p.174-81.
6. Omer GE, Spinner M. Anatomical Exposures Surgical Exposure of Peripheral Nerve. Management of Peripheral Nerve Problems. Philadelphia, London, Toronto：WB Saunders；1980. p.322-31.
7. Spinner M. Operative approach to the radial nerve. In：Injuries to the Major Branches of Peripheral Nerves of the Forearm. 2nd ed. Philadelphia, London, Toronto：WB Saunders；1978. p.147-54.

前腕へのアプローチ

尺骨へのアプローチ

アプローチの概要

- 尺骨への進入には，①骨幹端から骨幹部にかけての中央部の展開，②近位の肘頭周囲の展開，それに③遠位の尺骨頭周囲の展開がある[1]．このうち②は肘関節への進入に，③は手関節への進入に関連している．
- ここでは，①近位骨幹端から遠位骨幹部にかけての尺骨の展開の進入法について述べる．この進入法は，骨折の整復固定，感染創の掻爬，骨腫瘍切除などに対して用いられる．

▶適応

- 尺骨骨折の観血整復と骨接合，尺骨の変形治癒骨折に対する尺骨矯正骨切り術，陳旧性橈骨頭脱臼やMonteggia骨折に対する尺骨骨切り術，尺骨に発生した骨腫瘍の掻爬と切除，尺骨骨髄炎に対する掻爬と病巣切除，Sauvé-Kapandji法における尺骨遠位偽関節の作製に用いられる．

▶アプローチのポイント

① 体位：仰臥位として，肩関節を外転させ，肘関節を90°屈曲させて肩を内旋させ，前腕を回内位で手の手術台の上におく．必要に応じて手の下に小さな枕を入れて，肩の内旋を調節する．肘近位の展開では，肩は内旋せずに肘を屈曲させて体幹に手を向ける．その際に小枕を上腕の遠位の下に入れて高さを調節する．

② 皮切：肘頭から尺骨の後縁に沿って手関節部の尺骨茎状突起まで加える．しかし，通常は病変の部位により必要に応じて部分的に展開する．

③ 尺骨後縁と周囲筋膜を展開する．

④ 尺骨を展開する．

⑤ 尺骨遠位部を展開する．

——アプローチの実際

❶…手術体位と皮切

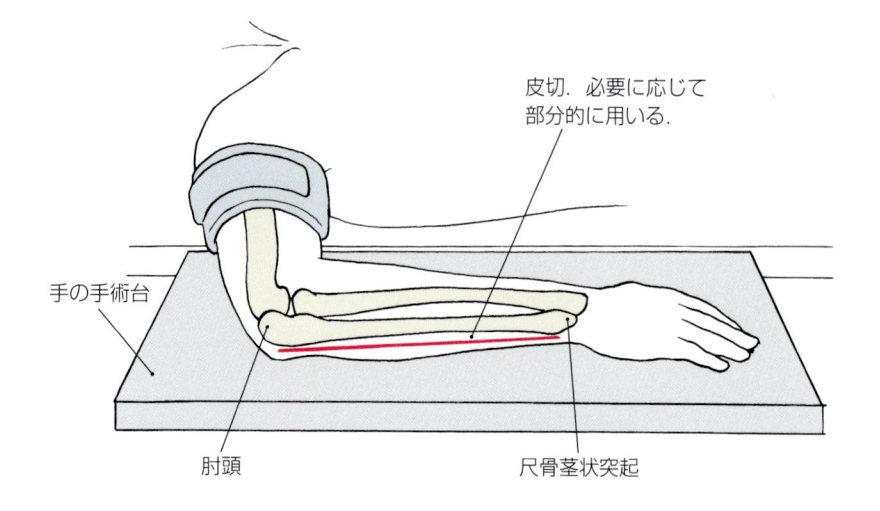

皮切．必要に応じて部分的に用いる．

手の手術台
肘頭
尺骨茎状突起

▶ポイント
皮膚の上から触れる指標
● 肘頭，尺骨後方で縦に走る尺骨後縁，尺骨茎状突起が触れる．これら部位の位置関係は，前腕の回旋運動ではほとんど変化しないが，皮膚の上から触れて回旋運動をすると変化しているように錯覚することがあるので注意を要する．

● 仰臥位とする．肩関節を外転させ，肘関節を90°屈曲させて前腕を回内位にして手の手術台におく．肩関節の回旋が制限されているような場合には，手を含む前腕遠位を患者の身体の上，あるいは体側におく必要も生じる．
● 後方進入により尺骨の全長を展開することが可能である．その場合，皮膚切開は肘頭から尺骨の後縁に沿って手関節部の尺骨茎状突起まで加える．しかし，通常は病変の部位により必要に応じて部分的に展開する．

❷…尺骨後縁と周囲筋膜を展開する

▶ポイント
● 皮膚切開から筋膜を展開するまでには重要な組織がないので鋭的に切開可能である．

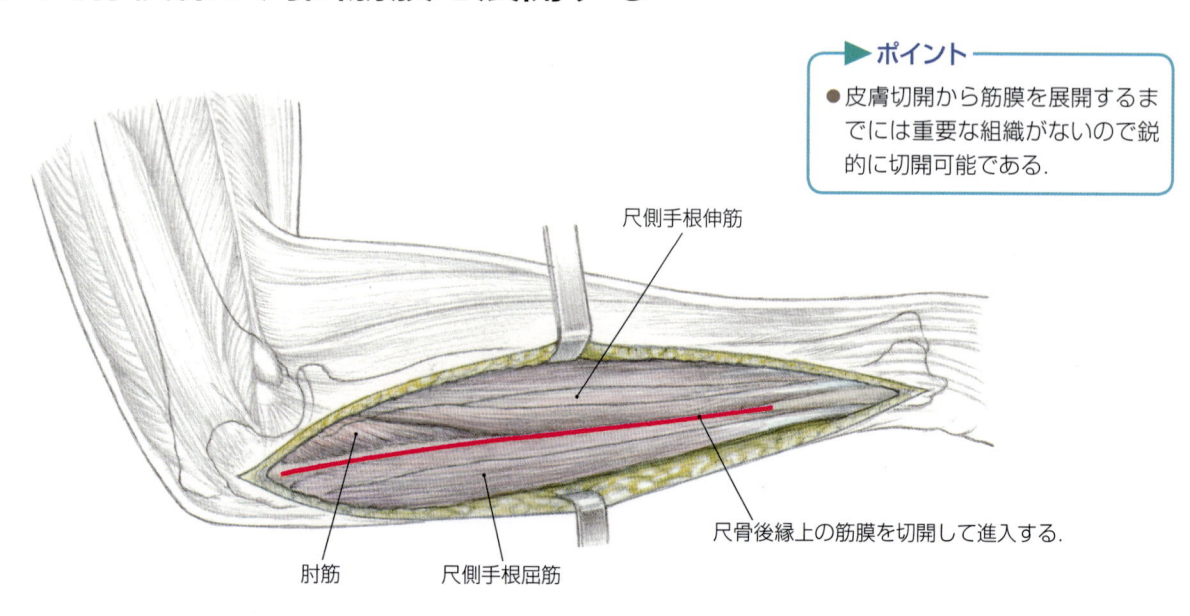

尺側手根伸筋
尺骨後縁上の筋膜を切開して進入する．
肘筋
尺側手根屈筋

● 皮膚切開の後，尺骨の後縁に向かって皮下組織を切開し，尺骨の後縁と周囲筋膜を展開する．
● 近位部の展開では尺骨後縁の背側（伸側）にある肘筋，中央部より遠位の展開では肘筋の遠位に続く尺側手根伸筋と掌側（屈側）にある尺側手根屈筋のあいだを指で触れて尺骨後縁を確認する．

▶ポイント
● 筋膜が展開された後に尺骨後縁をしっかり指で触れて確認することにより，尺骨後縁の背側に存在する肘筋およびその遠位の尺側手根伸筋と，尺骨後縁の屈側に存在する尺側手根屈筋の境界を明らかにする．

❸…尺骨を展開する

▶ポイント
- 近位の展開では，尺骨神経が尺側手根屈筋の上腕骨頭と尺骨頭のあいだに入る部分での損傷に注意を要する．

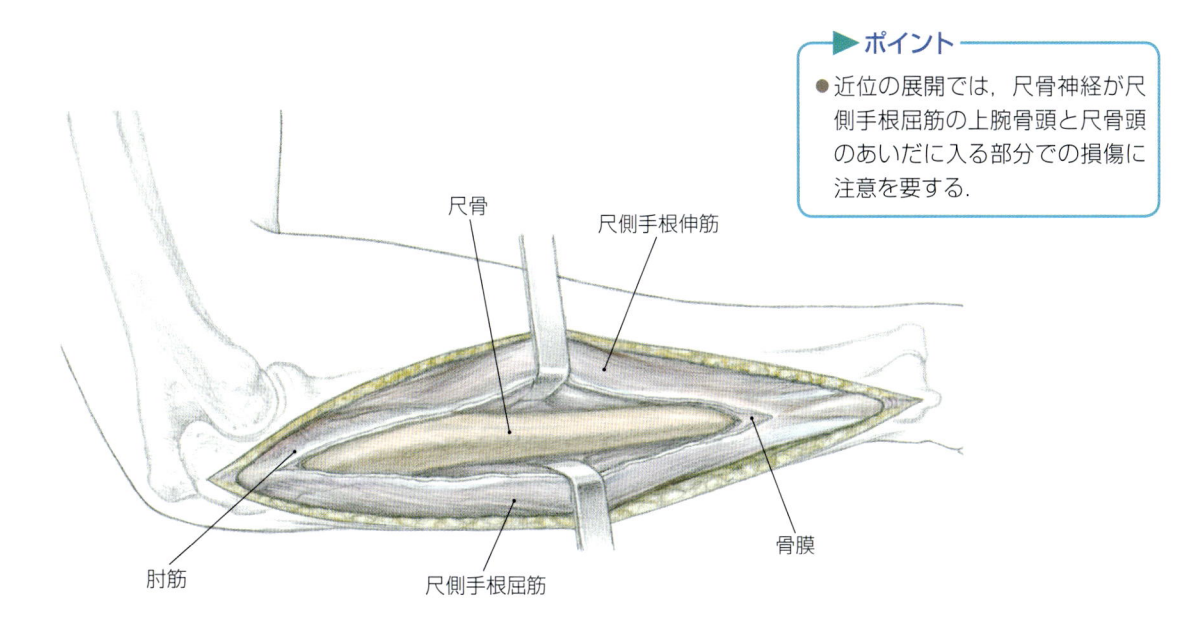

(図：尺骨，尺側手根伸筋，肘筋，尺側手根屈筋，骨膜)

- これらの筋のあいだにある尺骨後縁に沿って筋膜とその下層の骨膜を縦切し尺骨を展開する．
- いったん尺骨が見えたら，丁寧に骨膜下に剥離を進めることで筋の損傷を最小限にして，尺骨の全周を展開する．展開が不十分であれば，近位と遠位に骨膜切開を延長することにより広い範囲を展開できる．

❹…尺骨遠位部を展開する

- 遠位の展開では，尺骨神経の背側知覚枝の損傷に注意が必要である．この背側知覚枝は，尺側手根屈筋の深層で豆状骨より近位 8 cm 程度の部位で尺骨神経本幹から分岐して，遠位背側に向かい，豆状骨より近位 5 cm 程度の部位で前腕内側の深層筋膜より尺骨の背側皮下に出てくる[2]．

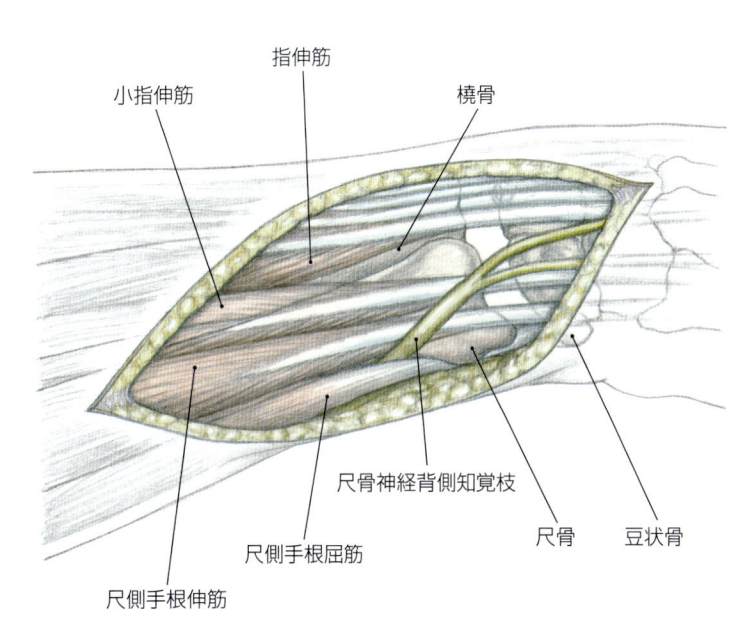

(図：小指伸筋，指伸筋，橈骨，尺側手根伸筋，尺側手根屈筋，尺骨神経背側知覚枝，尺骨，豆状骨)

＊神経の下層で筋・腱の表層とのあいだには筋膜と伸筋支帯があるが，ここでは省略している．

▶ポイント
- 尺骨遠位の展開の際には，尺骨神経の背側知覚枝の損傷に注意が必要であり，この部の展開は鈍的に注意深く行う．

▶まとめ

- 尺骨は，通常，後方から展開する．その場合，皮膚の上から尺骨の後縁を直接触れることができるので，皮膚切開と同じ線で，皮下組織，筋膜と骨膜を切って尺骨に達することも可能である．したがって，尺骨の展開は容易であると考えられがちである．しかし，遠位では，尺骨神経背側知覚枝が骨膜上を掌側から背側に横切るので，損傷しないように注意が必要である．
- 一方，内固定金属などを使用する場合，創を閉じる際に金属の上から骨膜を閉じようとすると閉じきれないことがしばしば起こる．このことにより，骨膜で覆われていない金属が皮膚縫合部の直下に位置することがある．このような状態は避けることが望ましい．指で触れる尺骨後縁から1cm程度離れた位置に尺骨後縁と平行な皮切を加えることで，この状況を回避できることも念頭におくべきである．

（荻野利彦）

■文献

1. Banks SW, Laufman H. Surgical Exposure of the Extremities. Philadelphia：WB Saunders；2003. p.164-9.
2. Doyle JR, Botte MJ. Surgical Anatomy of the Hand and Upper extremity. Philadelphia：Lippincot Williams & Wilkins；2003. p.475-6.

II 手術法

骨折
上腕
上腕骨骨幹部骨折──髄内釘固定

手術の概要

- 上腕骨骨折の多くは保存的治療で骨癒合が得られる．手術的治療についての適応は以下に述べるが，固定材料としては髄内釘，プレートが用いられ，ともに良好な成績が報告されている．プレート固定と髄内釘固定の比較研究[1-5]では，術後の肩の痛み，肩関節可動域減少は髄内釘固定で有意に多い，肘関節可動域減少はプレート固定で有意に多い，有意差はないが偽関節と感染はプレート固定にやや多い，骨癒合と術後成績に差はないが髄内釘固定で創が小さく感染率が低い，などの報告がある．どちらの固定法が優れているかという結論については文献によって異なっている．
- 髄内釘にはネイルと横止めスクリューを用いるもの（以下，髄内釘），エンダー釘，ハッケタール釘，K-wireなどがある．本項では順行性髄内釘固定法について説明する．

▶適応

- AOグループは，上腕骨骨幹部骨折に対する骨接合の絶対的適応として，多発骨折，開放骨折，両側上腕骨骨折，病的骨折，floating elbow，血管損傷，徒手整復後の橈骨神経麻痺，偽関節をあげている[6]．
- 多くの上腕骨骨幹部骨折はfunctional brace，U-castなどを用いた保存的治療で治癒可能であるが，保存的治療が可能な骨折型でも長期の外固定を希望しない症例，保存的治療に協力の得られない症例では手術的治療が選択される．

▶手術のポイント

①体位：ビーチチェアポジションか仰臥位で手術を行う．
②皮切：肩峰前外側縁から上腕骨骨軸方向に約5〜7 cmの皮膚切開を用いる．
③滑液包，腱板を切開して髄内釘挿入部を展開する．
④髄内釘挿入口を作製する．
⑤リーミングを行い，髄内釘を挿入する．
⑥横止めスクリューを挿入する．
⑦エンドキャップを設置し，創洗浄の後，腱板，滑液包，皮下，皮膚を縫合して閉創する．

上腕／上腕骨骨幹部骨折——髄内釘固定　49

手術手技の実際

❶…手術体位と皮切

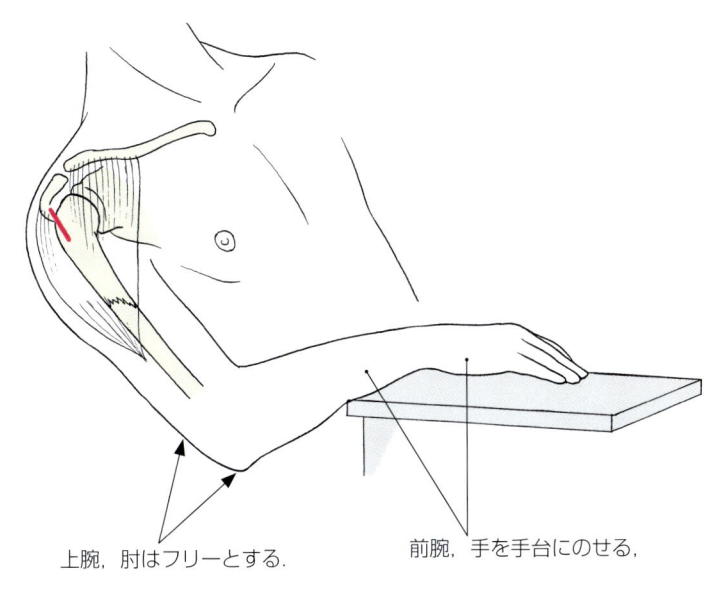

- ビーチチェアポジションか仰臥位を用いる．肩がやや伸展できるように仰臥位では肩甲骨の下に枕を入れ，ビーチチェアポジションでは前腕と手を手台にのせて，上腕と肘はフリーとする．
- 肩峰前外側縁から上腕骨骨軸方向に約5〜7 cmの皮膚切開を用いる．

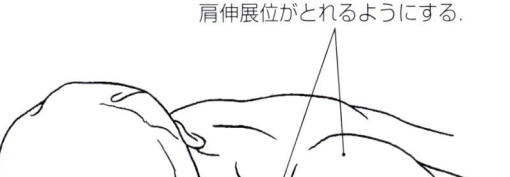

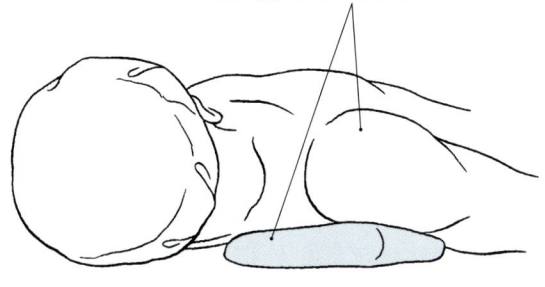

肩甲骨の下に枕を入れて肩伸展位がとれるようにする．

上腕，肘はフリーとする．
前腕，手を手台にのせる．

▶ポイント

皮切の長さ
- 2〜3 cm の切開では腱板の保護，ネイル挿入後の縫合が確実にできず腱板断裂の状態となり，術後の疼痛，肩峰下インピンジメントの原因となる可能性がある．

❷…髄内釘挿入部を展開する

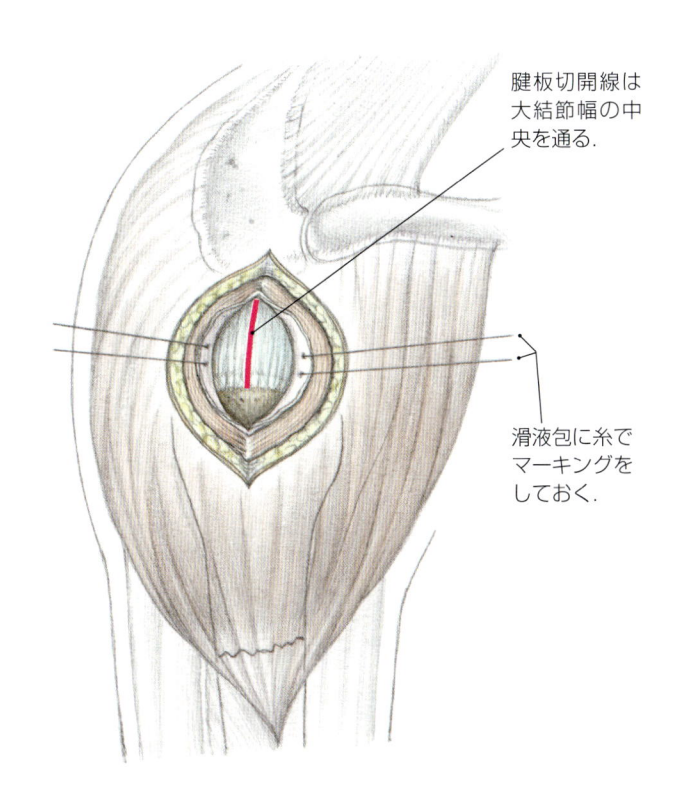

腱板切開線は大結節幅の中央を通る．

滑液包に糸でマーキングをしておく．

- 三角筋線維を縦に鈍的に分け，滑液包を鋭的に切開して腱板を展開する．滑液包に糸でマーキングをしておくと閉創時の縫合に便利である．
- 腱板を縦に鋭的に切開して骨頭軟骨に達するが，どのラインで腱板を切開するかが重要である．腱板を切開する前に，髄内釘挿入部と思われるところに1.2〜1.6 mm径 K-wire を仮刺入して，術中透視で確認してから腱板を切開するとよい．腱板切開線は大結節幅の中央を通る．
- 腱板は鋭的に切開すること，髄内釘挿入口作製時に損傷しないこと，閉創時に確実に縫合することが大切であり，術後疼痛の原因となる腱板損傷を防止できる．

▶ポイント

髄内釘挿入位置
- 髄内釘はメーカーによってストレート型とやや外反している外反型がある．術中透視正面像では，ストレート型を用いる場合は上腕骨軸の延長線上，外反型を用いる場合はそれよりやや外側が髄内釘挿入位置として適している．術中透視側面像でも，上腕骨軸の延長線上（大結節幅の中央）に髄内釘挿入部を作製することが大切である．

スカプラY像とコントロールピンテクニック
- 術中透視側面像を正しく確認するにはスカプラY像で見る方法，大結節のすぐ外側に2.4〜3.0 mm径K-wireを仮刺入して（コントロールピン），それを用いて骨頭を内旋する方法が便利である．大結節の輪郭が見える像で確認することが大切である [1]．

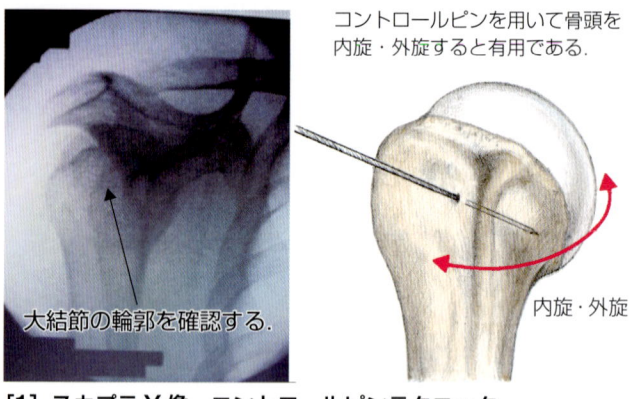

[1] スカプラY像，コントロールピンテクニック

❸ 髄内釘挿入口を作製する

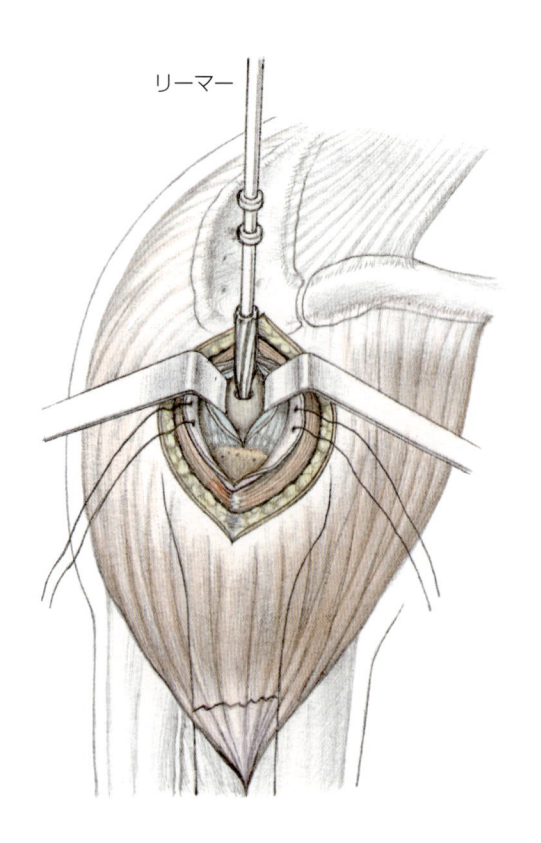

- 腱板切開時に仮刺入したK-wireの位置に髄内釘挿入口を作製する．スタータードリル，リーマーを用いる方法，オウルを用いる方法などがある．各メーカーの手技書に準じて行う．
- 三角筋，滑液包，腱板を傷つけないように筋鉤や開創器で保護しながら操作する．メーカーによっては手術器具セットのなかに専用の腱板保護用開創器，中空のスリーブが入っている．

❹…リーミングを行い，髄内釘を挿入する

- 髄内釘にはガイドピンを髄内釘挿入部から遠位骨幹部まで挿入してから，そのガイドピン越しに挿入するものと，ガイドピンを用いずに直接挿入するものがある．ガイドピンを用いる場合は術中透視下に遠位骨幹部まで挿入する．
- メーカーによってはリデューサーという骨折部整復とガイドピン挿入を容易にする器具がある．リデューサーを髄内釘挿入部から骨折部まで，もしくは遠位骨幹部まで挿入してから，そのリデューサー内を通してガイドピンを挿入する．

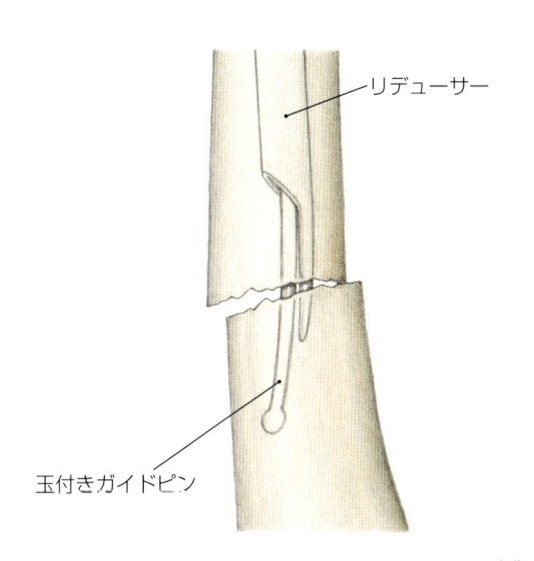

- 術前のX線計測，または挿入されたガイドピンを用いて使用する髄内釘の長さを決定する．髄内釘は可能な限り長く遠位骨幹部に挿入できる長さとする．粉砕骨折などで上腕骨長の決定が困難な場合は，あらかじめ術前に健側上腕骨のX線像を撮って長さを確認しておくと目安にできる．
- 中高年者の症例ではリーミングは必要ないことが多いが，若年者などで髄腔が狭い場合にはリーミングを行う．
- 髄内釘の挿入は徒手的に行うのが安全であるが，困難な場合にはハンマーを用いて挿入する．肩関節をやや伸展しておくと挿入しやすい．

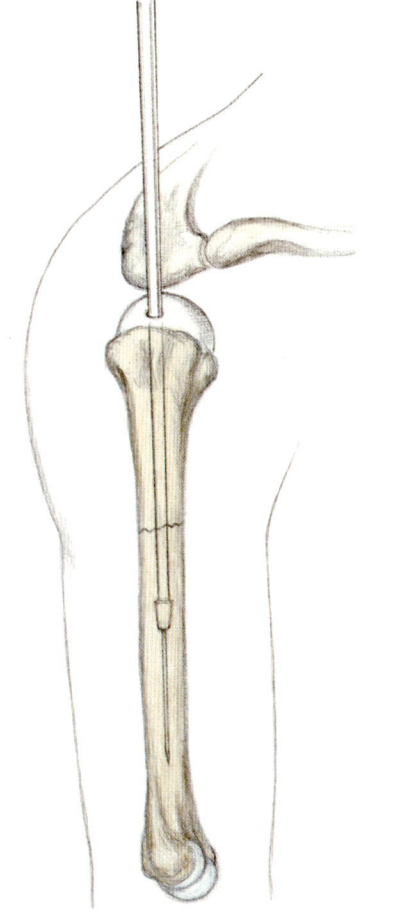

― リデューサー
― 玉付きガイドピン

▶ポイント

髄内釘の挿入深度

- 髄内釘の挿入深度は，髄内釘近位端が上腕骨軟骨面から5 mm以内に位置するとよい．とくに上腕骨近位骨片が短い場合は，硬い軟骨下骨に髄内釘近位端が接していたほうが近位骨片保持に有利である．逆に髄内釘近位端が軟骨面から上方に突出してしまうと，術後腱板断裂や肩峰下インピンジメントの原因になるので注意する．

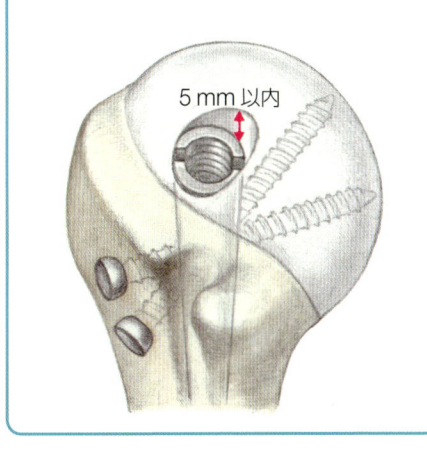

5 mm以内

▶ポイント

術中橈骨神経損傷の予防

- 術中に過度に骨折部を動かすと，術中橈骨神経損傷を起こすことがある．また，骨折部でリーマーを回すことは非常に危険である．骨折部では一度リーマーの回転を止め，遠位骨幹部にリーマー先端を挿入してから，リーマーを再回転する．リーマーを抜くときも同様である．

❺…横止めスクリューを挿入する

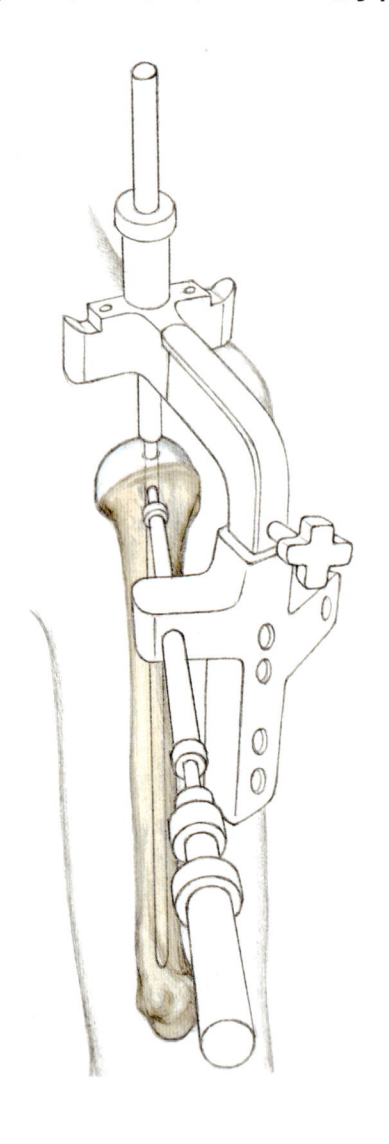

- 近位横止めスクリューは髄内釘に固定されたデバイスを通してドリリングしてから挿入する．
- ドリリング，スクリュー挿入時に腋窩神経を損傷する可能性があるので，あらかじめ髄内釘挿入と同じ皮切を延長して腋窩神経を確認しておいてもよい．
- 小さな皮切からドリル用スリーブを挿入する場合は皮下組織，三角筋を丁寧に鈍的に分け，スリーブを確実に骨皮質に当ててからドリリングを行う．
- 遠位横止めスクリューはラジオルーセントドリルを用いてドリリングする方法とフリーハンドテクニックがある．

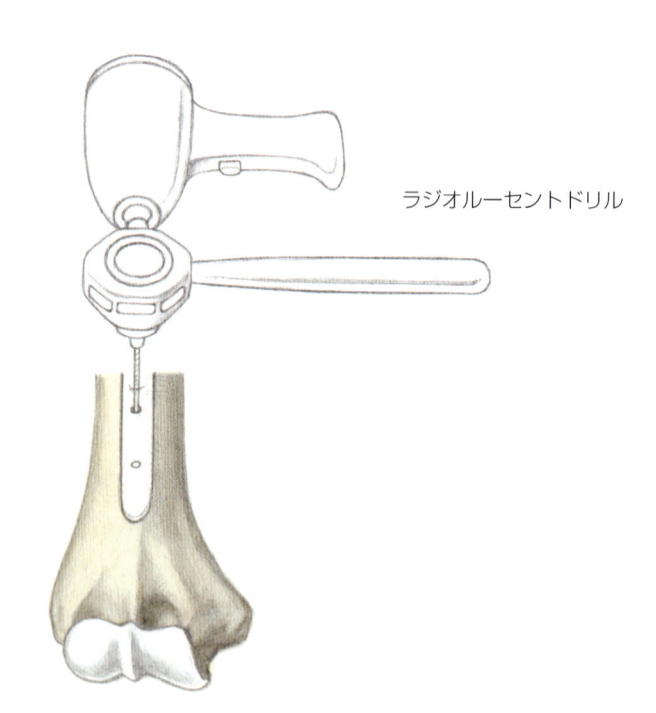

ラジオルーセントドリル

▶ポイント

- 近位・遠位横止めスクリュー固定を終了する前に骨折部のギャップをなくすことが大切である．近位横止めをした後に肩と肘を押す，またはギャップの長さだけ髄内釘を深く打ち込み，遠位横止めを先に行ってから髄内釘を引き戻してギャップをなくすとよい．

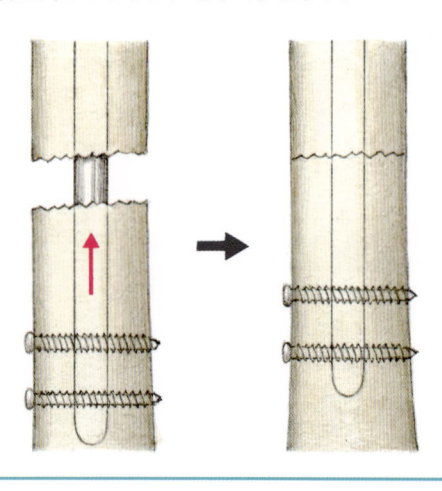

- 近位部と遠位部の回旋を解剖学的に正しく合わせることを忘れてはいけない．前腕，手関節中間位で肘を屈曲させたときに母指が結節間溝（➡）に向くことを確認する［3］．

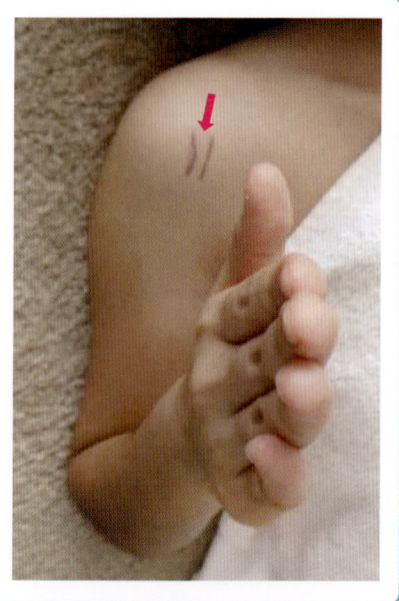

[3] 近位部と遠位部の回旋の確認

上腕／上腕骨骨幹部骨折——髄内釘固定 | 53

サイドメモ

フリーハンドテクニック

- 筆者らはドリリングに1.8 mm径K-wireを使ったフリーハンドテクニックを好んで用いている．
- 術中透視下に真円となった遠位スクリュー孔の位置に，1.8 mm径K-wireでプレドリリングした後に，スクリューサイズに合ったドリルでドリリングする．
- 細いK-wireを用いると，仮にずれて挿入してしまっても修正がしやすい．ドリルは短いほうが手ぶれしにくい．

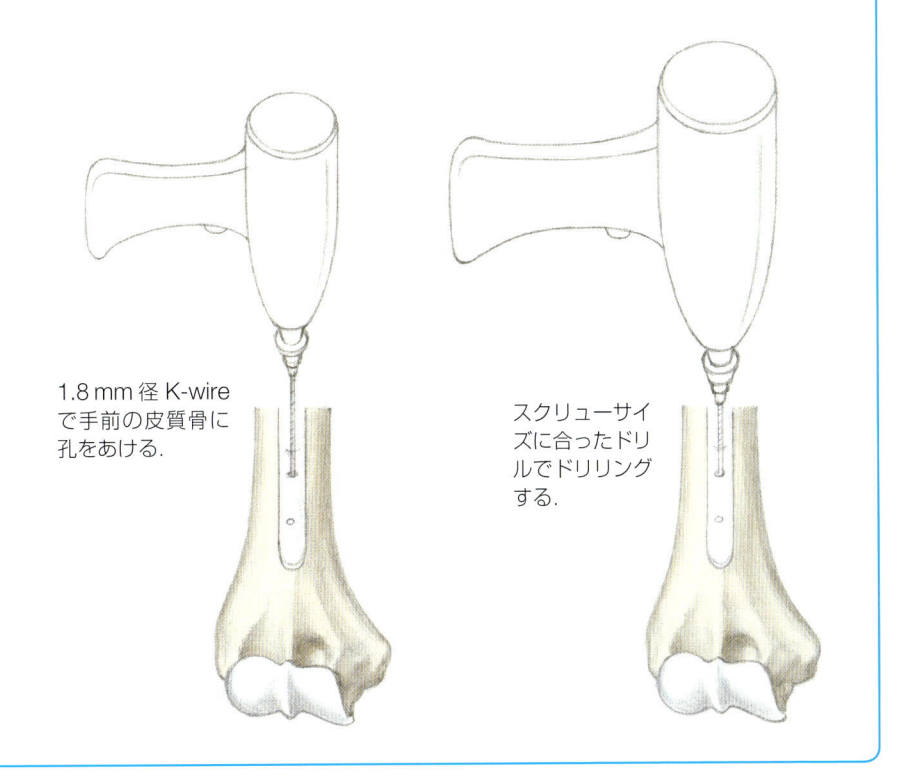

1.8 mm径K-wireで手前の皮質骨に孔をあける．

スクリューサイズに合ったドリルでドリリングする．

サイドメモ

ディスタルターゲティングシステム SureShot®

- アメリカで開発され，2013年に日本に導入されたSureShot®（Smith & Nephew社）について紹介する [2]．
- 髄内釘内に挿入するセンサーとドリルスリーブ部のセンサーを用いて，術中透視なしで遠位横止め用ドリリング，スクリュー挿入ができる，最先端の画期的なシステムである．
- 髄内釘遠位横止め孔がモニター上に表示され，スリーブの先端が緑の円，スリーブ手前が赤の円で表示される．モニター上で髄内釘遠位横止め孔，緑の円，赤の円を重ねた状態を維持してドリリングすると正しい位置に遠位横止めスクリュー用の骨孔が作製でき，スクリューも挿入できる．この操作において術中透視は必要ない．

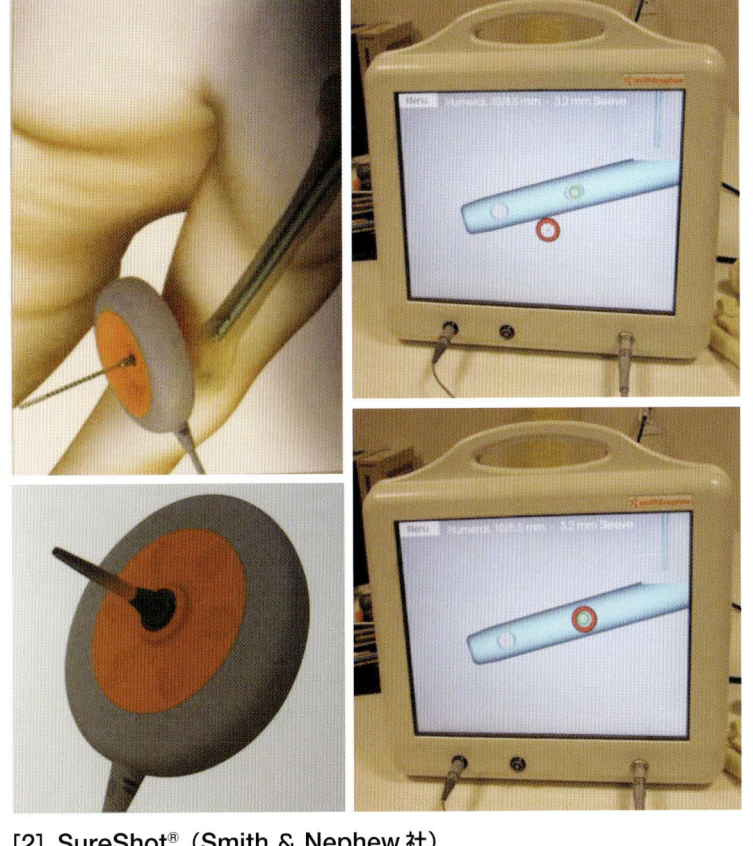

[2] SureShot®（Smith & Nephew社）

❻ エンドキャップを設置し，創洗浄，閉創する

- エンドキャップがある髄内釘ではエンドキャップを設置する．創洗浄の後，腱板，滑液包，皮下，皮膚を縫合して手術を終了する．真皮縫合して皮膚はテープで留めて閉創してもよい．

▶後療法

- 疼痛のある術後数日間は三角巾などで局所の安静を図る．その後，自動介助または他動介助での肩挙上訓練，等尺性筋力強化訓練，肘関節可動域訓練を開始する．
- 術後2～3週目から肩自動挙上訓練を開始する．

▶まとめ

- 上腕骨骨折の多くは保存的治療で骨癒合が得られる．手術的治療を選択する場合は髄内釘固定，プレート固定が用いられるが，術者が手術手技に習熟している方法で行うことが好ましい．髄内釘固定では，遠位骨幹部が短い場合には逆行性髄内釘固定のほうが固定性は良い．しかし，術中骨折を起こすことがあるので注意を要する．長いプレートでの固定を考えたほうがよいかもしれない．
- どのような手術にでもいえることだが，術前に手術手技書，解剖学書を読み，手術のコツ，注意点を十分に把握しておくことが大切である．

(高田直也)

■文献

1. Chapman JR, et al. Randomized prospective study of humeral shaft fracture fixation: Intramedullary nails versus plates. J Orthop Trauma 2000；14：162-6.
2. McCormack RG, et al. Fixation of fractures of the shaft of the humerus by dynamic compression plate or intramedullary nail. J Bone Joint Surg Br 2000；82：336-9.
3. Changulani M, et al. Comparison of the use of the humerus intramedullary nail and dynamic compression plate for the management of diaphyseal fractures of the humerus. A randomized controlled study. Int Orthop 2007；31：391-5.
4. Chaudhary P, et al. Randomized controlled trial comparing dynamic compression plate versus intramedullary interlocking nail for management of humeral shaft fractures. Health Renaissance 2011；9：61-6.
5. Singisetti K, et al. Nailing versus plating in humerus shaft fractures：A prospective comparative study. Int Orthop 2010；34：571-6.
6. 糸満盛憲．AO法 骨折治療．第1版．東京：医学書院；2003.
7. 高田直也．上腕骨骨幹部骨折に対する髄内釘固定，プレート固定．金谷文則編．OS NOW Instruction No.2. 上肢の骨折・脱臼―手技のコツ＆トラブルシューティング．東京：メジカルビュー；2007. p.24-41.

骨折
上腕

上腕骨骨幹部骨折──プレート固定

● 手術の概要

- 上腕骨骨幹部骨折の多くは保存療法で治療可能であるが，時として観血的治療が必要となる．インプラントとして髄内釘もしくはプレートのどちらを選択するかは議論の余地がある．

▶ 適応

- 以下のような例ではプレートもしくは髄内釘固定が用いられる．
  - 開放骨折，多発外傷，血管・神経損傷を伴う例
  - 保存療法中の転位増大，遷延癒合，偽関節例
  - 早期社会復帰を望む例，など
- 筆者らは以下のような例で髄内釘ではなくプレートを選択している．
  - 血管・神経損傷を合併する例
  - 骨移植を必要とする遷延癒合・偽関節例
  - 髄腔が狭く適切なサイズの髄内釘が選択できない例，など

▶ 手術のポイント

上腕骨近位から中央の骨折：前方進入法を用いる．
① 体位：仰臥位で肩甲骨の下に枕を挿入，肩関節を内転，軽度内旋する．肩を軽度外転し手台を使用してもよい．
② 皮切：烏口突起先端から三角筋大胸筋間溝，および上腕二頭筋外側に沿って，肘関節中央へと向かう．
③ 前方進入法により上腕骨骨折部を展開する．

上腕骨中央から遠位の骨折：後方進入法を用いる．
① 体位：患側上の側臥位とし，肘をロール状の台に引っかけ，上腕骨後面が上方を向くようにする．
② 皮切：上腕骨後面中央から肘頭へと向かう．
③ 後方進入法により上腕骨骨折部を展開する．

> ▶ ポイント
> - 前方進入法，後方進入法のいずれの場合でも，術中は上肢を自由に動かせるようにし，清潔なターニケットを用意して適宜使用できるように準備しておく．

④ 骨折部の確認と整復：骨折部を新鮮化し，整復できることを確認し，必要であれば仮固定を行う．
⑤ プレート固定：プレーティングは通常の骨折の治療の要領で行う．
⑥ 洗浄，必要に応じて自家骨移植を行い，閉創する．

手術手技の実際

❶ 手術体位と皮切,骨折部の展開

▶ 上腕骨前方進入法

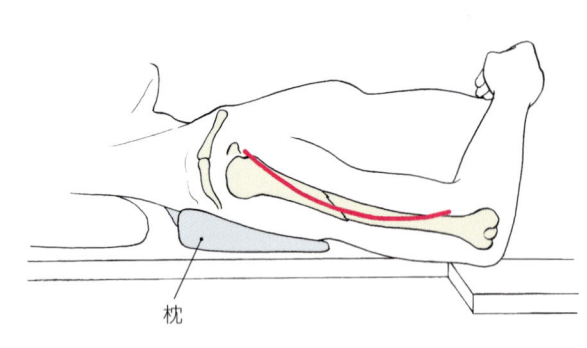

▶ ポイント
- 前方進入法では橈側皮静脈や橈骨神経を損傷しないようにする.

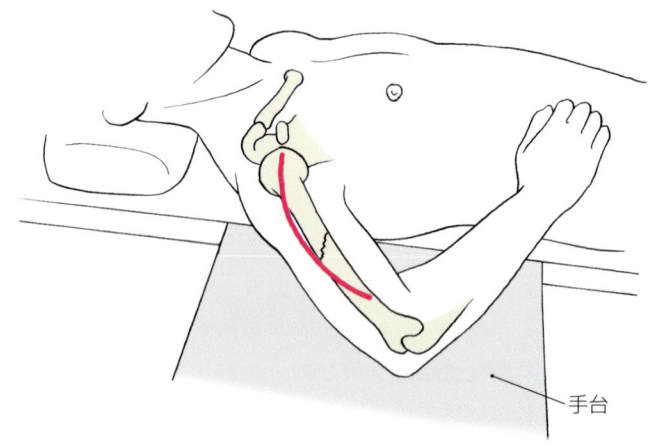

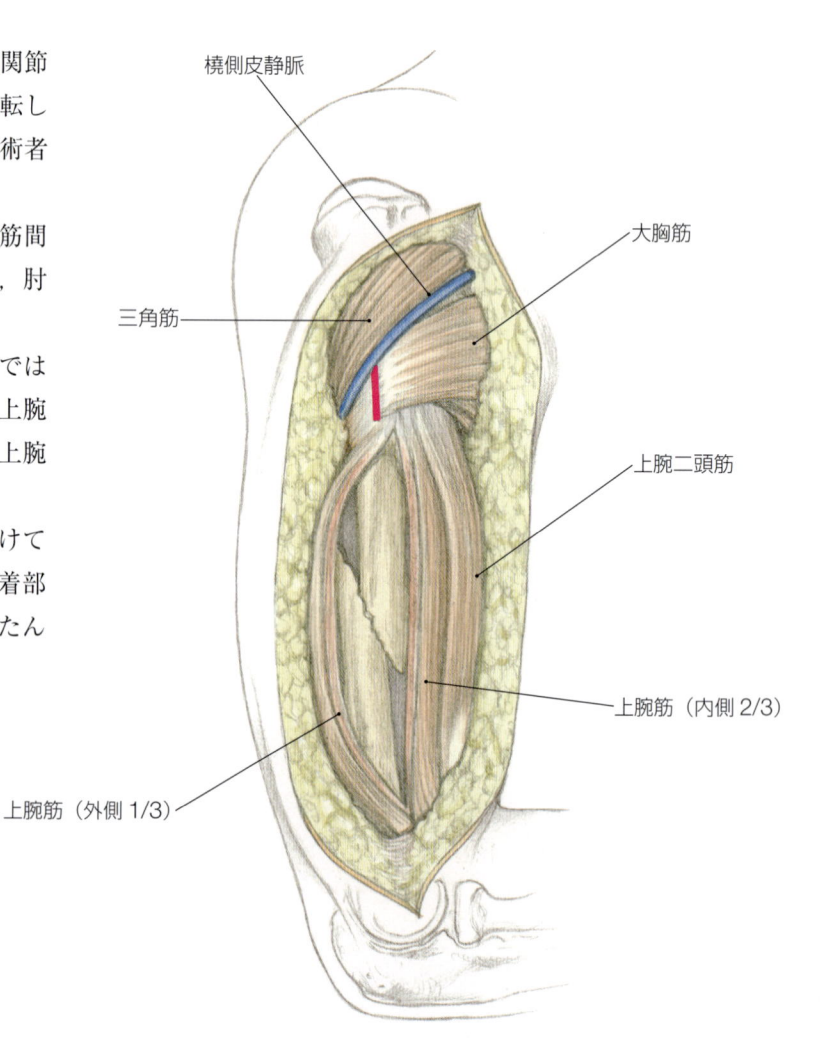

枕

▶ ポイント
- 橈骨神経に対する過牽引や損傷を避ける.
- 整復に必要のない組織損傷を避け,骨膜はなるべく温存する.
- 粗暴な徒手整復操作は避ける.

手台

- 仰臥位で肩甲骨の下に枕を挿入,肩関節を内転,軽度内旋する.肩を軽度外転し手台を使用してもよい.その際には術者は頭側に座る.
- 皮切は烏口突起先端から三角筋大胸筋間溝,および上腕二頭筋外側に沿って,肘関節中央へと向かう.
- 近位は三角筋大胸筋間溝から,中央では上腕二頭筋を内側へよけ,上腕筋を上腕骨正中やや外側で線維方向に分けて上腕骨骨折部を展開する.
- 橈側皮静脈は内側,外側どちらによけてもよい.大胸筋腱は必要に応じて付着部外側から骨膜下に剥離するか,いったん切離する(赤線).

橈側皮静脈
大胸筋
三角筋
上腕二頭筋
上腕筋(内側2/3)
上腕筋(外側1/3)

上腕骨後方進入法

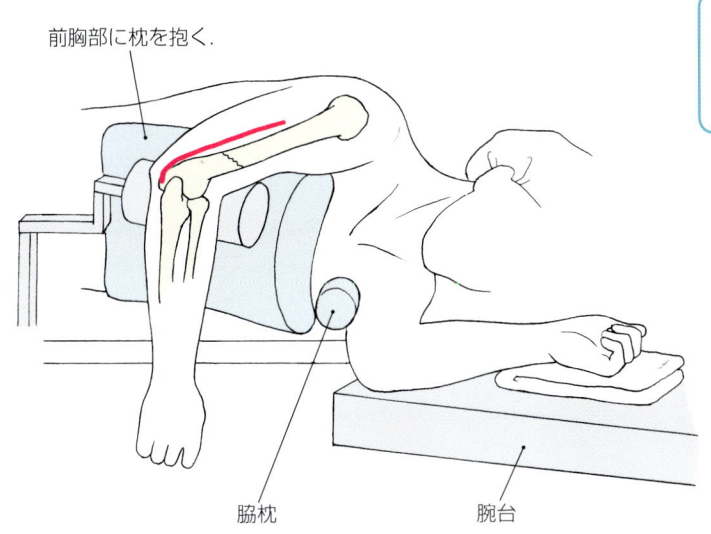

前胸部に枕を抱く．

脇枕

腕台

▶ポイント
- 後方進入法では，上腕深動静脈や橈骨神経を損傷しないようにする．

- 患側上の側臥位とし，肘をロール状の台に引っかけ，上腕骨後面が上方を向くようにする．脇枕を使用し，健側上肢は挙上位とする．仙骨後面に側板を当て，前胸部には枕を抱かせて体幹を安定させる．
- 皮切は上腕骨後面中央から肘頭へと向かう．
- 上腕三頭筋長頭と外側頭のあいだから進入，橈骨神経とそれに併走する上腕深動静脈を剝離・温存し，内側頭を線維方向に分けて上腕骨骨折部を展開する．

▶ポイント
- 上腕骨遠位展開時には清潔な空気止血帯を使用する．その際には空気止血帯自体を動かすことで近位骨片のコントロールが可能である．

橈骨神経
上腕深動静脈

上腕三頭筋長頭

上腕三頭筋外側頭

上腕三頭筋内側頭

❷…骨折部を確認し，整復する

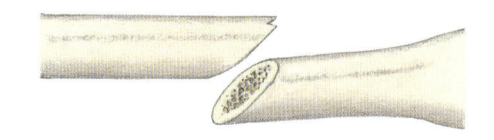

血腫や瘢痕組織を除去

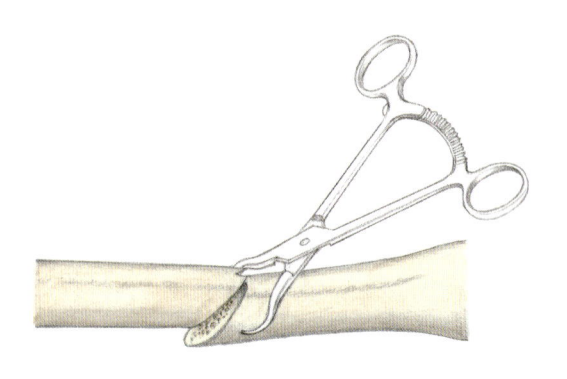

骨把持鉗子で骨片間を引き寄せる．

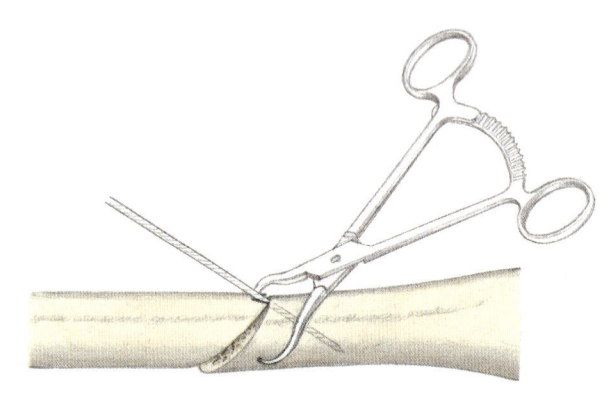

イントラフォーカルピンニングで大まかに整復したのち，骨把持鉗子をかみ直して徒手整復を加える．

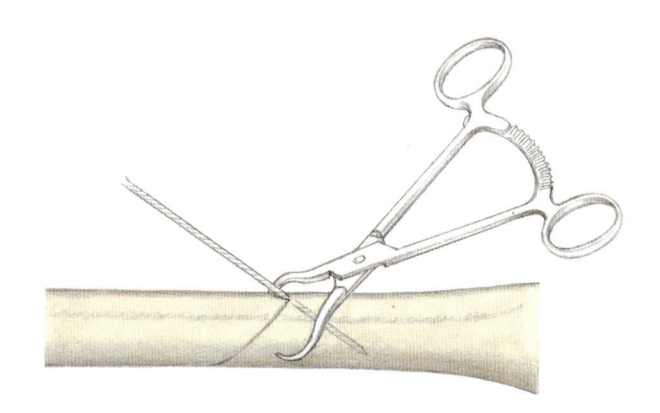

▶手技のコツ

とがった先端部分を除去する．

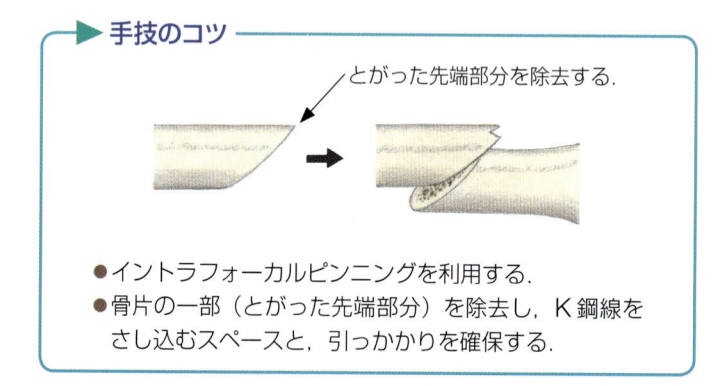

- イントラフォーカルピンニングを利用する．
- 骨片の一部（とがった先端部分）を除去し，K鋼線をさし込むスペースと，引っかかりを確保する．

- 新鮮例では骨折部の血腫を，陳旧例では整復を阻害する仮骨や瘢痕組織をリウエルや鋭匙などを用いて除去する．切除した仮骨はのちに移植骨として利用可能である．
- 粗暴な徒手整復操作はかえって軟部組織損傷を大きくする．イントラフォーカルピンニングの手法を応用した整復，愛護的な徒手整復，各種骨把持鉗子を用いた整復および保持を繰り返すことで，少しずつ整復する．
- ひとたび整復できた骨折部は，たとえ再転位しても再度の整復は容易であるため，プレート固定前の仮固定は必ずしも必要でない．

❸ プレート固定する

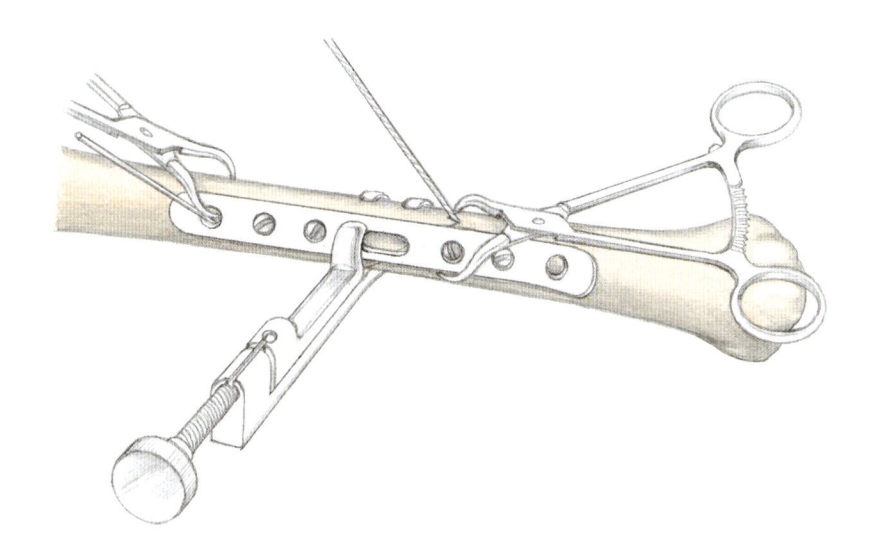

- 術前に健側上腕骨のX線像を撮像し，使用プレート，ベンディングの必要性などを検討しておく．
- 前方進入法では前外側に，後方進入法では後方にプレートを設置する．
- ローマン鉤や骨把持鉗子を利用してプレーティングする．
- 単純骨折であれば近位，遠位とも3本ずつのスクリュー固定で十分である．
- 骨幹部皮質骨は皮質骨スクリューがよく効くのでロッキングスクリューは必ずしも必要ないが，骨粗鬆症合併例，粉砕骨折などでは有効である．

❹ 閉創する

- 十分な洗浄を行い，必要に応じて自家骨移植を行い閉創する．

▶ 後療法

- 三角巾固定のみ行い，術後早期に手指の運動を開始する．
- 創部が乾燥したら，肩や肘関節の可動域訓練を開始する．
- 仮骨が十分できるまでは患肢に過度な負荷をかけないように指導する．

▶ まとめ

- 上腕骨骨幹部骨折のプレート固定は神経・血管損傷を合併する例，骨移植を必要とする例，髄腔が狭く髄内釘が選択できない例などで有効である．
- 骨折部位により前方進入法もしくは後方進入法を用いる．
- 神経・血管を丁寧に剥離し，骨折部が展開できれば手術の難易度は高くなく，好結果が期待できる．

（大城　互，外間　浩）

■参考文献
1. Blum J, Rommens PM. Surgical approaches to the humeral shaft. Acta Chir Belg 1997；97：237-43.

骨折
上腕

上腕骨遠位端骨折

手術の概要

- 成人の上腕骨遠位端骨折は，高エネルギー損傷による骨折と，骨粗鬆症を基盤にする低エネルギー損傷による骨折に大別できる．高エネルギー損傷による上腕骨顆部顆上骨折は粉砕することが多く，正確な整復，固定が必要な骨折である．それに対して低エネルギー損傷による骨折は骨粗鬆症を伴う高齢者に多く，通顆骨折となることが多く，不安定な関節内骨折である．どちらも保存的治療では治療が困難で正確な整復と強固な固定，早期可動域訓練が求められる．
- 経皮ピン固定なども用いられるが，近年，プレートの進歩により観血的整復内固定術が積極的に行われるようになっている．ここではロッキングプレートによるプレート固定の手術について記載する．

適応

- 長時間の手術に耐えられない患者や，極端に活動性の低い患者には装具やギプスなどによる保存療法，あるいはそれに経皮ピン固定を追加した方法が用いられるが，一般的には解剖学的整復，強固な内固定，早期の可動域訓練が可能な手術的治療が推奨される．
- プレート固定は AO 分類[1]で 13-A1，B3 を除くすべての骨折に適応がある [1]．
- 重度の粉砕や骨粗鬆症がある例では人工肘関節全置換術（total elbow arthroplasty）も考慮される．しかし，ロッキングプレートによるプレート固定は固定性も良く，重度の粉砕や骨粗鬆症があっても対応可能である．

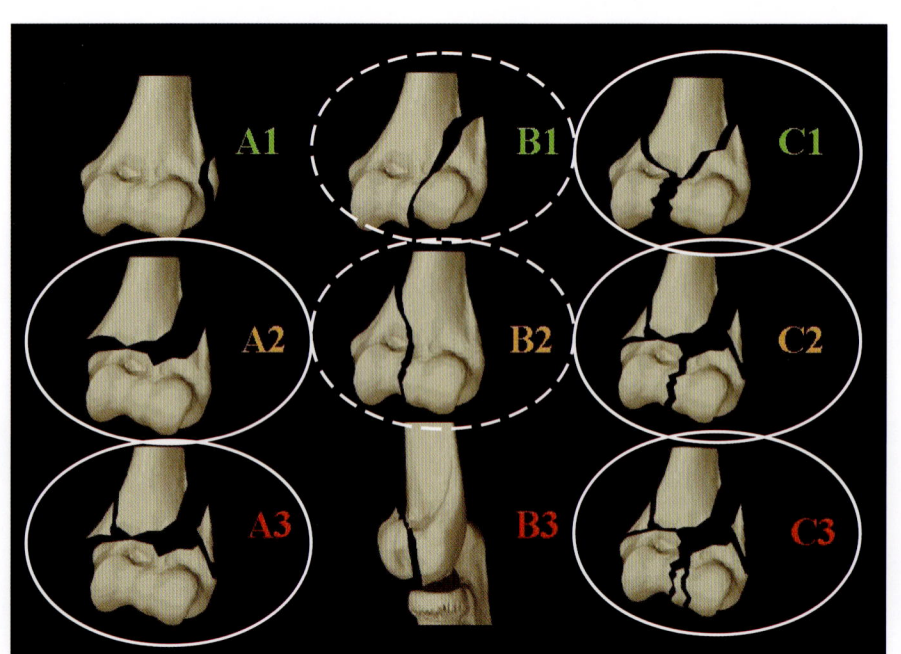

[1] AO-OTA 分類
◯はプレート固定の適応骨折．B1，B2は症例によってスクリューのみでも治療可能．
(Spiegel PG, et al. Fracture and dislocation compendium. J Orthop Trauma 1996 ; 10 (Suppl 1) より)

▶ 手術のポイント

①術前計画：画像検査を行い，アプローチや固定方法，インプラントの種類やサイズ，手術時期を決めておく．
②麻酔，体位：上肢伝達麻酔でも可能だが，粉砕例などでは全身麻酔で行う．側臥位，腹臥位ともに可能である．
③皮切：後方縦切開とし，肘頭部分は橈側に弓状に避ける．
④深部の展開：尺骨神経を同定，保護する．
⑤骨折部を展開する．
⑥骨折部を整復し，仮固定する．整復位を透視あるいはX線で確認する．
⑦骨折部を固定する．肘頭を骨切りした場合は再接合する．
⑧洗浄，閉創する．

手術手技の実際

❶…術前計画

- 画像検査：関節内骨折の評価にはCT（3D-CTやMPRを含む）が必須である．比較のため健側のX線像や粉砕が強い場合には，牽引下の撮影も行う．
- アプローチや固定方法の選択：関節内に粉砕がある場合は肘頭を骨切りして進入する．単純な通顆骨折のような場合は，上腕三頭筋の両側から進入することも可能である（「❹骨折部を展開する」参照）．
- 術前に必ず作図を行い，使用するインプラントの種類，サイズなどを決めておく．粉砕の強い骨折では採骨部の準備もしておく．
- 手術時期：受傷後早期の手術が理想的であるが，局所の腫脹の激しい場合は，シーネや肘頭から鋼線牽引を行いながら待機し，腫脹が改善してから手術を行う．

❷…麻酔，手術体位，皮切

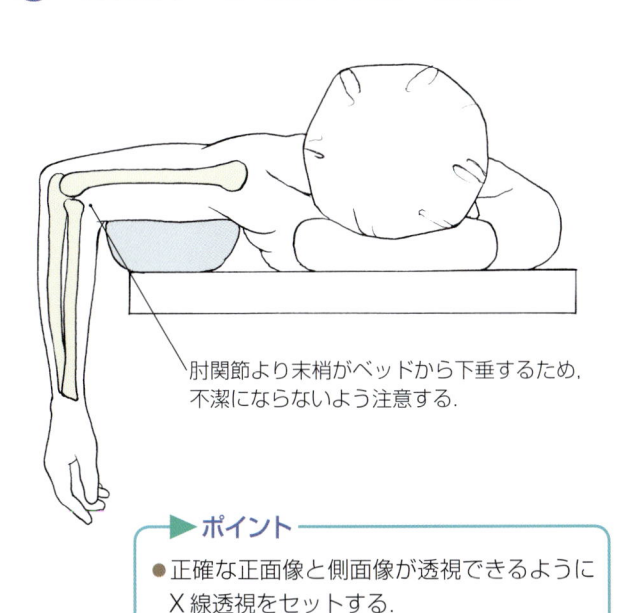

- 上肢伝達麻酔でも可能であるが，粉砕骨折例や，認知症を有する高齢者などでは全身麻酔で行う．
- 側臥位，腹臥位ともに可能であるが，筆者らは腹臥位で行うことが多い[2]．
- 皮切は後方縦切開とし，肘頭部分は橈側に弓状に避ける．

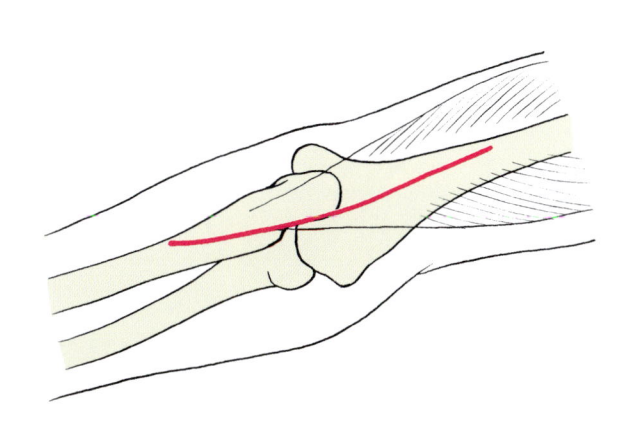

肘関節より末梢がベッドから下垂するため，不潔にならないよう注意する．

▶ポイント
- 正確な正面像と側面像が透視できるようにX線透視をセットする．
- 120°以上の肘関節の屈曲が可能なように肘関節はフリーとする．

❸ 深部を展開し，尺骨神経を同定，保護する

- 尺骨神経を露出し，テープをかける．

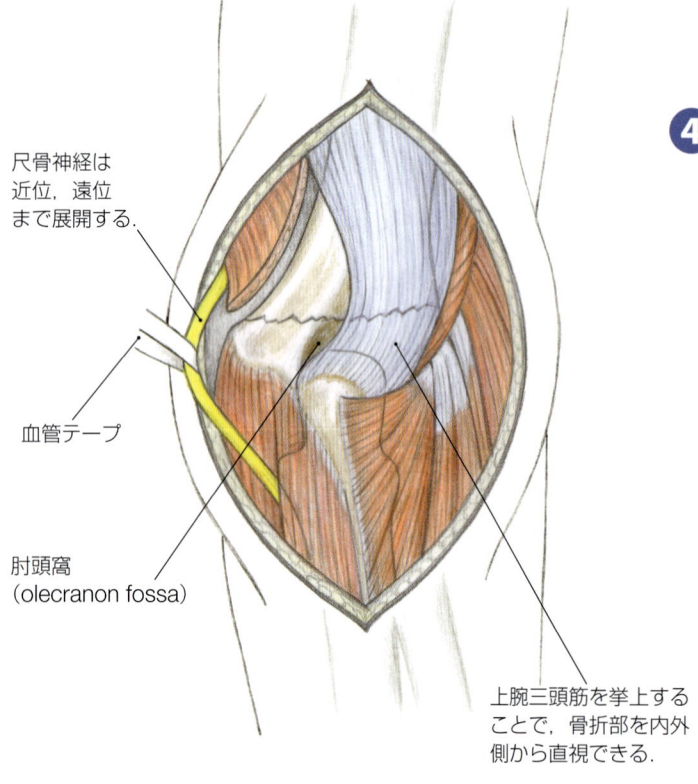

▶ポイント
- 尺骨神経を牽引したときに障害が起こりにくいよう，神経はできるだけ近位，遠位（Osborne ligament を切離して）まで展開して，血管テープなどをかける．

上腕三頭筋の内外側から進入する方法

- 尺骨神経は近位，遠位まで展開する．
- 血管テープ
- 肘頭窩（olecranon fossa）
- 上腕三頭筋を挙上することで，骨折部を内外側から直視できる．

❹ 骨折部を展開する

- 骨折部に到達する方法は上腕三頭筋の内外側から進入する方法と肘頭を骨切りして進入する方法がある．V字形骨切り（chevron osteotomy）[3] は少し煩雑ではあるが，再接合時に解剖学的整復が容易である点と，安定性が良い点で推奨される．
- 肘頭の内側と外側から関節面を直視し，関節部に間隙をつくり，エレバトリウムなどを挿入する．滑車軟骨面を損傷しないように注意し，bone saw で肘頭を骨切りする．切離した肘頭を上腕三頭筋とともに近位に翻転する．
- 肘頭窩の部分は十分に展開するが，必要以上に骨膜などを剥離しない．

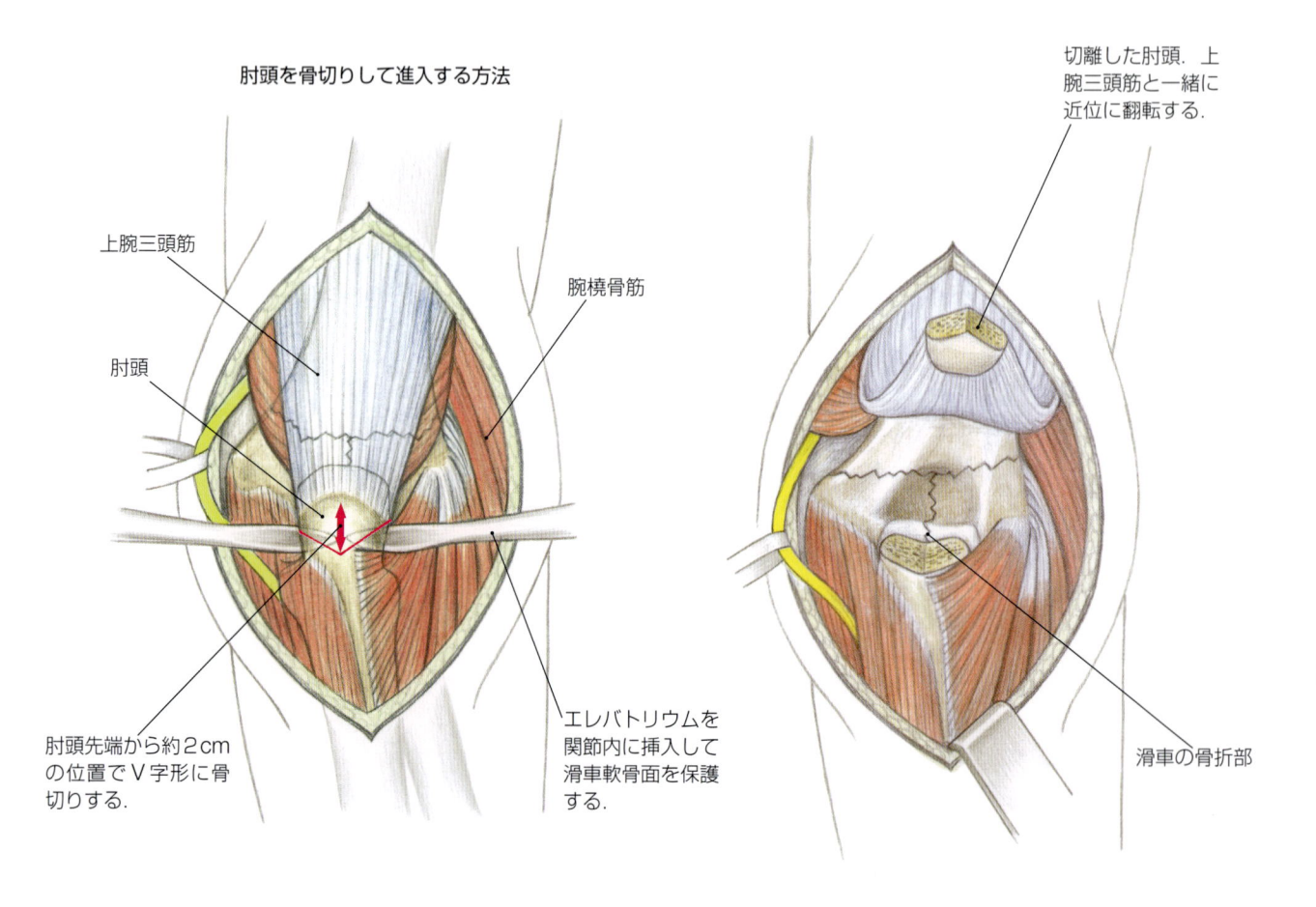

肘頭を骨切りして進入する方法

- 上腕三頭筋
- 肘頭
- 腕橈骨筋
- 肘頭先端から約2 cmの位置でV字形に骨切りする．
- エレバトリウムを関節内に挿入して滑車軟骨面を保護する．
- 切離した肘頭．上腕三頭筋と一緒に近位に翻転する．
- 滑車の骨折部

❺…骨折部を整復し，仮固定する

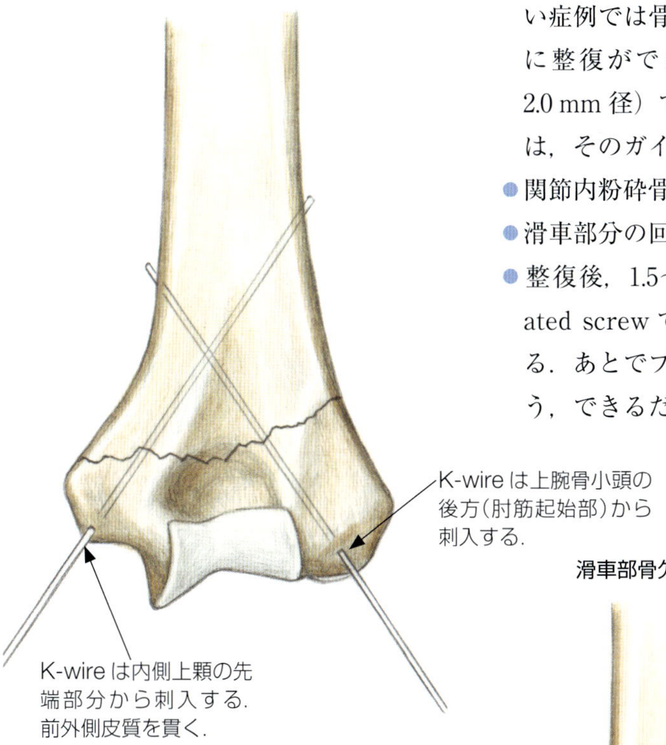

- 粉砕のない通顆骨折では整復は比較的容易であるが，骨粗鬆症の強い症例では骨折部で骨が潰れて骨欠損を生じているため，hair lineに整復ができない場合もある．内側と外側からK-wire（1.8～2.0 mm径）で仮固定を行う．内側にcannulated screwを使う場合は，そのガイドピンを用いてもよい．
- 関節内粉砕骨折の場合は，まず遠位関節面の整復固定を行う．
- 滑車部分の回旋転位は正確に整復する．
- 整復後，1.5～2.0 mm径K-wireで仮固定の後，4.0 mm径cannulated screwで固定する．スクリューは，通常，橈骨側から挿入する．あとでプレートホールから挿入するスクリューと干渉しないよう，できるだけ遠位でスクリュー固定を行う．
- 滑車部に粉砕があり，骨欠損を生じた場合は，骨移植（corticocancellous bone graft）を行う．軟骨面を含む小骨片の固定にはPLLA pinやHerbert bone screwなど，関節軟骨内に陥没固定可能な内固定材料を使用する．

K-wireは上腕骨小頭の後方（肘筋起始部）から刺入する．

K-wireは内側上顆の先端部分から刺入する．前外側皮質を貫く．

滑車部骨欠損がない場合

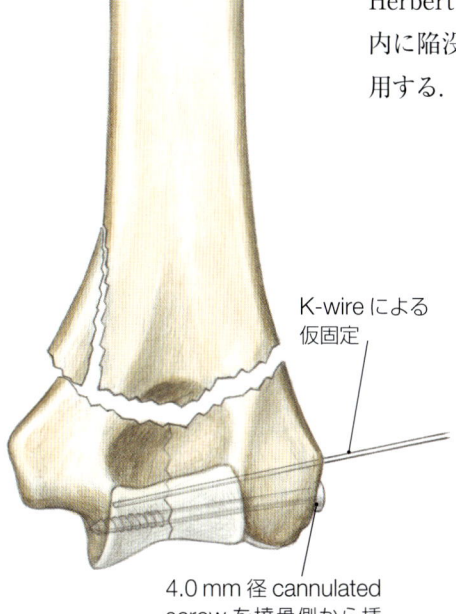

K-wireによる仮固定

4.0 mm径cannulated screwを橈骨側から挿入．遠位で固定する．

滑車部骨欠損がある場合

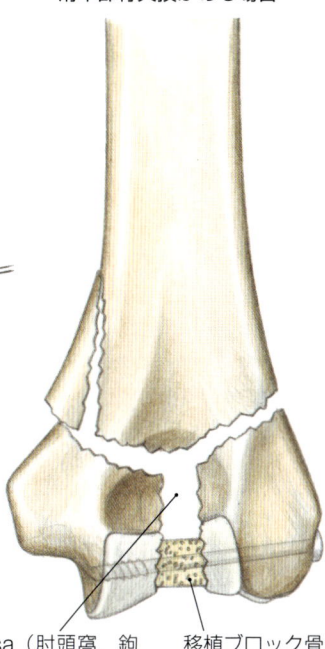

fossa（肘頭窩，鈎突窩）部分の骨欠損はそのままにする．

移植ブロック骨

▶ポイント
- 肘関節を屈曲すると整復されることが多い．遠位骨片の回旋変形や前方傾斜に注意する（とくに前方傾斜はわかりにくいので，仮固定後，透視やX線で確認する）．肘頭窩，鈎突窩の形状の維持は重要である．

骨幹端部の整復固定

medial column
lateral column

K-wireを遠位骨片の内側から刺入
K-wireを遠位骨片の外側から刺入

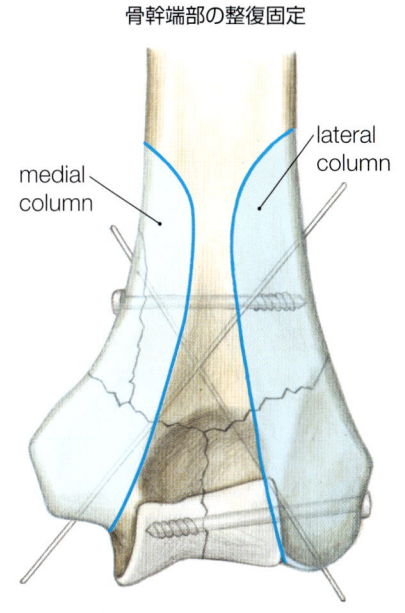

- 次に骨幹端部の整復固定を行う．medial column, lateral columnともに確実な再建を行う．大きな骨片は整復固定を行う．この部分も大きな骨欠損があれば，骨移植が必要な場合がある．遠位骨片の内側と外側からK-wire（1.8～2.0 mm径）で仮固定を行う．

▶ポイント
- 関節部に粉砕がある場合，滑車幅を正常な幅に再建する必要がある（滑車幅が狭くなれば関節の動きの障害となる）．しかし，関節面の欠損のため骨移植が必要となることはまれである．

II. 手術法／骨折

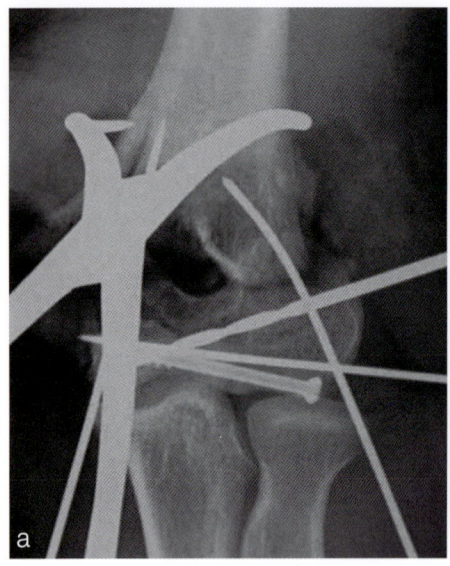

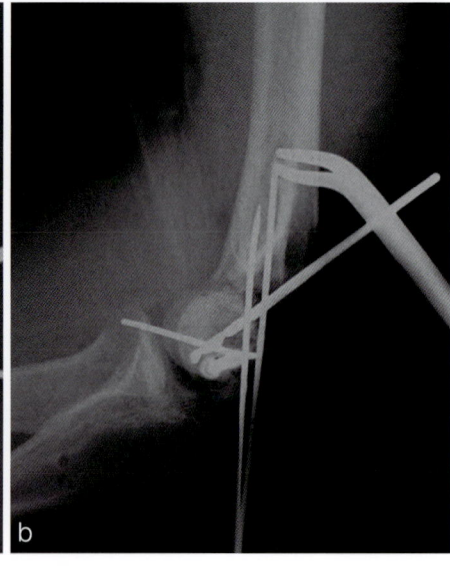

[2] X線像による整復位の確認
a：正面像．内外反変形や側方転位の整復を確認する．
b：側面像．遠位骨片の前方傾斜の整復を確認する．

● 整復位を透視あるいはX線で確認する [2]．

▶ **ポイント**
- medial column, lateral column と trochlea（滑車）の三角形の確実な再建と固定[4]は必須である（サイドメモ [3] 参照）．olecranon fossa（肘頭窩），coronoid fossa（鈎突窩）の形状の維持も重要である（しかし，この部分は固定にはまったく役に立たない）．
- fossa の再建が不可能な場合は，その部分は欠損とする．fossa 内に粉砕骨片などが残ったり，形状が悪ければ，関節の可動域制限の原因となる．

サイドメモ

解剖学的留意点
● 上腕骨遠位部を4つの部分に分けて理解する [3]．

1. medial column
- trochlea の約1cm近位，内側上顆までであり，約40～45°の角度で内側に広がる．

2. lateral column
- 遠位は上腕骨小頭まで存在し，前面は関節軟骨部分で，後面には軟骨はない．約20°の角度をもって外側に広がる．

- medial column, lateral column とも比較的骨密度が保たれ，ともに皮質骨は screw の固定に耐えうる強度はある．

3. intermediate column（trochlea）
- trochlea によって carrying angle が形成され，遠位部の滑車軸は前方に15～45°傾いている．

4. olecranon fossa, coronoid fossa
- この部分は非常に薄く，肘頭窩，鈎突窩が互いに連絡していることもある（骨隔板に孔がある場合）．

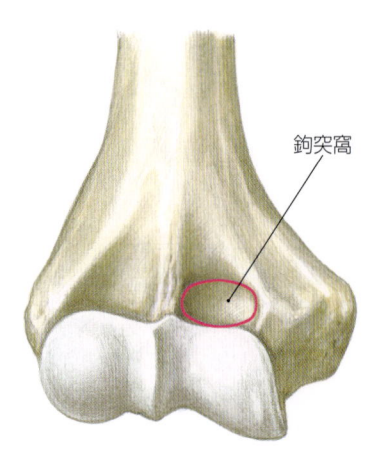

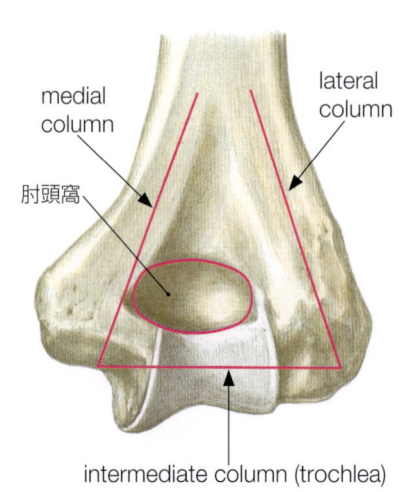

[3] surgical anatomy of the distal humerus
- medial column, lateral column と trochlea の三角形の確実な再建と固定．
- 肘頭窩、鈎突窩の形状の維持（しかし，この部分は固定にはまったく役に立たない）．
- 関節軟骨面の正確な整復．

❻…骨折部を固定する

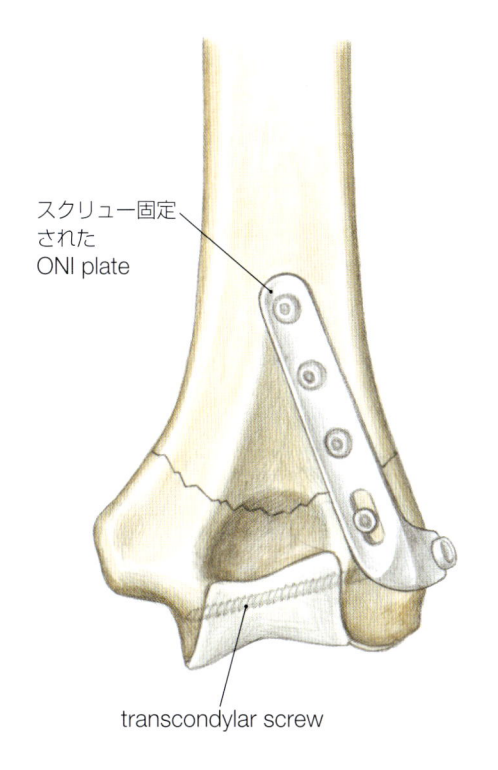

- 外側の固定には，anatomical plate であり，locking の機構を有する ONI Transcondylar Plate™[5]（Nakashima Medical）（以下 ONI plate）や AO LCP Distal Humerus Plate™（Synthes）（以下 DHP）などのロッキングプレートが使用される．
- ONI plate では transcondylar screw の挿入方向が重要である．DHP には DHP 外側用と DHP 外側用サポート付きがあるが，筆者らはサポート付きを頻用している．滑車を含む遠位骨片の固定には，その長軸方向に挿入するスクリューが最も固定力があると考えるからである．しかし小柄な女性では，プレートがやや大きい点が欠点である．

スクリュー固定された ONI plate
transcondylar screw

▶ポイント
- transcondylar screw は，比較的骨梁の密な外側上顆外側面と内側上顆基底部を貫通する．骨粗鬆症が強い高齢者で遠位骨片が小さくても良好な固定性が得られる．

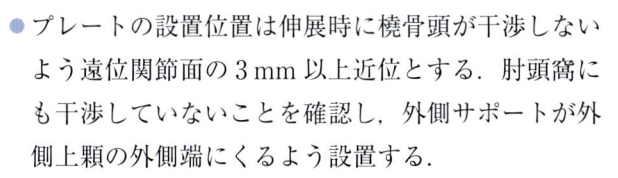

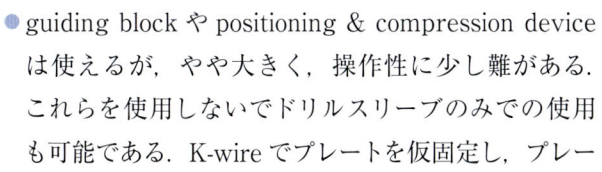

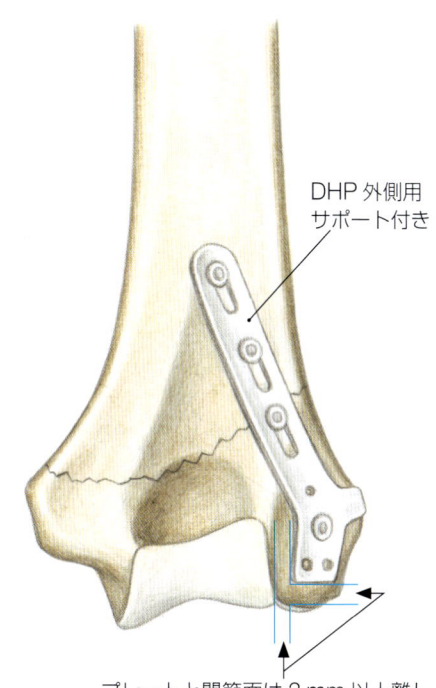

- プレートの設置位置は伸展時に橈骨頭が干渉しないよう遠位関節面の 3 mm 以上近位とする．肘頭窩にも干渉していないことを確認し，外側サポートが外側上顆の外側端にくるよう設置する．
- guiding block や positioning & compression device は使えるが，やや大きく，操作性に少し難がある．これらを使用しないでドリルスリーブのみでの使用も可能である．K-wire でプレートを仮固定し，プレー

DHP 外側用サポート付き

プレートと関節面は 3 mm 以上離して，橈骨頭が干渉しないようにする．

▶ポイント
- 外側プレート（DHP）はアナトミカルロッキングプレートであり，多骨片骨折や骨粗鬆症に対しても高い安定性が得られる．

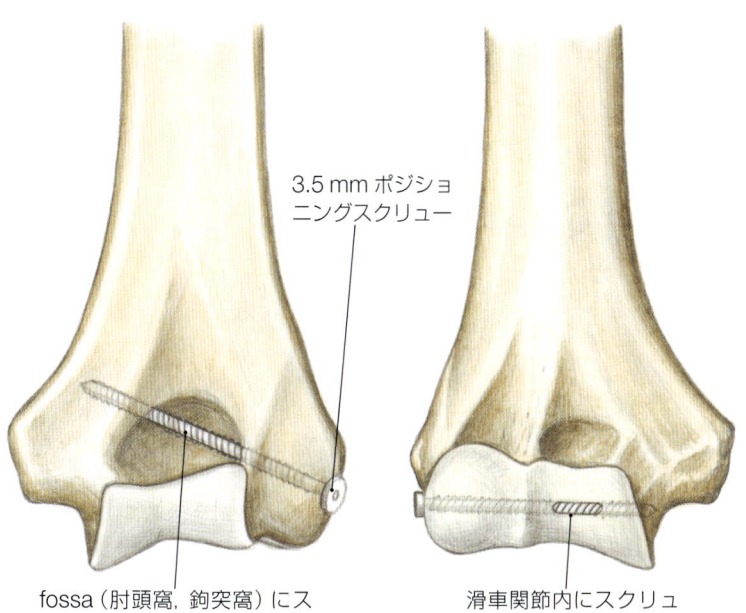

3.5 mm ポジショニングスクリュー

fossa（肘頭窩，鉤突窩）にスクリューが出ないようにする．
滑車関節内にスクリューが出ないようにする．

トの設置位置の確認を透視や X 線で行う．問題なければスクリュー固定を行う．遠位骨片に挿入するスクリューはいずれも対側に出ないように注意する．また関節内や fossa の部分にプレート，スクリューが出ていないことも確認する．
- 症例により内側はプレートあるいは cannulated screw での固定を選択する．尺骨神経には十分注意する．

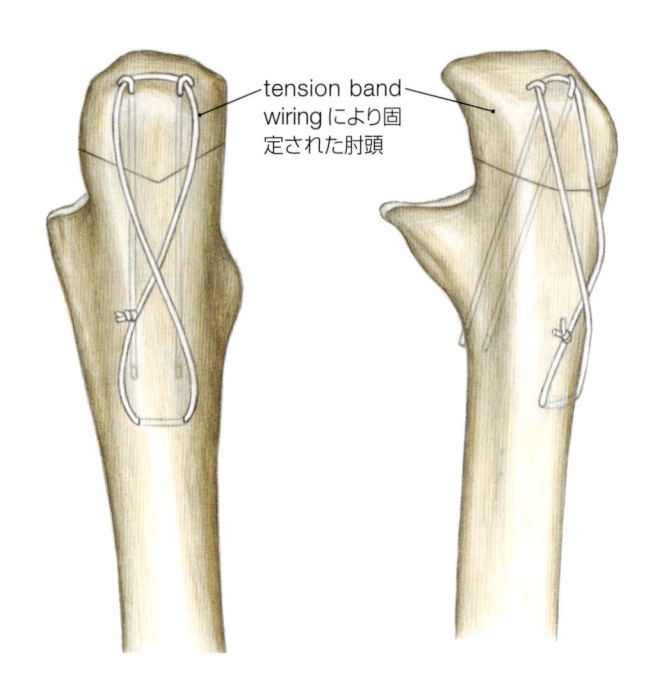

▶ポイント

滑車部の固定性
- 遠位骨片（滑車部）の固定性が骨折の安定性を左右する．
- locking screw はその固定性が良いかどうかわかりにくい．滑車部をドリリングするときの海綿骨の骨梁の緻密さ（ドリリングの際の抵抗感）を判断材料にする．

尺骨神経の前方移行
- 尺骨神経がプレートにより圧迫を受けるようであれば神経の前方移行を行う．

tension band wiring により固定された肘頭

- 肘頭を骨切りしている場合，tension band wiring で固定を行う．

❼ 洗浄し，閉創する

- 洗浄，吸引チューブを留置して閉創する．

▶後療法

- 肘 90°屈曲位，前腕回外位でギプス副子固定か弾力包帯固定とし，三角巾で保護する．
- 吸引チューブを抜いて術後 2～3 日目から自動運動を開始する．
- 抜糸後，渦流浴なども追加する．
- 3～4 週目から愛護的な他動運動も行う．

▶ポイント

整復固定後の留意点
- 強制的な運動は異所性骨化，骨化性筋炎の原因になるので避ける
- 内固定の固定性に不安がある場合は，シーネ，肘関節装具などの外固定を用いて保護する．
- 骨粗鬆症の程度には常に注意し，ロッキングプレートといえども過信してはいけない．
- 認知症の患者では感染や骨接合の破綻を起こしやすいので厳重な管理が必要である．

▶まとめ

- この部位のロッキングプレートは手技がやや煩雑であるので，インプラントや器具の特徴をよく理解すること，また解剖を熟知しておくことが重要である．
- medial column, lateral column, intermediate column (trochlea) の確実な整復と固定，olecranon fossa（肘頭窩），coronoid fossa（鉤突窩）の維持は手術を成功させるポイントである．

（長野博志）

■文献

1. Müller ME, et al. The comprehensive classification of fractures of long bones. Berlin, Heidelbergkoron：Springer-Verlag；1990. p.74-85.
2. Ruedi TP, Murphy WM. AO Principles of Fracture Management. Stuttgart, New York：Thieme；2000.
3. Heim H, Pfeiffer KM. Internal Fixation of Small Fractures. 3rd ed. Berlin：Splinger-Verlag；1988.
4. Jupiter JB, et al. Intercondylar fractures of the humerus. An operative approach. J Bone Joint Surg Am 1985；67：226-39.
5. 今谷潤也．上腕骨顆上骨折・通顆骨折．MB Orthop 2002；15(11)：8-16.

骨折
肘関節
上腕骨顆上骨折

小児の上腕骨顆上骨折

手術の概要

- 小児の上腕骨顆上骨折は，小児の肘周辺骨折のなかで最も高頻度である．骨癒合は良好な部位であり，徒手整復・経皮ピンニングで多くは良好な治療成績を得ることができる．
- 一方，合併症として，①神経・血管損傷，②変形治癒に伴う障害，などがあげられる．コンパートメント症候群の発生の報告は近年まれであるが，可能性として常に念頭におくべきである．
- 開放性骨折，神経・血管損傷の合併の疑われる場合は，観血的骨接合術の適応となる．
- 粉砕骨片を伴った不安定な骨折では，不十分な整復，あるいは不確実な固定で容易に再転位し，内反肘変形を生ずるので注意が必要である．

▶適応

- 整復位が保持できない不安定型骨折（粉砕骨片の存在，通顆骨折）は，経皮ピンニングが適応となる．
- 開放性骨折，神経・血管損傷が疑われる場合は，観血的骨接合術の適応となる．

▶経皮ピンニングのポイント

①体位：年長児では，伝達麻酔での手術も可能であるが，体位も考慮すると，全身麻酔下のほうが安全である．経皮ピンニングを行う場合は，腹臥位または側臥位とし，患肢を整復台にのせる．
②骨折型は伸展型骨折が多く，遠位骨片は，短縮，伸展，内・外反，回旋変形を呈するので，これら要素を透視下に整復する．
③1.5〜2.0 mm 径の鋼線2〜3本で固定する．

手術手技の実際──経皮ピンニング

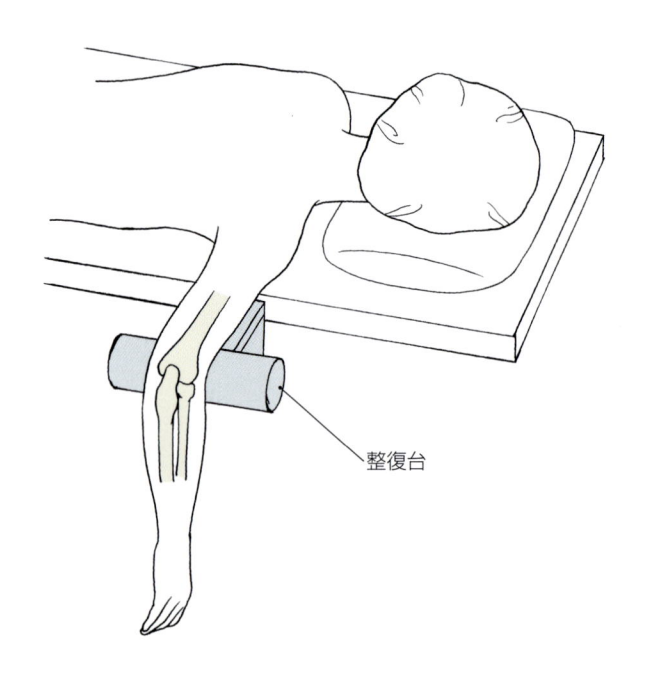

❶…手術体位

- 腹臥位として，上腕部にターニケットを装着し，患肢を整復台にのせる[1]．透視装置は，頭側に置き，2方向の透視が可能なように配置する．患肢全体を消毒し，指尖まで清潔に操作できるようにする．

整復台

経皮ピンニングの刺入位置

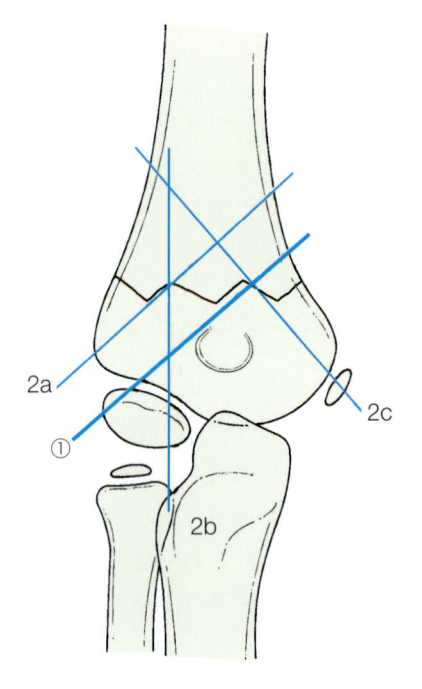

❷…骨の整復と固定を行う

- 遠位骨片の転位方向を把握して徒手整復を行う．整復困難なときは，まず，軟部組織の介入などの障害因子の存在を考慮する．骨片の介入などが主因の場合は，鋼線や，小切開でエレバトリウムを挿入し，てこの原理を利用して整復する．透視にて確認し，助手が整復位を維持する．
- 年齢に応じて 1.5〜2.0 mm 径の鋼線を外側から刺入し，遠位骨片を安定化する．次いで，遠位骨片の回旋変形を矯正し，2本目のピンを刺入する．2本目のピンの刺入に関しては，尺骨神経障害を回避するために，外側刺入を勧める報告が多い．回旋トルクに対応するために，平行刺入，肘頭橈側からの刺入などが推奨される．不安定な場合はさらに外側からピンを追加する[2,3]．
- 内側から刺入する場合は，内側上顆と尺骨神経の位置関係を十分に把握していなくてはならない．

▶ポイント
- 遠位骨片は内反・内旋転位を生じて，内反肘変形を生じやすい．粉砕骨片を把握し，整復位を維持する鋼線刺入位置に注意が必要である．鋼線は，骨折部で交叉しないように，皮質骨をしっかりとらえることが安定性の維持に重要である．

▶観血的整復固定術のポイント

①体位：全身麻酔下に仰臥位とする．
②皮切：前方肘窩部，皮線に沿った横皮切で展開する．
③骨折部を鋼線にて固定後，必要に応じて軟部組織の修復を行う．
④閉創する．

手術手技の実際―観血的整復固定

❶ 手術体位と皮切

- 全身麻酔下，仰臥位にて，上腕部ターニケットを装着する．狭い視野で骨接合を行うので，透視装置も配置する．
- 肘窩部に，皮線に沿って横皮切を加える．皮線は，関節のやや近位に位置することを念頭に，神経・血管障害に応じて，近位・遠位へL字あるいはS字状に皮切を延長する[4]．

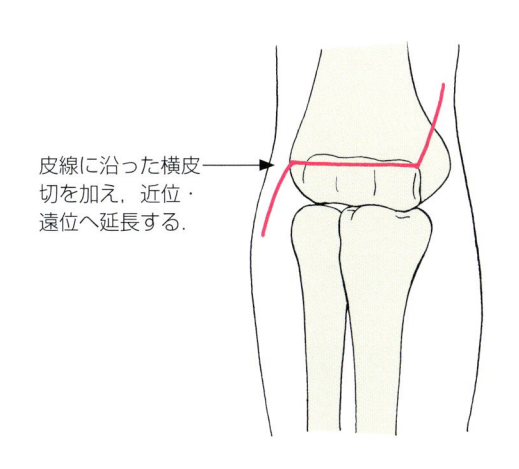

皮線に沿った横皮切を加え，近位・遠位へ延長する．

❷ 骨の整復と固定を行う

- 軟部組織を展開し，損傷の有無を確認する．観血的整復を必要とする場合は，上腕筋も断裂し，神経血管束が骨折部の整復障害因子となっていることが多いので丁寧に剥離する[5]．
- 骨折を整復し，透視下に整復状態を確認し，鋼線にて固定する．
- 次いで，必要に応じて神経あるいは血管の修復を行う．

▶ポイント
- 必要に応じ，上腕動脈，正中・尺骨・橈骨神経を展開，確認する．屈筋の深層を指で触れ，整復位を透視にて確認し，鋼線固定を行う．

正中神経
上腕動脈
尺骨神経
伸筋群
橈骨神経
尺側手根屈筋

❸ 閉創する

- 鋼線は皮膚の外において曲げて，皮膚障害を生じないように保護して，閉創する．

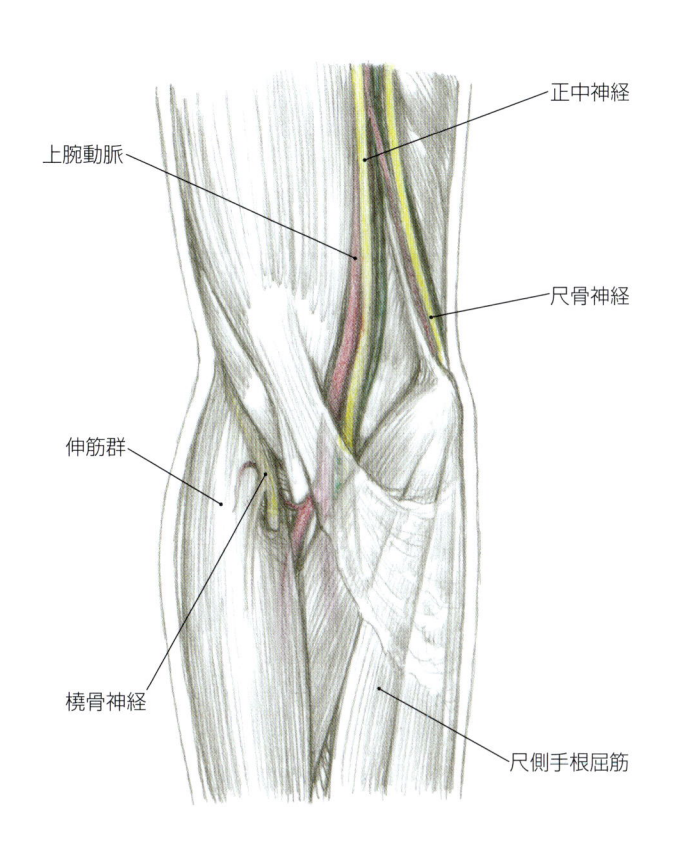

▶後療法

- 経皮ピンニングの場合，肘上ギプス固定を約4週行い，鋼線は5〜6週で抜去する．
- 観血的整復固定の場合は，肘上ギプスで約4週間固定する．最初の1〜2週間は，腫脹が高度の場合は屈曲70°くらいの肢位で固定する．4週目から自動運動を開始するが，年齢によっては，屋外ではシーネ装着を指導する．鋼線の抜去は5〜6週くらいで行う．

▶まとめ

- 上腕骨顆上骨折は，骨癒合は良好な骨折であるが，合併症を生じないよう，細心の注意が必要である．
- 整復台の利用により，経皮ピンニングで治療の可能な範囲が拡大したが，鋼線刺入の位置・方向に関しては，熟慮が必要である．

成人の上腕骨顆上（通顆）骨折

手術の概要

- 成人の上腕骨遠位端骨折は，高エネルギー外傷による骨折で関節面の粉砕を伴うものと，高齢者の骨粗鬆症を基盤とする骨折とがある．いずれの骨折も，強固な内固定と早期運動開始が大原則である．
- 一般的には，後方アプローチで展開し，内側顆，外側顆それぞれにプレート固定を行う[6,7]．関節面の高度粉砕を伴う場合は，肘頭骨切りで展開する．
- 通顆骨折で，転位の少ない症例では，経皮的な cannulated screw 固定が適応となるときもある[8]．

▶適応

- 保存的ギプス固定が適応となる症例はまれで，成人上腕骨遠位端骨折は大部分手術適応である．

▶手術のポイント

①体位：全身麻酔下，小児の顆上骨折と同様に，腹臥位あるいは側臥位として，患側上腕を支持台にのせ，透視が可能な状態とする．
②皮切：後方縦皮切とする．経皮的 cannulated screw 固定を行う場合は，螺子刺入部の小切開を加える．
③尺骨神経剥離：尺骨神経の同定・剥離は必須である．プレート固定を行う場合は，あらかじめ皮下前方移行を行っておく．
④骨接合：外側顆，内側顆それぞれを強固に固定する．

● 手術手技の実際

❶ 手術体位と皮切

- 患側上の側臥位として上肢を支持台にのせ，前腕も自由に屈伸できるように清潔にする．手術時間が長い場合は，腫脹を予防するために，前腕および手指に圧迫包帯固定をする．ターニケットは必要に応じて滅菌ターニケットを用いる．
- 後方縦皮切とする．経皮的 cannulated screw 固定を行う場合は螺子刺入部の小切開を加える．

❷ 尺骨神経を剥離する

- 展開し，尺骨神経を同定・剥離し，必要に応じて皮下前方移行を行う．

▶ポイント
- 成人の肘関節周囲の骨折では，術中操作，術後の腫脹，固定材料（プレート，スクリュー）との干渉による尺骨神経麻痺が容易に起こる．いったん生ずると後遺症として症状が残存することが多いので，神経剥離は確実に施行することが重要．

❸ 骨折部へのアプローチ

透視で骨を見てガイドワイヤーを刺入

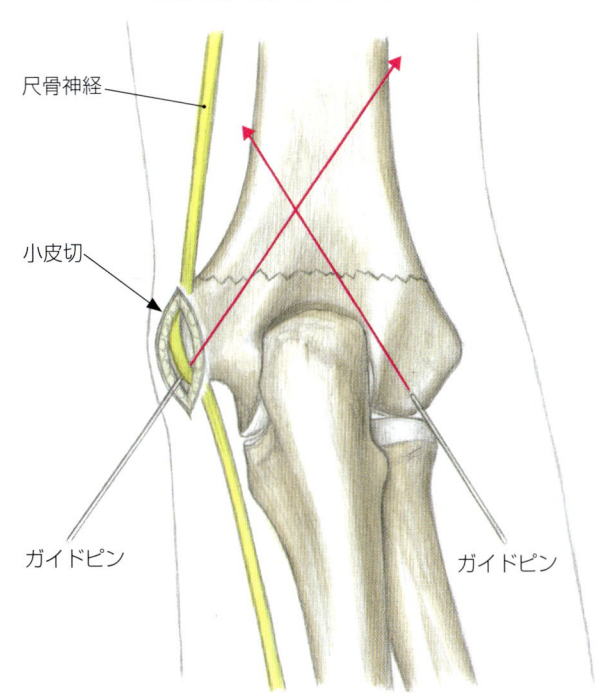

（尺骨神経／小皮切／ガイドピン）

上腕三頭筋の両側からアプローチ

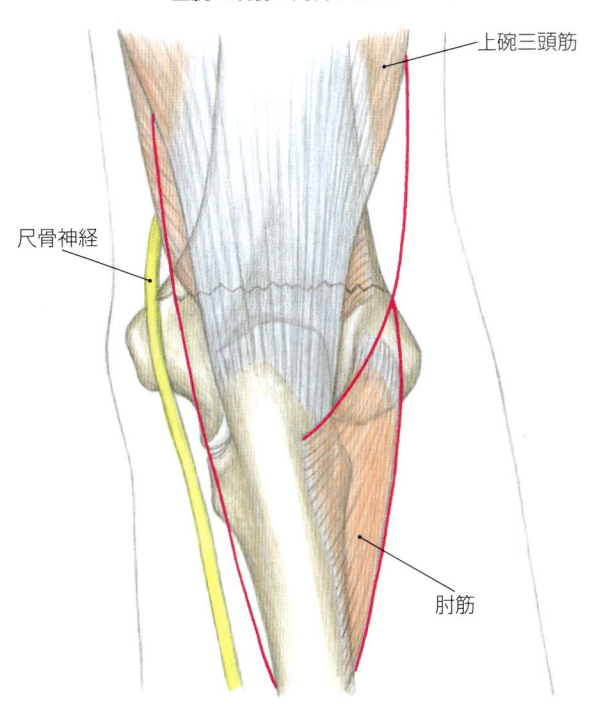

（上腕三頭筋／尺骨神経／肘筋）

- 経皮螺子固定：安定型で，経皮螺子固定を行う場合は，透視下に整復して内・外側顆からガイドピンを刺入し，小切開を加える．内側上顆は切開を大きくし，直視下に尺骨神経を確認して剥離，これを回避してガイドピンを刺入する．

- 上腕三頭筋温存アプローチ：上腕三頭筋の内・外側から，上腕骨遠位端を展開する．肘筋の背側・掌側どちらから展開するかは，骨折の状態による．可能な限り，肘頭の骨切りは行わずに，内側顆・外側顆を展開して骨を整復する．

肘頭を骨切りしてアプローチ

- 尺骨神経
- 肘頭を翻転する．
- 骨切りライン
- 肘筋

- 肘頭骨切りアプローチ：関節面の展開が必要な場合は，肘頭の骨切りを行う．骨膜を少し剥離し，V字に骨切りする．

▶ポイント
- 癒合不全に陥らないよう，V字にchevron osteotomyが推奨される．とくに高齢者では，癒合不全，鋼線のバックアウトに対する対応が必要．

❹…骨接合を行う

- cannulated screwを用いる場合は，刺入部位が限られる尺側を先に螺子固定する．
- 内・外両側顆にプレートを当てて固定する．内側プレートは，尺骨神経障害を生じないよう，十分注意が必要である．プレートは，各種専用プレートがあるので，それぞれの利点を熟知して，症例ごとに選択する．
- 肘頭骨切りを行った場合は，骨接合後，肘頭を整復し固定する．tension band wiringを行うことが多いが，鋼線のバックアウトはリハビリテーションの障害となるので，気をつけることが必要である．螺子固定を推奨する報告もある．骨接合後は丁寧に骨膜を縫合する．

▶ポイント
- 高齢者の通顆骨折では，鋼線の固定力はまったくあてにできない．螺子でも，皮質を十分とらえていないとゆるむことがある．プレート固定の場合も，顆部の螺子はできるだけ冠状断方向に刺入して，固定力を増すことを心がける．

❺…創を閉鎖する

- 再度，肘関節全可動範囲において，尺骨神経と固定材料が干渉しないことを確認して閉創する．この部分の傷は肥厚性瘢痕を生じやすいので，皮下縫合を丁寧に行う．

▶後療法

- 術後は，ギプス固定を行い，患肢を挙上する．2週間以内に，可動域訓練を開始する．

▶まとめ

- 成人の顆上（通顆）骨折は，手術治療が原則である．
- 各種プレート，cannulated screw を利用し，強固な内固定を心がける．
- 尺骨神経麻痺に対する予防は重要である．

（堀井恵美子）

■文献

1. 服部順和．小児上腕骨顆上骨折：整復台を用いる経皮ピンニングの実際．骨折 2009；31：366-70.
2. Zoints LE, et al. Torsinal strength of pin configurations used to fix supracondylar fractures of the humerus in children. J Bone Joint Surg Am 1994；76：253-6.
3. Sankar WN, et al. Loss of pin fixation in displaced supracondylar humeral fractures in children: Causes and prevention. J Bone Joint Surg Am 2007；89：713-7.
4. 友利裕二，黒田浩司．小児上腕骨遠位端骨折に対する肘関節前方進入法．整・災外 2011；54：1407-12.
5. 山中清孝ほか．観血的整復を要した小児上腕骨顆上骨折症例の検討．日本肘関節学会雑誌 2011；18：181-3.
6. O'Driscoll SW. Supracondylar fractures of the elbow: Open reduction, internal fixation. Hand Clin 2004；20：465-74.
7. Imatani J, et al. Custom AO small T plate for transcondylar fractures of the distal humerus in the elderly. J Shoulder Elbow Surg 2005；14：611-5.
8. 堀井恵美子ほか．Cannulated screw による上腕骨遠位端骨折の治療．肘関節研究会誌 1997；4：51-2.

骨折
肘関節
上腕骨外側顆骨折

手術の概要

- 上腕骨外側顆骨折は骨端線損傷であり，小児骨端線損傷の17.5％と最も高い頻度を占める[1]．保存療法中，また鋼線抜去後に骨片の転位を認め，遷延治癒，偽関節となることもあり，慎重な経過観察が必要である．
- また，手術進入法では従来から外方アプローチが一般的であるが，深部の滑車部関節面の適合性の確認は側方からでは困難である．筆者らは転位が大きい症例や偽関節症例には骨折線が全長にわたって確認できる後外方アプローチを行っている．

適応

- 骨片間の転位が2mm以上の症例でWadsworth II型[2]，Jacob II型[3]，Song分類3型[4]などの側方転位例および回旋転位例すべてに手術適応がある．また，保存療法中に転位の生じる症例，徒手整復後の保持が困難な症例も手術適応がある．さらに転位が軽度でもfat pad signが陰性の症例では関節包の損傷があり，後に転位しやすいため，慎重な経過観察が必要である．
- 骨片間の離開の程度の確認には単純X線の肘関節斜位像[4]や20°挙上位の正面像[5]が推奨されている．

手術のポイント

① 体位：患者は腹臥位か側臥位で，手台や抱き枕を使用し，前腕が下垂した状態をとる．
② 皮切：筆者らはMohanら[6]の後外方アプローチに準じている．上腕骨遠位1/3～1/4の後方正中縦切開で入り，肘頭部近位から橈側に弧状に弯曲させ橈骨頭の遠位まで肘頭と橈骨頭のあいだに皮切を加える．
③ 骨折部の展開：上腕三頭筋の外側を皮切に沿って切離し，外側筋間中隔と上腕三頭筋外側頭とのあいだを展開すると骨折端を容易に確認できる．後外側部の関節包を肘頭側で切離すると滑車部までの骨折部全貌を確認できる．
④ 骨片を整復し，新鮮例では骨片を整復した状態で1本の中空螺子固定[6]や2本の鋼線固定を行う．
⑤ 鋼線締結法：2本の鋼線刺入後，不安定な場合には，近位骨片に径1.5mmの鋼線で骨孔をあけ，径0.7～0.9mm前後の軟鋼線を同骨孔に通して8の字に鋼線締結を行う．
⑥ 閉創する．
⑦ 外固定を行う．

手術手技の実際

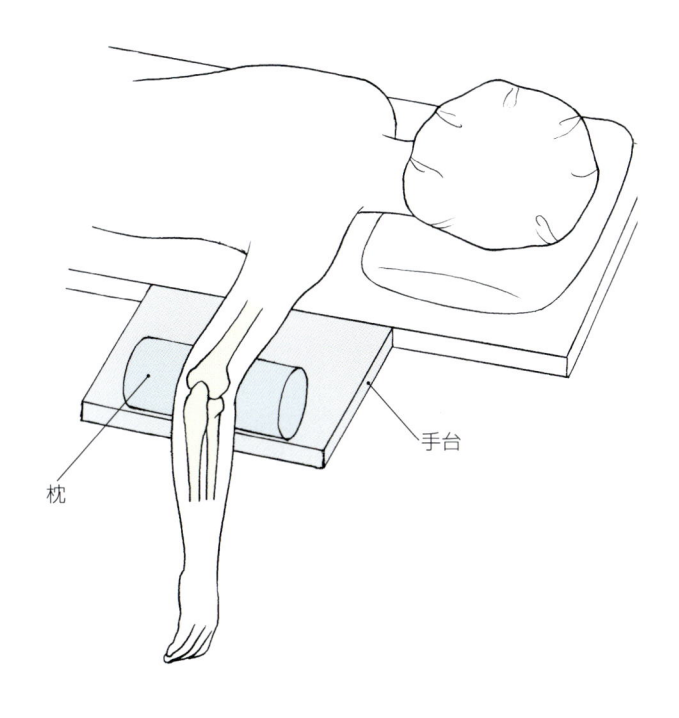

❶ 手術体位と皮切

- 患者は腹臥位か側臥位で，手台や抱き枕を使用し，前腕が下垂した状態をとる．後外方アプローチは，回旋転位や遷延治癒例など，十分な関節内操作が必要な場合に有用である．
- 皮切は Mohan ら[6]の後外方アプローチに準じている．上腕骨遠位1/3〜1/4の後方正中縦切開で入り，肘頭部近位から橈側に弧状に弯曲させ，橈骨頭の遠位まで肘頭と橈骨頭のあいだに皮切を加える．

❷ 骨折部を展開する

- 上腕三頭筋筋膜外側縁を皮切に沿って切離し，外側筋間中隔を同定する．
- 上腕三頭筋外側頭の筋実質部から橈骨神経支配の肘筋へいく運動枝があるので，外側筋間中隔後面に沿って剥離し，肘筋を三頭筋との境界部まで展開する．遠位骨片が動揺性をきたしている部分を展開すると容易に骨折部に到達できる．さらに，肘関節後外側の関節包を骨折線近位と遠位で切離すると関節内の骨折線が確認できる[1]．

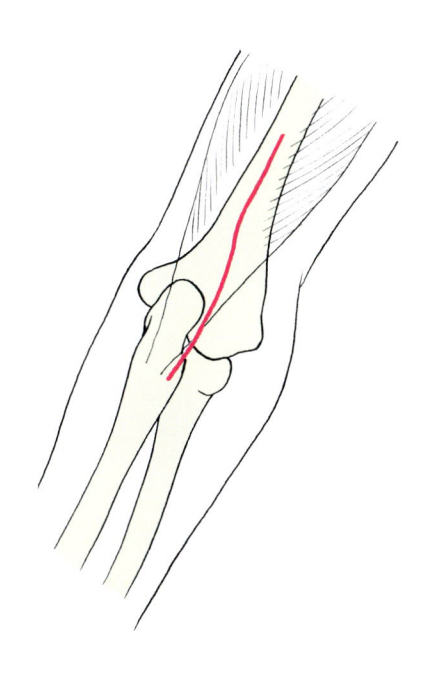

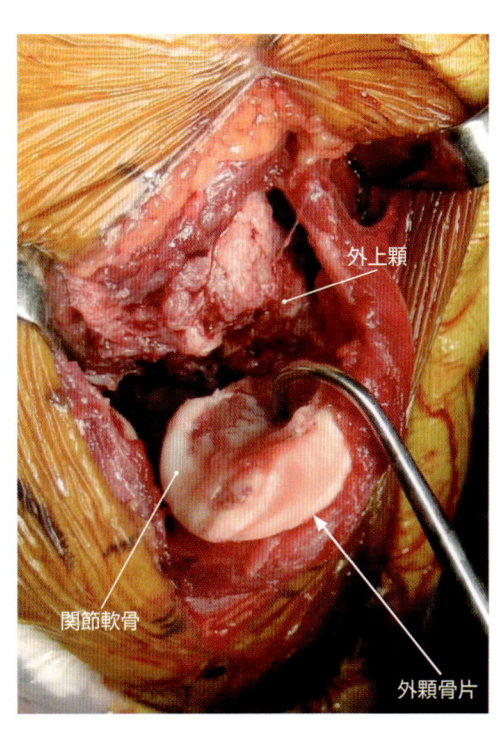

[1] 骨折部の展開

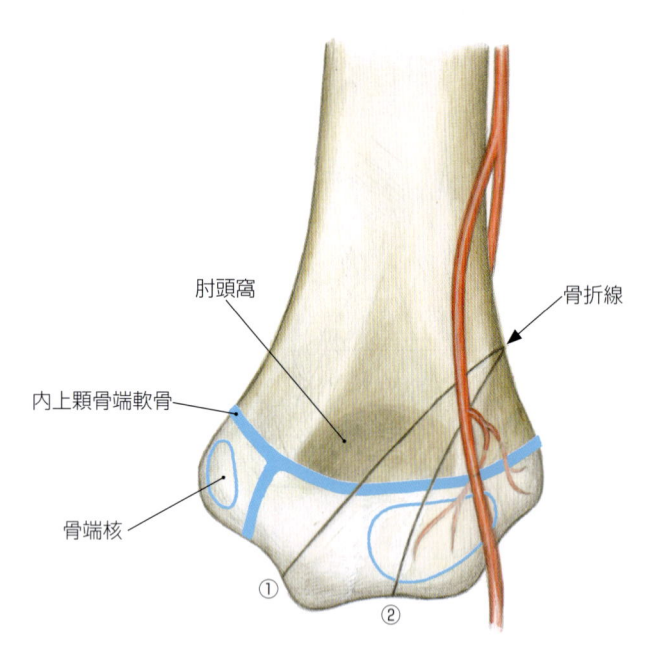

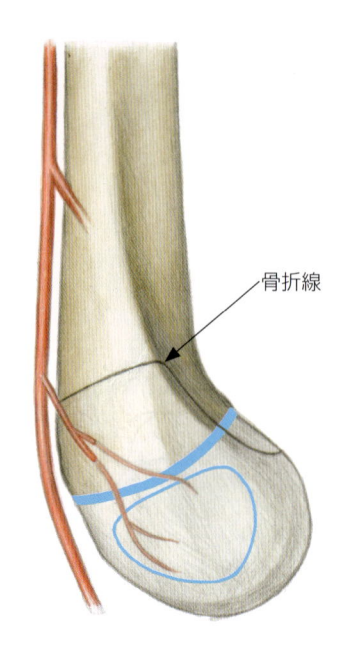

（図中ラベル）
肘頭窩　骨折線
内上顆骨端軟骨
骨端核
①骨折線が骨端核を通らない場合
②骨折線が骨端核を通る場合
骨折線

- 整復障害となる関節内や骨折部の血腫，肉芽，軟性仮骨を可及的に除去する．小児の上腕骨小頭の骨端核は主に後方からの血管で栄養されており，外側顆骨片周囲の軟部組織の剥離は必要最小限にとどめることが重要である．

❸ 骨片を整復し，固定する

- まず，遠位骨片の回旋転位を戻す．転位が高度な場合は前腕伸筋群に糸をかけるか，または細い鋼線を遠位骨片に刺入して回旋転位を戻す．
- 次に，前腕を軽度牽引しながら肘関節伸展内反，前腕回外位で遠位骨片を内方移動させて側方転位を矯正する．側方転位が矯正できれば肘関節屈曲，前腕回内位に保持すると骨片が安定する．
- 整復は原則として解剖学的整復位をめざすが，遷延治癒例では滑車部関節面の適合性を重視するとともに，遠位骨片が外反位にならないよう注意する．
- 新鮮例では骨片を整復した状態で1本の中空螺子固定[6]や2本の鋼線固定を行う．筆者らは2本の鋼線固定を行っているが，鋼線は遠位骨片の骨幹端部外側から刺入し，2本の鋼線を矢状面でも冠状面でもクロスさせると骨片が安定する．不安定な場合には鋼線締結法を行う．

❹ 鋼線締結法を行う

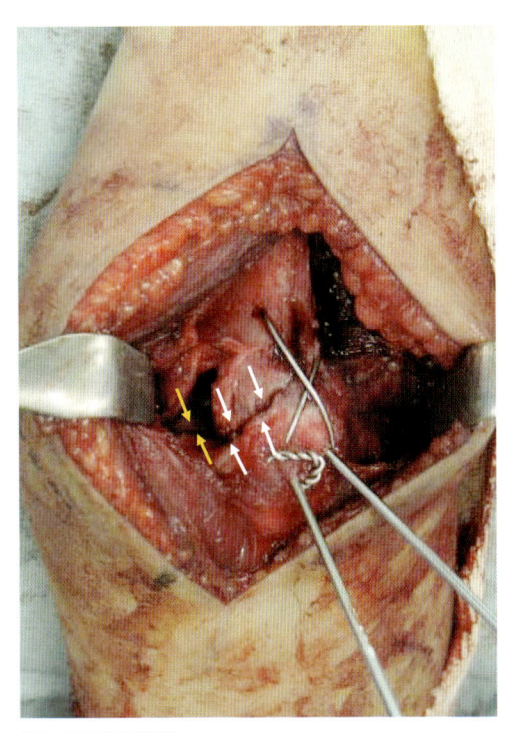

- 骨片を整復位で徒手的に把持した状態で，遠位骨片の骨幹端部外側から1.5 mm径の鋼線1本を刺入する．この際，鋼線が対側の皮質骨を貫いていることが大切である．また，対側に尺骨神経が走行しており，対側の後方皮質を貫く際には神経を触知しながら慎重に刺入する必要がある．
- 2本目の鋼線は1本目の鋼線と矢状面，冠状面ともにクロスする位置で刺入すると，遠位骨片が安定し，軟鋼線締結時の遠位骨片の転位も防止できる．
- 遠位骨片の骨幹端部がわずかしか残存していない場合には，整復位を保持して最初の鋼線1本を外側顆骨端核から上腕骨滑車部まで遠位関節に平行に刺入する．次に遠位骨片を内側にプッシュした状態でもう1本の鋼線を遠位骨片から強斜位で骨端線を貫き，近位骨片の対側皮質骨に刺入する．
- 2本の鋼線刺入後，近位骨片に径1.5 mm鋼線で骨孔をあけ，径0.7〜0.9 mm前後の軟鋼線をその骨孔に通したあと，8の字にクロスさせてから，鋼線刺入部の断端にかけ軟鋼線をねじり合わせることで締結固定する [2]．軟鋼線の締結部は鋼線刺入部を近傍におくと，骨癒合後の鋼線抜去を小さい皮切で行える．

[2] 鋼線締結法
白矢印：骨片の骨性部．
黄矢印：骨片の関節軟骨部．

❺ 閉創する

- 固定後はX線透視下に肘関節の屈曲と伸展，内反・外反，回内・回外運動を行わせ，可動域制限や骨片の安定性の程度を確認する．固定性が良好であれば，筋膜縫合および皮下，皮膚縫合を行う．

❻ 外固定を行う

- 新鮮例で中空螺子1本や鋼線2本だけで遠位骨片を固定した場合には，肘関節90°屈曲，回内・回外中間位で手関節までのギプス固定またはギプスシーネ固定を4週間行っている．鋼線締結法では，新鮮例では2週間のギプスシーネ固定，遷延治癒例では骨片の安定性および患児の理解度に応じて3〜4週間の外固定を行っている．

▶ **遷延治癒例提示**

- 症例は10歳男児で，転倒により右上腕骨外側顆骨折を受傷した．近医で4週間のギプス固定を受けたが，骨片の転位を認め，受傷後約2か月で当科を初診した．初診時の単純X線像，CT像，MR画像を [3] に示した．偽関節部は動揺性があり，骨癒合はなかった．
- 後外方進入により，骨折部を整復し，鋼線締結法により固定した [4]．
- 術後4年の単純X線像では外反変形もなく，可動域も良好で，ほぼ健側と同様の関節形態であった [5]．

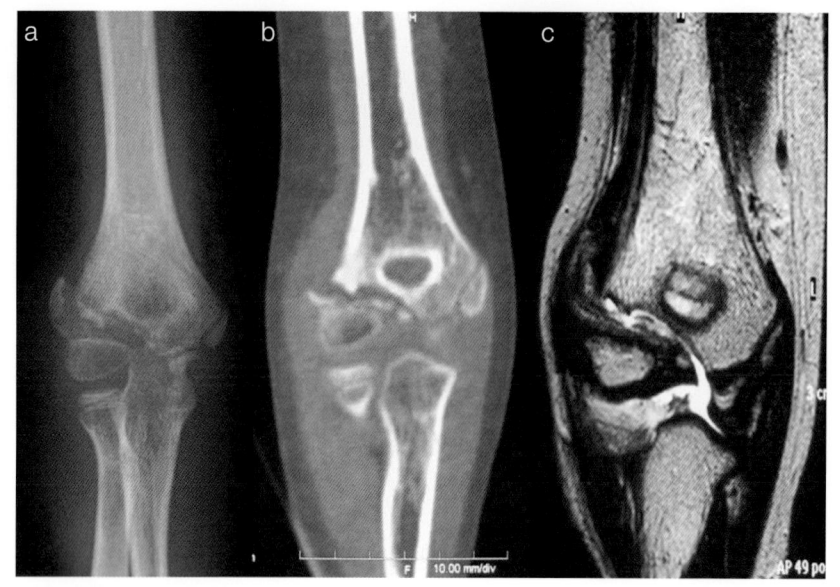

[3] 受傷後2か月
a：単純X線像，b：CT像，c：T2強調MR画像．

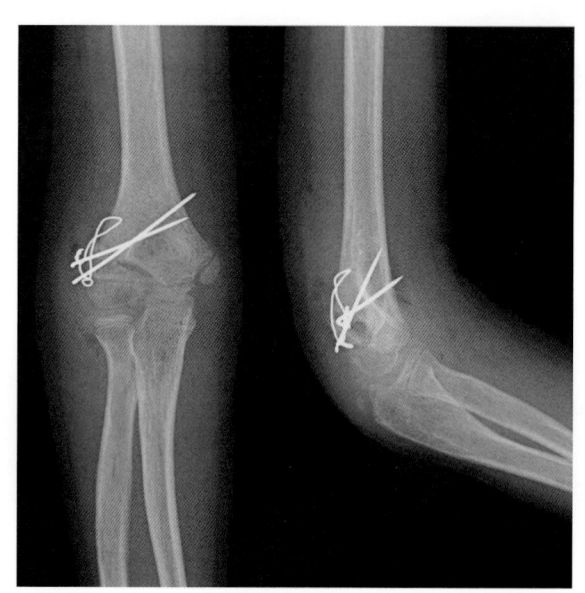

[4] 鋼線締結法術後の単純X線像

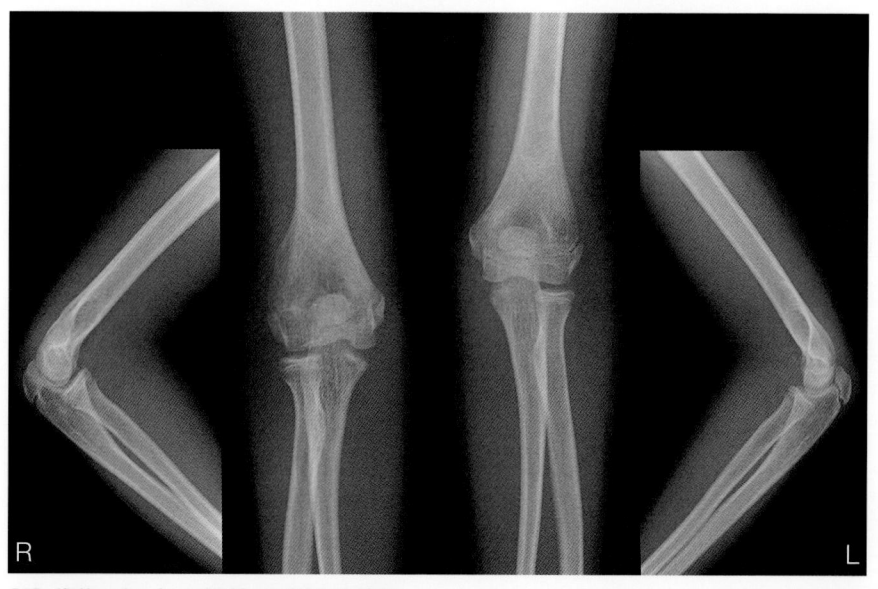

[5] 術後4年（14歳時）の単純X線像

▶後療法

- 外固定除去後は患者の疼痛に応じて自動可動域訓練を開始する．とくに可動域改善のための理学療法は行っていない．ただ，管理の難しい患児には自宅での自動可動域改善練習を親の監視下に行わせ，通学時や夜間は副子固定をさらに2週間程度行う．鋼線は，鋼線部が痛みの原因とならない限り，骨癒合を確認しながら3~4か月で抜去する．

▶まとめ

- 上腕骨外側顆骨折は小児において頻度の高い骨端線損傷である．転位が軽度でも後のギプス内転位やギプス除去後の転位を起こすことがあり，注意を要する骨折である．転位を生じた症例では滑車部関節面の整復を直視下に行うことが重要であり，後外方アプローチは有効な方法である．
- 整復後の鋼線締結固定法は遠位骨片の高度な転位や遷延治癒例に有用である．

（金　郁喆）

■文献

1. Kawamoto K, et al. Incidence of physeal injuries in Japanese children. J Pediatr Orthop 2006；B-15：126-30.
2. Wadsworth TG. Injuries of the capitular（lateral humeral condylar）epiphysis. Clin Orthop Relat Res 1972：85：127-42.
3. Jacob R, et al. Observations concerning fractures of the lateral humeral condylar in children. J Bone Joint Surg Br 1975；57：430-6.
4. Song KS, et al. Closed reduction and internal fixation of displaced unstable lateral condylar fractures of the humerus in children. J Bone Joint Surg Am 2008；90：2673-81.
5. 今田英明ほか．小児上腕骨外顆骨折の3次元的形態および上腕骨20°挙上位撮影法の有用性に関する検討．骨折 2010；32：5-11.
6. Mohan N, et al. The posterolateral approach to the distal humerus for open reduction and internal fixation of fractures of the lateral condyle in children, J Bone Joint Surg Br 2000；82：643-5.

骨折
肘関節
上腕骨内側上顆骨折

手術の概要

- 上腕骨内側上顆骨折は小児に多い骨折である．受傷機転としては，肘伸展位で強い外反力が働いたときに起こる．腕相撲をしているときに起こしたりもする．
- 小児では，意思の疎通が困難で，受傷機転や疼痛部位がわかりにくいこと，MRIを施行するにも鎮静が必要となること，骨折部の骨化は10歳以降になり，たとえ二次骨化中心が現れても，骨折の全貌がわかりにくいなどの原因により，臨床的に見逃されたり，治療のタイミングを逸しやすい骨折である．
- ギプス固定後に，前腕，肘関節可動域制限で，はじめて気づかれる場合もある．また単純X線では小さい骨片と思われていたものが，手術時に意外に大きな骨片であることも多い．肘関節脱臼に合併したり，受傷時に尺骨神経を損傷し，尺骨神経麻痺の症状を呈することもある．
- 小児の外傷後の肘関節痛の原因として留意しておくべき疾患である．

▶治療方針

①強い肘関節内側部痛がある場合には，この疾患のことを念頭に入れる．
②反対側の肘関節X線をとって，比較する．
③小児では，初診時に単純X線で異常が発見できず，まずは固定となっても，ギプスシーネ固定として，1週間後に再度，疼痛部をチェックするようにする．
④疼痛が続き，腫脹がとれないような場合には，全身麻酔下に手術の用意をして関節造影を行う．
⑤診察時に尺骨神経領域のしびれや運動麻痺がないかを調べる．
⑥肘関節脱臼を合併している場合，小児では骨片の固定と術後の固定で，ほぼ治癒するが，成人例では靱帯修復を要することもある．

▶適応

- Watson-Jones分類Ⅰ型であれば，前腕回内位でシーネ固定を続ける．Ⅱ型以上であれば，観血的整復固定を行う．
- Watson-Jones分類[1]を [1] に示す．

▶手術のポイント

①体位：仰臥位とし，肩関節外転90°，屈曲0°，肘関節完全伸展位で上肢台に患肢を置く．X線透視の用意を行い，肘関節部が写るように透視台の位置を確認する．
②皮切：上腕骨内側やや後方を通るやや長めの皮切をおく．

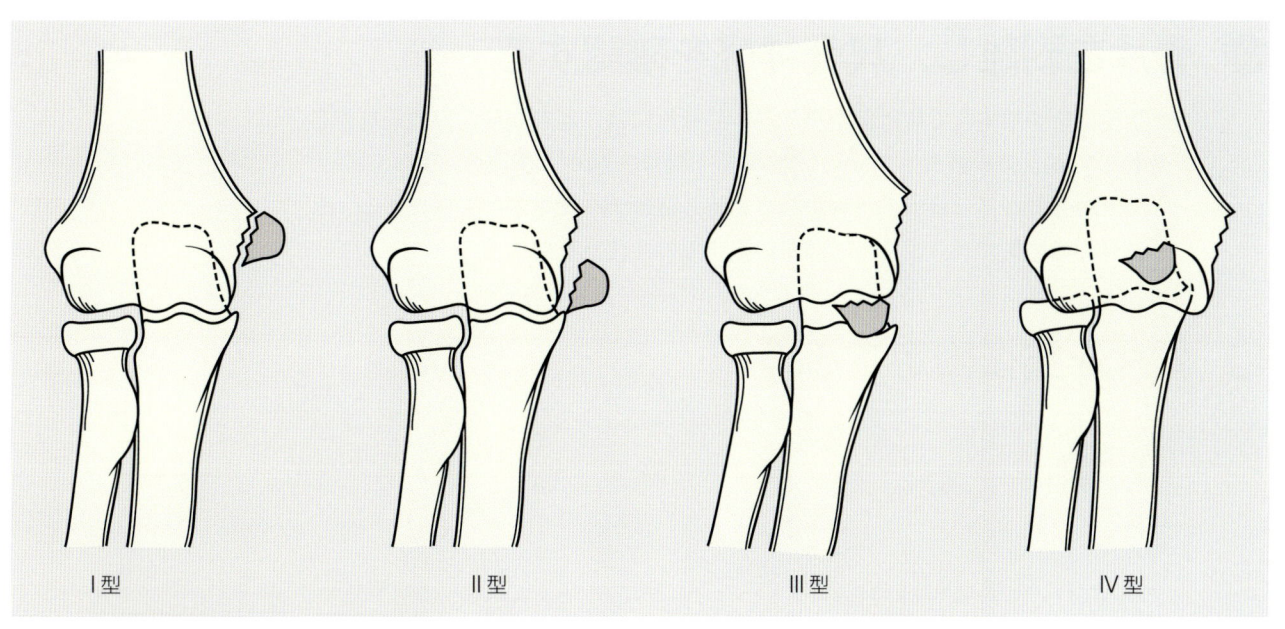

[1] 内側上顆骨折の Watson-Jones 分類
Ⅰ型：転位がほとんどないもの．
Ⅱ型：骨片転位が肘関節裂隙に及ぶもの．
Ⅲ型：骨片が肘関節裂隙に陥入するもの．
Ⅳ型：肘関節脱臼を伴うもの．
(Watson-Jones SR. Displacement of the epiphysis of the medial epicondyle, fracture and joint injuries. E&S Livingstone : 1960. p.543-7[1] より)

③骨片を剥離し，尺骨神経を確認する．
④骨片を整復固定する．K-wire を joy-stick として用いて，骨片の整復を行う．2〜3本の K-wire で固定する．
⑤成人骨折の脱臼例では，内側側副靱帯縫合に螺子固定，tension band wiring で骨癒合を図る．
⑥創部の洗浄と止血を行い，閉創する．

手術手技の実際

❶ 手術体位と皮切

- 仰臥位とし，肩関節外転90°，屈曲0°，肘関節完全伸展位で上肢台に患肢を置く．X線透視の用意を行い，肘関節部が写るように透視台の位置を確認する．
- 上腕骨内側やや後方を通るやや長めの皮切をおく．

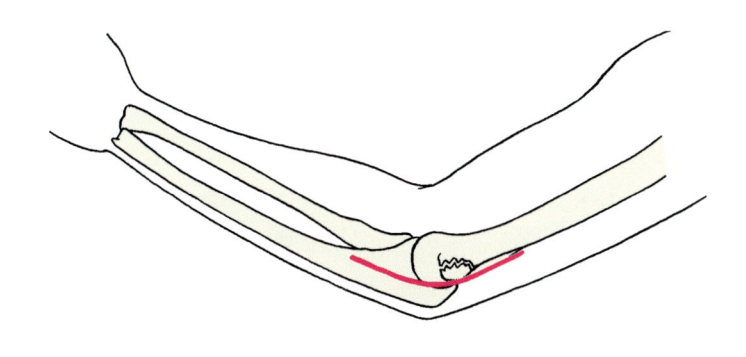

❷…骨片を剝離し，尺骨神経を確認する

- 皮下組織を切離すると骨折部が現れるが，骨片には，前腕屈筋・回内筋群が付着しているため，外旋している．骨片を上腕骨内側から剝離するが，このとき，上腕骨骨折部の後方の尺骨神経を確認し血管テープをかけて保護する．とくに骨片の中枢では，骨片と神経が近接するので注意を要する．

❸…骨片を整復固定する

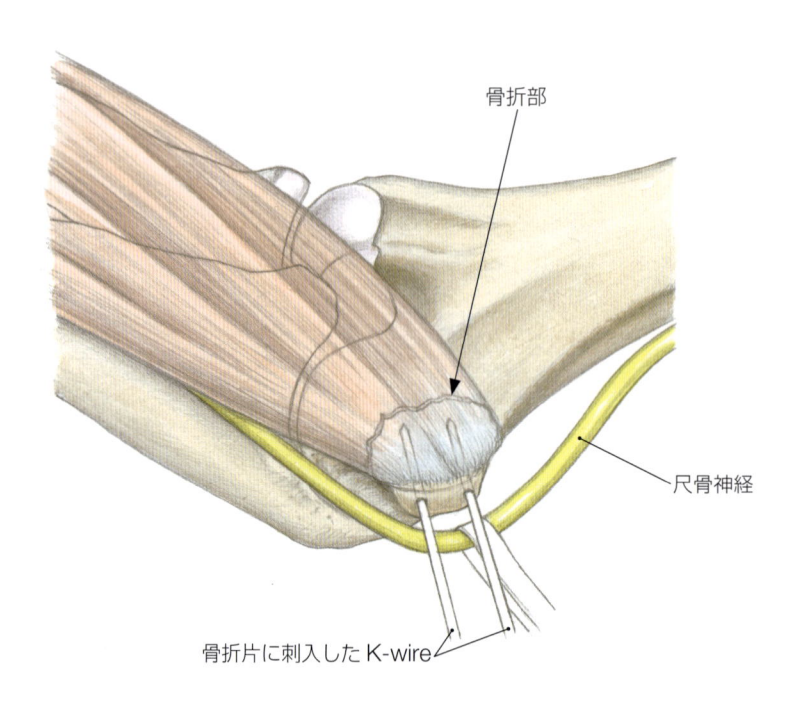

骨折部
尺骨神経
骨折片に刺入したK-wire

▶ポイント
- 尺骨神経が骨折部に入り込まないよう確認し，K-wireを骨片に入れてjoy-stickとして使用して，骨折の整復固定をする．

- 上腕骨内顆および骨片の骨折面を鋭匙などで新鮮化する．
- 尺骨神経が骨折部の後方にあることを確認して，骨片に1〜1.5 mm径のK-wireを2本刺入し，先端は骨折面で止める．それらのK-wireをjoy-stickとして骨片の整復を行う．
- 整復位でK-wireをさらに上腕骨部に進め，骨片を一時的に固定する．この時点で，透視で骨折部を確認する．
- K-wireが肘頭窩にかかっている場合には，良好な位置に3本目のK-wireを打った後，肘頭窩にかかっているK-wireを抜去する．固定性に問題があれば，K-wireをもう1本打ってもよい．2〜3本のK-wireで骨折片を固定する．

❹…成人肘関節脱臼合併例の整復固定

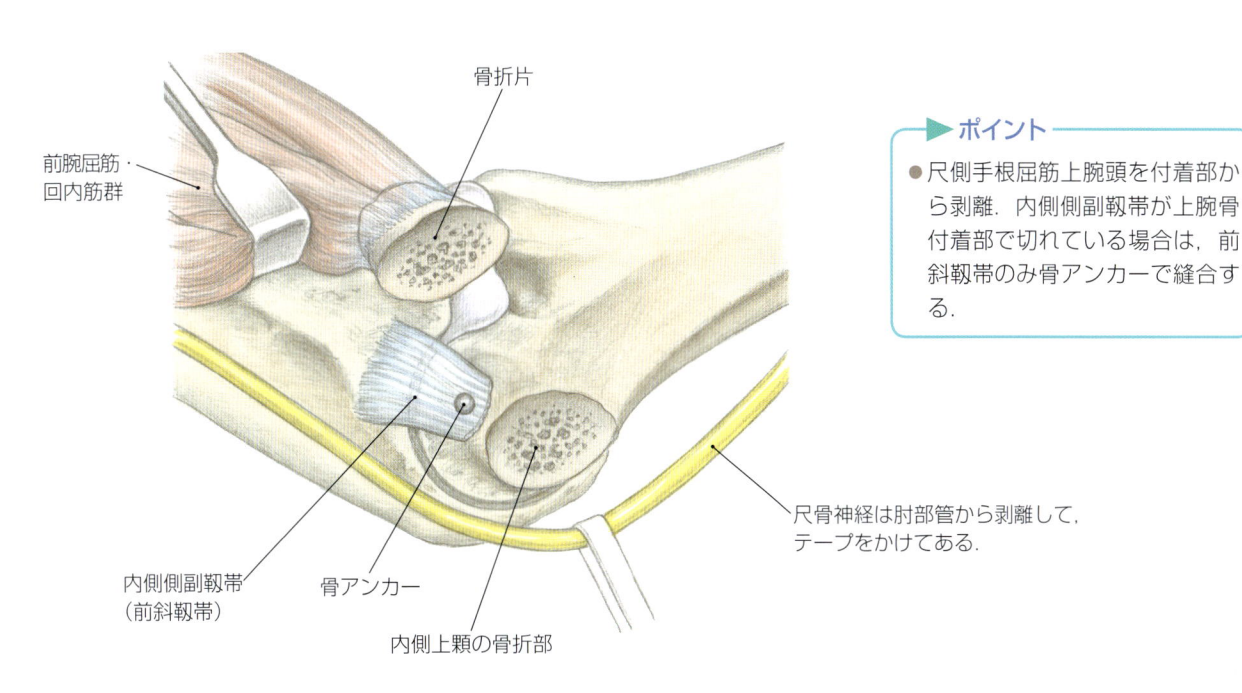

図中ラベル：
- 前腕屈筋・回内筋群
- 骨折片
- 内側側副靱帯（前斜靱帯）
- 骨アンカー
- 内側上顆の骨折部
- 尺骨神経は肘部管から剥離して，テープをかけてある．

> ▶ポイント
> ● 尺側手根屈筋上腕頭を付着部から剥離．内側側副靱帯が上腕骨付着部で切れている場合は，前斜靱帯のみ骨アンカーで縫合する．

- 成人の肘関節脱臼合併例では，尺骨神経を肘部管から剥離し，骨片とそれに付着している前腕屈筋・回内筋群を内側前方によけて，肘関節内側部を展開する．内側側副靱帯は，ほとんどの場合，上腕骨内側顆付着部から剥離しているから，内側側副靱帯の前斜靱帯のみを骨アンカーを用いて固定する．後斜靱帯は，上腕骨への縫着操作を加えず，周囲の軟部組織に緩く縫合する．その後，骨折片を，螺子固定や tension band wiring 固定する．
- 手術時に尺骨神経麻痺のある症例や骨折整復後に肘関節を屈曲させると尺骨神経が脱臼し，固定金属に神経がぶつかるような場合は，尺骨神経の前方移行術を追加する．

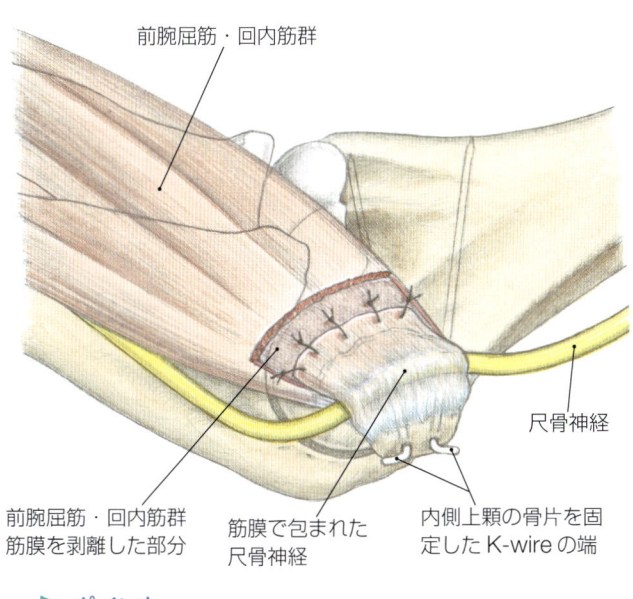

図中ラベル：
- 前腕屈筋・回内筋群
- 前腕屈筋・回内筋群筋膜を剥離した部分
- 筋膜で包まれた尺骨神経
- 内側上顆の骨片を固定した K-wire の端
- 尺骨神経
- 前腕内側皮神経
- 前腕屈筋・回内筋群筋膜
- 尺骨神経

> ▶ポイント
> **尺骨神経前方移行**
> ● 前腕屈筋・回内筋群筋膜で尺骨神経を包み，後方への移動を止める．

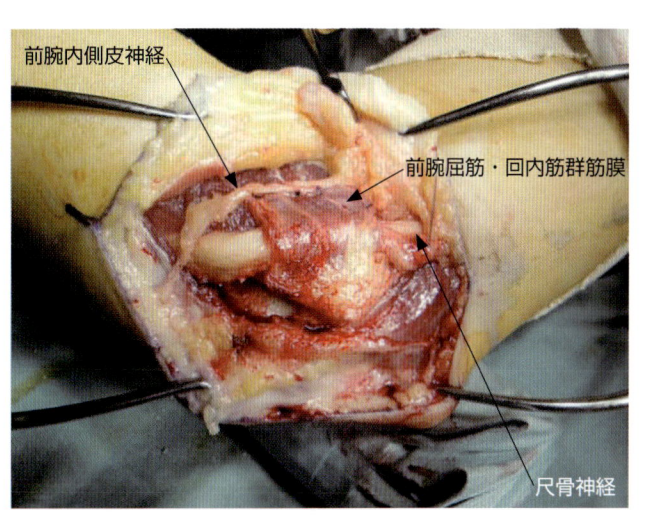

❺ 創部の洗浄と止血を行い，閉創する

- K-wire の断端を皮膚から出して，創閉鎖する．
- 成人例や tension band wiring 施行例では，断端は皮下に埋没する．創部の止血と洗浄を行い閉創する．

❻ 合併症とその治療

尺骨神経麻痺
- 術前から麻痺症状の強い症例や骨片の転位の大きな症例では，手術時に尺骨神経剥離を行う．

肘関節の不安定性
- 肘関節脱臼時に他の骨折や靱帯損傷を合併することもある．骨接合をしても肘関節に外反動揺性の残存した場合や肘関節脱臼を伴った成人例では，内側側副靱帯縫合を行う．

偽関節
- 男性の上腕骨内側上顆偽関節例は骨癒合を図る必要があるが[2]，女性では必ずしも骨癒合は必要ないとする報告もある．

▶ 後療法

- 小児例では，3～4 週間，肘関節屈曲 90°，前腕中間位にてギプス固定する．以後，mild passive, active の肘関節屈曲伸展，前腕回内外運動を開始する．
- 肘関節内側側副靱帯を縫合した成人例では，1 週間の肘関節屈曲 90°，前腕回内位に固定したのち，1 日 20～30 分間，CPM を用いた肘関節他動運動を開始する．以後，X 線像をチェックしながら，術後 3～4 週後から mild passive, active の肘関節屈曲伸展，前腕回内外運動を開始する．シーネによる肘関節固定は術後約 4 週間続ける．

▶ 症例提示

症例 1
- 3 歳，男児．転倒して左肘関節を強打した．受傷時の詳しい状況は不明．近医で 4 週間の肘関節固定を受ける．ギプス除去後，肘関節のリハビリテーションを受けるも，肘関節他動屈曲 130°，伸展 −25°，回内 70°，回外 90° であった．持続する肘関節痛を主訴に来院した [2a]．
- 受傷後 3 か月，肘関節造影を施行．内側上顆の骨折片は外旋し前方に翻転していた [2b]．
- K-wire では固定性が悪く，細い螺子で固定を行った [2c]．

症例 2
- 14 歳，男子．腕相撲をしていて，急に右肘関節内側に疼痛を自覚した．
- 受傷時単純 X 線像 [3a]，受傷時 CT [3b]，整復直後単純 X 線像 [3c]，術後 3 か月の単純 X 線像 [3d] を示す．

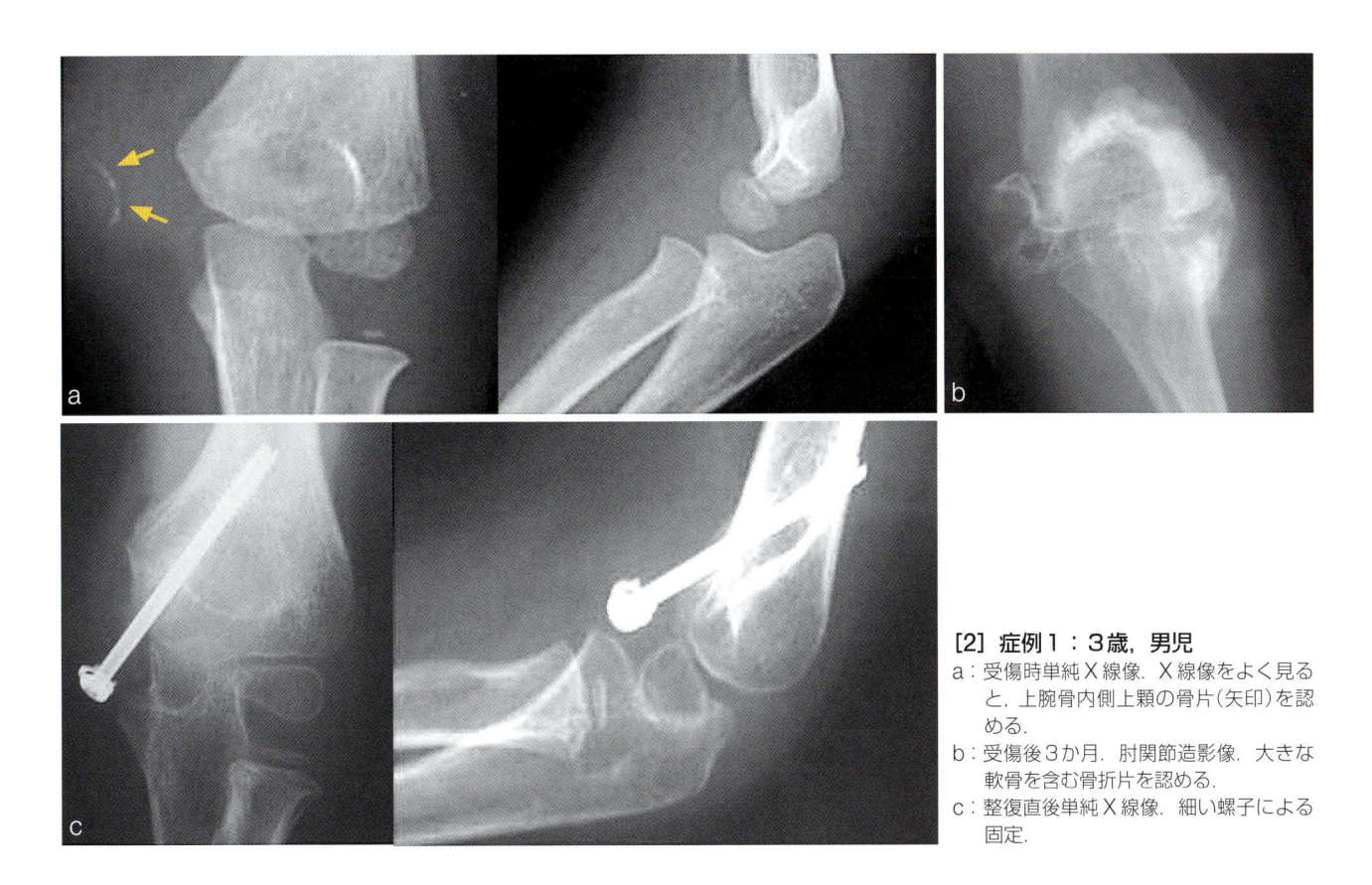

肘関節／上腕骨内側上顆骨折　85

[2] 症例1：3歳，男児
a：受傷時単純X線像．X線像をよく見ると，上腕骨内側上顆の骨片（矢印）を認める．
b：受傷後3か月．肘関節造影像．大きな軟骨を含む骨折片を認める．
c：整復直後単純X線像．細い螺子による固定．

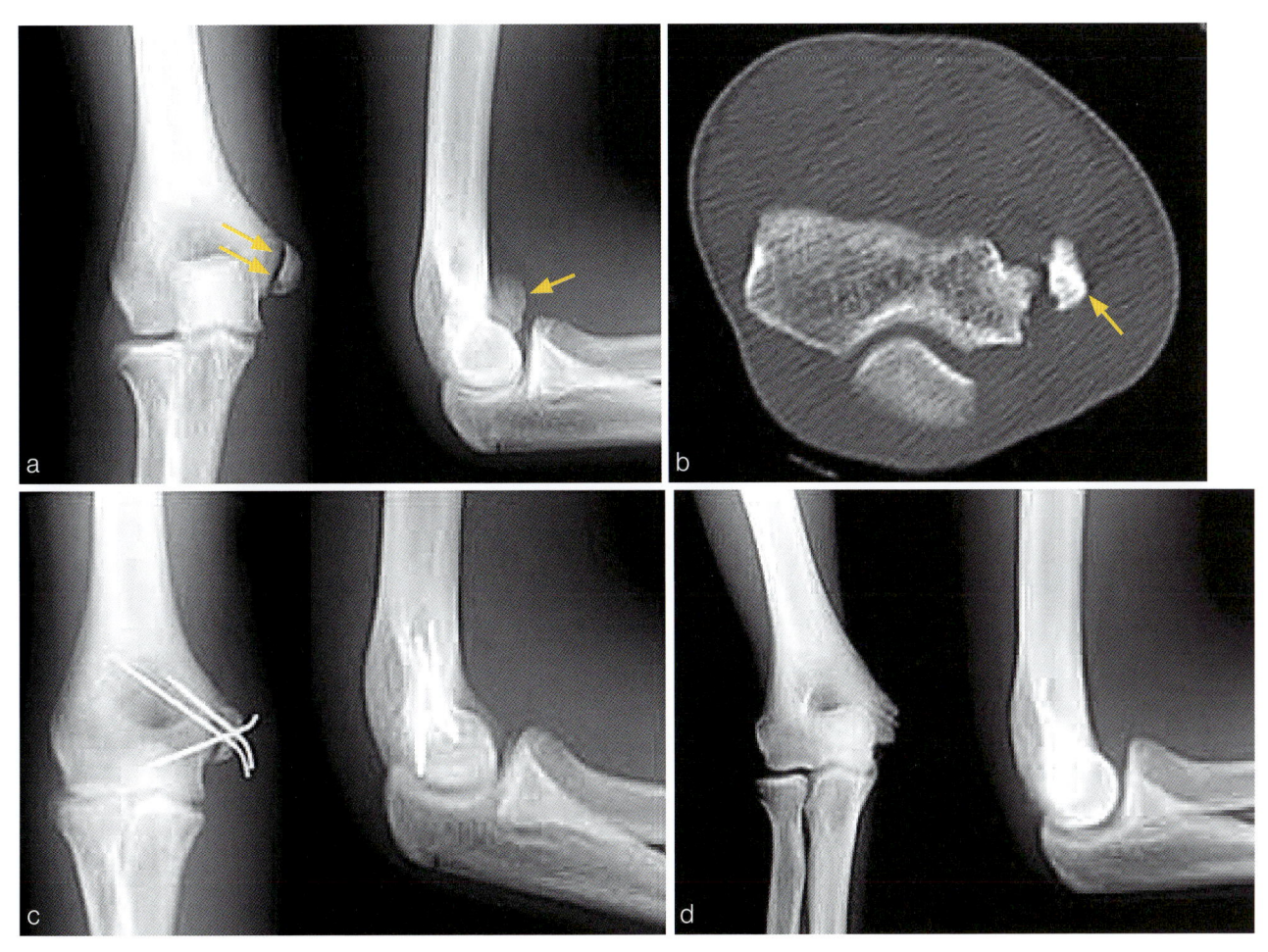

[3] 症例2：14歳，男子
a：受傷時単純X線像．上腕骨内側上顆に骨折を認める（矢印）．
b：受傷時CT像．
c：整復直後単純X線像．3本のK-wireで固定した．
d：術後3か月単純X線像．

▶まとめ

- 小児の肘関節伸展・外反時に発生する骨折である．
- とくに小児では，見逃したり，治療のタイミングを逸したりする骨折である．小児が転倒後，肘関節内側の疼痛を訴えた場合，常に想定していなければならない骨折である．
- 尺骨神経麻痺，内側側副靱帯損傷，偽関節の合併症がある．
- 肘関節脱臼を伴う小児例では，骨片の固定とギプス固定のみで治癒することも多いが，成人例では，靱帯修復を要する．

（柿木良介）

■文献

1. Watson-Jones SR. Displacement of the epiphysis of the medial epicondyle, fracture and joint injuries. Edinburgh：E&S Livingstone；1960. p.543-7.
2. 伊藤恵康．上腕骨内上顆骨折，上腕骨内顆，滑車骨折．榊田喜三郎編．骨折外傷シリーズ No5, 関節骨折（その2）．東京：南江堂；1987. p.51-7.

骨折

肘関節

肘頭骨折・鉤状突起骨折

MOVIE

●── 手術の概要

- 尺骨近位部は，上腕三頭筋，後方関節包の付着部である肘頭と，上腕筋，前方関節包の付着部である鉤状突起がともに大きな軟骨面を有し腕尺関節を形成している．しかし，尺骨滑車切痕では肘頭と鉤状突起の関節面に分かれている場合が多い[1]．
- 肘頭骨折は受傷機転が肘頭への直達外力であるため，脱臼まで至る症例はまれである[2]．
- 鉤状突起骨折の場合は，受傷機転が肘過伸展損傷，滑車による剪断力であるため，靱帯損傷，肘後方脱臼，橈骨頭骨折などの合併損傷が多い．10〜15％の肘脱臼骨折に合併し，肘の不安定性に強く影響する[3]．

▶適応

肘頭骨折

- Colton 分類[4] の Group 1，2 で転位の少ない群では保存治療．
- 転位のある Group では，上腕三頭筋による牽引力により骨折部の離開を生じるために徒手整復は無効．
- Colton 分類の Group 2 Stage D や Group 4 で関節面の欠損，関節下骨の欠損，尺骨近位骨幹端の骨欠損がある場合は腸骨移植を追加．

鉤状突起骨折

- Regan 分類[5] が用いられている．鉤状突起の 50％以内の Type II，50％を超える Type III は手術の適応である[4]．
- 脱臼を合併する Type III では不安定性が強く，手術の絶対的適応と考えられる．Type II では肘関節に不安定性，後方脱臼傾向や後外側回旋不安定症（posterolateral rotatory instability）を示す場合は手術適応である[6]．

▶手術のポイント

①体位：肘頭骨折は仰臥位または患側を上にした側臥位で行う．鉤状突起骨折では仰臥位で行う．
②皮切：肘頭骨折は後方アプローチで約 7 cm の縦皮切，または緩い S 字状の皮切を加える．鉤状突起骨折は内前方アプローチで内側上顆上の緩い 10 cm のカーブ皮切を加える．
③骨折部の展開：肘頭骨折では皮下組織を剥離し，骨折部を展開．鉤状突起骨折では屈筋・回内筋群を切離し，前内側進入で骨折部を展開する[7]．
④骨折部の整復：肘頭骨折では後方，尺側，橈側の骨皮質を合わせて関節面を整復．鉤状突起骨折では大きな骨片は関節面を合わせるように整復，割れた小さ

な骨片は整復せずに締結用ワイヤーを使ってまとめておく．
⑤骨接合：肘頭骨折では tension band wiring，スクリューまたはプレートで骨接合する．鉤状突起骨折では大きな骨片はスクリュー固定，割れた小さな骨片は締結用ワイヤーを用いた pull out 法で骨接合する．
⑥創閉鎖：肘頭骨折では剥離した肘筋，尺側手根伸筋，屈筋を縫合する．鉤状突起骨折では切離した屈筋・回内筋群を縫合する．創を閉鎖する．

手術手技の実際

❶ 手術体位と皮切

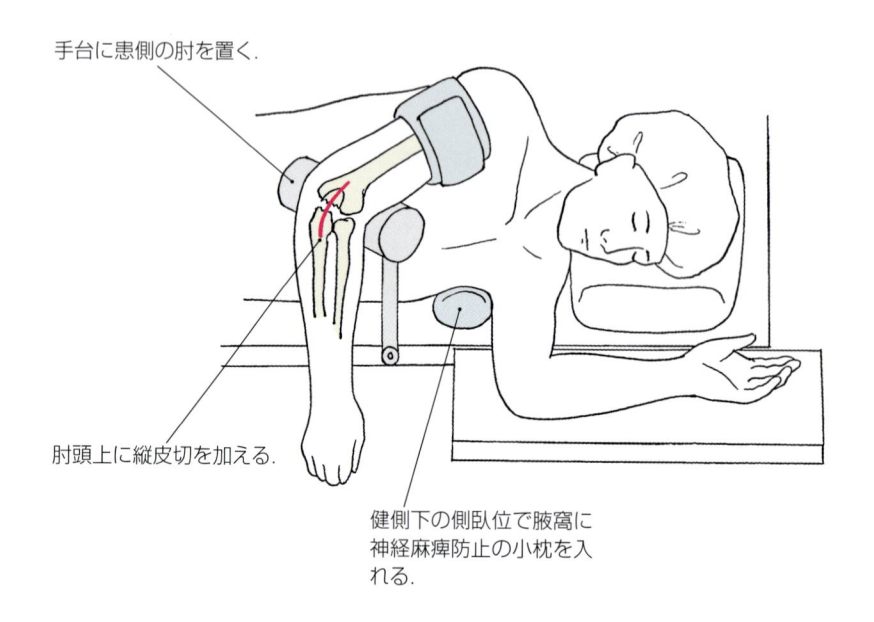

手台に患側の肘を置く．

肘頭上に縦皮切を加える．

健側下の側臥位で腋窩に神経麻痺防止の小枕を入れる．

- 肘頭骨折は仰臥位または患側を上にした側臥位で行う．側臥位の場合は健側腋窩に神経麻痺防止の小枕を入れる．患側上肢は腕台または横江式手台を用いて保持する．
- 肘頭骨折は後方アプローチで肘頭上に約 7 cm の縦皮切，または緩い S 字状皮切を加える．

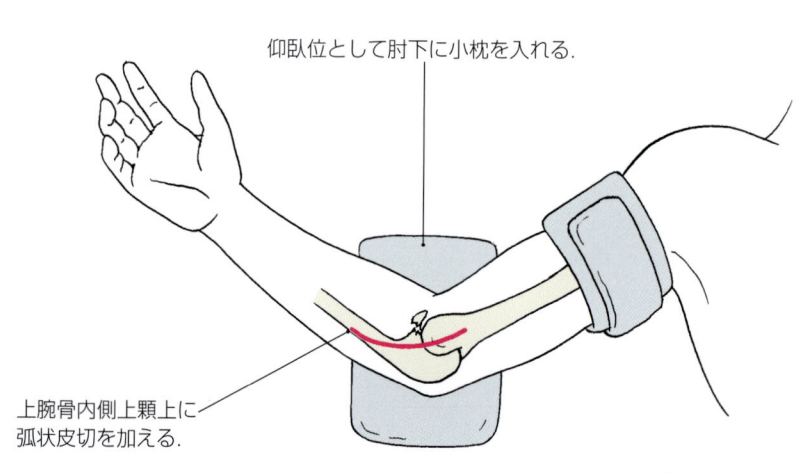

仰臥位として肘下に小枕を入れる．

上腕骨内側上顆上に弧状皮切を加える．

- 鉤状突起骨折では仰臥位で行う．肘下に小枕を入れて安定させる．
- 鉤状突起骨折は内側前方アプローチで上腕骨内側上顆上の緩い 10 cm の弧状皮切を加える．

肘関節／肘頭骨折・鉤状突起骨折 89

❷…骨折部を展開する

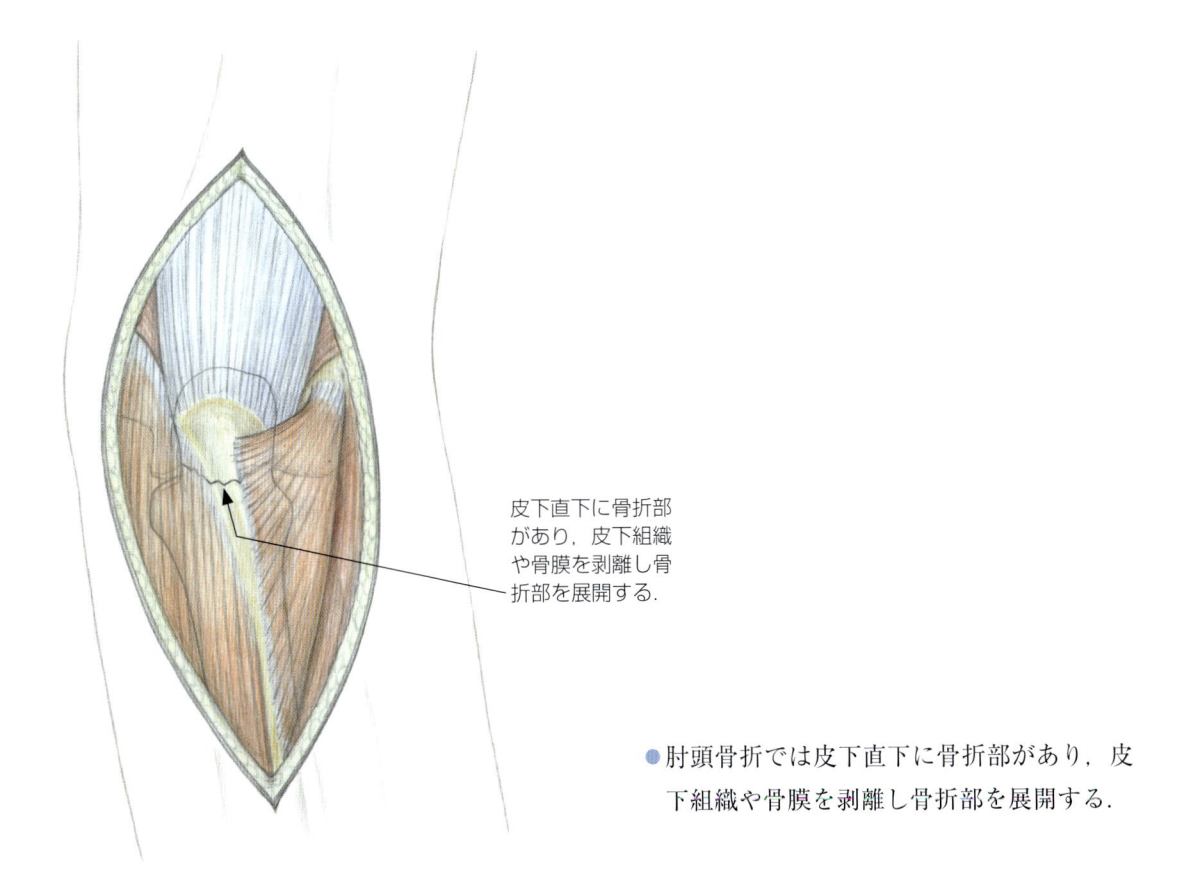

皮下直下に骨折部があり，皮下組織や骨膜を剥離し骨折部を展開する．

● 肘頭骨折では皮下直下に骨折部があり，皮下組織や骨膜を剥離し骨折部を展開する．

屈筋・回内筋群の一部を起始部で切離して骨折部を展開する．

内側側副靱帯の断裂部も確認する．

● 鉤状突起骨折では屈筋・回内筋群の一部を起始部で切離し，骨折部を展開する．内側側副靱帯の断裂部も確認する．

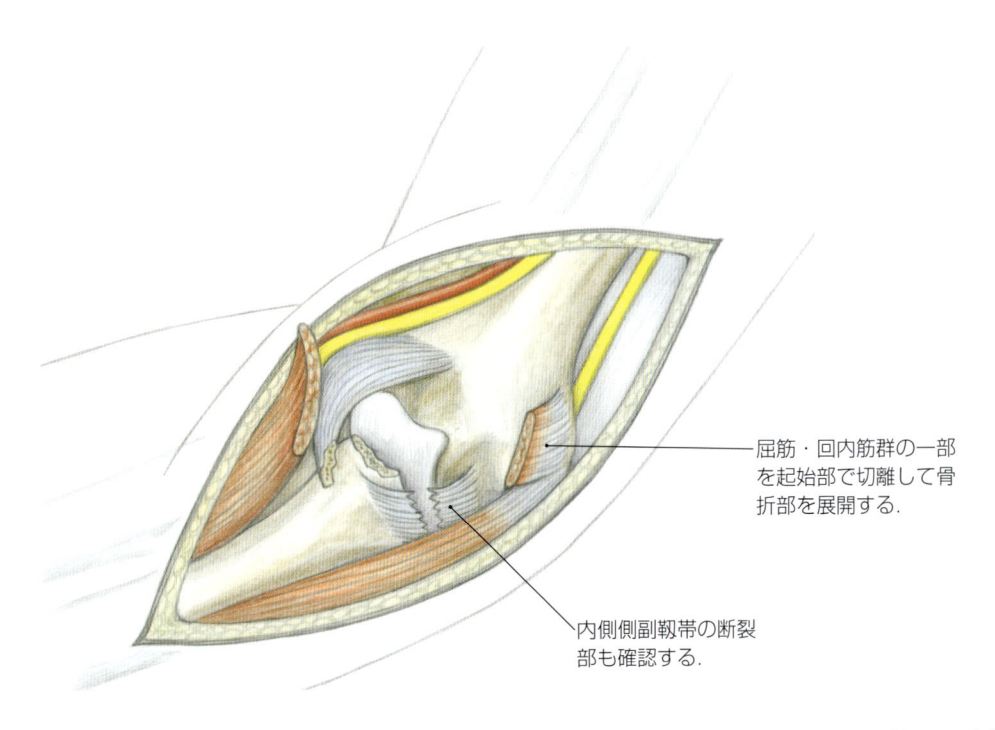

> ▶ポイント
> ● 鉤状突起骨折は前方アプローチで行う場合もあるが，上腕筋などがあるため術野が深く，骨折部の展開が不良である．

❸…骨折部を整復する

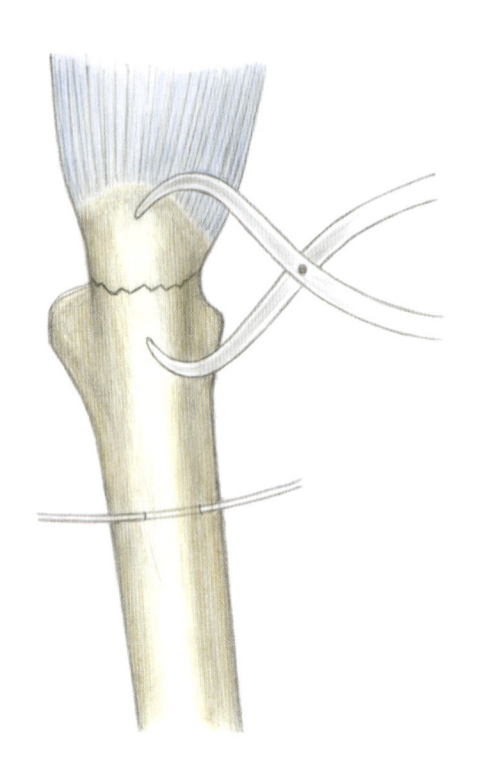

- 肘頭骨折では関節面，背側，橈尺側の皮質を整復する．

- 鉤状突起骨折では大きな骨片は関節面を合わせるように整復し，割れた小さな骨片は整復せずに締結用ワイヤーを使ってまとめておく．

▶ポイント
- 肘頭骨折では背側骨皮質のみ整復すると，関節面の整復位がとれていない場合もあるため，橈側，尺側から関節面が整復位であることを必ず確認する．

❹…骨接合を行う

tension band wiring で内固定する．

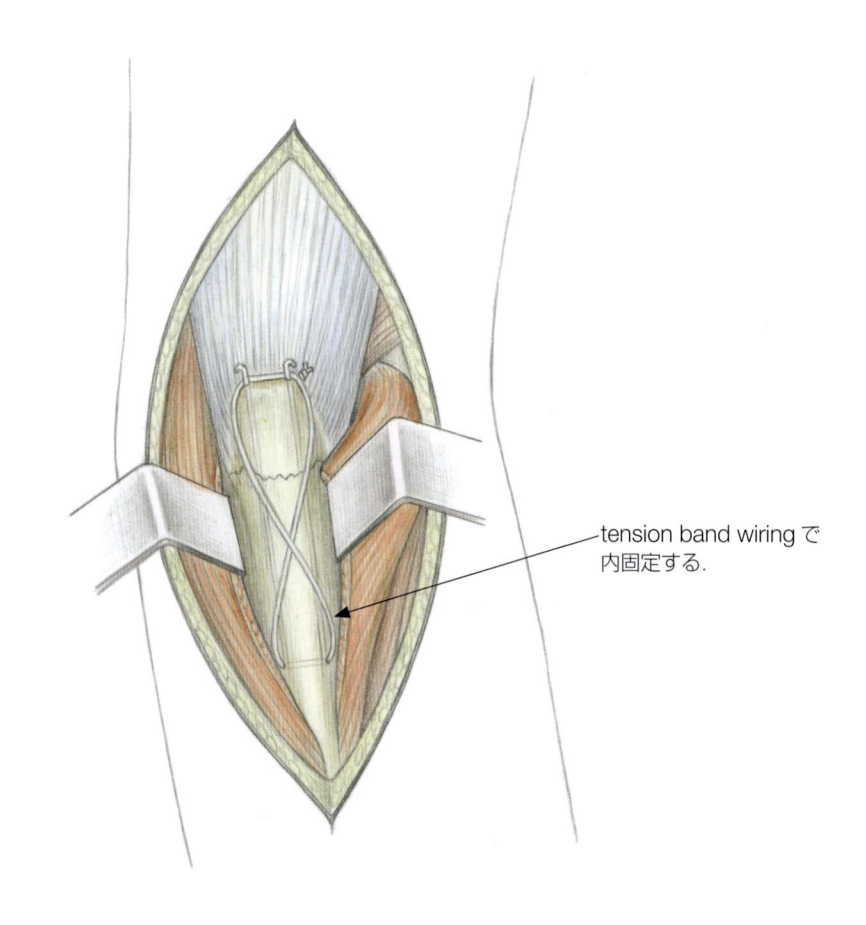

- 肘頭骨折では tension band wiring，スクリューまたはプレートで骨接合する [1]．

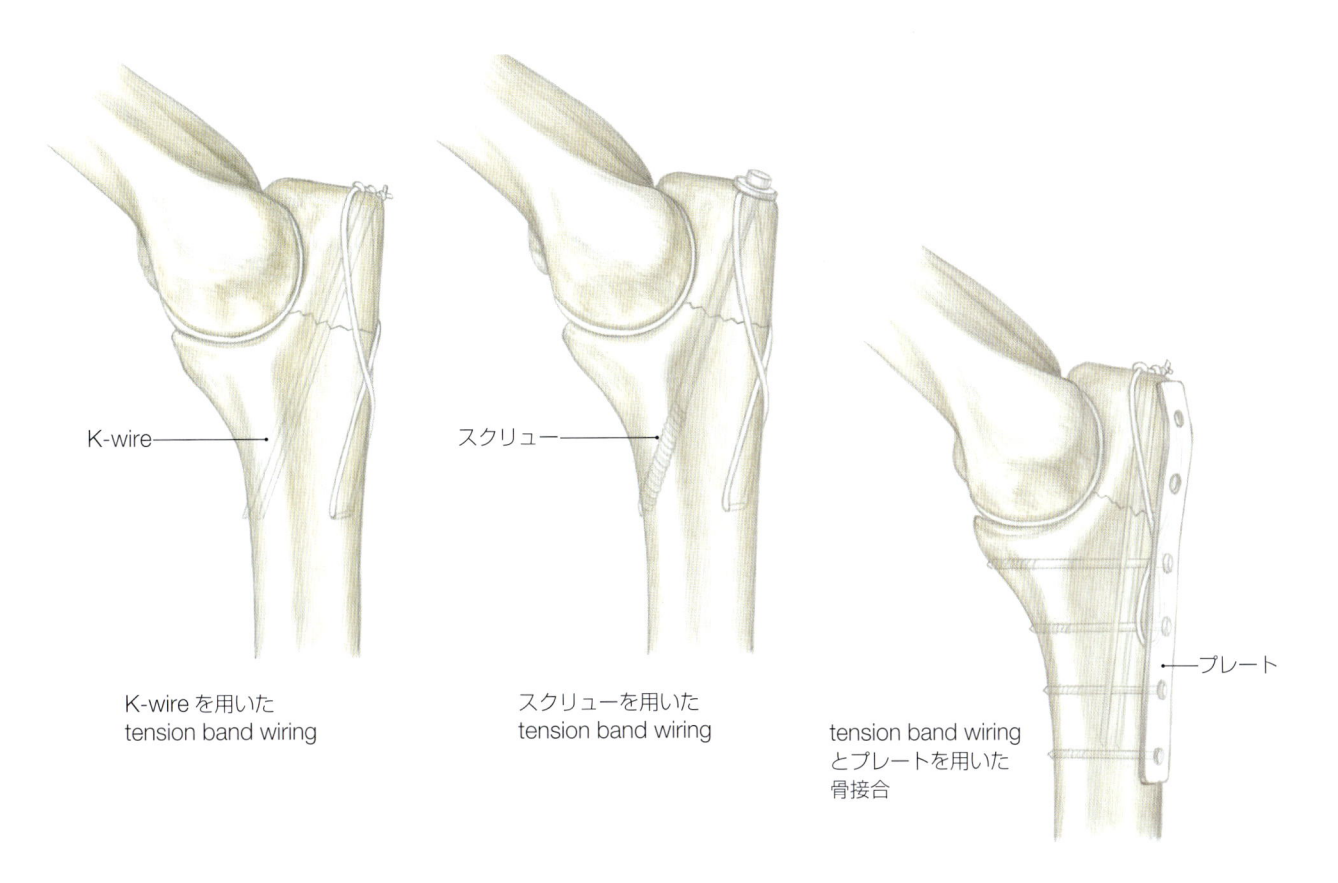

肘関節／肘頭骨折・鉤状突起骨折 | 91

K-wire

スクリュー

プレート

K-wireを用いた
tension band wiring

スクリューを用いた
tension band wiring

tension band wiring
とプレートを用いた
骨接合

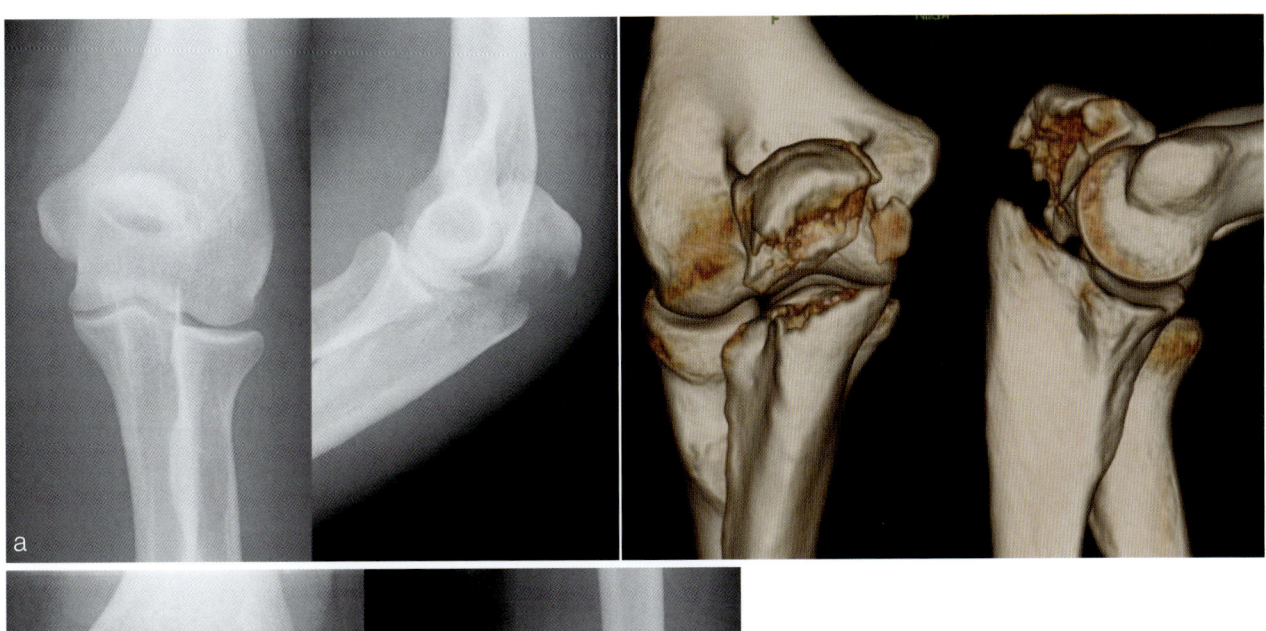

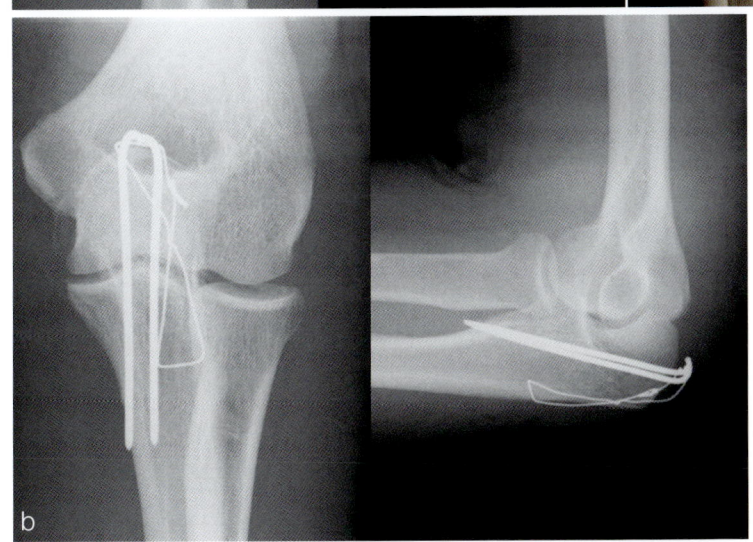

[1] 肘頭骨折の骨接合
a：肘頭骨折術前.
b：tension band wiring後.

92 | II. 手術法／骨折

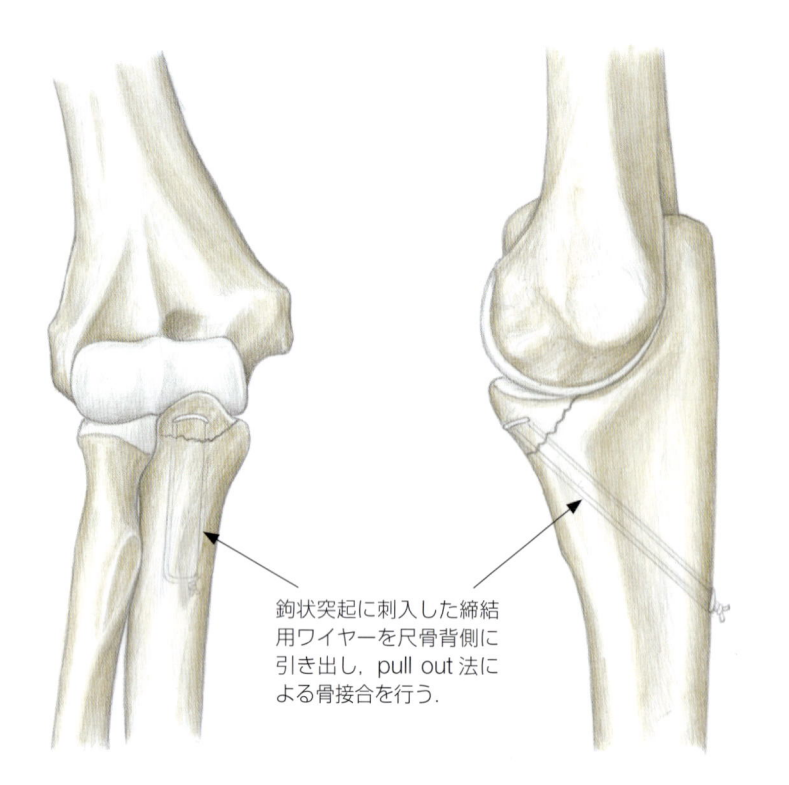

● 鉤状突起骨折では大きな骨片はスクリュー固定し，割れた小さな骨片は締結用ワイヤーを用いた pull out 法で骨接合する [2].

鉤状突起に刺入した締結用ワイヤーを尺骨背側に引き出し，pull out 法による骨接合を行う．

▶ポイント

● 鉤状突起骨折では，内側靱帯，外側靱帯，橈骨頭骨折などの合併損傷がある場合は不安定性が強い．

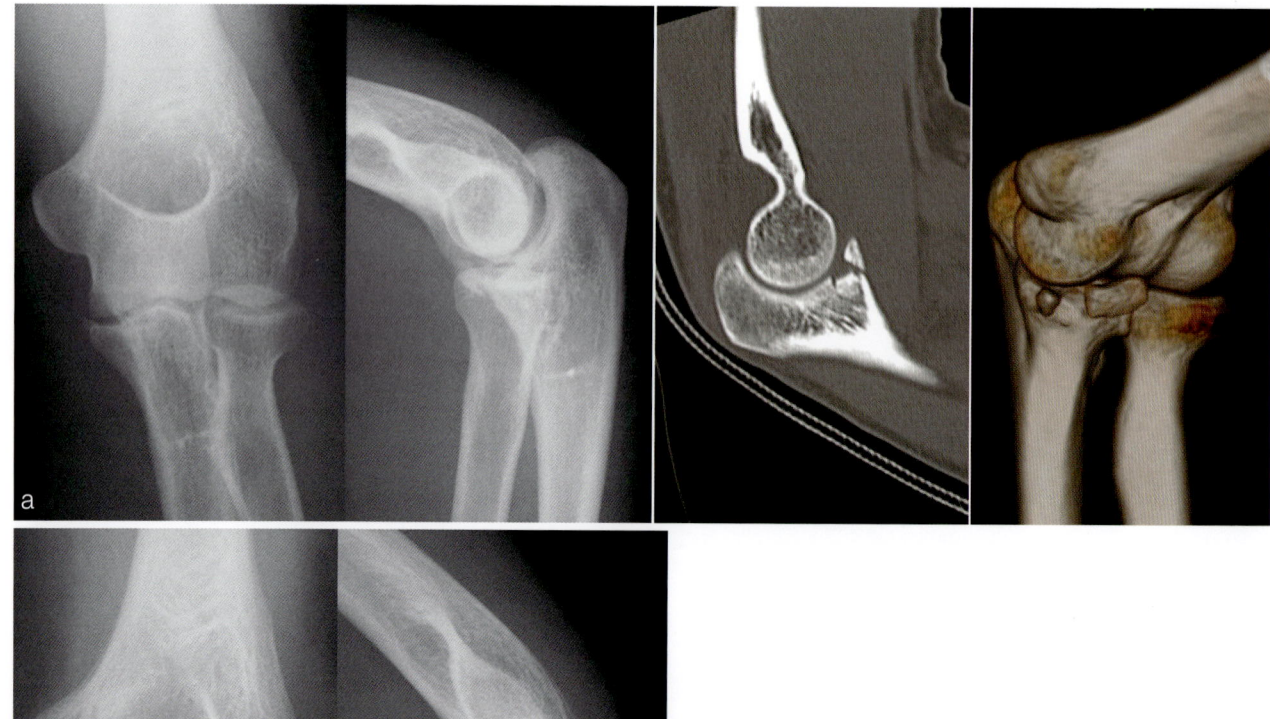

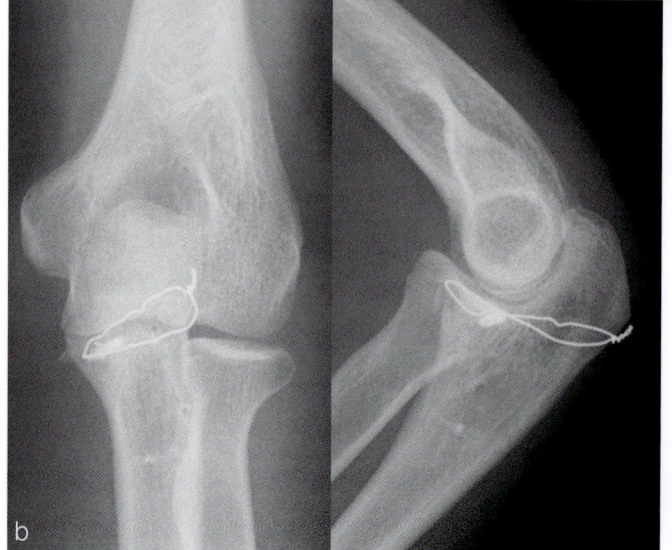

[2] 鉤状突起骨折の骨接合
a：鉤状突起骨折術前．
b：pull out 法術後．

❺ 創を閉鎖する

- 肘頭骨折では剥離した肘筋，尺側手根伸筋，屈筋を縫合する．
- 鉤状突起骨折では屈筋・回内筋群を縫合し，創を閉鎖する

▶後療法

- 術後は肘上シーネ固定を行う．
- 肘頭骨折は疼痛が治まる1週間後から20°の伸展ブロックをして自動運動を行う．
- 鉤状突起骨折では靱帯損傷を合併した症例は1〜2週間の固定後，内反外反を装具で制限し自動運動を行う[8]．

▶まとめ

- 肘頭骨折では関節面を正確に整復することが大切である．
- 鉤状突起骨折では橈骨頭骨折，橈側・尺側側副靱帯損傷などの合併損傷のため不安定性が強い症例がある．
- 強固な内固定を行い，肘拘縮，肘の不安定性を残さないことが大切である．

（坪川直人）

■文献

1. 司馬良一．肘関節の骨格構造の機能解剖．関節外科 1990；9：27-36.
2. Morrey BF. Current concepts in the treatment of fractures of the radial head, the olecranon, and the coronoid. Instr Course Lect 1995；44：175-85.
3. Hotchkiss RN. Chapter 14. Fractures and dislocations of the elbow. In：Rockwood CA, et al, editors. Rockwood and Green's Fractures in Adults. 4th ed. Philadelphia：Lippincott-Raven；1996. p.929-1024.
4. Colton CL. Fractures of the olecranon in adults：Classification and management. Injury 1973；5：121-9.
5. Regan W, Morrey B. Fractures of the coronoid process of the ulna. J Bone Joint Surg Am 1989；71：1348-54.
6. 中禮康雄ほか．Posterolateral Rotatory Instability を呈した肘5症例の検討．日肘会誌 1995；2：81-2.
7. 坪川直人．尺骨近位部骨折．金谷文則編．OS NOW Instruction No.2. 上肢の骨折・脱臼—手技のコツ＆トラブルシューティング．東京：メジカルビュー社；2007. p.59-74.
8. 坪川直人ほか．外傷性肘関節拘縮の治療と問題点について．日肘会誌 2004；11：15-6.

骨折
肘関節
橈骨頭骨折

●──手術の概要

- 橈骨頭骨折の手術的治療は術者の技量が要求される治療法であるが，内固定材料の改良により現在では初期治療としては基本的に内固定が選択される．
- 橈骨頭切除は，肘の不安定性[1]や，橈骨のproximal migration[2]，握力低下[3]，手関節痛[4]などを惹起するため，受傷初期の治療としては行われない．
- 内固定材料は個々の骨折の状態により適宜選択されなければならないが，ロープロファイルのT字プレートや埋め込み型のスクリューなどが主に用いられる．
- 内固定後のプレート折損例も報告されている[5]が，最近では強度を増した橈骨頭・頚部専用のプレートが市販されている．
- Smithら[6]は，内固定材料が近位橈尺関節に干渉しない"safe zone"の概念を導入し，プレートの至適設置位置を明確にした．手術の際にはこれを念頭においておくとよい．
- 粉砕の強い橈骨頭骨折の場合は，術中に内固定が不可能と判断される場合がある．そのため，人工橈骨頭置換術に変更する場合も想定して，人工橈骨頭置換術セット一式を用意しておく．
- 橈骨頭骨折は内側側副靱帯損傷，鉤状突起骨折，肘頭骨折，肘関節脱臼などを合併することが多く，術後成績もこれらの有無により左右されるため，合併症のある場合は術前計画をしっかり立てておく必要がある．

▶適応

- 橈骨頭関節面の一部が段差を形成して陥没している分節型の橈骨頭骨折．
- 橈骨頭と骨幹部の連続性がないか，一部連続性があっても不安定な頚部骨折．
- 橈骨頭が2個以上の骨片に分かれ，骨幹部との連続性を失った粉砕骨折．
- 術後のリハビリテーションに協力的な患者であること（意識障害や精神疾患のないもの）．

▶手術のポイント

① 体位：仰臥位で止血帯を使用する．
② 麻酔下での肘関節ストレステストを行い，内側側副靱帯の修復の要否を判断する．
③ 皮切：外側縦切開とする．
④ 橈骨近位部の展開：前腕伸筋群起始部を外側上顆から切離し，橈骨頭の広い術野を得る．
⑤ 整復と固定を行う．
⑥ 伸筋群起始部，輪状靱帯の修復を行い，創を閉鎖する．

⑦必要であれば内側側副靱帯の修復を行う．

● 手術手技の実際

❶ 手術体位

- 仰臥位で駆血帯を使用する．X線透過性の手外科手術台を使用し，術中X線透視を併用する．
- 腸骨からの移植を必要とする場合は，採骨部の消毒もしておく．

❷ 術中ストレステスト

- 執刀に先立ち，X線透視装置を用いて麻酔下での肘関節ストレステストを行い，肘関節内側不安定性の有無を調べる．
- 内側裂隙が開大し，内側側副靱帯断裂と判断された場合は，橈骨頭の内固定後に内側側副靱帯の修復を行う．

❸ 皮切～橈骨近位部を展開する

- 皮切は上腕骨外側上顆の近位約3cmから外側上顆を通り，前腕遠位に向け約5cmまで行う．
- 外側上顆から前腕伸筋群腱膜の起始部を線維方向に遠位に向けて3cmほど縦割する．
- 輪状靱帯もこのライン上で切開して関節内に進入する．
- 長・短橈側手根伸筋の外側上顆の起始部を切離して尺側に伸筋群をよけると，橈骨頭全体が把握できるようになる．

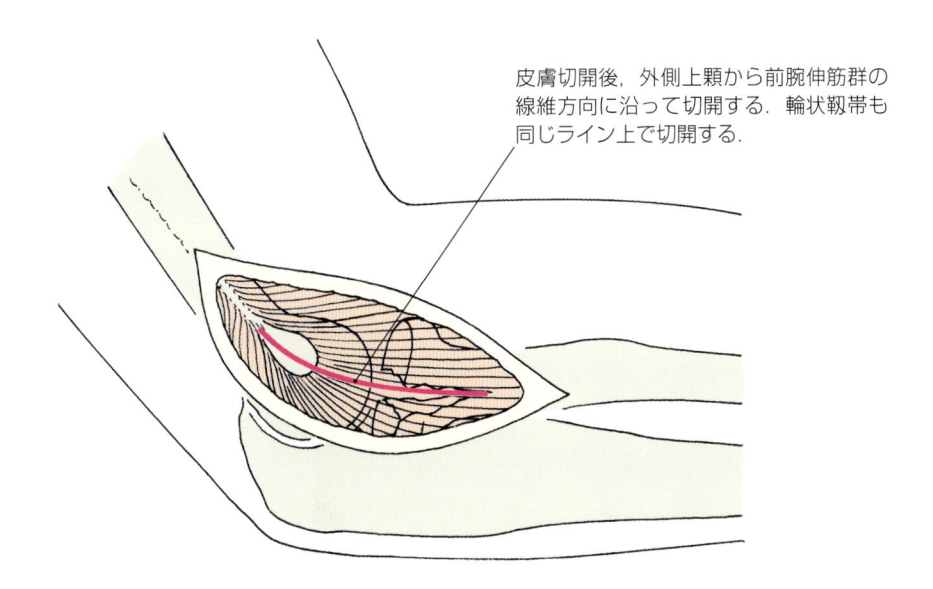

皮膚切開後，外側上顆から前腕伸筋群の線維方向に沿って切開する．輪状靱帯も同じライン上で切開する．

❹…整復し，内固定を行う

▶分節型橈骨頭骨折のスクリューを使用した内固定

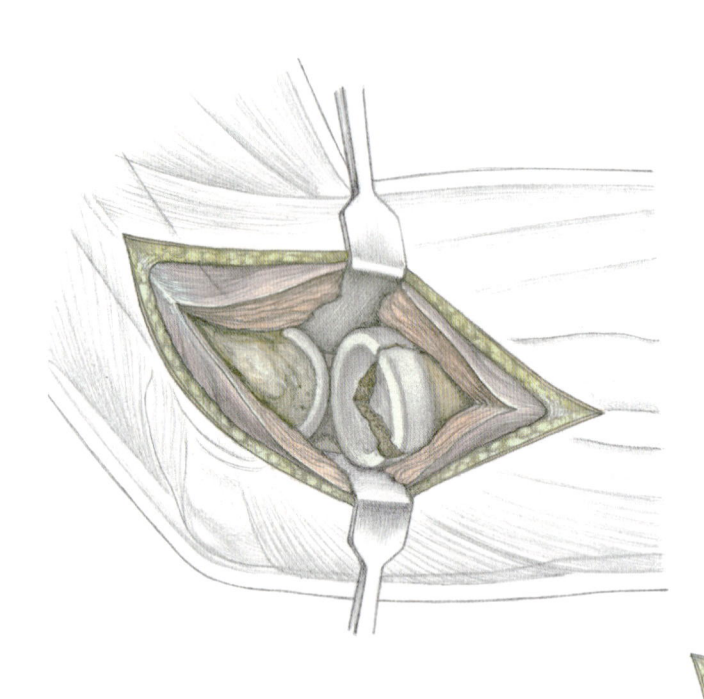

- 血流を温存し固定性を良好にするため，骨片に連続する骨膜や軟部組織はなるべく剥がさないで整復操作を行う．

- 骨片全体が落ち込んでいる場合は，エレバトリウムを用いて骨片を頚部で押し上げるようにして関節面の段差がなくなるまで整復する．

エレバトリウム

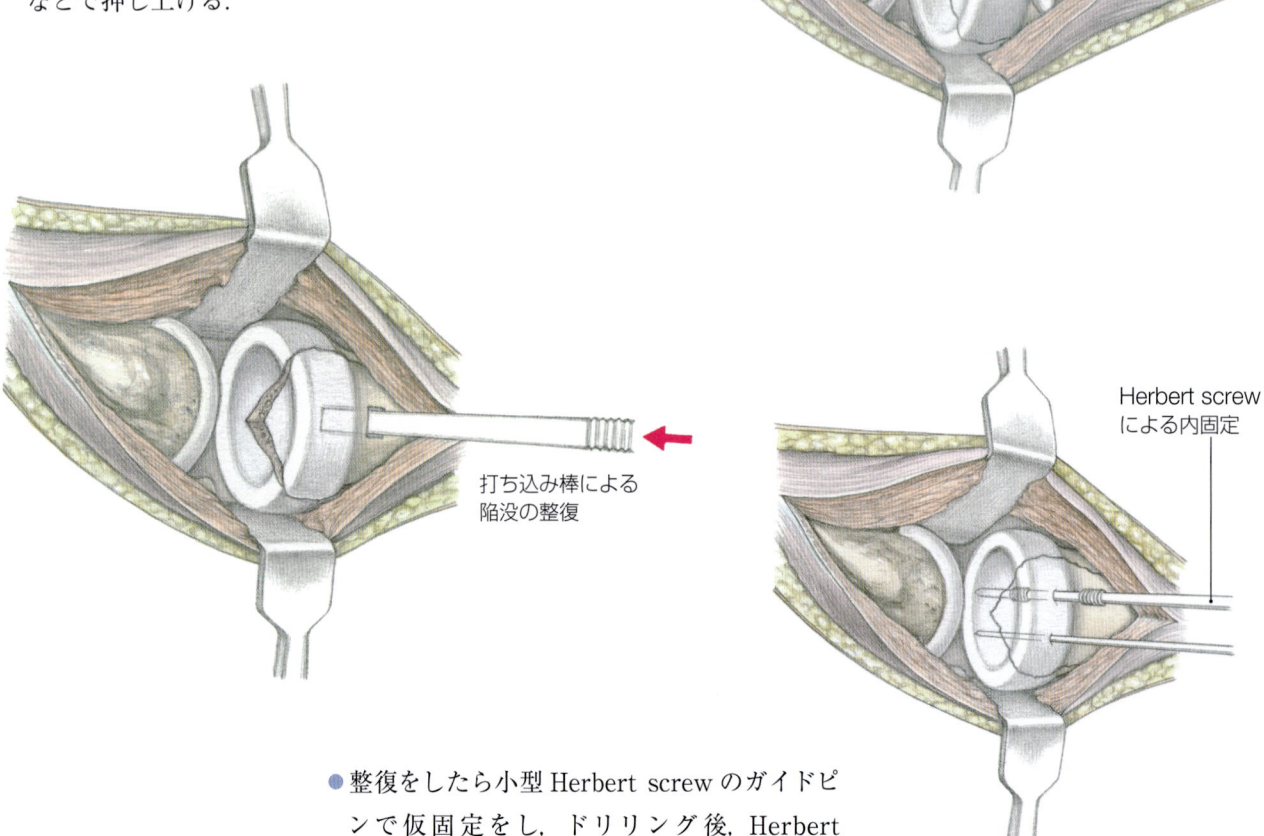

- 分節状の骨片が橈骨頭の中央部で陥没している場合は，頚部に小孔をあけ，小さな打ち込み棒などで押し上げる．

打ち込み棒による陥没の整復

Herbert screwによる内固定

- 整復をしたら小型 Herbert screw のガイドピンで仮固定をし，ドリリング後，Herbert screw 1〜2本で固定する．

▶粉砕骨折のプレートを使用した内固定

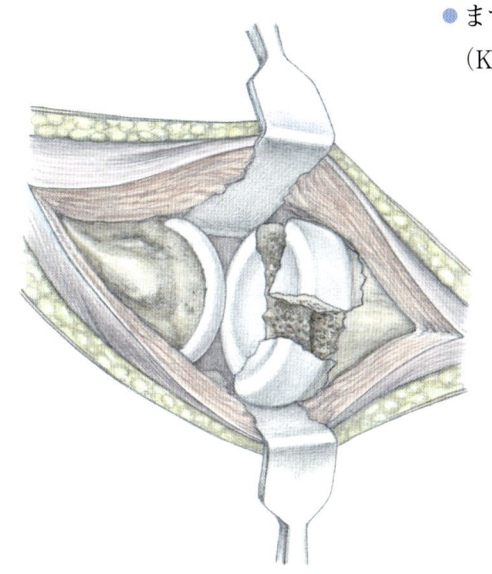

● まず橈骨頭関節面を整復し，細い Kirschner 鋼線（K-wire）で仮固定する．

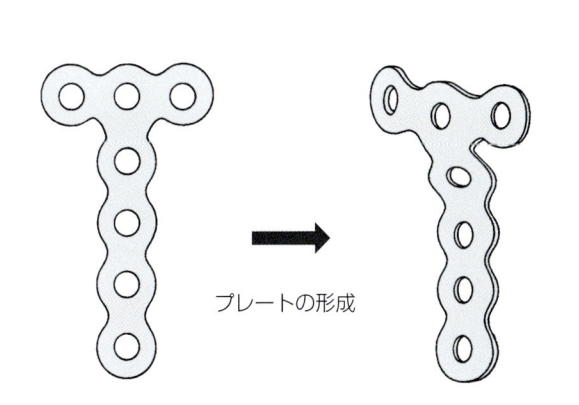

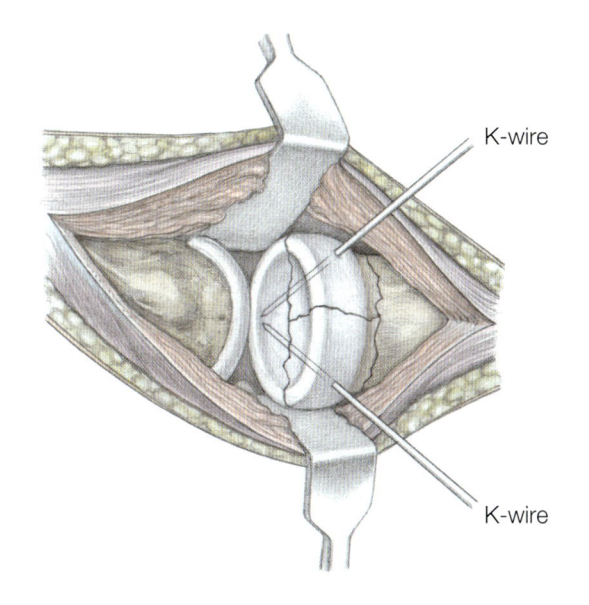

● 粉砕が強くても骨片に連続する骨膜や軟部組織はできるだけ温存する．そのため骨片は創外に出さずに，整復操作を創内で行う．

プレートの形成

● プレートを橈骨頭・頚部の形状に合わせて形成する．最近では橈骨頭の形状に合わせたプレートが市販されている．

プレート固定．この図では市販の橈骨頭専用プレートを使用している．

● 一塊とした橈骨頭を骨幹部にプレート固定する．
● プレートは，前腕を回内外しても近位橈尺関節に干渉しない部位"safe zone"[1,2] に設置する．骨折によっては必ずしも safe zone にプレートがおさまらないこともあり，その場合は骨折部の固定性を最優先にする．術後の外固定が長期になると成績が不良となるため，早期自動運動に耐えられるだけの強固な固定が必要である．
● プレート固定後，前腕を他動的に回内外し，上腕骨小頭との適合性をみる．
● プレート固定のみですべての骨片を固定できない場合は，Herbert screw やポリ乳酸ピンなども併用するが，内固定材料が互いに干渉しないように，刺入方向を工夫する必要がある．
● 骨欠損に対し骨移植を行う場合は，粉砕骨折においては血行が不良のため，人工骨より自家骨のほうが望ましい．

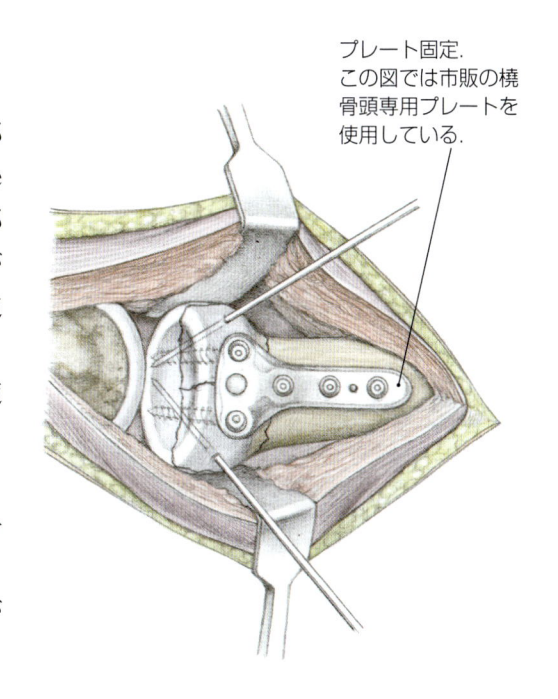

> **サイドメモ**

safe zone

- プレートを設置しても，近位橈尺関節に干渉しない橈骨近位部の範囲を safe zone とよぶ．

1. Smith ら[6] による safe zone の求め方 [1]

- 前腕中間位で橈骨外側にマーキングをする．同様に，前腕最大回外位，最大回内位で橈骨外側にマーキングをする．中間位のマーキングと回内位の中点が safe zone の後縁となり，中間位のマーキングから回外位のマーキング方向へ 2/3 の部分が safe zone の前縁となる．

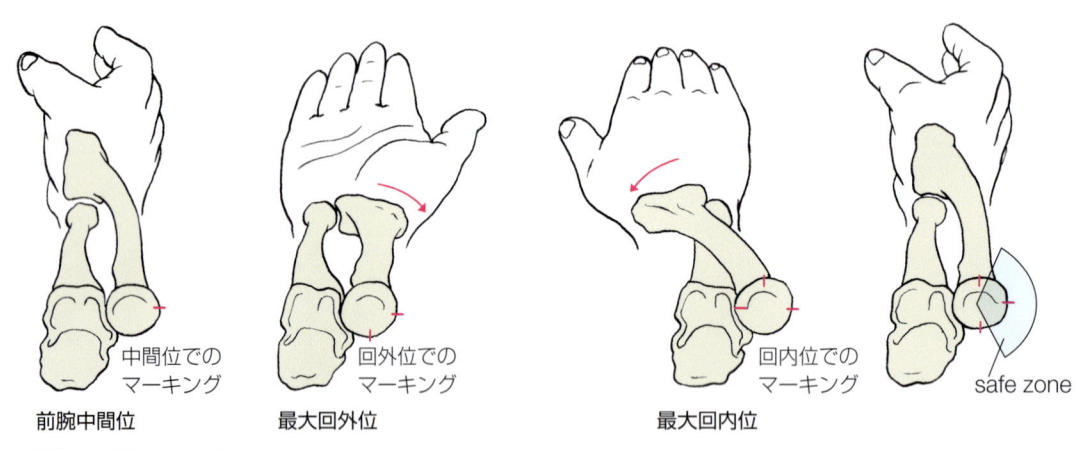

中間位でのマーキング　回外位でのマーキング　回内位でのマーキング　safe zone

前腕中間位　最大回外位　最大回内位

[1] Smith らの方法
(Smith GR, et al. J Shoulder Elbow Surg 1996；5：113-7 [6] より抜粋)

2. Caputo ら[7] の方法（nonarticular portion）[2]

- 茎状突起と Lister 結節を結ぶ 90°の範囲を橈骨頭に当てはめると，これを含む平均 113°の範囲が回内外しても近位橈尺関節に対向しない nonarticular portion である．実際の手術で利用しやすい方法である．

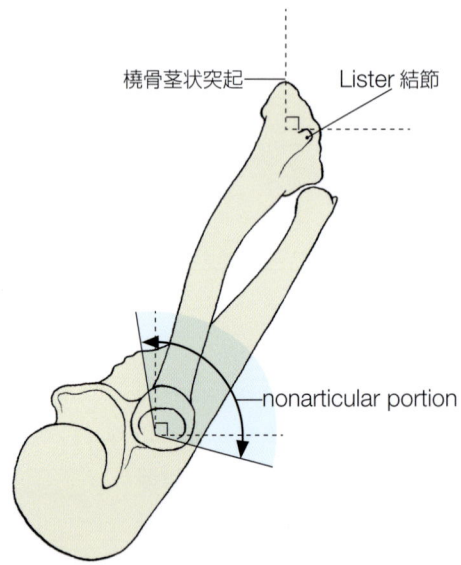

橈骨茎状突起　Lister 結節

nonarticular portion

[2] Caputo らの方法
(Caputo AE, et al. J Hand Surg Am 1998；23：1082-90 [7] より)

❺…創を閉鎖する

- 輪状靱帯および，切離した短・長橈側手根伸筋起始部をナイロン糸で修復する．きつくて輪状靱帯が修復しにくいときは，浅層の筋をしっかり修復する．
- 肘周囲は露出部であるので，皮膚は傷が目立たぬよう真皮縫合で閉創する．

❻…内側側副靱帯を修復する

- 内側側副靱帯の断裂を伴う場合は，内側縦切開で進入し内側側副靱帯の修復を行う．

▶後療法

- 前腕回内中間位，肘関節90°屈曲位で肘から手までのギプス固定を行う．1週後にシリンダーキャストに巻き替えて前腕回内外運動を開始し，2.5〜3週後から肘の自動屈伸運動を開始する．
- 骨癒合が完全に得られるまで患肢への荷重負荷は行わない．
- 前腕回旋制限が残っている場合は骨癒合後，抜釘と同時に橈骨頭周囲の癒着剥離を行う．

シリンダーキャスト内での前腕回内外運動を開始する．

▶まとめ

- 橈骨頭骨折，とくに粉砕例に対する内固定術はチャレンジングな手術ではあるが，肘関節手術に習熟した術者であれば良好な結果を得ることができる．その際，早期自動運動に耐えられる強固な内固定を行うことが必須の条件であり，弱い固定を長期の外固定でカバーしようとすると，必ず可動域制限を生じる．

（山中一良）

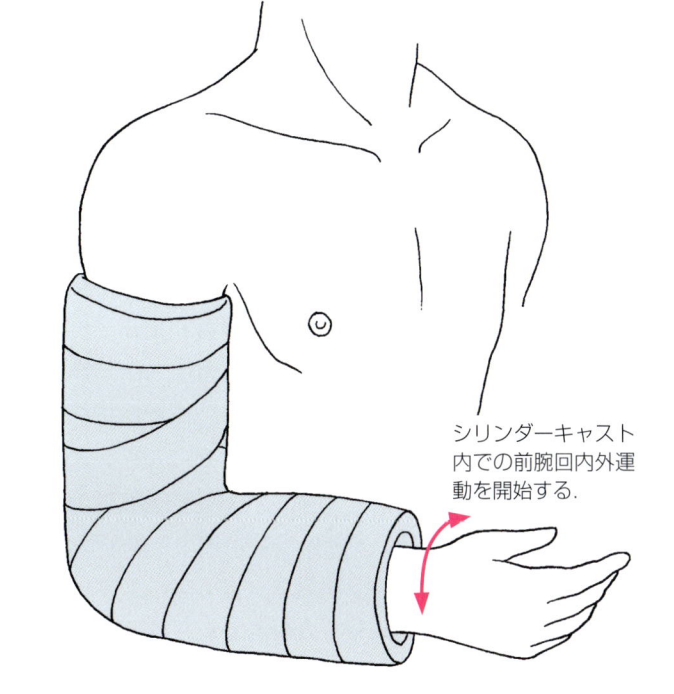

■文献
1. Bakalim G. Fractures of radial head and their treatment. Acta Orthop Scand 1970；41：320-31.
2. Goldberg I, et al. Late results of excision of the radial head for an isolated closed fracture. J Bone Joint Surg Am 1986；68：675-9.
3. Taylor TKF, et al. The effect upon the inferior radio-ulnar joint of excision of the head of the radius in adults. J Bone Joint Surg Br 1964；46：83-8.
4. McDougall A, et al. Subluxation of the inferior radio ulnar joint complicating fracture of the radial head. J Bone Joint Surg Br 1957；39：278-87.
5. 山中一良ほか．Mason type III 橈骨頭骨折新鮮例に対するプレート固定法の検討．日肘会誌 2003；10：167-8.
6. Smith GR, et al. Radial head and neck fractures：Anatomic guidelines for proper placement of internal fixation. J Shoulder Elbow Surg 1996；5：113-7.
7. Caputo AE, et al. The nonarticulating portion of the radial head：Anatomic and clinical correlations for internal fixation. J Hand Surg Am 1998；23：1082-90.

骨折
前腕
橈骨骨幹部骨折

手術の概要

- 橈骨骨幹部骨折は日常診療で遭遇する機会の多い骨折である．AOの記録（1980～1996年）によれば，全骨折の10～14％が前腕に発生している[1]．
- 骨折は，通常，転位を認め，整復が不良であると変形が遺残する．橈骨と尺骨の解剖学的位置関係は手関節と肘関節の可動域に重要であるため，成人では，通常，手術療法が行われる[1-9]．
- 固定性が不十分であると偽関節に陥る危険性が少なくない．とくに橈骨と尺骨の両骨骨折ではこの傾向が顕著である．
- 前腕骨骨折では，通常，骨折型はAO分類が用いられ [1]，手術はプレート固定が主に行われる．最近では，従来のプレートに代わって，プレートのスクリューホールとスクリューヘッドにスレッドがありロッキング機構を有するロッキングプレートが使用できるので，これらがよく用いられる．3社のものが使用可能である [2]．本項ではロッキングプレート固定について詳述する．
- プレート以外の骨接合材料で現在使用可能なものは，髄内釘のHAI前腕ロッドシステムとEnder釘のみである．しかし，髄内釘固定はプレート固定に比べて回旋変形に対する固定性が弱く，長斜骨折，第3骨片を有する骨折，粉砕骨折の骨長維持や橈骨の解剖学的弯曲の維持が困難であるため，一般的に使用されることは少ない．AO分類A型の横骨折か短斜骨折で整復が良い場合に適応となる．

▶適応

- 手術適応は以下の項目を考慮して決定する[1,9]．
  ①転位のある橈骨および尺骨の両骨骨幹部骨折（AO分類：22-A3, B3, C3）．
  ②橈骨あるいは尺骨どちらか一方かまたは両骨に第3骨片（AO分類：22-B1, B2, B3）を有するか，それ以上の粉砕骨片（AO分類：22-C1, C2, C3）を有する骨幹部骨折．
  ③10°以上の屈曲変形または10°以上の回旋変形を有する単骨幹部骨折（AO分類：22-A1, A2）．
  ④Monteggia骨折．
  ⑤Galeazzi骨折．
  ⑥Essex-Lopresti型脱臼骨折．
  ⑦開放骨折．
- 成人では転位のない橈骨骨幹部骨折はほとんどみられず，変形

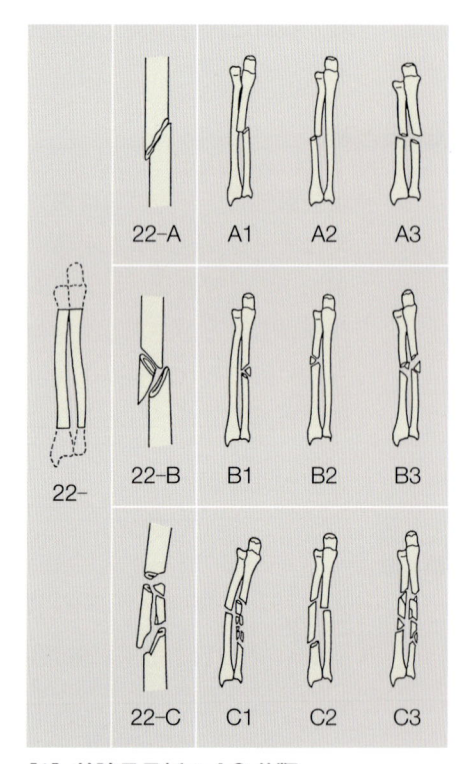

[1] 前腕骨骨折のAO分類
22-A：単純骨折（1；尺骨のみ，2；橈骨のみ，3；両骨）．22-B：第3骨片を含む楔状骨折（1；尺骨のみ，2；橈骨のみ，3；両骨，ただし一方が単純骨折の場合もある）．22-C：複雑骨折（1；尺骨のみ複雑，橈骨は骨折なしか単純骨折，2；橈骨のみ複雑，尺骨は骨折なしか単純骨折，3；両骨）．
(Müller ME, et al. The Comprehensive classification of fractures of long bones. Heidelberg, New York：Springer-Verlag；1990より抜粋)

中央寄りがロッキングホール

外側寄りがコーティカルホール

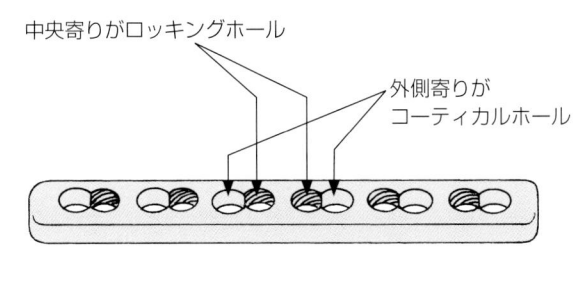

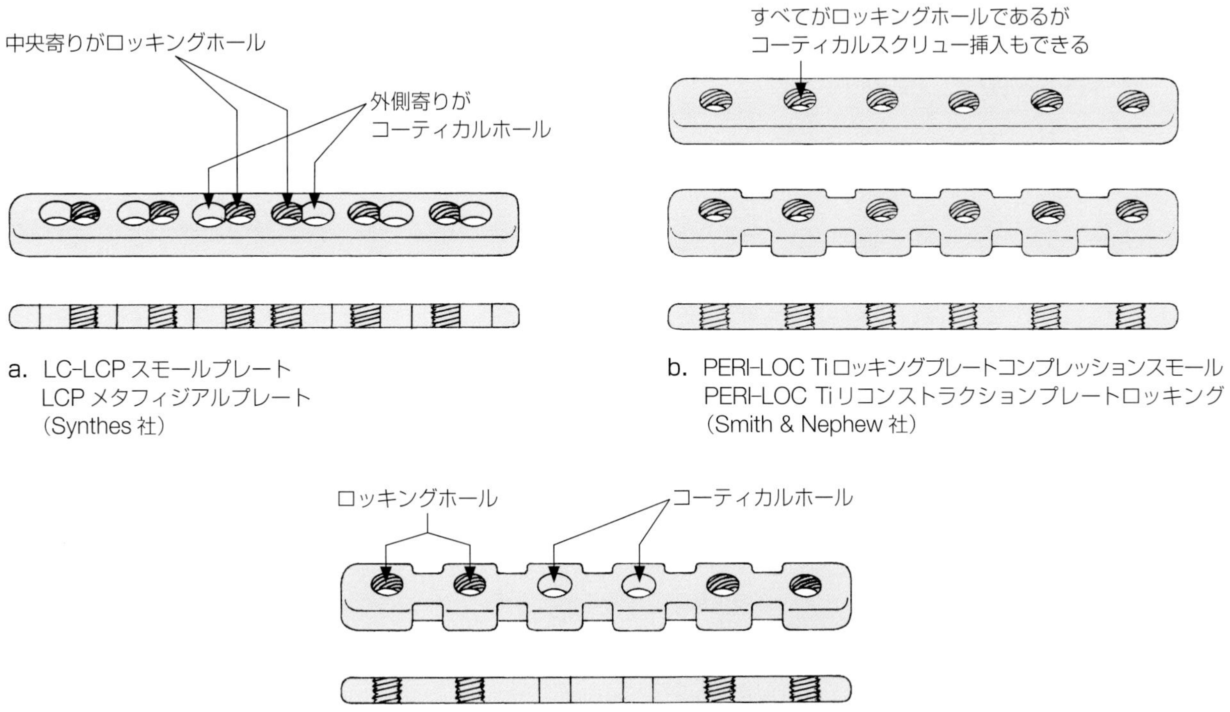

a. LC-LCP スモールプレート
   LCP メタフィジアルプレート
   （Synthes 社）

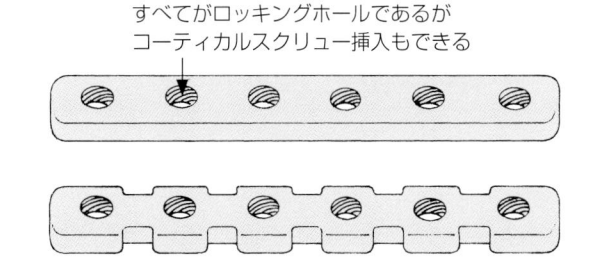

すべてがロッキングホールであるが
コーティカルスクリュー挿入もできる

b. PERI-LOC Ti ロッキングプレートコンプレッションスモール
   PERI-LOC Ti リコンストラクションプレートロッキング
   （Smith & Nephew 社）

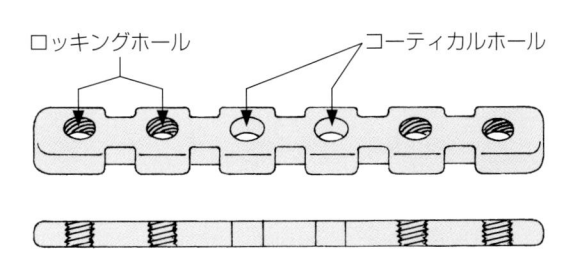

ロッキングホール　　コーティカルホール

c. HAI リコンストラクションロッキングプレート
   （ホムズ技研）

[2] 使用可能な橈骨骨幹部ロッキングプレート

治癒に対する自家矯正力がないので，ほとんどの症例が手術適応となる．

▶手術のポイント

①体位：仰臥位で空気駆血帯を使用する．

②皮切：前腕近位 1/2 では Thompson アプローチを用いて橈骨に達する[10]．前腕遠位 1/2 では Henry アプローチを用いて橈骨に達する[10]．

③可能な限り骨膜を温存して骨折を整復する．橈骨の解剖学的弯曲に合わせてロッキングプレートをベンディングする．骨把持鉗子でプレートとともに骨折部の整復位を保持する．

④AO 分類 A 型の横骨折では，楕円形のスクリューホールを利用して長軸方向へコンプレッションをかける．

⑤AO 分類 A 型の斜骨折では，コンプレッションラグスクリューを使用する．

⑥AO 分類 B 型の第 3 骨片を有する骨折では，第 3 骨片の固定にコンプレッションラグスクリューを使用する．

⑦AO 分類 C 型の分節骨折では，すべてロッキングスクリューで固定可能である．

⑧AO 分類 C 型の粉砕骨折では，骨移植を追加する．

⑨創を閉鎖する．

● 手術手技の実際

❶…手術体位と皮切

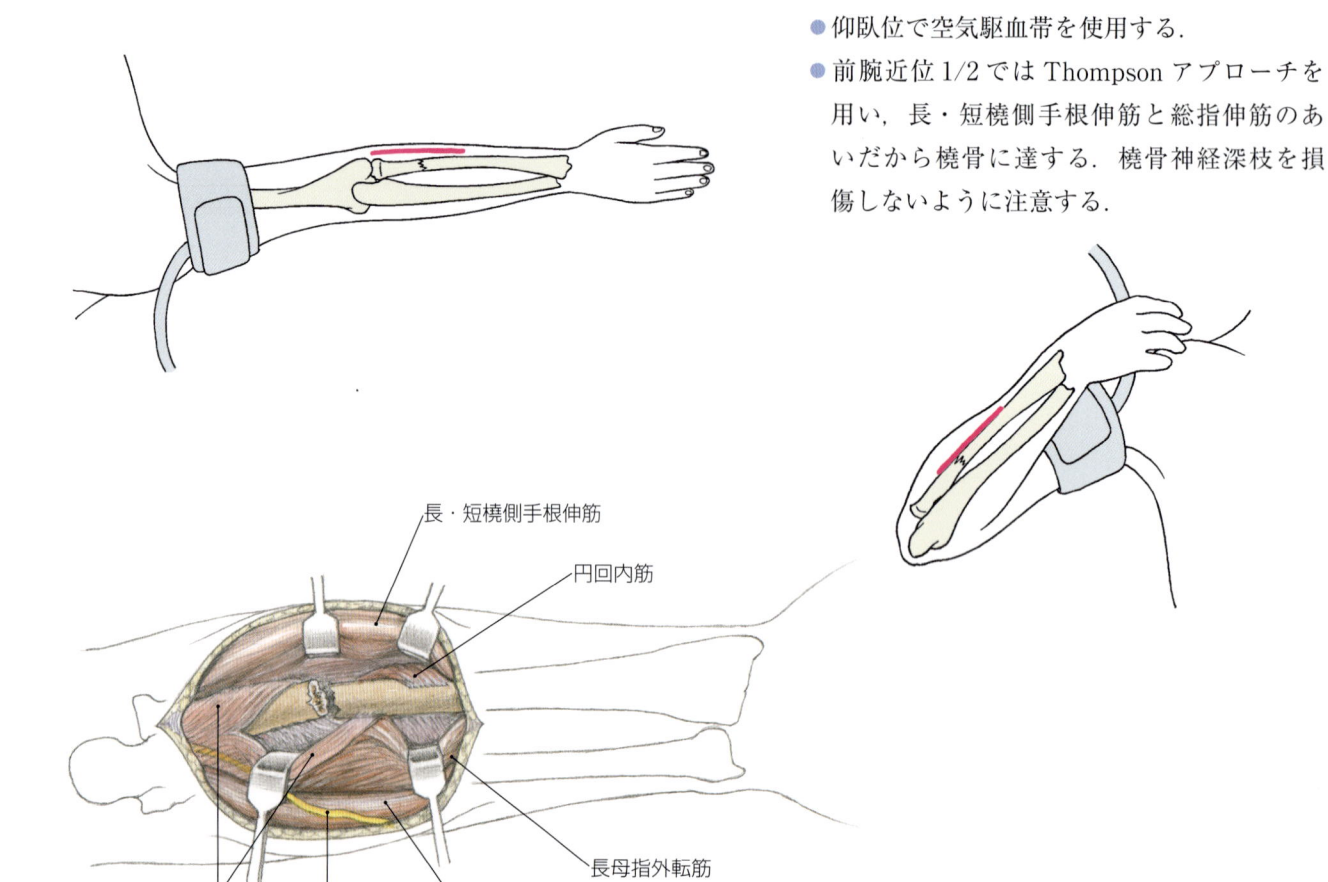

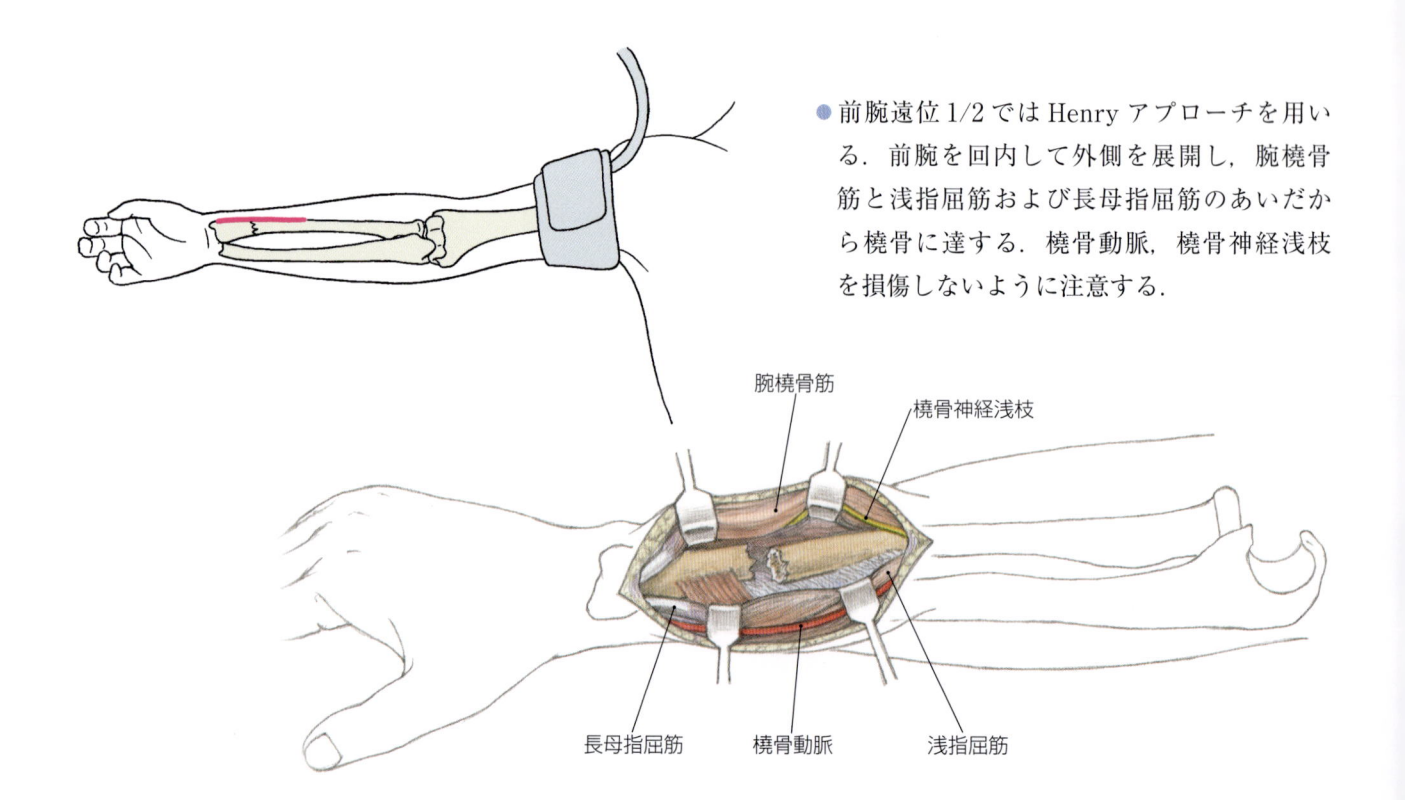

- 仰臥位で空気駆血帯を使用する．
- 前腕近位1/2ではThompsonアプローチを用い，長・短橈側手根伸筋と総指伸筋のあいだから橈骨に達する．橈骨神経深枝を損傷しないように注意する．

長・短橈側手根伸筋
円回内筋
長母指外転筋
回外筋　橈骨神経深枝　総指伸筋

- 前腕遠位1/2ではHenryアプローチを用いる．前腕を回内して外側を展開し，腕橈骨筋と浅指屈筋および長母指屈筋のあいだから橈骨に達する．橈骨動脈，橈骨神経浅枝を損傷しないように注意する．

腕橈骨筋　橈骨神経浅枝
長母指屈筋　橈骨動脈　浅指屈筋

❷…骨折の観血的整復とプレートのベンディングを行う

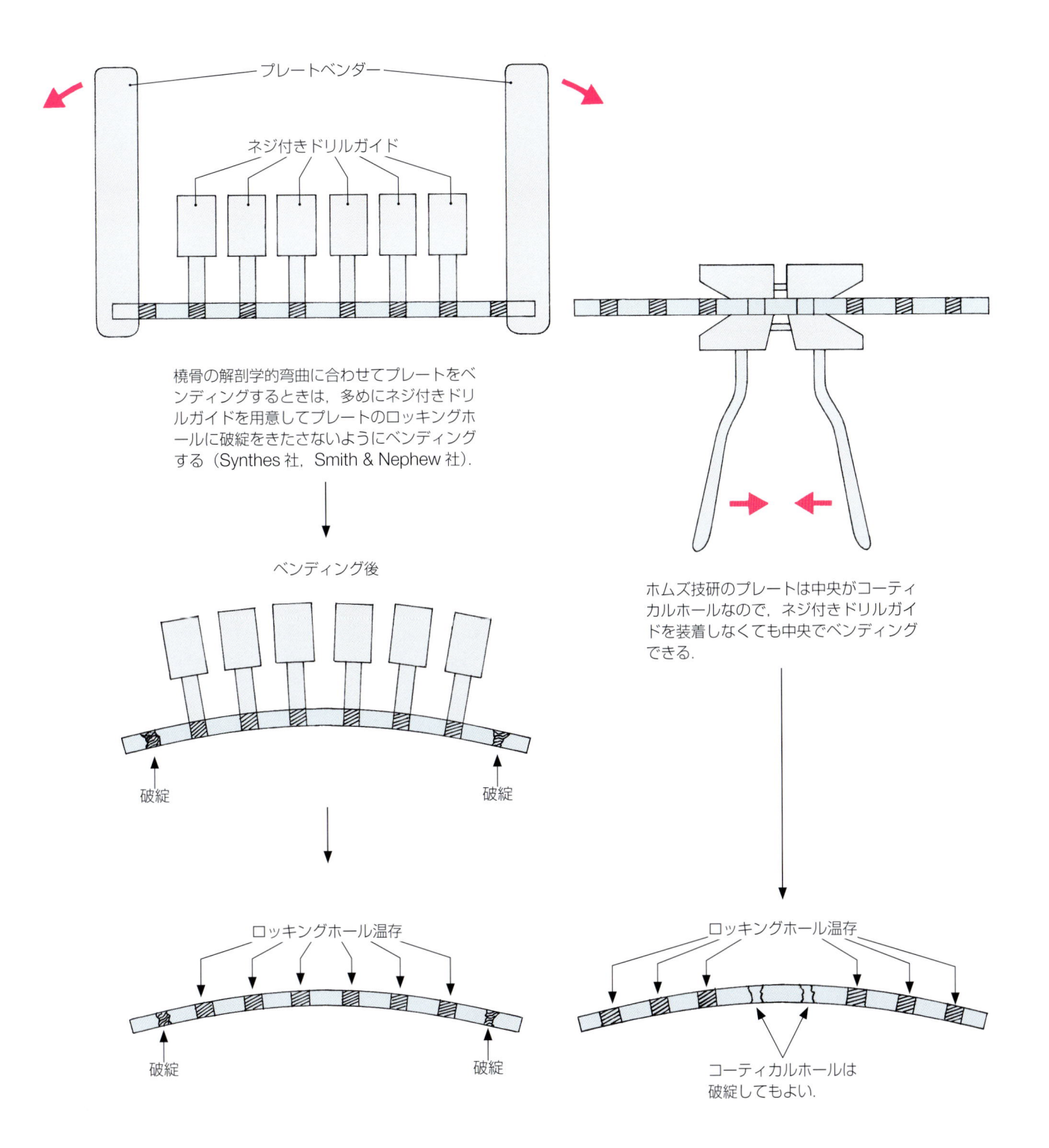

プレートベンダー

ネジ付きドリルガイド

橈骨の解剖学的彎曲に合わせてプレートをベンディングするときは，多めにネジ付きドリルガイドを用意してプレートのロッキングホールに破綻をきたさないようにベンディングする（Synthes 社，Smith & Nephew 社）．

ベンディング後

破綻　　破綻

ホムズ技研のプレートは中央がコーティカルホールなので，ネジ付きドリルガイドを装着しなくても中央でベンディングできる．

ロッキングホール温存

破綻　　破綻

ロッキングホール温存

コーティカルホールは破綻してもよい．

- 可能な限り骨膜を温存して骨折を整復する．
- 橈骨の解剖学的彎曲に合わせてロッキングプレートをベンディングする．この際，プレートのロッキングホールのスレッドに破綻をきたさないようにネジ付きドリルガイドを多めに用意して，これを装着してからベンディングを行う．
- 骨把持鉗子でプレートとともに骨折部の整復位を保持する．

❸ AO分類A型の新鮮横骨折に対する MIPO（minimally invasive plate osteosynthesis）法

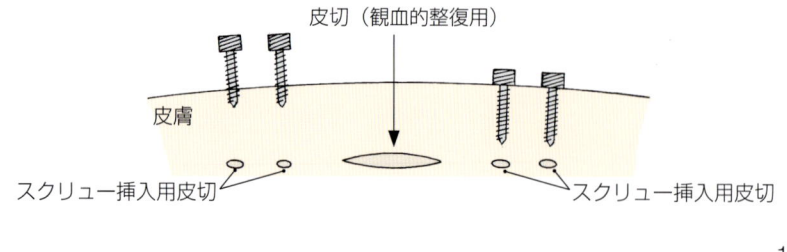

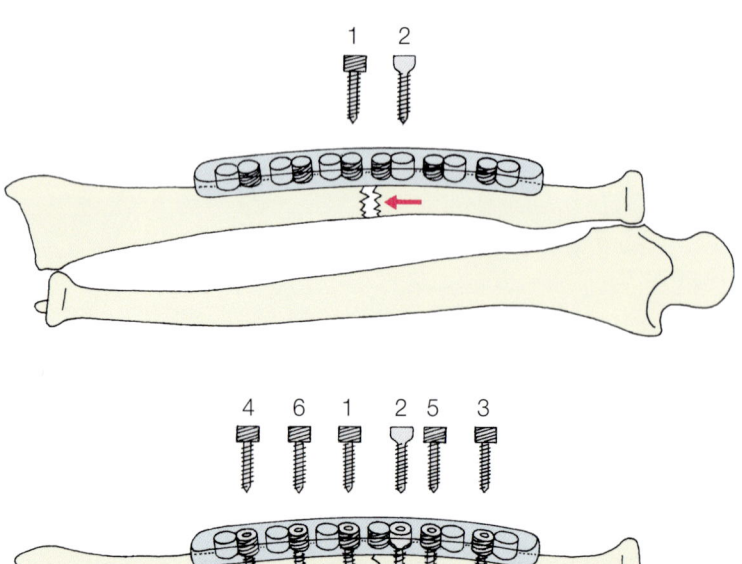

1, 3, 4, 5, 6：ロッキングスクリュー.
2：コーティカルスクリュー. 楕円ホールに刺入して長軸方向にコンプレッションをかける.

▶手技のコツ

- コンプレッションを骨折部にかけるためにSynthes社のLC-LCPスモールプレートを使用. 他社のプレートでもよい.
- プレートは外側面に当てることがコツである. 外側面は橈骨の彎曲をよく反映しておりプレートのベンディングが行いやすく, 回外筋, 円回内筋の再縫合が容易なためである.
- プレートが骨面長軸に平行に当たらないとスクリューを締めるに従い離開や回旋変形が生じるので注意を要する.

▶ポイント

- 橈骨骨幹部は全体として外側凸のゆるい彎曲を示し, とくに遠位部ほど尺骨との間隔が大きい. 末梢ほど細い不正三角柱状を呈している. 整復の際は, 最も薄く鋭く突出した骨間膜が付着する内側縁（骨間縁）を指標として整復すれば回旋変形が予防できる.

- 新鮮骨折で血腫が器質化せず, 軟部組織に癒着が発生しない2〜3日以内に施行する.
- X線透視下で閉鎖的または骨折部の小皮切を用いて骨折を整復し, 小皮切からプレートを挿入する.
- スクリュー挿入にあたっては2本目を楕円形のスクリューホールを利用して挿入し, 長軸方向へコンプレッションをかける.
- 4〜6本目はスクリュー用の小皮切でロッキングスクリュー固定を行う.

❹ AO分類A型の斜骨折の固定

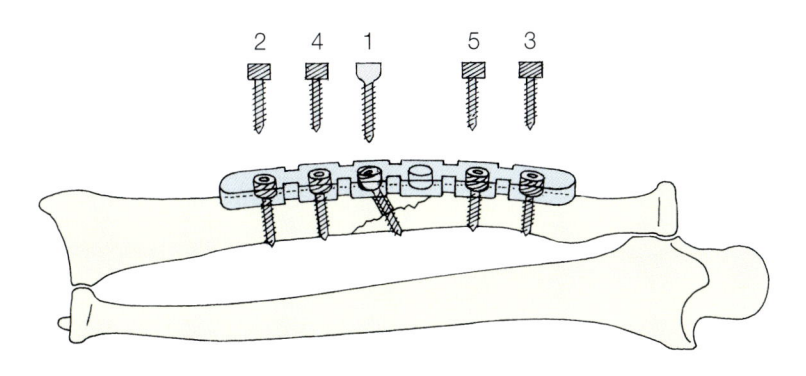

1：コンプレッションラグスクリュー．
2, 3, 4, 5：ロッキングスクリュー．

▶ **手技のコツ**
- 中央がコーティカルホールのホムズ技研のHAIリコンストラクションロッキングプレートを使用する．他社のプレートでもよい．
- 骨把持鉗子でプレートと骨を一緒に把持し，骨折線の両端にスクリュー孔を2穴以上ずつ存在させる．骨折線から最も遠い穴にスクリューが挿入できるように骨把持鉗子で中央部を把持する．

- プレートとともに骨折部を把持したら，まずコンプレッションラグスクリューを使用する．
- コンプレッションラグスクリューを挿入する際は，骨折線に垂直にスクリューの谷径と同じドリルで孔を作製し，次に手前の骨皮質のみスクリューの山径と同じドリルで孔を拡大する．向こう側の骨皮質のみタッピングし，骨折部に圧迫力が加わるようにする．
- 強固に固定できれば，後はロッキングスクリューを挿入する．

❺ AO分類B型の第3骨片を有する骨折の固定

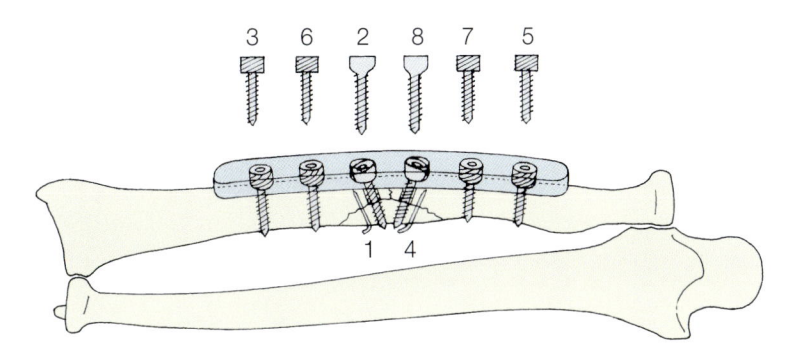

1, 4：K-wire．
2, 8：コンプレッションラグスクリュー．
3, 5, 6, 7：ロッキングスクリュー．

▶ **手技のコツ**
- すべてのホールにロッキングスクリューとコーティカルスクリューが使用できるSmith & Nephew社のPERI-LOC Tiロッキングプレートコンプレッションスモールを使用する．他社のプレートでもよい．
- 転位した第3骨片は可能な限り骨膜の連続性を温存しておくが，そのために整復操作が困難になる場合は，いったん完全に遊離骨片とする．

- 第3骨片は本骨片に整復後K-wireで固定してからコンプレッションラグスクリューで強固に固定する．
- 本骨片の片方と第3骨片をプレート固定してから，もう一方の本骨片をプレート固定する．

▶ **ポイント**
骨長の短縮と回旋転位の予防
- AO分類B型の第3骨片を有する骨折では，骨折部両端の1か所に骨皮質同士が対向する部位があるので，同部を指標にして整復を行えば骨長の短縮は予防できる．また骨膜縁を指標にすれば回旋転位も予防できる．

❻…AO 分類 C 型の分節骨折および粉砕骨折の固定

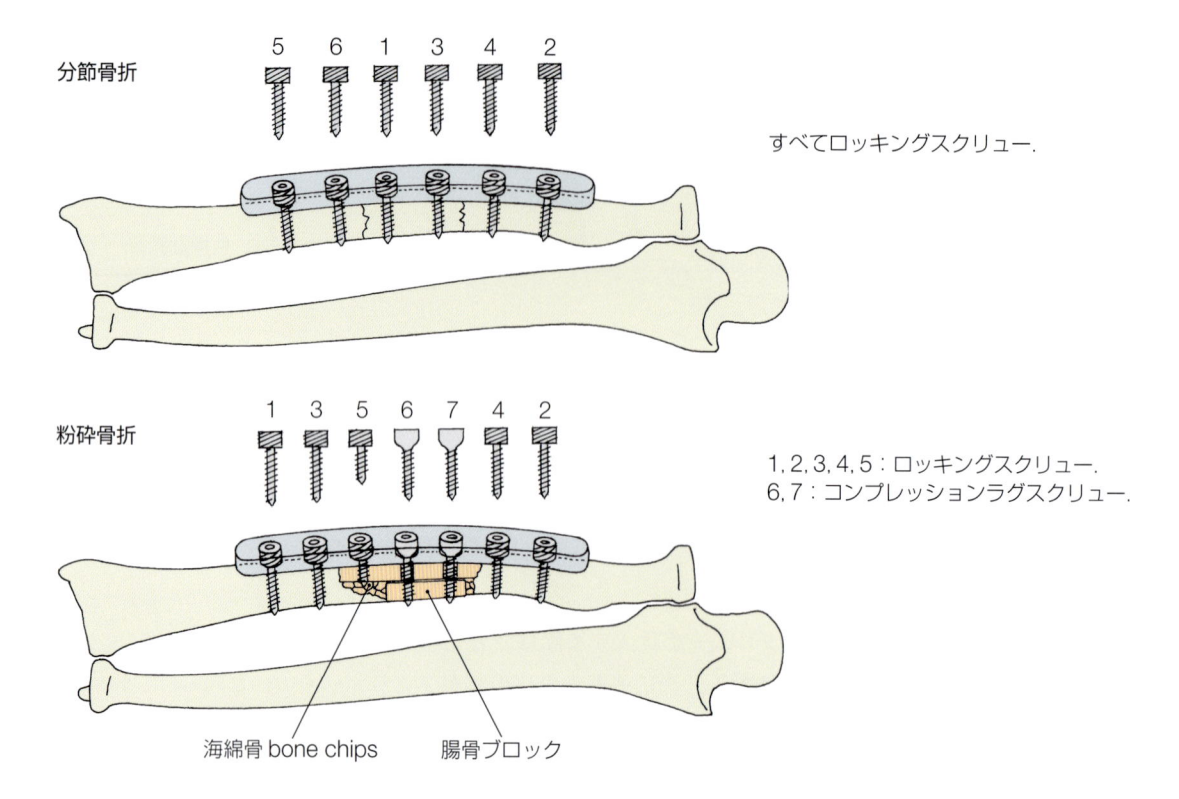

分節骨折

5 6 1 3 4 2

すべてロッキングスクリュー．

粉砕骨折

1 3 5 6 7 4 2

1,2,3,4,5：ロッキングスクリュー．
6,7：コンプレッションラグスクリュー．

海綿骨 bone chips　　腸骨ブロック

- 分節骨折ではすべてロッキングスクリューで固定可能である．
- 粉砕骨折では骨長を保持しながら骨折を整復し，プレートを設置して，まず両端をロッキングスクリュー固定する．
- 骨欠損部には腸骨ブロックや海綿骨 bone chips を十分に骨移植する．

▶ポイント
- 近位骨片と遠位骨片の回旋転位は骨間縁を指標として整復する．術前に健側の X 線を撮り，骨長維持の指標とする．術中に X 線透視で骨折部だけでなく近位および遠位橈尺関節の適合性を確認する．

❼…創を閉鎖する

- 剥離した前面の長母指屈筋や浅指屈筋橈骨頭，後面の長母指外転筋，短母指伸筋，外側面の円回内筋停止部を骨孔に縫合糸で固定するか，周囲の筋群に縫合する．
- ドレーンチューブを留置して筋膜はゆるめに縫合して創を閉鎖する．

▶ 後療法

- 術直後から患肢を高挙し，肩，手指の自動運動を 1 時間ごとに 5 分間を目安に施行する．
- ギプス固定期間は骨折型と術中の固定性を考慮しながら決定する．骨折型による目安は，AO 分類 22-A1，A2 では 1～2 週間，22-A3，22-B1，B2 では 2～4 週間，22-B3，22-C1，C2，C3 では 3～5 週間である．
- ギプス固定が長期間になる場合は，3～4 週間以後は医師，理学療法士，作業療法士のいずれかの監視下で分割ギプスをはずして，肘屈伸，前腕回内・回外，手関節屈伸などの自動運動を行う．

（鈴木克侍）

■文献

1. Heim D, Capo JT. Forearm Shaft. In：Ruedi TP, editor. AO Principles of Fracture Management. 2nd ed. Thieme；2007. p. 642-55.
2. Chapman MW, et al. Compression-plate fixation of acute fractures of diaphyses of the radius and ulna. J Bone Joint Surg Am 1989；71：159-69.
3. Daruwalla JS. A study of radioulnar movement following fractures of the forearm in children. Clin Orthop 1979；139：114-20.
4. Grace TG, Eversmann CWW Jr. Forearm fractures; treatment by rigid fixation with early motion. J Bone Joint Surg Am 1980；62：433-8.
5. Knight RA, Purvis GD. Fractures of both bones of the forearm in adults. J Bone Joint Surg Am 1949；31：755-65.
6. Patrick J. A study of supination and pronation, with especial reference to the treatment of forearm fractures. J Bone Joint Surg Am 1946；28：737-48.
7. 鈴木克侍．橈・尺骨骨幹部骨折に対するプレート固定．阿部宗昭編．新 OS NOW No. 1 上肢外傷の手術療法．東京：メジカルビュー社；1999. p.94-102.
8. 鈴木克侍．橈骨および尺骨骨幹部骨折に対する手術的治療．松井宣夫ほか編．整形外科術前・術後のマネジメント．第 2 版．東京：医学書院；2005. p.125-9.
9. 鈴木克侍．前腕骨骨折．金谷文則編．OS Now Instruction No. 2 上肢の骨折・脱臼―手技のコツ＆トラブルシューティング．東京：メジカルビュー社；2007. p.96-108.
10. Crenshow AH. Surgical approaches. In：Crenshow AH, editor. Campbell's Operative Orthopaedics. 8th ed. St Louis：Mosby-Year Book；1992. p.104-11.

骨折
前腕
尺骨骨折

●──手術の概要

- 尺骨の単独骨折は，殴打されるのを腕で防いだことによる直達外力で生じることが多い．また，自転車やバイクでの転倒事故による直達外力でも生じる．
- 尺骨の単独骨折では開放骨折はまれである．
- 骨折部は，骨幹部中央か遠位に多い．
- 前腕の回内外は，尺骨が軸となり，その周りを橈骨が転がるように回る．骨折部を固定するには，この回旋力に抗する安定性が必要である．

▶適応

- 尺骨骨折は，偽関節になりやすいので，多くは手術適応になる．
- 固定法には，髄内釘，創外固定，プレート固定などがある．
- 髄内釘の長所は，皮切が小さく整容的に優れていることと，軟部組織の剥離をしないので骨癒合に有利であること[1,2]．短所は，回旋固定性が弱いため外固定の追加が必要になることと，整復が困難であることである[3]．
- 創外固定の長所は，髄内釘とほぼ同様であり，固定性に優れていること．短所は，固定器がかさばり日常生活が不便なことである．
- プレート固定の長所は，回旋固定性が強いこと．短所は，皮切が長いことと，軟部組織への侵襲が大きいこと．ロッキングプレートが使用されるようになってから，小皮切で2か所展開してMIPO (minimally invasive plate osteosynthesis) 法も行われる[4]．尺骨は全長にわたり，前腕の伸筋群と屈筋群のあいだでその稜が皮下に触れる [1]．尺骨の断面は三角形で，稜の上ではプレートは安定しないので，伸筋群か屈筋群を挙上して平らな面にプレートを当てる [2] [3]．
- これらを症例ごとに検討して，どの治療法を選ぶかを決定するが，ここではプレート固定について述べる．

▶手術のポイント

①体位：仰臥位で，肘を屈曲させ胸部に手を置くようにする．
②皮切：尺骨稜に沿った縦皮切とする．MIPOでは，遠位と近位で2か所に分ける．
③尺骨の展開：稜から前腕伸筋を剥離する．
④骨折の整復：整復鉗子で，末梢と中枢を把持し骨折部の整復操作を行う．整復鉗子でプレートと尺骨を把持する．MIPOでは，骨折部は展開しないので整復は許容範囲内で行う．
⑤プレート固定：スクリューは，遠位と近位にそれぞれ3本以上は入れる．
⑥閉創する．とくにドレーンは留置しない．

前腕／尺骨骨折 | 109

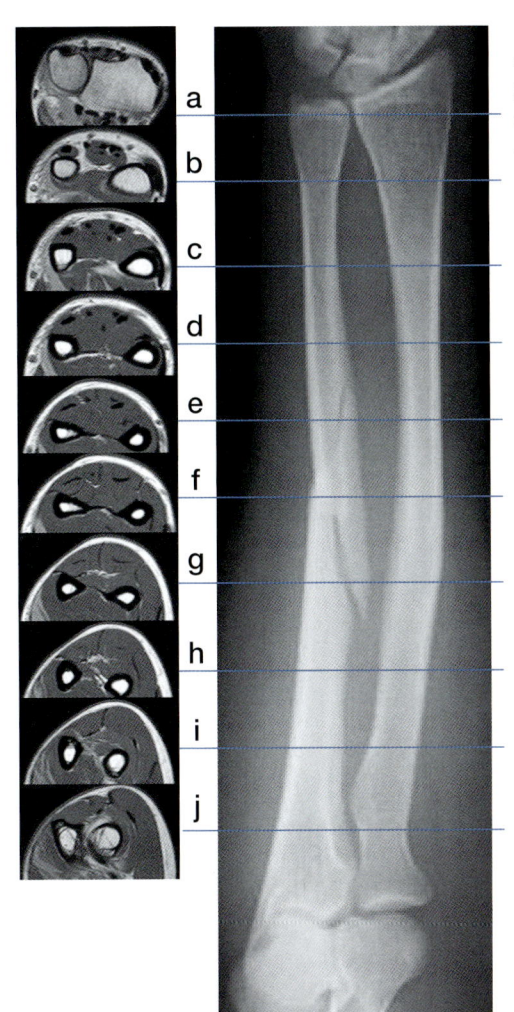

[1] 尺骨の各レベルでの断面形態

各レベルでの尺骨の断面形態を MRI で観察する．X 線写真と MRI の症例は同一ではないが，おおよそのレベルを示している．

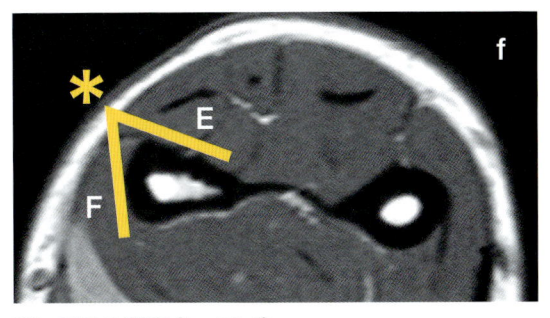

[2] 尺骨の断面（レベル f）

尺骨の断面は三角形で，その稜（＊）が皮下に触れる．プレートは，伸筋群の下の面（E）か，屈筋群の下の面（F）に当てる．E 面に当てるのが容易である．

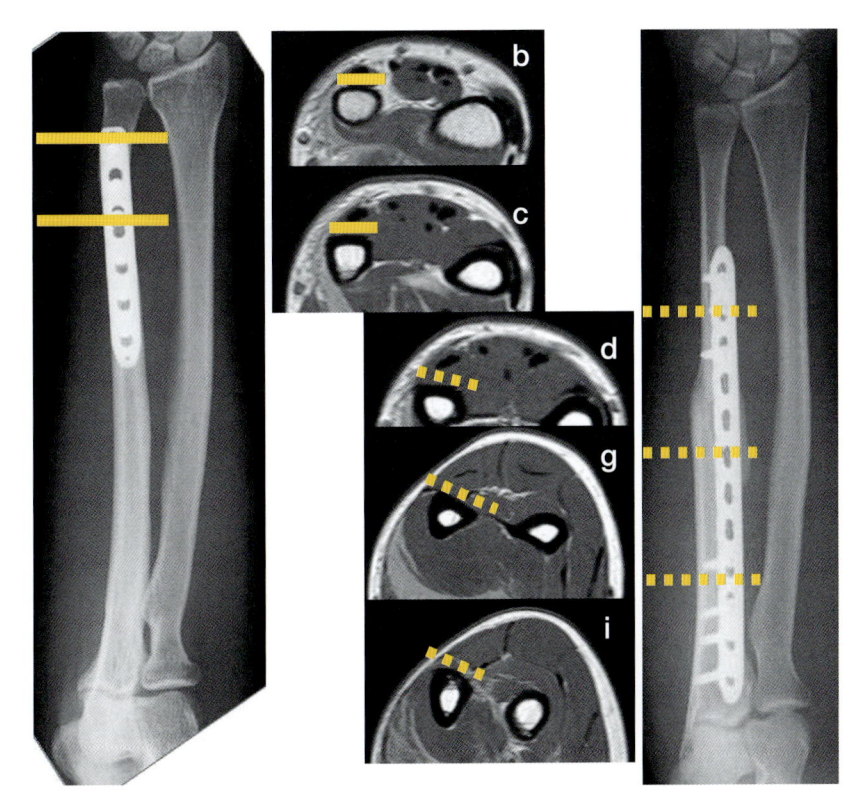

[3] プレート設置位置の確認

遠位と骨幹部骨折の代表症例の X 線写真で，プレートの当たっている面を確認する．伸筋群の下の面（E）に当ててある．

手術手技の実際

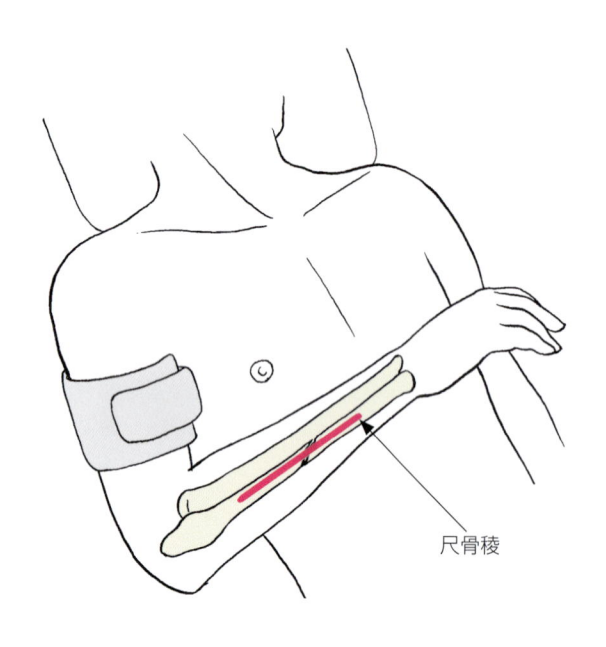

❶ 手術体位と皮切

- 仰臥位で空気止血帯を巻く．肘を屈曲させ，胸部に手を置く形で手術を行う．
- 尺骨稜に沿った縦皮切をおく．MIPOでは，遠位と近位で2か所に分ける．

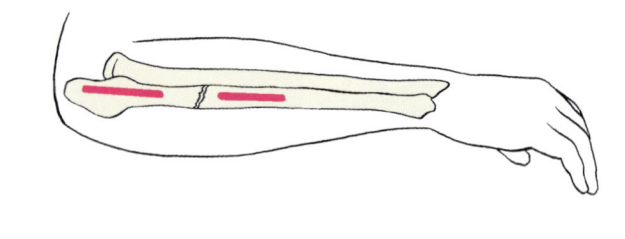

尺骨稜

❷ 尺骨を展開する

- 尺骨稜から伸筋群を挙上する．伸筋群の下の面にプレートを設置できるように剝離を進める．骨膜上で筋肉を削ぐように挙上して，骨癒合に有利となるように骨膜を残す．
- MIPOの場合には，骨折部は展開しない．骨膜上で伸筋群の筋肉を骨膜剝離子で削ぐように挙上して，プレートを滑り込ませる．

▶ポイント
- 骨折部周囲の骨膜はとくに温存するように心がける．

❸ 骨折を整復する

- 骨把持鉗子で末梢と中枢を把持し，骨折部の整復操作を行う．骨把持鉗子がうまく滑り込まないときには，その部分だけ骨膜剝離子で骨膜を剝がすこともある．整復操作は，長さと回旋の回復を重要視する．多少の側方転位は問題とならない．第3骨片がある場合には，もう一つの骨把持鉗子を用いて整復する．整復されたら，骨把持鉗子でプレートと尺骨を把持する．

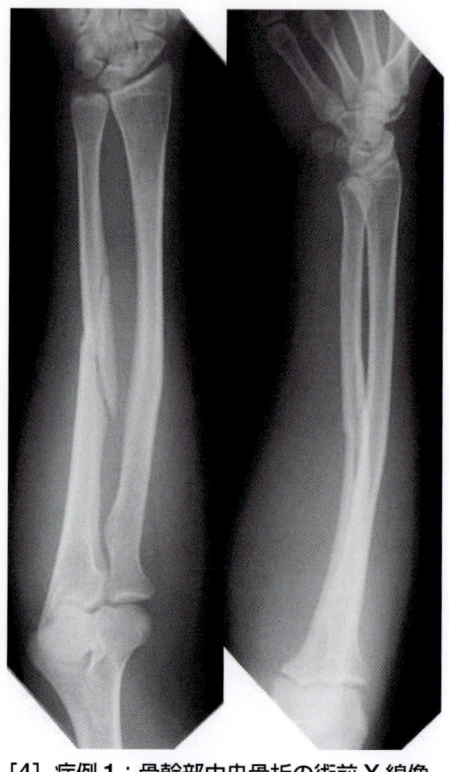

[4] 症例1：骨幹部中央骨折の術前X線像

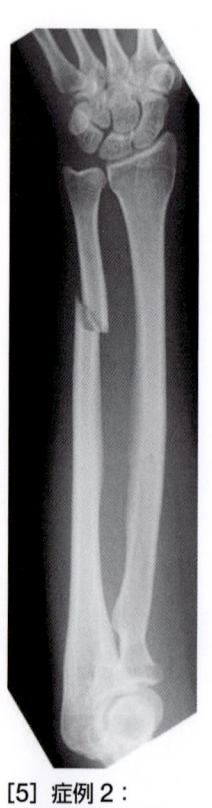

[5] 症例2：骨幹部遠位骨折の術前X線像

- MIPOでは，骨折部は展開しないので，整復は透視装置を用いて確認していく．整復が許容範囲内で収まらない場合には，MIPOにこだわらずに，骨折部を展開して整復する．

> ▶ポイント
> ●整復は長さと回旋の回復が重要である．

❹ プレート固定を行う

- ほぼ全例にロッキングプレートを用いる．遠位は，LCP（Locking Compression Plate）Metaphyseal Plate 3.5（Synthes社），骨幹部はLCP 3.5プレートを選択している．
- 第3骨片がある場合には，まずラグスクリューを用いて固定してから，大骨片をプレート固定する．遠位と近位に3本ずつスクリューを入れる．MIPOの場合には，第3骨片は触らない．
- ロッキングプレートであるので，ベンディングして形態を適合させる必要はないが，多くの場合，プレートは尺骨の平らな面にぴったり合う．最初に末梢と中枢に1本ずつ，コーティカルスクリューでプレートを骨に引き寄せて固定する．その後，ロッキングスクリューを入れて固定していく．

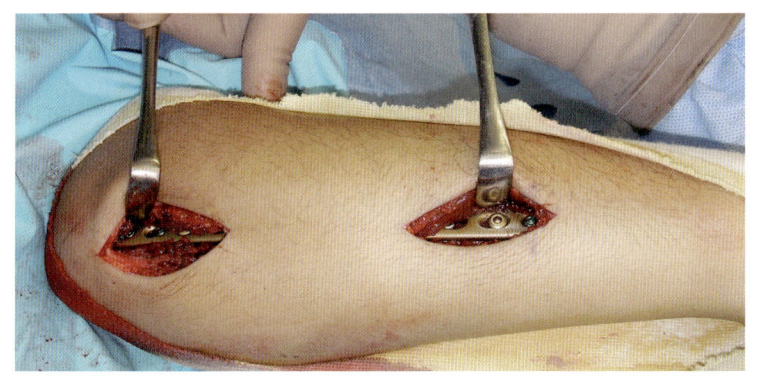

[6] 症例1：術中

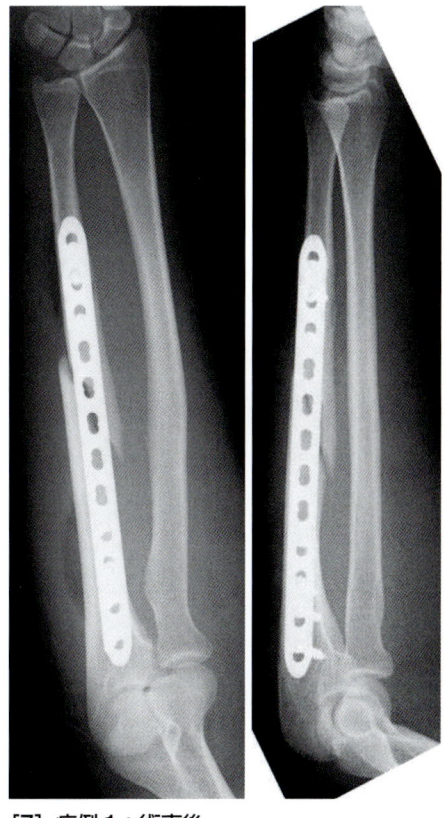

[7] 症例1：術直後
MIPOで行ったので，第3骨片に転位は多少とも残存しているが，長さと回旋は整復されている．

❺ 閉創する

- 皮下縫合を吸収糸で行い，皮膚は5-0ナイロン糸で縫合する．ドレーンは基本的には使用しない．

▶後療法

- 術後はクーリングと，フットボードを利用した患肢挙上を心がける．
- 外固定は原則として行わず，翌日から肩・肘関節，前腕，手・指関節の可動域訓練を行う．
- 骨癒合するまでは，衝撃が加わるような作業（自転車やバイクの運転，荷物運び，ハンマーの使用，バッティングなど）は禁止する．
- 骨癒合が完成すれば，すべて自由に行わせる．
- 抜釘は原則として行わないが，皮下にプレートが触れて違和感を訴える場合には行う．
- チタンプレート以前のステンレスプレートの時代には，2年以内には抜釘すべきでないとの意見もあった．しかし，チタンプレート・スクリューは長く体内に留めると抜釘困難症例となる可能性が高い．したがって，抜釘するのであれば術後1年程度で抜釘を勧める．
- 抜釘後の3～6か月で再骨折が多く報告されているので，十分にその旨を患者に説明しておく[1]．抜釘後の再骨折率は2.0～16%とされており，おろそかにできない合併症である[3]．スクリュー孔が弱点となり骨折するので，とくに捻りの力には十分注意させ，野球などのスポーツを半年間は禁止すべきである．

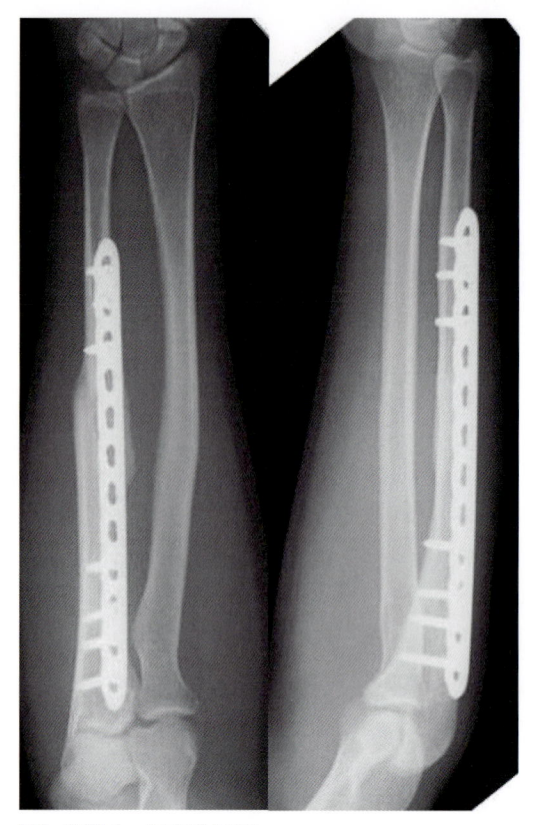

[8] 症例1：骨癒合状態
MIPOで骨癒合すれば，第3骨片の転位は問題とならない．

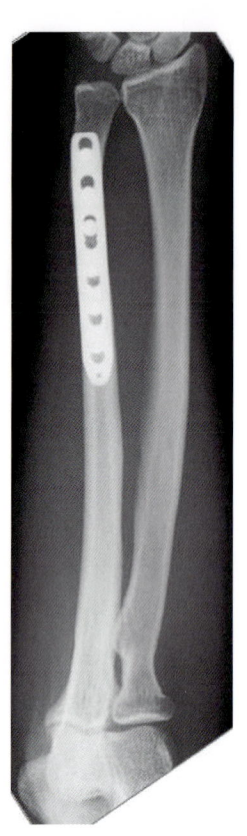

[9] 症例2：骨癒合状態

▶まとめ

- 尺骨は前腕の回旋運動の軸となる骨なので，プレート固定が望ましい．プレート固定をすれば，外固定なしに早期可動域訓練が行える．
- プレートは，伸筋群を挙上すると平面上に設置できる．
- MIPOで行えば，皮切は小さく，骨折部の骨膜も温存されるので骨癒合にも有利である．
- 抜釘はそれぞれの症例の事情を考慮して決める．

（池田和夫）

■文献
1. 和田山文一郎ほか．前腕骨骨幹部骨折の治療成績．中部整災誌 2006；49：935-6．
2. 篠田潤子ほか．前腕骨骨幹部骨折の治療経験．骨折 2004；26：217-9．
3. 小林由香ほか．成人橈・尺骨骨幹部骨折に対する手術療法の検討．日手会誌 2006；23：801-5．
4. 馬場貴子ほか．前腕骨骨折に対するMIPO法の小経験．整形外科と災害外科 2008；57：135-9．

骨折
前腕
Monteggia 脱臼骨折

手術の概要

- 1814 年に Monteggia が報告した尺骨近位 1/3 部での骨折と近位橈尺関節前方脱臼の 2 症例[1] を嚆矢とする Monteggia 脱臼骨折は比較的まれな外傷であり，その発生頻度は肘関節部の骨折・脱臼の 0.7 %，前腕骨折の 1～7 %，入院加療を必要とした上肢骨折の約 2.5 % と報告されている[2-5].

- 尺骨骨折の部位や橈骨頭の脱臼方向は多様であり，1967 年に Bado はこれらを一括して Monteggia 損傷と命名し，橈骨頭の脱臼方向によって 4 型に分類した[6] **[1]**.

- 本外傷は「輪状靱帯が断裂しているため，尺骨骨折を整復すれば橈骨頭脱臼も自動的に整復される」[5, 7] という慣例的治療原則に基づき，いずれの損傷型であっても観血・非観血的処置を問わず，尺骨骨折の整復が初期治療において重要視されてきた.

- ただし，初期治療後の橈骨頭再脱臼は少なからず認められ **[2]**，Monteggia 脱臼骨折が陳旧化へ移行する主因となっている[8]. これを防ぐためには従来から行われてきた尺骨の整復具合に砕身するよりも，橈骨頭の整復を確実に実施することが重要なはずである[9].

- 筆者らは腕橈関節の確認を要した症例の経験を通じて，輪状靱帯は慣例的治療原則とは異なり，断裂せずに橈骨頭から完全ないし肘内障のように部分的に脱転しているだけではないかと考えている[9, 10]. 本項では筆者らが実施している橈骨頭の確実な整復と制動を重視した Monteggia 脱臼骨折の初期治療法[9, 10] について述べる.

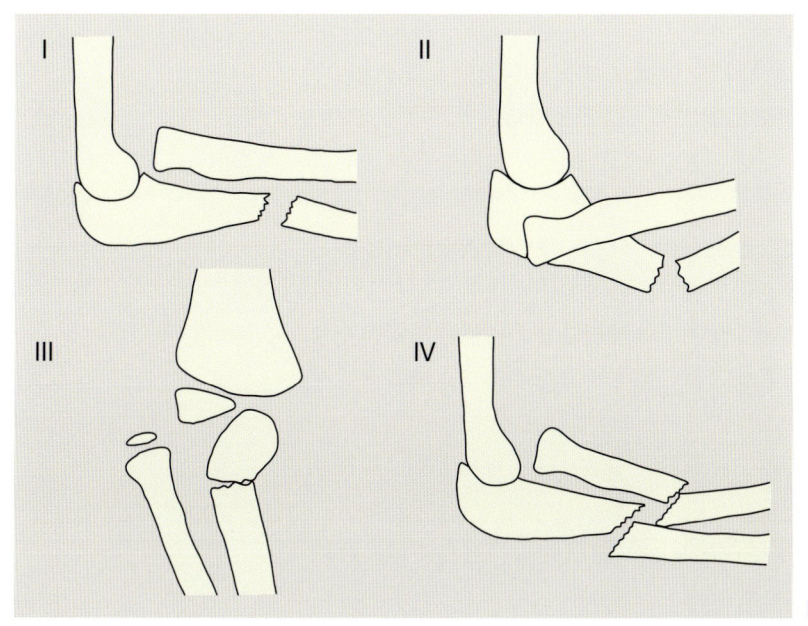

[1] Bado 分類
Ⅰ：前方凸の尺骨骨折に橈骨頭の前方脱臼を伴う.
Ⅱ：後方凸の尺骨骨折に橈骨頭の後方脱臼を伴う.
Ⅲ：外側凸の尺骨骨折に橈骨頭の外側脱臼を伴う.
Ⅳ：橈・尺骨骨折に橈骨頭の前方脱臼を伴う.

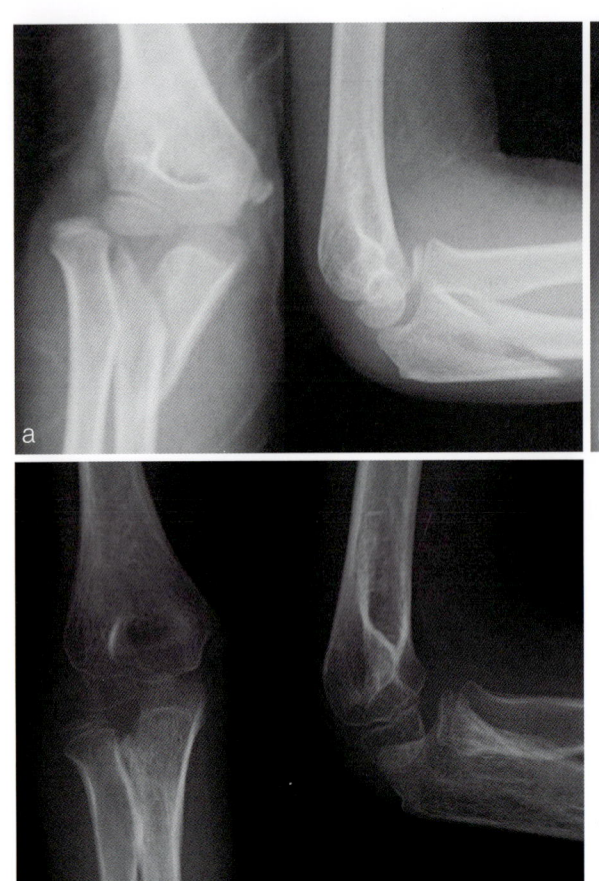

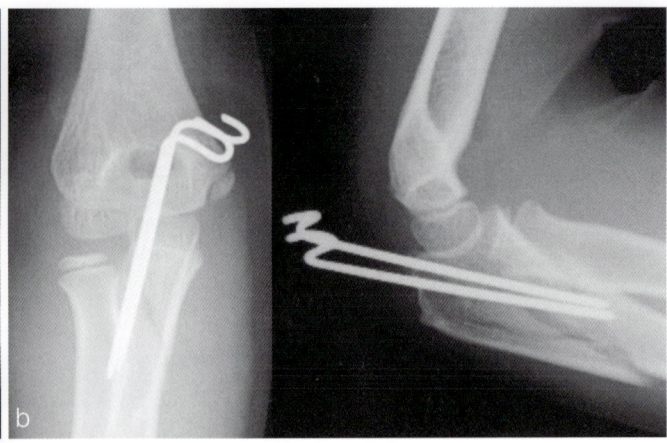

[2] 初期治療後に橈骨頭が再脱臼した症例（8歳, 男児）
a：受傷時X線写真．尺骨近位骨幹部骨折と橈骨頭の前方・外側脱臼を認める．
b：術直後X線写真．尺骨骨折を徒手整復することで橈骨頭が整復されたため，そのまま尺骨の骨折部を経皮的に鋼線固定した．
c：術後12週のX線写真．橈骨頭は前方に脱臼している．

▶適応

- 肘関節X線正面・側面像で橈骨頭脱臼を認める場合は，観血・非観血的を問わず腕橈関節の整復操作が必要となる．
- 尺骨骨折には肘頭骨折や急性塑性変形も含まれるため，必ず健側の肘関節および前腕のX線写真と比較する．
- とくに後骨間神経麻痺の有無には注意を払い[7,11]，麻痺を認めれば神経断裂または腕橈関節内への陥入も否定できないため確認する．
- Bado分類Ⅳ型は保存治療が成功する見込みが少なく[11]，筆者らは観血的治療を行っている．
- 成人のMonteggia脱臼骨折では尺骨骨折を強固にプレート固定しない限り，治療成績は不良であるため[3,5,12]，手術治療が第一選択となる[11,12]．

▶手術のポイント

① 前準備：徒手整復で腕橈関節の確実な整復が得られない場合は観血的治療が必要になること，治療方法を問わず経過中に橈骨頭の再脱臼が生じうること，後骨間神経をはじめとする神経麻痺の合併症例では神経縫合の可能性や回復を含めた予後について，患者だけでなく家族に対しても十分なインフォームドコンセントを行う．
② 体位と麻酔：仰臥位とする．小児では全身麻酔，小学校高学年以上では腕神経叢ブロックにより，十分な除痛を得る．
③ 徒手整復：小児のBado分類Ⅰ〜Ⅲ型Monteggia脱臼骨折に対しては，肘内障と同じ整復操作を試みる．

④さまざまな前腕肢位でX線透視を行い，前腕中間位のみならず，最大回内位や最大回外位で腕橈関節が安定しているか確認する．
⑤腕橈関節ならびに輪状靱帯の確認：徒手整復で音を発した整復感がない場合やX線透視で橈骨頭に脱臼傾向がある場合，Bado分類Ⅳ型，成人例は腕橈関節を観血的に確認する．
⑥尺骨骨折の固定：輪状靱帯や橈骨頭の制動状態に応じた処置を施行する．
⑦徒手整復が成功した症例ではBado分類に応じた前腕の肢位で，観血的治療を施行した症例では前腕中間位の上腕ギプスで固定する．

手術手技の実際

❶ 手術体位と麻酔

- 術者の邪魔とならず助手が2人確保される手用腕台を使用する．
- 徒手整復や観血的治療のいずれを実施するにしても，仰臥位でよい．
- 小児例は全身麻酔，小学校高学年以上は腕神経叢ブロックであっても行える．
- 観血的治療では滅菌した空気止血帯を装着し，術野を無血とする．

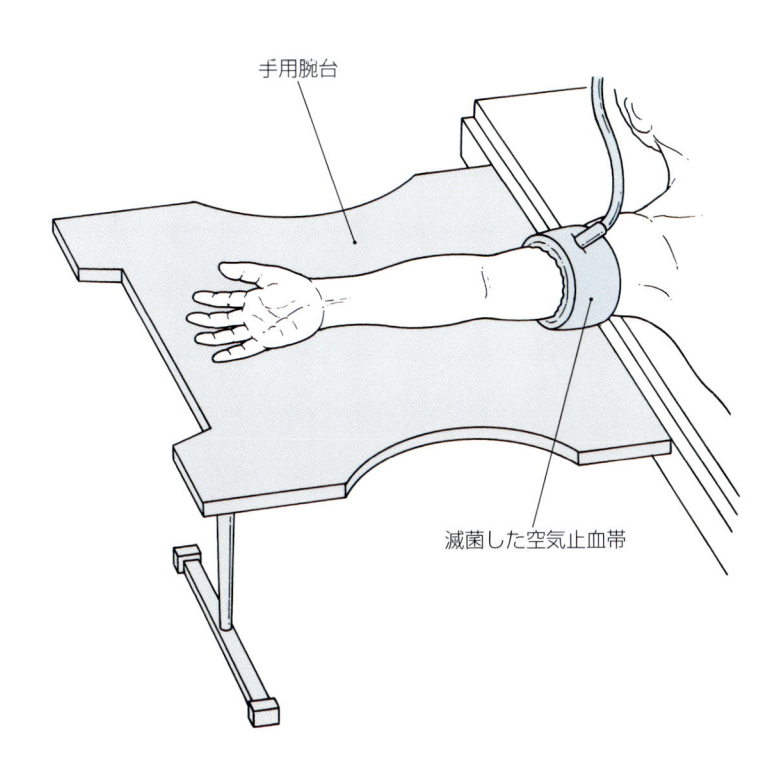

❷…徒手整復を行う

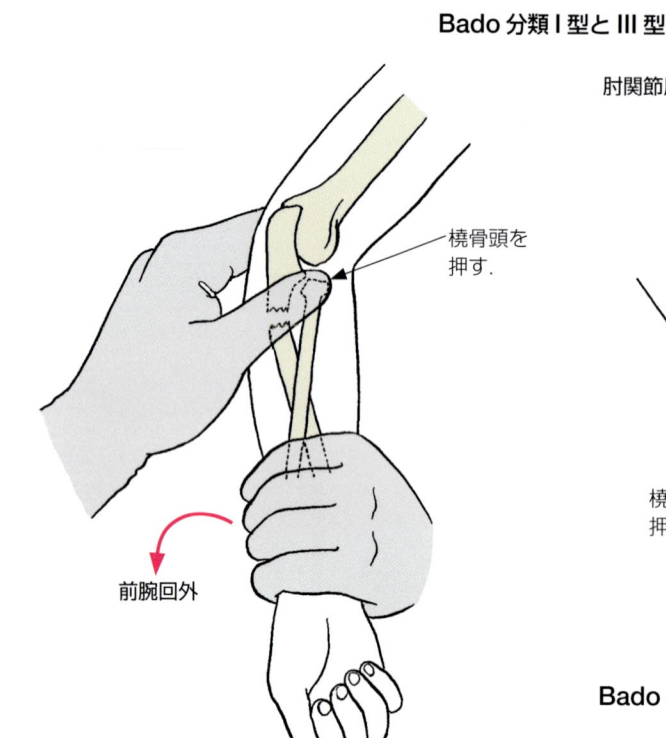

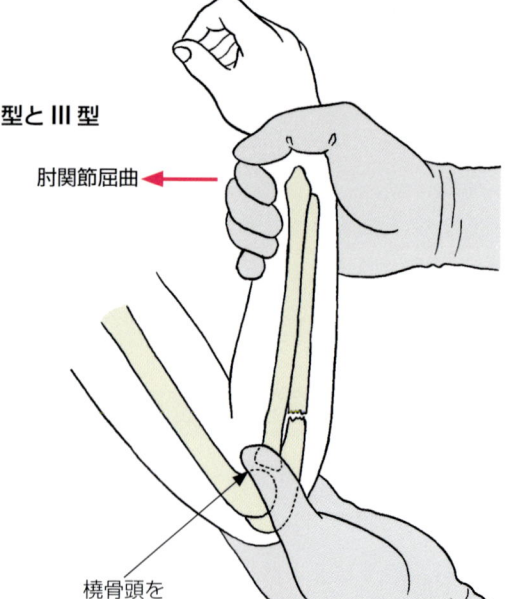

Bado 分類 I 型と III 型

橈骨頭を押す.
前腕回外
肘関節屈曲
橈骨頭を押す.

Bado 分類 II 型

橈骨頭を押す.
次に肘関節屈曲
先に肘関節伸展

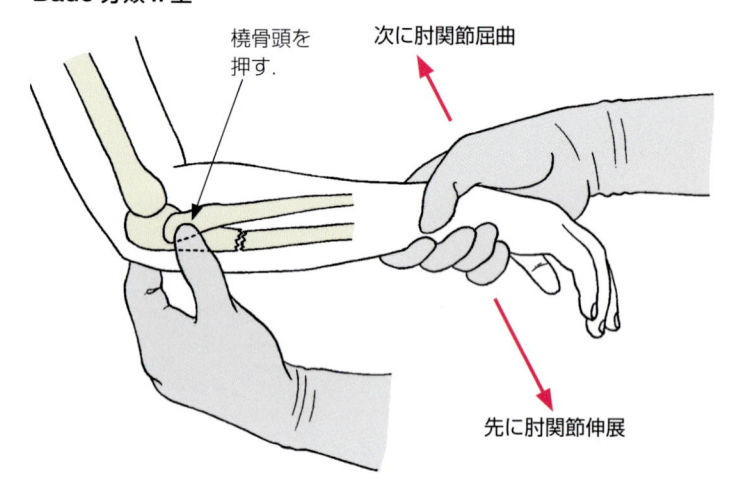

- Bado 分類 I 型や III 型の Monteggia 脱臼骨折は，術者が患肢を肘関節伸展・前腕回外位とし，片手で手関節を把持する．もう一方の手で橈骨頭を触れつつ肘関節を支え，前腕を軽く回外しながら橈骨頭を押しつつ，肘関節を屈曲する．
- Bado 分類 II 型では，逆に患肢を回内しながら肘関節を伸展し，次いで回内位を保ち，橈骨頭を押しながら肘関節を屈曲する．
- いずれの整復操作においても，音を発した橈骨頭の整復感が重要である．

▶ポイント
- 本徒手整復操作は輪状靱帯と橈骨頭の関係から推測される Monteggia 脱臼骨折と肘内障の類似性を拠り所にしたものであり[10]，実際に筆者らは肘内障の整復操作を試み，音を発した整復感とともに腕橈関節が安定した Bado 分類 III 型の小児例を経験している[9]．

❸…さまざまな前腕肢位で X 線透視を行う

- 前腕中間位や回外位で腕橈関節が整復されていても，肘関節伸展や前腕回内位で橈骨頭が亜脱臼または脱臼位を呈することがある [3]．このような場合は腕橈関節を観血的に確認する．
- X 線透視下に肘関節および前腕がいずれの肢位であっても，橈骨頭に脱臼傾向がないことを確認する．

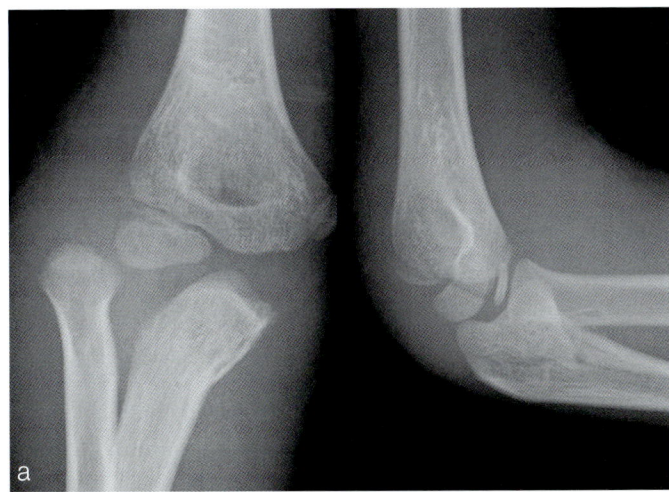

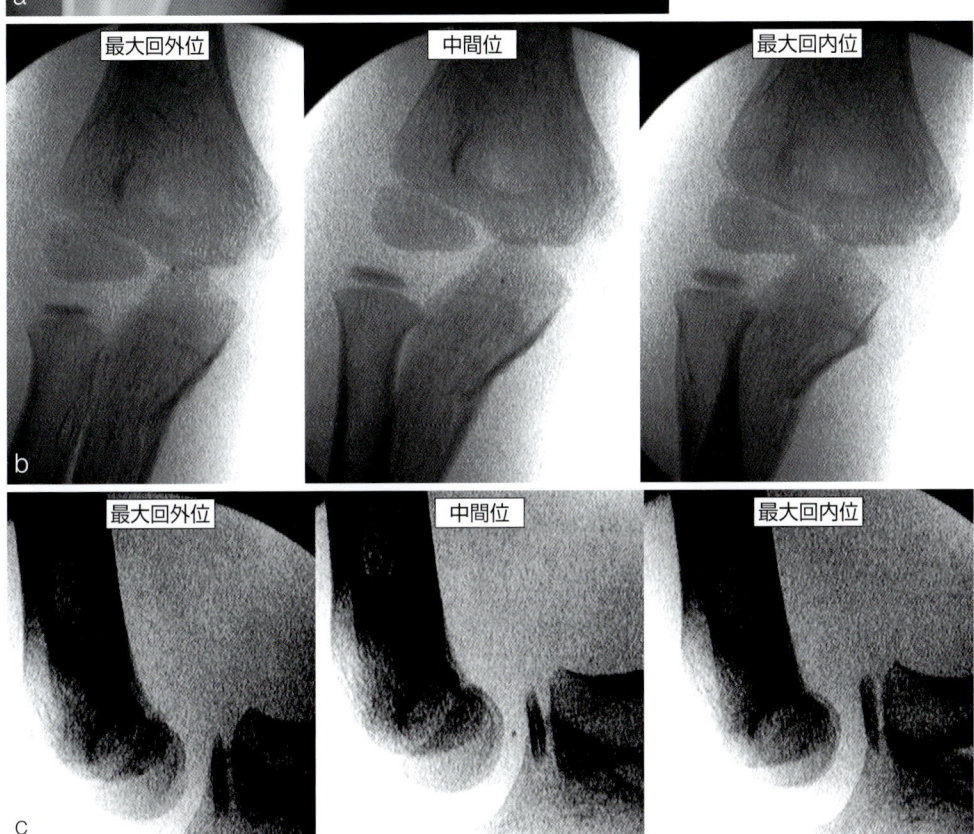

前腕／Monteggia 脱臼骨折 117

[3] 徒手整復後のX線透視（7歳，男児）
a：受傷時X線写真．
b：X線透視正面像．最大回外位と比べ，中間位や最大回内位では橈骨頭は外側亜脱臼位となる．
c：X線透視側面像．最大回外位や中間位と比較して，最大回内位では橈骨頭は前方に亜脱臼する．

▶ポイント
- いずれの肢位でも橈骨頭の脱臼傾向が認められなければ上腕ギプスで固定する（「❻外固定を行う」参照）．

▶ポイント
肘関節と前腕の肢位が腕橈関節の安定性に及ぼす影響
- 上腕二頭筋は橈骨頭を転位させる主要因であり，肘関節伸展位では前方への転位力が増強される[7]．
- 上腕二頭筋停止部である橈骨粗面は回外位で尺側に位置し，前腕の回内とともに後橈側へと移動する[13]．したがって，回内角度が増すにつれて上腕二頭筋は伸張されるため，橈骨頭を前方へ牽引する作用も大きくなる．
- 橈骨頭の形状から回外位で輪状靱帯は緊張し，腕橈関節は安定する[7]．

❹…腕橈関節ならびに輪状靱帯を確認する

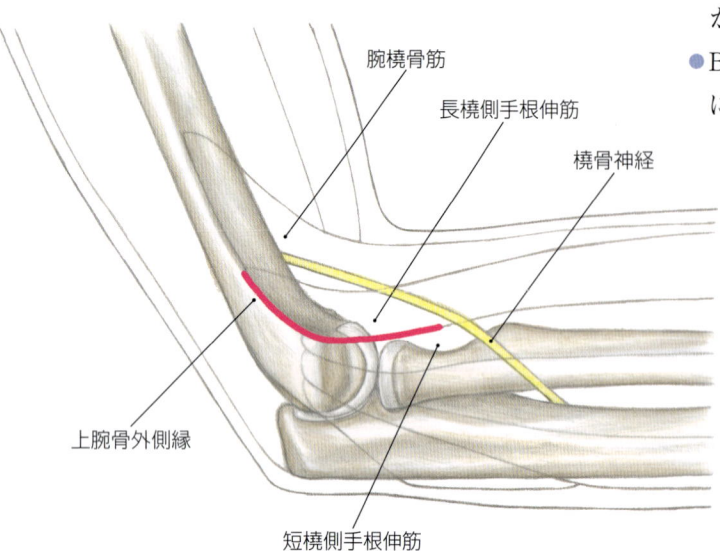

- 徒手整復が成功しなかった小児例やBado分類にかかわらず成人例では腕橈関節の確認を行う.
- Bado分類Ⅳ型では，先に橈骨骨折を解剖学的に整復・プレート固定した後に腕橈関節を展開する.

- 上腕骨外側顆より約3cm近位部の上腕骨外側縁から外側上顆を通り，橈骨頭に至るゆるい弧状の外側切開線を用いる.

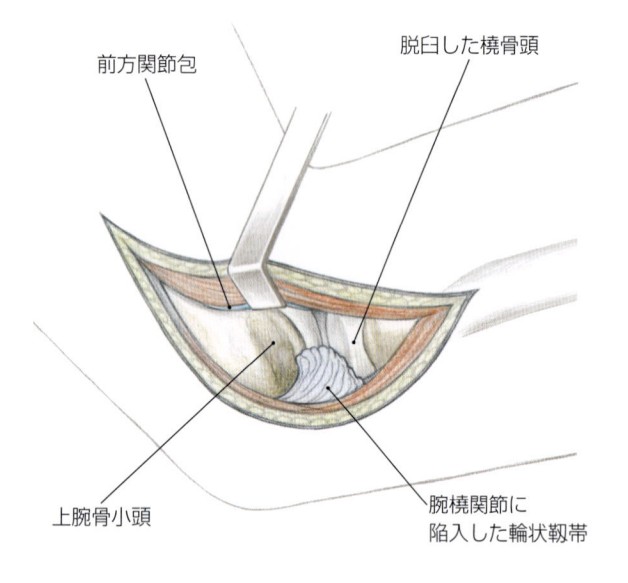

- 皮膚切開後，電気メスで一気に上腕骨外側縁に達して腕橈骨筋と長橈側手根伸筋起始部を切離する．そのまま遠位へ弧状に展開すると長・短橈側手根伸筋間に至り，筋を前方に引きながら電気メスで関節包を切離して肘関節内に到達する.

- 橈骨頭から脱転した輪状靱帯が断裂せず腕橈関節内に陥入していれば，単鈍鉤を用いて引き出した後，橈骨頭を整復する.

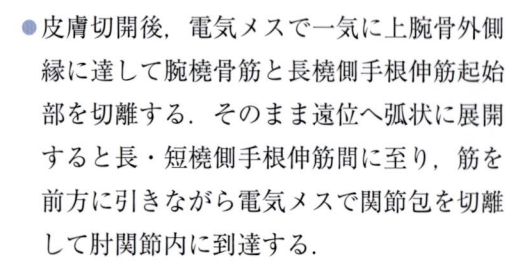

▶ポイント
- 腕橈関節に陥入した輪状靱帯での橈骨頭制動は実際には容易でなく，単鈍鉤で輪状靱帯を強く引き出しながら橈骨頭を押し込まなくてはならない.

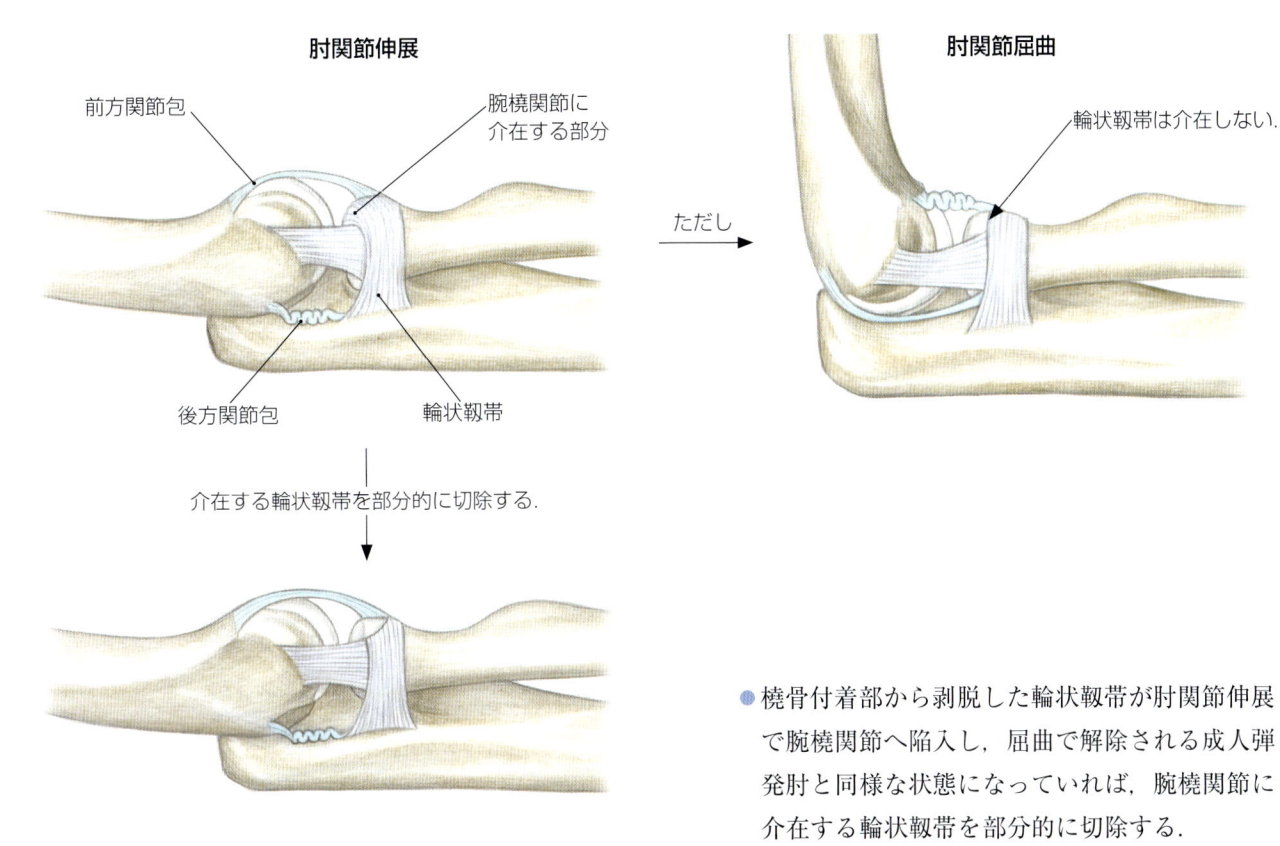

前腕／Monteggia 脱臼骨折　119

肘関節伸展　　　　　　　　　　　　　肘関節屈曲

前方関節包　　　腕橈関節に介在する部分　　　　　輪状靱帯は介在しない．

後方関節包　　　輪状靱帯

ただし →

介在する輪状靱帯を部分的に切除する．

- 橈骨付着部から剥脱した輪状靱帯が肘関節伸展で腕橈関節へ陥入し，屈曲で解除される成人弾発肘と同様な状態になっていれば，腕橈関節に介在する輪状靱帯を部分的に切除する．
- 輪状靱帯が断裂，もしくは連続していても損傷が著しく機能を失っている場合や輪状靱帯を切離して橈骨頭を整復せざるをえない場合は，輪状靱帯による確実な橈骨頭の制動は難しくなるが，一応損傷した輪状靱帯はできる限り修復しておく．

❺…尺骨骨折を固定する

Kirschner 鋼線による髄内固定　　　　　　　　　　Kirschner 鋼線による交差固定

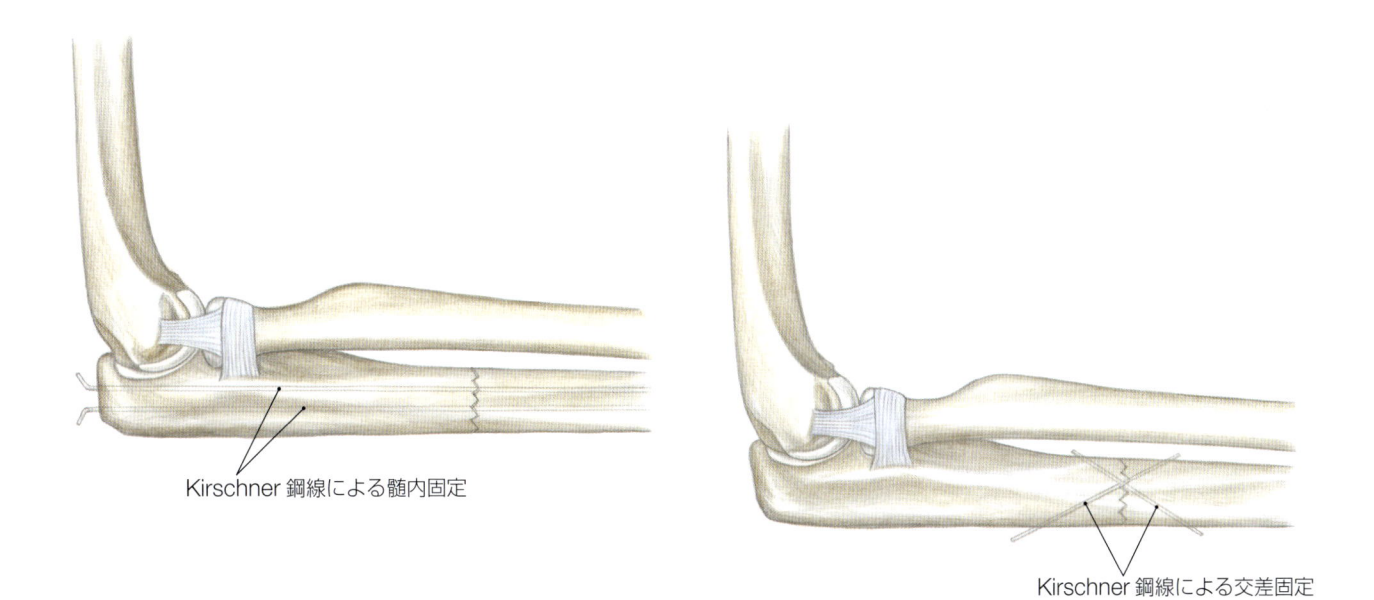

- 断裂していない輪状靱帯で橈骨頭が制動できた小児の Bado 分類 I〜III 型 Monteggia 脱臼骨折は，尺骨骨折に対して非観血的整復・Kirschner 鋼線による経皮的固定を施行する．ただし，徒手整復で尺骨骨折の整復位が得られない場合は観血的整復・内固定を行う．

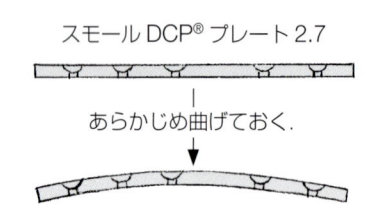

スモール DCP® プレート 2.7

あらかじめ曲げておく．

- 輪状靱帯で橈骨頭が制動できない小児の Bado 分類 I〜III 型 Monteggia 脱臼骨折は，腕橈関節を安定化させるため尺骨の骨折部を解剖学的または過矯正に整復し，その整復位をプレートで保持する．

I 型

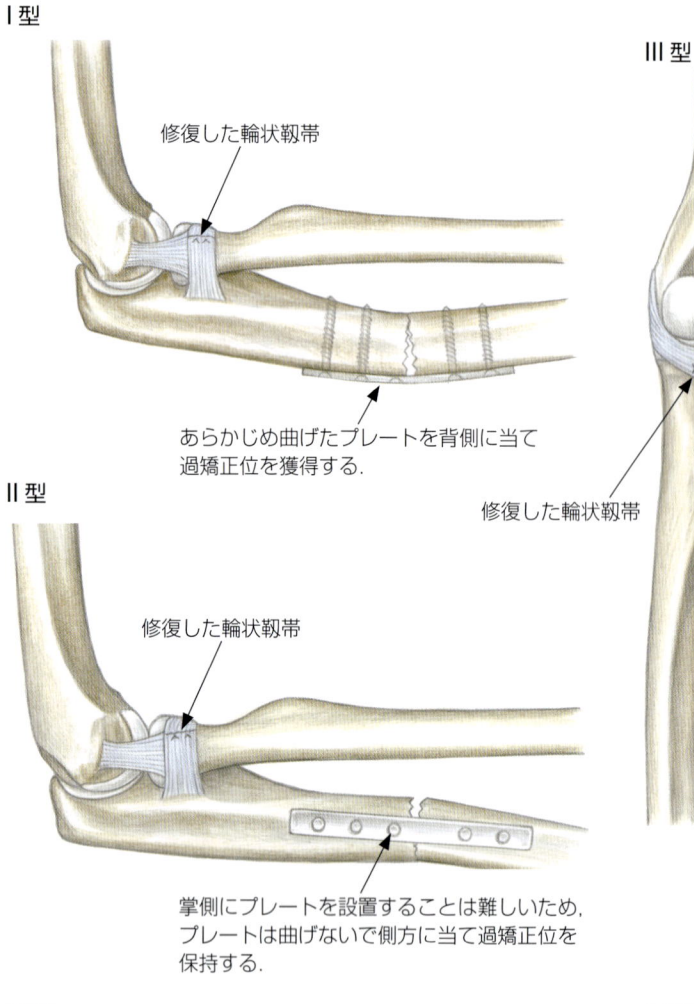

修復した輪状靱帯

あらかじめ曲げたプレートを背側に当て過矯正位を獲得する．

II 型

修復した輪状靱帯

掌側にプレートを設置することは難しいため，プレートは曲げないで側方に当て過矯正位を保持する．

III 型

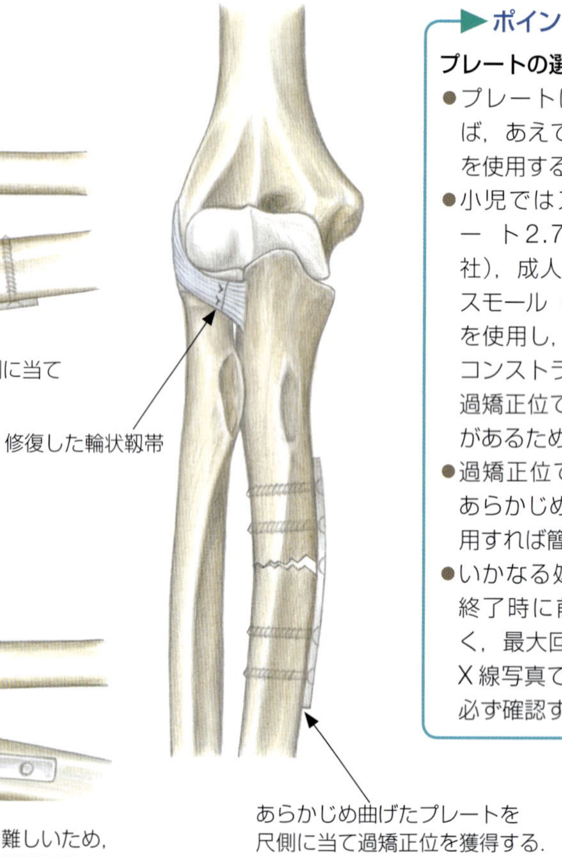

修復した輪状靱帯

あらかじめ曲げたプレートを尺側に当て過矯正位を獲得する．

▶ **ポイント**

プレートの選択
- プレートは骨質に問題なければ，あえてロッキングプレートを使用する必要はない．
- 小児ではスモール DCP® プレート 2.7（Depuy Synthes 社），成人では DCP® プレートスモール（Depuy Synthes 社）を使用し，1/3 円プレートやリコンストラクションプレートは過矯正位での整復位保持に問題があるため使用しない．
- 過矯正位でのプレート固定は，あらかじめ曲げたプレートを使用すれば簡便に行える．
- いかなる処置を施すにしても，終了時に前腕中間位だけでなく，最大回外位および回内位の X 線写真で腕橈関節の安定性を必ず確認する．

IV 型 輪状靱帯で橈骨頭の制動可

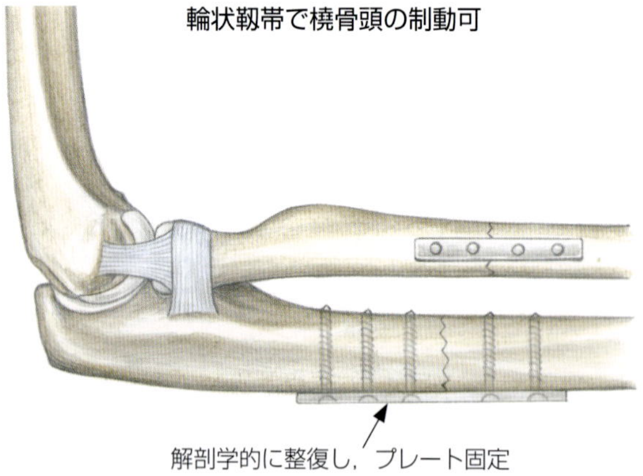

解剖学的に整復し，プレート固定

IV 型 輪状靱帯で橈骨頭の制動不可

修復した輪状靱帯

あらかじめ曲げたプレートを背側に当て過矯正位を獲得する．

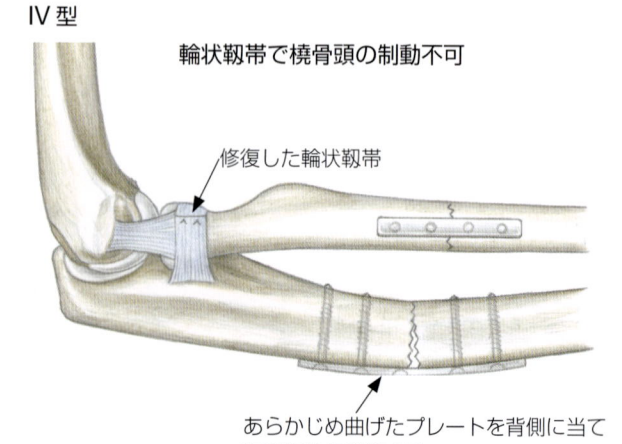

- 成人例や Bado 分類 IV 型における尺骨骨折は，橈骨頭が輪状靱帯で制動可能ならば解剖学的に整復し，制動できない場合は過矯正に整復した後，プレートで固定する．
- 徒手整復困難な急性塑性変形は経皮的または観血的に尺骨を骨切りし，外固定もしくは内固定する．

❻ 外固定を行う

- 腕橈関節と尺骨骨折が徒手整復で安定すれば，Bado 分類Ⅰ型やⅢ型は前腕回外位，Ⅱ型は回内位で，肘関節 90°屈曲位の上腕ギプス固定を行う．
- 観血的治療を施行した症例は，確実な橈骨頭の制動が得られたと判断できるため肘関節 90°屈曲・前腕中間位で外固定する．
- 外固定期間は 3〜5 週とする．

▶ ポイント

Bado 分類と保存治療中の前腕肢位
- Bado 分類Ⅰ型では，主に上腕二頭筋による橈骨頭の前方牽引力をゆるめ，腕橈関節を安定化させるため，前腕の肢位は回外位とする．
- 後方脱臼の Bado 分類Ⅱ型では前腕を回内位とし，橈骨頭の前方牽引力を増強させる．
- Bado 分類Ⅲ型では，前腕骨間膜や輪状靱帯の緊張増加を目的として，前腕は回外位で固定する[7]．

▶ 後療法

- 外固定期間中は手指の自動運動を励行させる．
- 肘関節および前腕の可動域訓練は外固定除去後に自動運動から開始し，必要があれば自己ないし緩徐他動可動域訓練を追加する．

▶ まとめ

- 多くの小児 Monteggia 脱臼骨折の輪状靱帯は断裂せず，橈骨頭から完全ないし肘内障のように部分的に脱転しているだけであり，この輪状靱帯によって橈骨頭は十分制動される．
- Monteggia 脱臼骨折の初期治療にとって，橈骨頭の確実な整復と制動こそが一義的であり，もし観血的治療を行うのであれば，橈骨頭の整復に対して施行されるべきである．

（森谷浩治）

■文献

1. 田島達也．肘部．天児民和ほか編．整形外科領域の部位別診断と治療 下巻．第 1 版．東京：日本メルク萬有株式会社；1984. p.151-86.
2. Cunningham SR. Fracture of the ulna with dislocation of the head of the radius. J Bone Joint Surg Am 1934；16：351-4.
3. Bruce HE, et al. Monteggia fractures. J Bone Joint Surg Am 1974；56：1563-76.
4. 森久喜八郎．モンテジア損傷．整形外科 MOOK 1988；54：112-27.
5. Eathiraju S, et al. Monteggia fracture-dislocations. Hand Clin 2007；23：165-77.
6. Bado JL. The Monteggia lesion. Clin Orthop Relat Res 1967；50：71-86.
7. Garza JF. Monteggia fracture-dislocation in children. In：Beaty JH, et al, editors. Rockwood and Wilkins' fractures in children. 6th ed. Philadelphia：Lippincott Williams & Wilkins；2006. p.491-527.
8. Tan JW, et al. Pathology of the annular ligament in paediatric Monteggia fractures. Injury 2008；39：451-5.
9. 森谷浩治ほか．初期治療のあり方を考えさせられた新鮮小児モンテジア脱臼骨折の 3 例．整・災外 2011；54：877-80.
10. 森谷浩治ほか．新鮮小児モンテジア脱臼骨折の治療成績．整・災外 2012；55：413-6.
11. 伊藤恵康．肘関節外科の実際—私のアプローチ．東京：南江堂；2011.
12. Ring D, et al. Monteggia fractures in adults. J Bone Joint Surg Am 1998；80：1733-44.
13. Evans EM. Rotational deformity in the treatment of fractures of both bones of the forearm. J Bone Joint Surg Am 1945；27：373-9.

靱帯縫合・靱帯再建

肘関節尺側側副靱帯

手術の概要

- 肘関節尺側側副靱帯（medial collateral ligament：MCL）は前斜走線維（anterior oblique ligament：AOL），後斜走線維，横走線維から成る [1]．AOLは肘関節への外反ストレスに対抗する最も重要な構造であり，臨床的に問題となる MCL 機能不全はすなわち AOL の機能不全である[1]．
- 外反ストレスに対する二次的 stabilizer には，骨性要素として橈骨頭・頚部が，動的制御機構として前腕屈筋群があげられる[1]．
- MCL 断裂新鮮例には，①外反ストレスによる損傷（橈骨頭・頚部骨折をしばしば合併），②後外側回旋ストレスによる肘関節後方脱臼に伴うもの（外側側副靱帯〈LCL〉断裂を合併）があり，一連の損傷パターンとして合併損傷を見逃さないことが重要である．
- 投球・投てき動作を伴うスポーツでは，繰り返し加わる外反ストレスによってAOL に微小断裂が生じ，機能不全をきたしうる[2]．
- 陳旧性外傷とスポーツ障害による MCL 機能不全では，自家腱を用いた靱帯再建術の適応となる．靱帯再建術は技術的に難易度が高く，未経験者単独で安易に行ってはいけない．

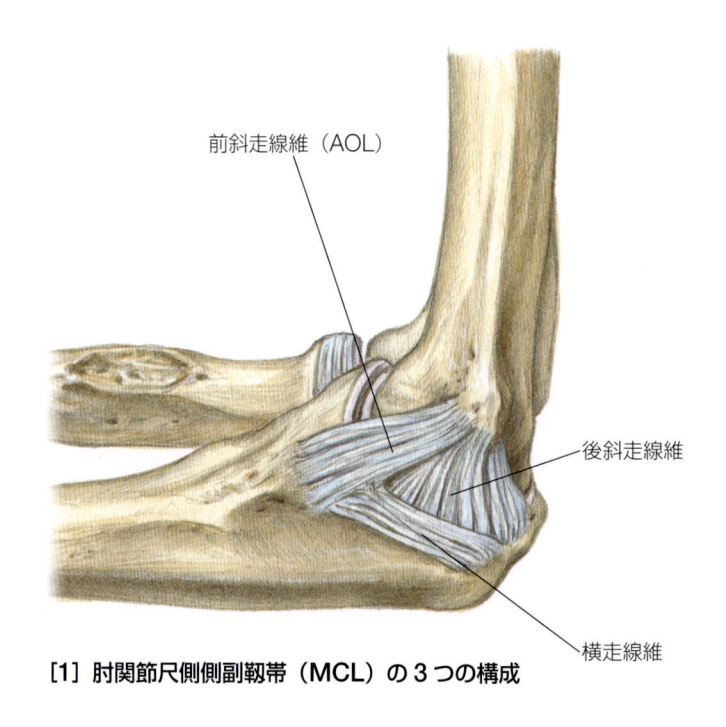

[1] 肘関節尺側側副靱帯（MCL）の3つの構成

▶適応

- 肘関節内側の圧痛，腫脹，著明な皮下血腫を認め，外反ストレスで疼痛が誘発される場合，本損傷を疑い外反ストレス写真やMRIを撮影する．前腕屈筋群まで損傷されている場合は外反動揺性が著明で，end pointがなく，手術適応である．
- 外反ストレスによる単独損傷で前腕屈筋群が保たれている場合，高レベルのスポーツ復帰を目指す若年者以外では保存治療で良好な成績を得られる[1]．
- 橈骨頭・頚部粉砕骨折を伴う場合，重要な二次的stabilizerが損傷されていることになり，基本的に両者の修復が必要である．逆に橈骨頭・頚部粉砕骨折では高率にMCL損傷を合併する[3]ことを念頭におく．高齢者で橈骨の粉砕が著明な場合は人工橈骨頭置換術が推奨される．
- 肘関節後方脱臼に伴うものでは関節包が全周性に断裂しており（O'Driscollらのstage 3B損傷）[1]，整復後も不安定性が著明な場合が多く，MCL，LCL両者の修復が必要になる．

▶手術のポイント（靱帯縫合術）

①体位：仰臥位とし，肩関節外転外旋位で行う．
②皮切：肘関節内側面に，内側上顆から末梢へ約5 cmの皮切を加える．
③尺骨神経の剥離，筋膜の切開を行う．
④ AOLを同定し，骨孔の作製，ボーンアンカー挿入を行う．
⑤靱帯縫合を行う．
⑥創を閉鎖する．

●──手術手技の実際

──靱帯縫合術

❶…手術体位と皮切

- 仰臥位として手術用手台を用い，肩関節外転外旋位で行う．患者の上腕長によっては清潔ターニケットを用意する．
- 内側上顆から末梢へ約5 cmの皮切を加える．内側前腕皮神経を損傷しないように注意する．

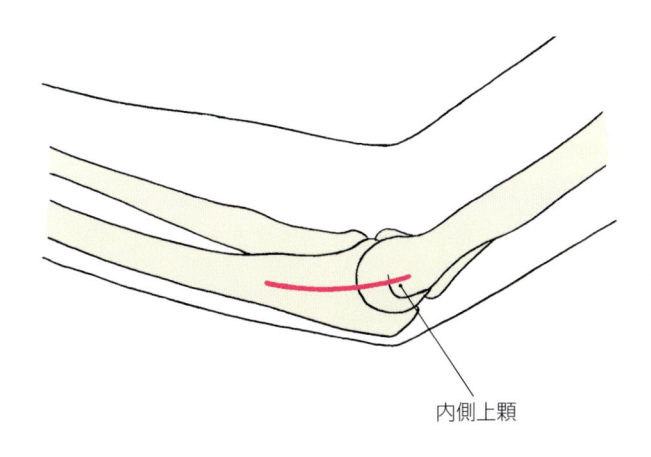

内側上顆

❷…尺骨神経の剝離・筋膜の切開を行う

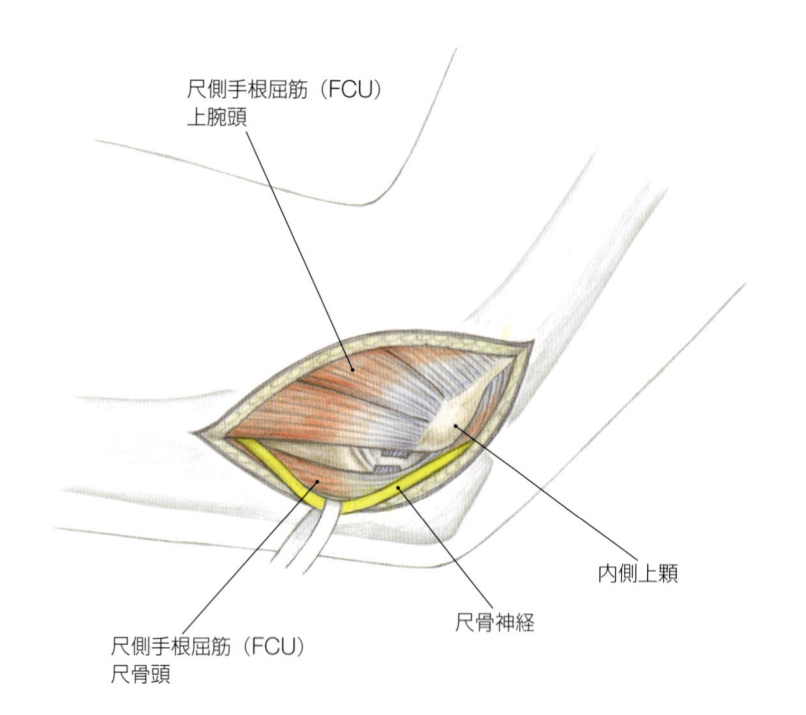

- 前斜走線維（AOL）の末梢部は尺骨神経の深層直下にあり，靱帯縫合・再建いずれの場合も術中損傷を避けるため尺骨神経を末梢まで十分剝離，保護する．
- しばしば表層の筋膜が残存しているため，一見，損傷部位がわからないことがある．触診で内側上顆を触れ，軟部が最も薄い部分を切開する．
- 筋損傷部位が不明瞭な場合，尺骨神経剝離後，その深層の内側上顆付近の関節包を切開するとMCL付着部を展開できる．

❸…前斜走線維（AOL）の同定，骨孔の作製・アンカー挿入を行う

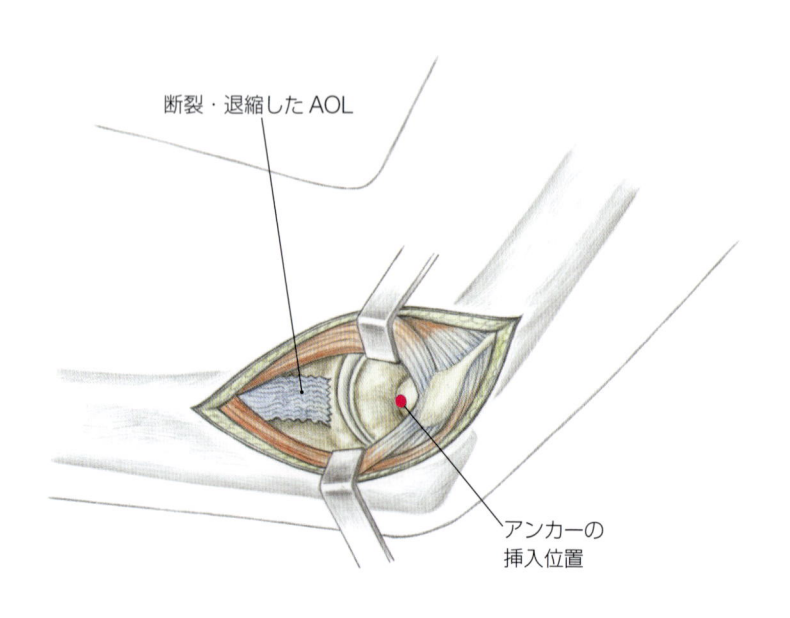

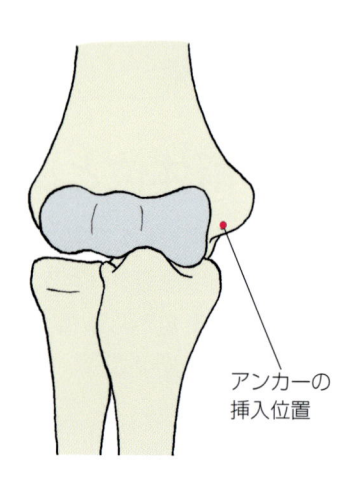

- AOLは大部分で上腕骨内側上顆付着部から剝離しており，末梢に退縮している．屈筋群の裏側にある強靱な白色の線維を見つける．
- MCLは関節包靱帯である．したがって，靱帯は関節包内側面から見ると同定しやすい．
- ボーンアンカー（マイテックGII® など）を用いて修復する．内側上顆付着部は骨が露出しており，AOLの上腕骨付着部の解剖を理解していれば同定は容易である．

▶ポイント
AOLの上腕骨付着部
- 付着は内側上顆の末梢面であり，内側面ではない [2]⁴⁾．術野はやや深い部位になるため，骨孔作製部の視野確保が重要である．骨孔作製からアンカー挿入終了まで，助手は術者からの視野が不変となるよう努め，術者は術野から目を離さないことが重要である．

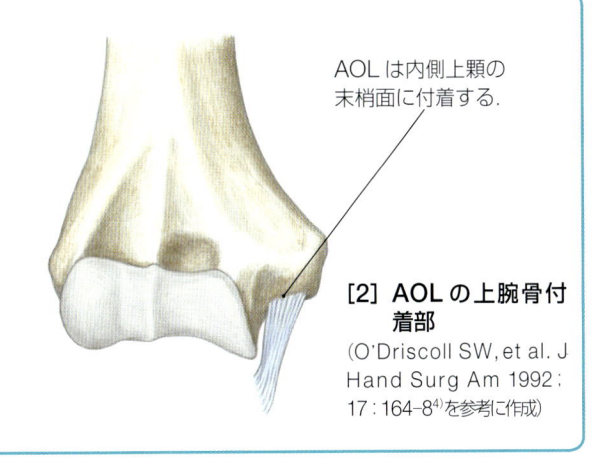

AOLは内側上顆の末梢面に付着する．

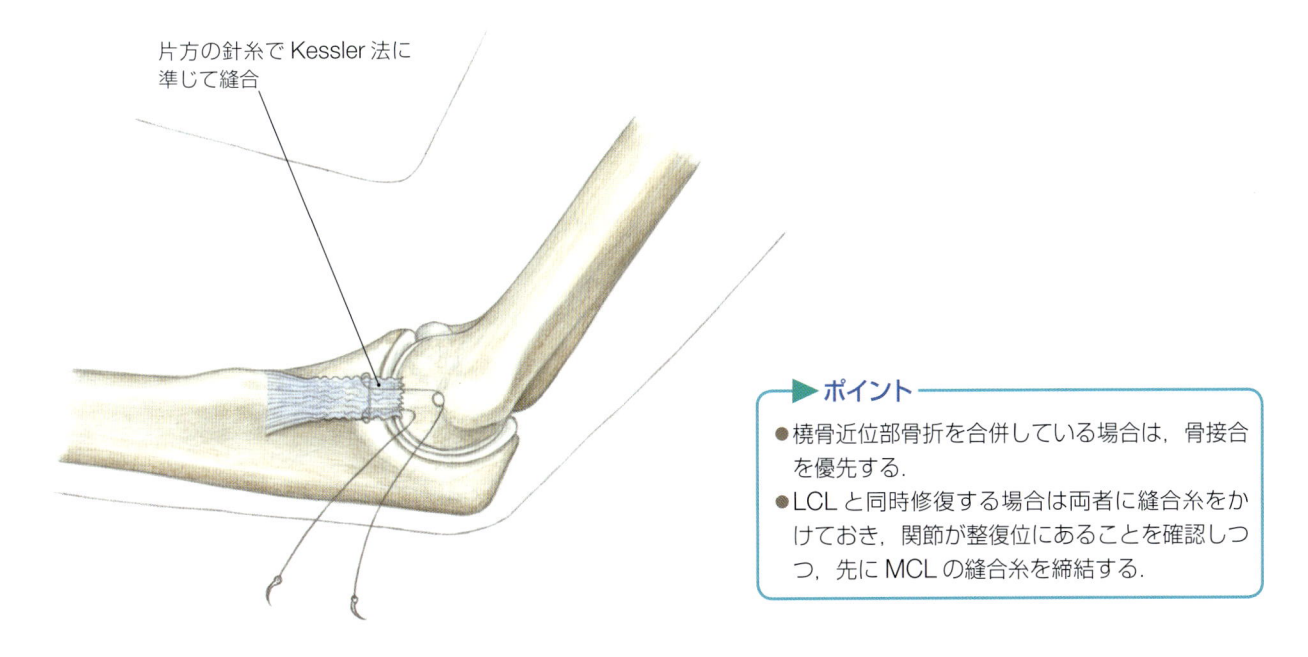

[2] AOLの上腕骨付着部
(O'Driscoll SW, et al. J Hand Surg Am 1992 ; 17 : 164-8⁴⁾を参考に作成)

❹…靭帯縫合を行う

片方の針糸でKessler法に準じて縫合

▶ポイント
- 橈骨近位部骨折を合併している場合は，骨接合を優先する．
- LCLと同時修復する場合は両者に縫合糸をかけておき，関節が整復位にあることを確認しつつ，先にMCLの縫合糸を締結する．

- 縫合糸は締結部を靭帯内に埋没させ，術後，尺骨神経を刺激しないようにする．筆者らはアンカーの片方の針を用いてKessler法に準じて糸をかけて締結している．また，肩関節外転外旋位のままでは肘関節に外反ストレスがかかりやすいので，締結時には肩関節回旋中間位・肘屈曲60°で緩みのないように締結する．

❺…創を閉鎖する
- 肘の屈曲で尺骨神経が前方に脱臼する場合は，皮下前方に移動させる．

靱帯再建術

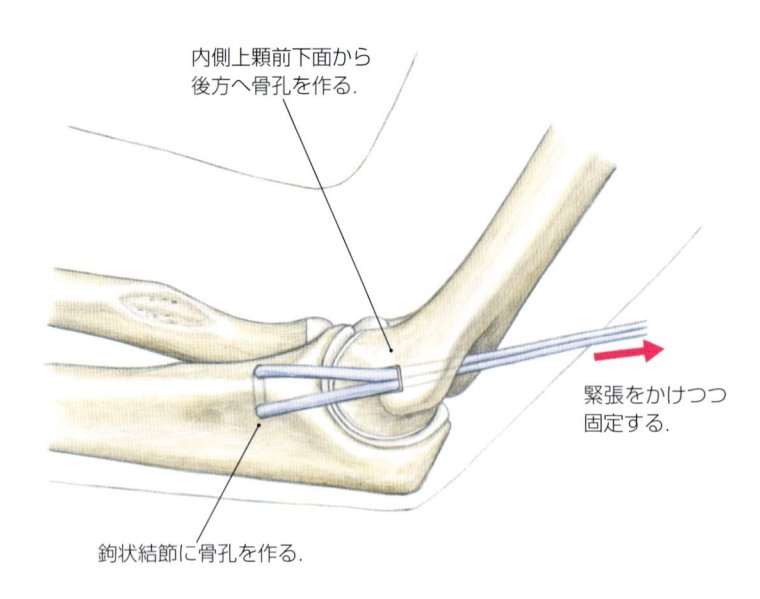

内側上顆前下面から後方へ骨孔を作る．

緊張をかけつつ固定する．

鉤状結節に骨孔を作る．

- 皮切は中枢へ3cm，末梢へ2cm延長する．
- 靱帯再建術では，尺骨の展開が必要なため，内側上顆内側縁から約1cm外側を目安に線維方向に筋膜を切開し，屈筋群筋線維を分ける．この方法では尺骨神経のFCUへの分枝を損傷するリスクが少ない．
- スポーツ障害の場合，遺残靱帯は全長にわたって質が悪く，靱帯を縫縮した場合の成績が悪い[5]．中央から観音開き状に切開・剥離し，骨面を露出する．尺骨側，上腕骨側へ骨孔を作製し，自家腱（長掌筋腱など）を通す．上腕骨骨孔に通した移植腱に緊張をかけつつ，骨釘，interference screwなどを用いて固定する．固定時の肢位は肘関節屈曲60°，前腕中間位とする．閉創時には遺残靱帯で再建靱帯を覆うように縫合する．
- 陳旧性外傷ではスポーツ障害と異なり，質的に良好な尺骨付着部が残存している場合が多い．その場合は，尺骨側は骨孔を作製せず，靱帯遺残に自家腱を通し，上腕骨側の骨孔へ引き出す．

▶後療法

- 単独損傷の場合，靱帯縫合術後1週間のギプス固定の後，外反ストレスを避けつつ自動介助運動から可動域訓練を開始する．就寝・外出時のシーネ・支柱付き装具は術後3週まで続行する．
- 外側側副靱帯縫合も同時に行った場合，術後3週までは前腕回内位～中間位で肘の可動域訓練を行う．橈骨頭・頚部骨折合併例で，粉砕が強い場合は2週間のギプス固定を行う．
- 靱帯再建術後は4週間ギプス固定の後，術後6週までヒンジ・支柱付き装具を常時装着する．術直後からギプス内での等尺性運動を励行し，12週から抵抗運動を許可，コンタクトスポーツは術後6か月から復帰とする．

▶まとめ

- 合併損傷，患者背景から総合的に手術適応を決定する．受傷機転を詳しく聴取し，合併損傷を見落とさないことが重要である．
- 外反ストレス，後外側回旋ストレスの2つのパターンによる損傷があり，合併損傷によって後療法も異なることに注意する．

（洪　淑貴，堀井恵美子）

■文献

1. O'Driscoll SW. Elbow dislocations. In: Morrey BF, editor. The elbow and its disorders. 4th ed. Philadelphia : Saunders Elsevier ; 2009.　p.436-49.
2. Safran M, et al. Ulnar collateral ligament of the elbow. Arthroscopy 2005；21：1381-95.
3. Morrey BF, O'Driscoll SW. Complex instability of the elbow. In: Morrey BF, editor. The elbow and its disorders. 4th ed. Philadelphia : Saunders Elsevier ; 2009.　p.450-61.
4. O'Driscoll SW, et al. Origin of the medial ulnar collateral ligament. J Hand Surg Am 1992；17：164-8.
5. Conway JE, et al. Medial instability of the elbow in throwing athletes. Treatment by repair or reconstruction of the ulnar collateral ligament. J Bone Joint Surg Am 1992；74：67-83.

靱帯縫合・靱帯再建

肘関節外側側副靱帯

手術の概要

- 肘関節外側側副靱帯は，橈骨頭を包むように存在する強靱な輪状靱帯（annular ligament：AnL），上腕骨外側上顆から起始して輪状靱帯に停止する橈側側副靱帯（radial collateral ligament：RCL），外側上顆後下方から起始し尺骨回外筋稜に停止する外側尺側側副靱帯（lateral ulnar collateral ligament：LUCL），AnLより回外筋稜に向かう副靱帯（accessory collateral ligament：ACL）から構成される靱帯複合体（lateral collateral ligament complex：LCL複合体）である[1-3] **[1]**．

- 機能解剖学的にはLCL複合体は，外側側副靱帯（中央索）と輪状靱帯前方部（前方索），そして輪状靱帯後方部とLUCL遠位部（後方索）から成るY字型構造ととらえることができる[4]．

- LUCLを含むLCL複合体の機能不全（ゆるみ，断裂）は，肘関節後外側回旋不安定症（posterolateral rotatory instability：PLRI）とよばれる肘関節の動揺性を惹起する[3]．

- PLRIには外傷後に急性に発症するものと外傷後に時間が経過してから発症する慢性のものがあり，後者はしばしば再発性で反復性（習慣性）肘関節脱臼とよばれる．また，内反肘に続発する慢性PLRIも報告されている[5]．

- 損傷の多くはLCL複合体近位起始部に発生するが，中央部断裂（約29％）や遠位部（約6％）の損傷も起こりうる[6,7]．遠位部損傷例では内反動揺性よりもPLRIが顕著となる．

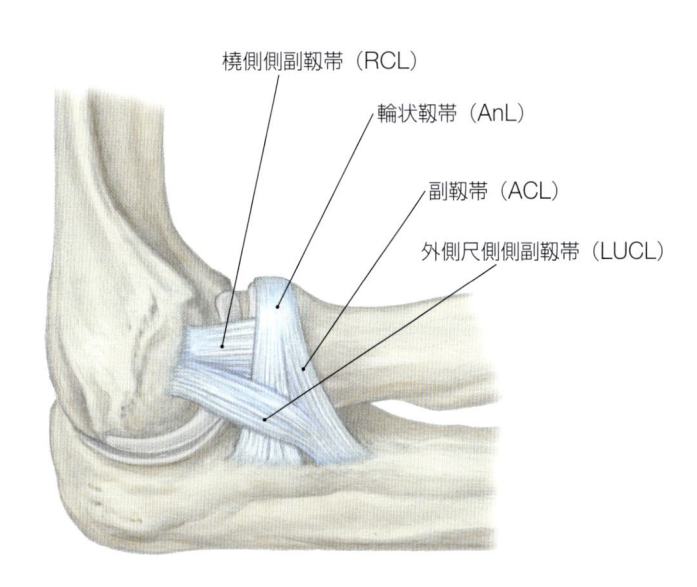

[1] 外側側副靱帯複合体（LCL複合体）の構成

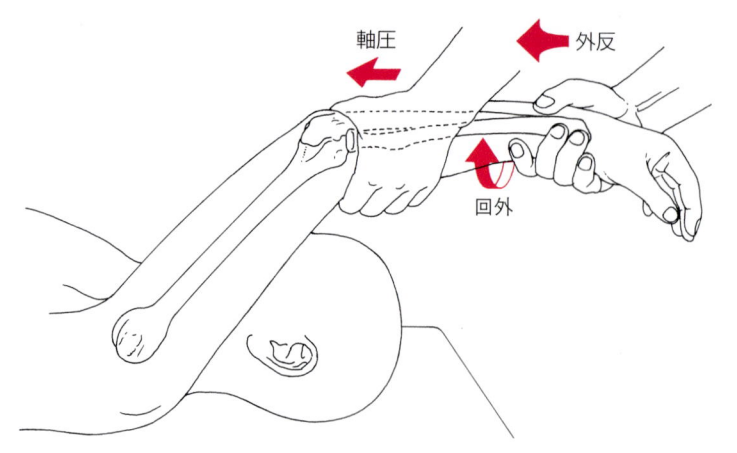

[2] PLRIテスト (lateral pivot-shift test)
上腕を外旋位に保持し，手関節部で軽く回外・外反・軸圧力を加えながら肘を伸展位から屈曲させていくと，患者は脱臼不安感を訴える（apprehension sign）．ただし，無麻酔下では陽性になりにくい．全身麻酔下ではクリックを伴った明らかな亜脱臼が起こり，さらに屈曲（約40°）で強めていくと，クリックとともに整復される．
(O'Driscoll SW, et al. J Bone Joint Surg Am 1991 ; 73 : 440-6[2]より)

- 急性・慢性を問わず，肘関節靱帯損傷の有無はMRIで評価可能である．ストレスX線撮影は靱帯損傷の程度を評価するのに有用であり，骨性支持を解除するために肘関節20〜30°屈曲位で内反ストレスをかける．今谷らは外側開角が10°以上を陽性としている[8]．
- 関節造影検査は，新鮮例では造影剤の漏出と伸筋群付着部の連続性を確認するのに有用であるが，MRIで同等の所見を得ることが可能である．
- LUCLを含むLCL複合体の靱帯縫合術・靱帯再建術は，肘関節外側支持機構の急性・慢性の機能不全に対して，支持性・安定性を獲得する目的で行われる．
- 急性例の手術療法に関しては議論があるが，肘関節脱臼の治療においてPLRIを後遺しないことが重要であり，誘発テスト（lateral pivot-shift test）**[2]** やストレスX線撮影で不安定性を呈するようであれば，手術による修復（靱帯縫合術）の適応はあると考える．慢性化したPLRIを保存的に完治することは困難である．
- ADLに支障がある慢性PLRIに対しては靱帯再建術が適応となる．
- 陳旧例，慢性例に対して靱帯再建術を行う場合，もともと内反肘が存在するのであれば先に矯正骨切り術を行う．靱帯再建術は二期的に行うことが望ましい．

▶適応

- LCL複合体の機能不全に起因する肘関節不安定性に対して，靱帯縫合術・靱帯再建術の適応がある．
- 脱臼・脱臼骨折に伴う急性LCL複合体損傷に対する手術治療を行うか否かについては議論があるが，近年は新鮮時に手術的修復を勧める報告が多い．伊藤は，損傷組織の瘢痕形成を抑制する意味でも保存的治療ではなく，修復・再建すべきであると述べている[9]．脱臼に伴うLCL複合体損傷新鮮例の手術適応は，①徒手整復後のストレスX線撮影で明らかな不安定性を有する例，②整復後に亜脱臼位である例，③関節内骨片を有する例，④屈曲30°まで伸展すると再脱臼する例，⑤関節造影検査で靱帯部から明らかな造影剤漏出のある例，⑥MRIで靱帯断端の解離が明らかな例である[9]．
- 陳旧例，慢性例は肘関節不安定性（PLRI）を訴えて受診する．保存的治療による改善は見込めず，基本的には手術適応である．この場合，通常は靱帯縫合

ではなく靱帯再建が必要になる.
- 鉤状突起骨折や橈骨頭骨折などを伴う脱臼骨折後の肘関節後外側不安定症で，骨性要素（変形治癒，偽関節など）が不安定性に関与している場合は，これら骨性要素の修復，再建が必須である.
- 内反肘は PLRI のリスクファクターであり，靱帯の手術に先立ち矯正骨切り術を行うことが推奨される[9].

靱帯縫合術（新鮮例）

▶手術のポイント

①体位：仰臥位で手台を使用する．腋窩伝達麻酔下にも可能であるが，全身麻酔下に行うことが望ましい．空気止血帯を使用する．
②皮切：肘関節外側，腕橈関節を中心に 4〜5 cm の直線状，弓状あるいはゆるい J 字形切開をおく．
③LCL 複合体の展開：尺側手根伸筋と肘筋のあいだを縦割して LCL 複合体を展開する．受傷時の外力が高度な場合は伸筋群が上腕骨から剥離している．
④損傷靱帯の整復・縫合：剥離骨片がある例は tension band wiring などで，ない場合には骨アンカーで LCL 複合体起始部を一塊として縫合する（近位起始部損傷）．
⑤伸筋群の修復：縦割した筋間を縫合する．
⑥止血，洗浄，閉創する．

手術手技の実際

❶ 手術体位と皮切

- 仰臥位で肩関節を約 45° 外転位，肘関節屈曲位として上肢用手術台上で手術を行う．手を腹部に置き，患肢の安定と尺骨神経麻痺を防止する目的で肘の下にタオルを置く．空気止血帯を使用する．
- 皮切は，肘関節外側，腕橈関節を中心に 4〜5 cm の直線状，弓状あるいはゆるい J 字形切開をおく．

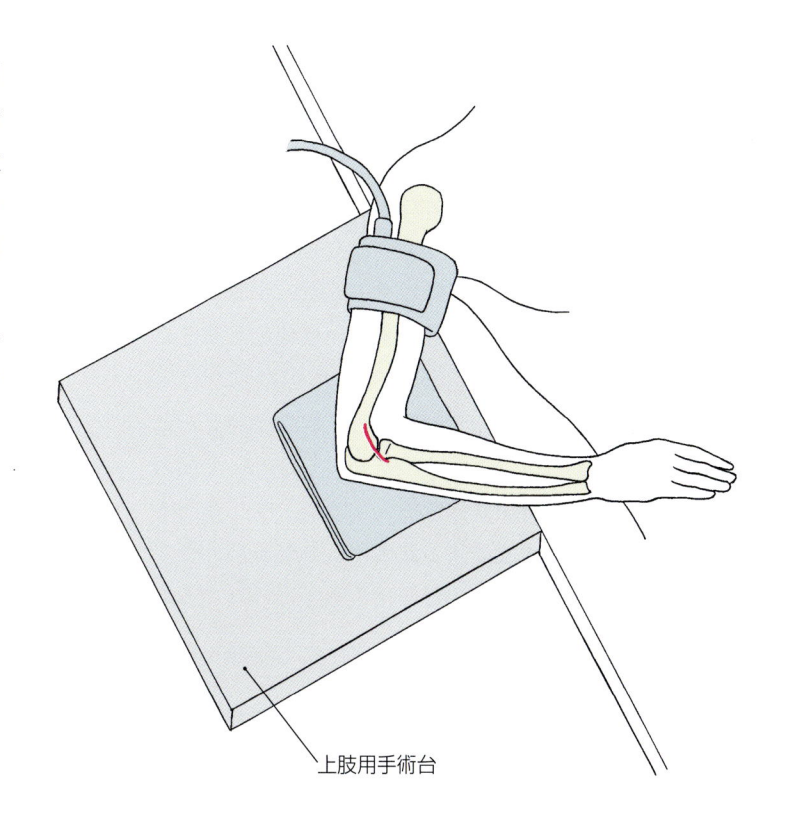

上肢用手術台

❷…LCL複合体を展開する

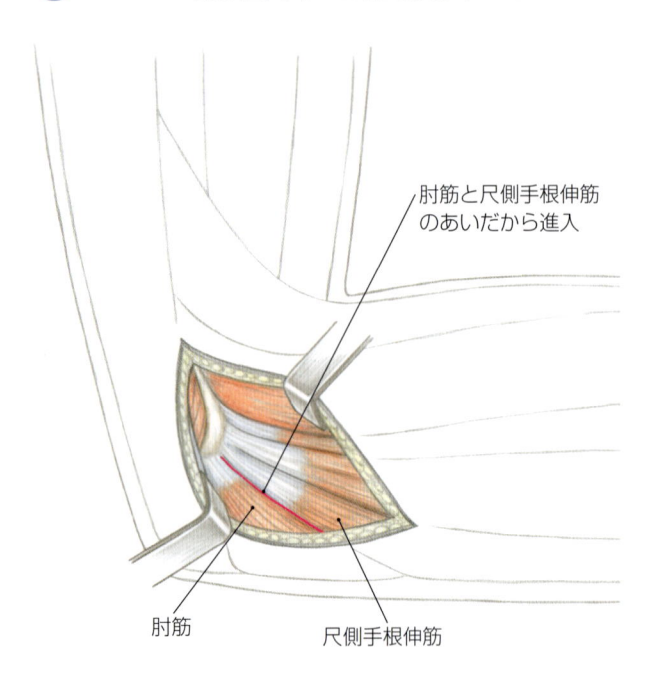

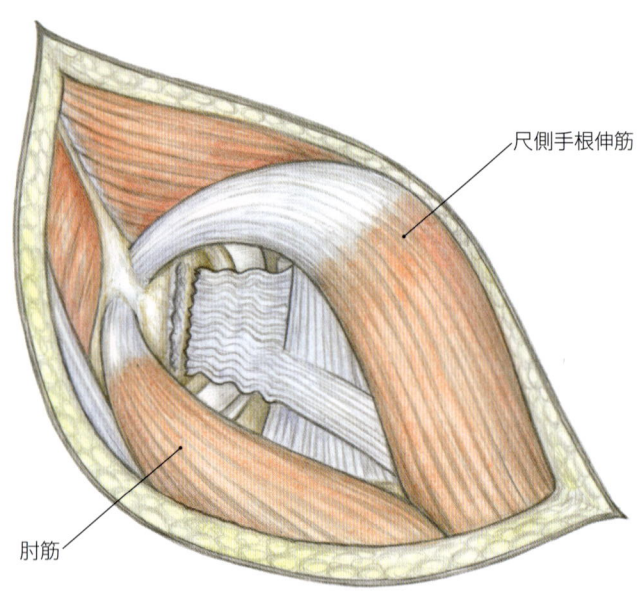

(図中ラベル)
- 肘筋と尺側手根伸筋のあいだから進入
- 肘筋
- 尺側手根伸筋
- 尺側手根伸筋
- 肘筋

- 伸筋群の剥離を伴わない例では，筋膜を縦切開し，尺側手根伸筋と肘筋のあいだを縦割すると，損傷したLCL複合体を見る．直視や徒手ストレスにより近位起始部損傷であるか，中央部，遠位部損傷であるかを確認する．多くの場合，LCL複合体は近位付着部で外側上顆から剥離している．
- 受傷時の外力が高度な場合は，皮下を展開すると伸筋群の共通起始腱が外側上顆から剥離している．この場合は，外側上顆から剥離した筋腱の裏側にLCL複合体起始部を確認することができる．

▶ポイント
- 新鮮例であれば損傷部位は明らかな不連続部位として観察可能であり，徒手ストレスにより開大する．
- 陳旧例では外観上は連続性を有するが，損傷部は光沢を失った瘢痕様組織となっており，ストレスを加えることにより「ゆるみ」として認識される．

❸…損傷靱帯を縫合する

- 靱帯損傷が剥離骨片を伴っている例は，一般的な剥離骨折の観血的整復術の要領でtension band wiringなどにより靱帯，周囲軟部組織を一緒にして骨片を圧迫固定する．
- 剥離骨片がない場合，あるいは骨片が非常に小さい場合には，LCL複合体起始部を骨アンカー（suture anchor）により外側上顆に縫合する．受傷直後の新鮮例では外側上顆の剥離部にアンカーを挿入するが，少し時間の経過した例ではノミなどにより縫着部の骨皮質を軽く掘削し，新鮮化する．

▶ポイント
- 2つの骨アンカーでRCLとLUCLを別個に縫合しても，アンカー1つで縫着してもよい．

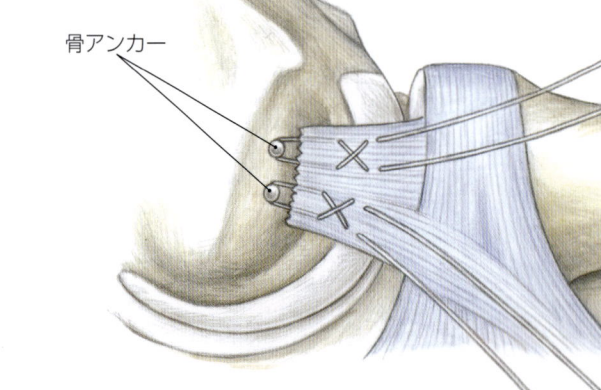

(図中ラベル: 骨アンカー)

▶ポイント
- 深く掘削しすぎるとアンカーの固定性が低下する．縫着部を新鮮化して軽度出血させる程度の深さとする．

❹ 伸筋群を修復する

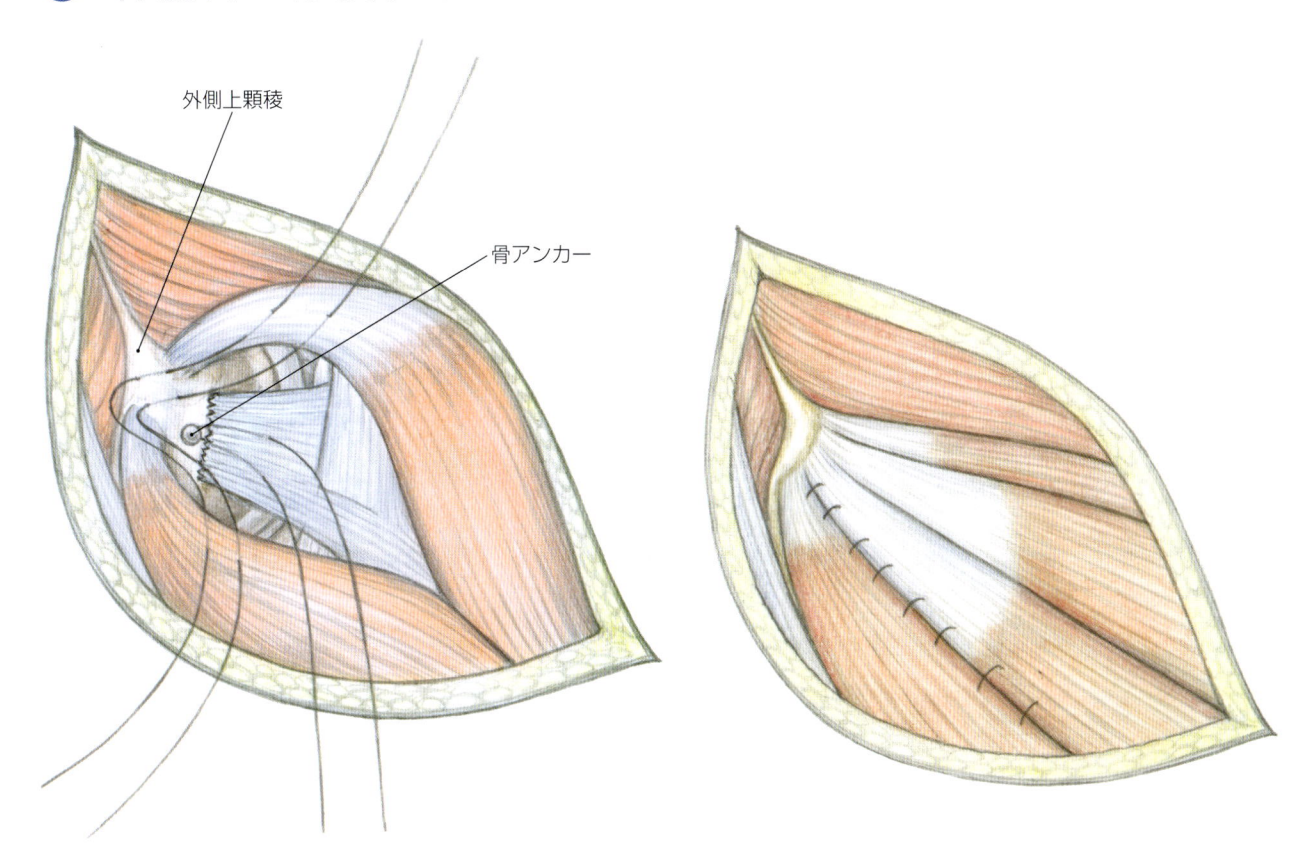

外側上顆稜

骨アンカー

- 展開時に縦割した筋間および筋膜を縫合する．
- 伸筋群が上腕骨から剥離している高度損傷例では，靱帯縫合の前に 1.5〜1.8 mm 径 K-wire で上腕骨外側上顆稜に骨孔を作製，非吸収性縫合糸（1-0 程度の太い糸を使用する）数本を通しておき，靱帯縫合後に伸筋群を強固に縫縮する．

❺ 止血，洗浄，閉創する

- 創部を十分に洗浄し，明らかな血管損傷部は凝固止血する．通常，創部のドレーンは必要ない．
- 皮下，皮膚を追層縫合し，上腕から手までのギプスシーネ固定を行う．

靱帯再建術（陳旧例）

▶手術のポイント

①前準備：内反肘や陳旧化した橈骨頭骨折，鉤状突起骨折などの骨性要素が不安定性に寄与しているか否かを判断する．これらが不安定性に関与しているのであれば靱帯再建に先駆けて矯正・再建する必要がある．

②体位：靱帯縫合術と同様，仰臥位とし，手台上で空気止血帯を使用して手術を行う．全身麻酔下に行うことが望ましい．

③皮切：肘関節外側に直線状，弓状あるいはゆるい J 字形切開をおく．靱帯縫合

術よりは若干長い6〜7 cmの切開が必要である.
④LCL複合体の展開・確認：上腕骨外側上顆稜から顆上部，腕橈関節部の軟部組織を骨膜下に剥離し，外側上顆を展開する．LCL複合体は剥離組織の裏面から確認する．
⑤移植腱の採取：長掌筋腱あるいは薄筋腱を採取する．
⑥損傷靱帯の再建：移植腱を輪状靱帯に縫合し，LCL複合体を後方から前方近位に引き上げるようにして上腕骨外側上顆に固定する．遠位部損傷でPLRIが高度な場合にはLUCLのみを再建する．
⑦伸筋群の修復：靱帯縫合の前に上腕骨外側上顆稜に非吸収性縫合糸2〜3本を通しておき，靱帯縫合後に剥離筋群を縫縮する．
⑧止血，洗浄，閉創する．

手術手技の実際

❶ 手術体位と皮切

- 体位，皮切は靱帯縫合術（新鮮例）と同様であるが，靱帯縫合術よりは若干長い6〜7 cmの切開が必要である．

❷ LCL複合体を展開する

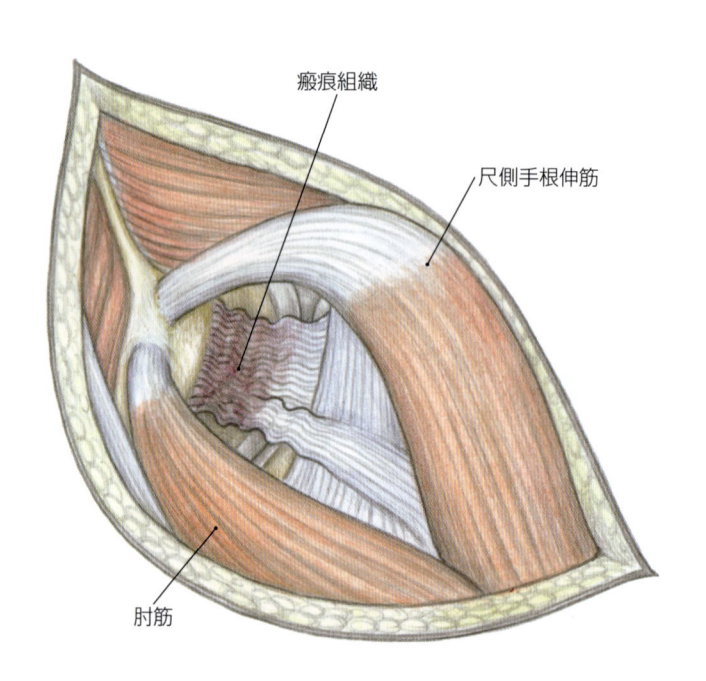

瘢痕組織
尺側手根伸筋
肘筋

- 尺側手根伸筋と肘筋のあいだを縦割してLCL複合体を展開する．外側上顆から輪状靱帯（AnL），橈側側副靱帯（RCL）および尺骨回外筋稜（LUCLの停止部）まで十分に視野を確保する必要がある．
- 皮下を展開した時点で肘関節内反ストレステストやlateral pivot-shift testを行い，LCL複合体損傷部位を「ゆるみ」として確認する．
- たとえば，近位起始部損傷であれば尺側手根伸筋と肘筋のあいだから進入し，損傷部の瘢痕組織を切開・切離し，靱帯の走行に沿って遠位方向に剥離を進める．

- ストレステストで損傷部位を同定できない場合には，外側上顆，上腕骨顆上部周囲の軟部組織を上腕骨から骨膜下に剥離する．多くの場合，LCL 複合体は近位側から剥離しており，骨膜下に剥がした伸筋群の裏側に靱帯の近位断端を確認できる．
- 周囲組織と癒着している LCL 複合体を剥離する．
- 橈側側副靱帯（RCL）は正常で外側尺側側副靱帯（LUCL）のみの損傷例がある．この場合には，Nestor の方法に準じ，LUCL のみを再建する[10]（「❹損傷靱帯を再建する」を参照）．
- 損傷靱帯を近位側へと引き上げる．靱帯断端が外側上顆の靱帯起始部まで届くようであれば，「損傷靱帯の縫合術」と同様に骨アンカーを用いて縫着する．

❸ 移植腱を採取する

- 多くの場合，損傷した LCL 複合体は短縮していて引っ張り上げても外側上顆まで届かない．この場合，移植腱を用いての靱帯再建術となる．
- 通常，長掌筋腱を用いている．しかし，長掌筋腱欠損例，LCL 複合体中央部損傷例や靱帯の瘢痕化が高度な例では薄筋腱を利用する．
- 長掌筋腱の有無は術前に判断可能である．5 指で小さな物をつまむようにし，手関節掌屈位をとることにより長掌筋腱は皮下に浮き上がる．橈側に浮き上がるのが橈側手根屈筋腱，正中側が長掌筋腱である [3]．
- 長掌筋腱上の数か所に 5 mm 程度の横切開を加え，近位側で切断して手関節方向へ引き抜いていく [4]．近位側は筋内腱となり深部に存在する．

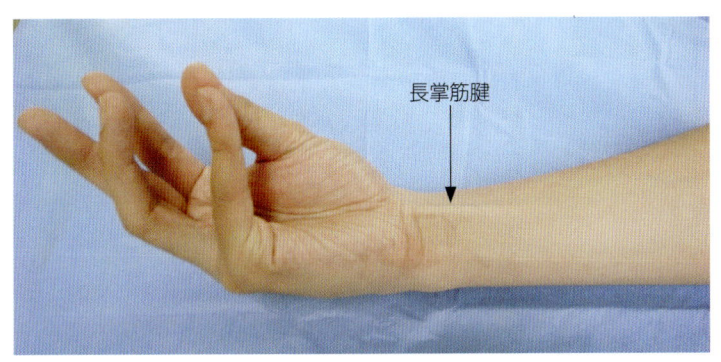

[3] 皮下に浮き上がった長掌筋腱

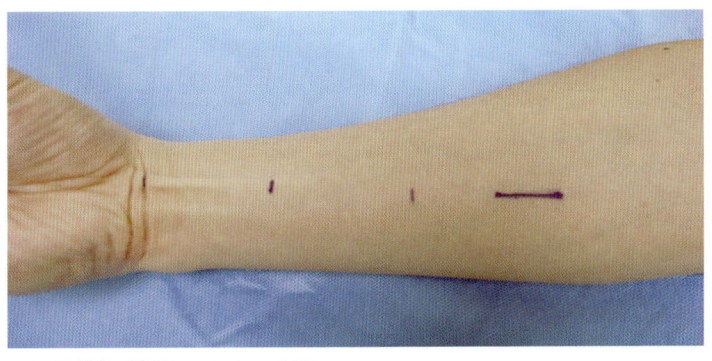

[4] 長掌筋腱採取のための皮切

❹…損傷靱帯を再建する

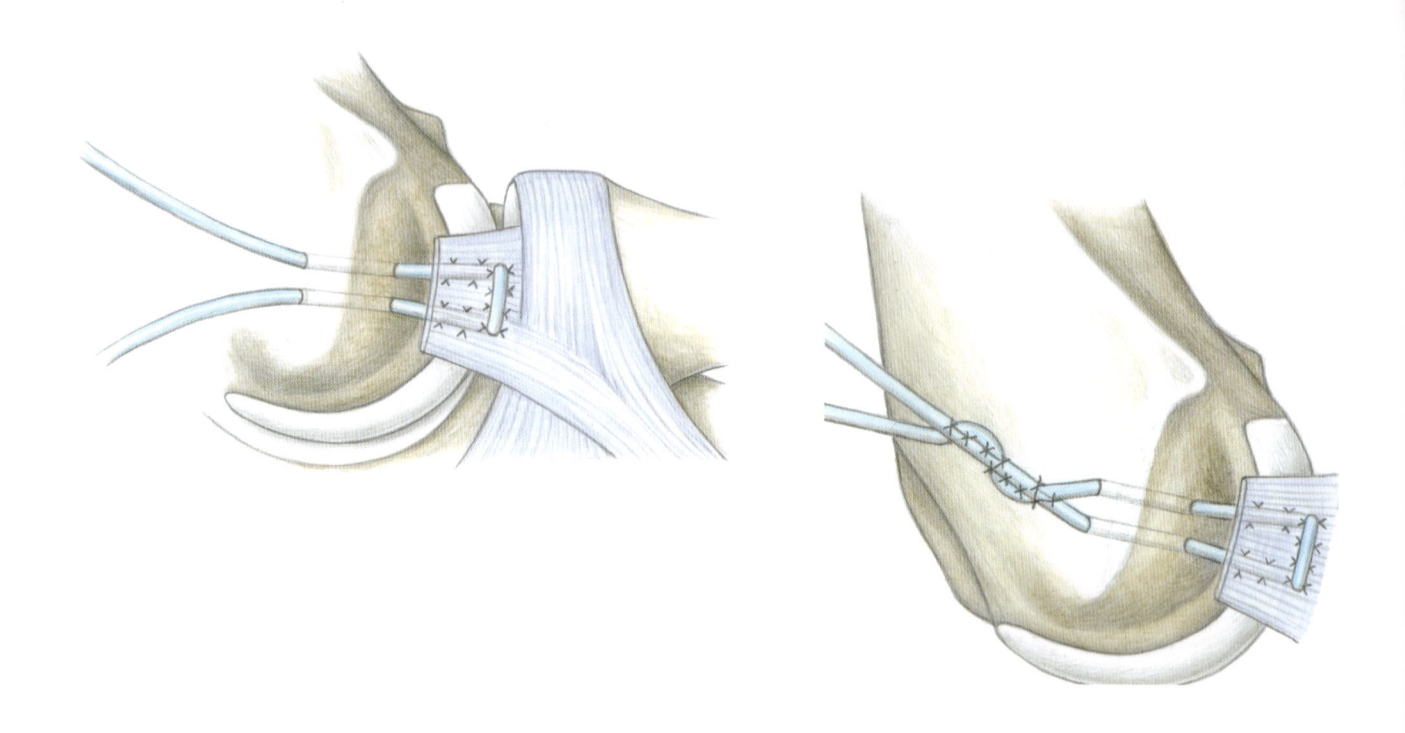

- 移植腱を輪状靱帯に編み込むように縫合し，その両端を近位側に引き上げる．直径 2.5 mm ドリルで外側上顆の最下端からやや後方に作製した 2 つの骨孔に移植腱を通してから interlacing suture する．

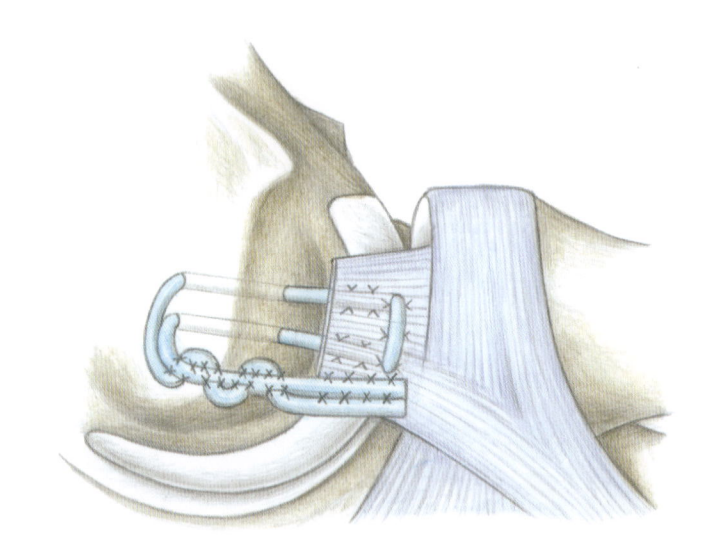

- interlacing suture 部を数針の糸で補強したうえで余剰腱を折り返して後方 posterior band を補強して，輪状靱帯に縫合する．

外側上顆

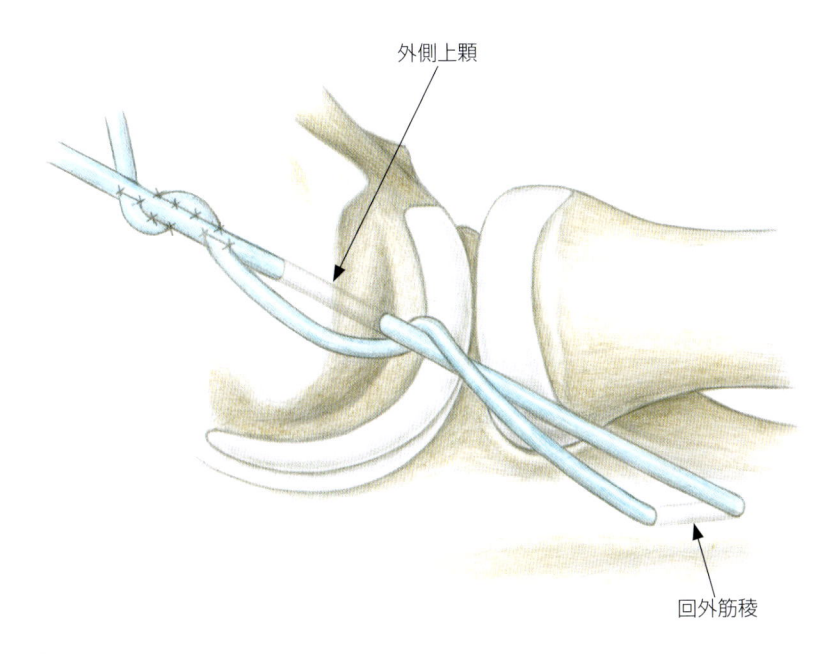

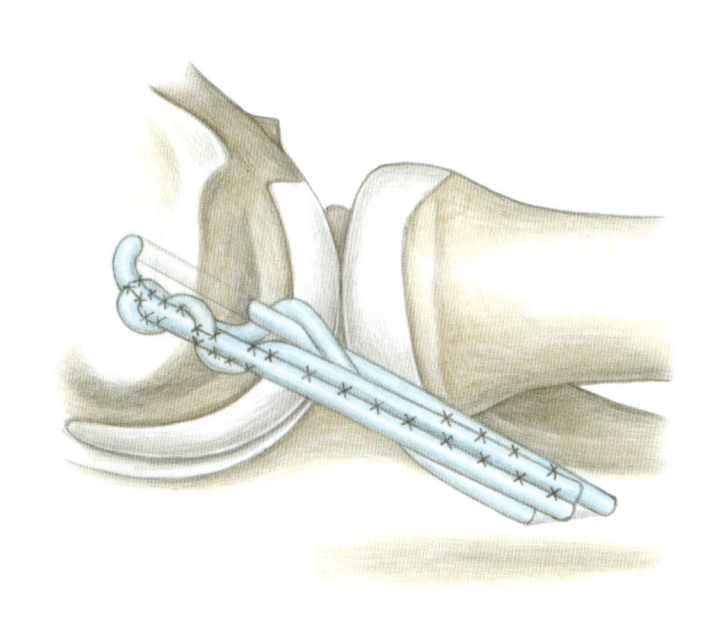

回外筋稜

- LUCL単独損傷例では，回外筋稜に作製した2つの骨孔に移植腱を通し，LCL複合体の後方を補強するように走行させて外側上顆へと引き上げる．外側上顆最下端，すなわちRCL起始部のやや後方に2.5 mmドリルで骨孔を1つ作製し，一方の移植腱を通し，他方は骨孔を通した腱に絡めて外側上顆の近位後方でinterlacing sutureする．interlacing sutureの際，肘関節を他動的に屈曲伸展して腱の緊張を決定する．余剰腱があれば折り返して再建LUCLの後方を補強する．

❺ 伸筋群を修復する

- 展開時に縦割した筋間および筋膜を縫合する．
- 靱帯再建前に1.5〜1.8 mm径K-wireで上腕骨外側上顆稜に骨孔を作製し，非吸収性縫合糸（1-0程度の太い糸を使用する）数本を通しておき，靱帯再建後に伸筋群を近位方向に引き上げるようにして強固に縫縮する．

❻ 止血，洗浄，閉創する

- 創部洗浄後に皮下，皮膚を追層縫合し，上腕から手までのギプスシーネ固定を行う．

▶ 後療法

- 術後数日間は患肢挙上，手指運動を励行し，腫脹・浮腫の予防を心がける．
- 靱帯縫合例は術後2～3週間，靱帯再建例は3～4週間の固定後，肘関節自動運動を開始する．
- 他動運動は，患者自身が行う gentle なもののみとする．伸展制限が残る例では dynamic splint などを使用する．
- 種目にもよるが，スポーツ復帰は3～4か月を目安にしている．

▶ まとめ

- LCL複合体の靱帯縫合術・靱帯再建術は，肘関節外側支持機構の急性・慢性の機能不全に対して，支持性・安定性を獲得する目的で行われる．
- 肘関節脱臼の治療においてPLRIを後遺しないことが重要であり，誘発テストやストレスX線撮影で不安定性を呈するようであれば，新鮮脱臼例であっても手術による靱帯修復の適応がある．慢性化したPLRIを保存的に完治することは困難である．

(佐藤和毅)

■文献

1. 伊藤恵康．肘関節の機能解剖 B肘関節の構成．伊藤恵康編．肘関節外科の実際．東京：南江堂；2011．p. 7-9．
2. O'Driscoll SW, et al. Posterolateral rotatory instability of the elbow. J Bone Joint Surg Am 1991；73：440-6．
3. Morrey BF. Anatomy of the elbow joint. In: Morrey BF, editor. The Elbow and Its Disorders. 3rd ed. Philadelphia：WB Saunders；2000．p.13-42．
4. Seki A, et al. Functional anatomy of the lateral collateral ligament complex of the elbow: Configuration of Y and its role. J Shoulder Elbow Surg 2002；11：53-9．
5. Abe M, et al. Posterolateral rotatory instability of the elbow after posttraumatic cubitus varus. J Shoulder Elbow Surg 1997；6：405-9．
6. McKee MD, et al. The pathoanatomy of lateral ligamentous disruption in complex elbow instability. J Shoulder Elbow Surg 2003；12：391-6．
7. Linscheid RL. Elbow dislocation. In: Morrey BF, editor. The Elbow and Its Disorders. Philadelphia：WB Saunders；1985．p. 414-32．
8. 今谷潤也ほか．外傷性肘関節脱臼に伴う靱帯損傷例の手術成績の検討．日肘研会誌 2002；9：23-4．
9. 伊藤恵康．脱臼と靱帯損傷．伊藤恵康編．肘関節外科の実際．東京：南江堂；2011．p.187-207．
10. Nestor BJ, et al. Ligamentous reconstruction for posterolateral rotatory instability of the elbow. J Bone Joint Surg Am 1992；74：1235-41．

靱帯縫合・靱帯再建

輪状靱帯──Monteggia 骨折後の陳旧性橈骨頭脱臼に対する靱帯再建術

手術の概要

- 1960 年代，Judet ら[1]，西尾ら[2] は尺骨骨切りにより骨間膜の緊張を高め，橈骨頭の整復位を保つ方法を提唱した．Hirayama ら[3] は橈骨頭と上腕骨小頭間の圧迫を避けるために，尺骨を骨切り後に延長する術式を報告した．輪状靱帯の再建法には，上腕三頭筋を使用する方法[4]，前腕筋膜を用いる Speed & Boyd 法[5]，残存靱帯を使用する方法[6,7] などがある．
- 筆者らは，1983 年以来，尺骨延長骨切り術 Speed & Boyd 法による輪状靱帯再建術を行ってきた[8]．さらに，1997 年からは輪状靱帯再建に遺残した輪状靱帯を長掌筋腱で補強する方法を第一選択としてきた[9]．
- 本項では，最も多い Bado I 型における尺骨前方凸変形治癒，橈骨頭前方脱臼例に対する観血的橈骨頭整復術（手術名：小児 Monteggia 骨折後の陳旧性橈骨頭脱臼に対する尺骨延長矯正骨切り術と遺残輪状靱帯を用いた靱帯再建術）の術式とポイントについて述べる．

適応

- 受傷から 3 年未満，あるいは手術時 12 歳未満の例は全例適応としている．手術はできるだけ早期に行うことが望ましい．
- 一方，受傷後 3 年以上かつ手術時 12 歳以上の例では脱臼の程度，橈骨頭の肥大程度，外反肘の程度など，現在の肘関節機能の障害度を総合して手術適応を個別に判断する．
- 対応例には，以下のような術前診察，検査などを行う．

術前診察

- 通常の肘関節の診察に加えて外反肘の程度，肘関節外反動揺性の有無，後骨間神経麻痺の合併にとくに注意する．遠位橈尺関節の不安定性と圧痛の有無も確認しておく．両側の輪状靱帯の再建には同側の長掌筋腱の有無を確認する．

術前の画像検査

- 両側の肘関節から手関節を含んだ単純 X 線正面，側面像を撮影する．側面は肘関節 90° 屈曲位で前腕回外位，中間位，回内位の 3 つの肢位で撮影する．これらの画像から，尺骨の変形と橈骨頭の脱臼方向を確認する．手関節部では ulnar variance の左右差をみる．さらに MRI から橈骨頭の肥大，腕橈関節の軟骨の有無を確認する．

術前の患者および家族へのインフォームドコンセント

- 通常の肘，前腕の手術における説明に以下を加える．①皮膚切開は肘外側から

尺骨に及び比較的長い，②同側あるいは反対側の長掌筋腱を採取する，③長掌筋腱がない場合は足底筋腱を採取する，④術後にギプス固定を4週間行う，⑤腸骨を採取する，⑥術後の経過期間中のX線写真で橈骨頭の再脱臼が疑われる場合は再手術を行うことがある，⑦後骨間神経麻痺の生じる可能性がある，⑧術後に腕橈関節に変形性関節症変化が生じる可能性があるので数年の経過観察が必要である，などを説明する．

▶手術のポイント

①術前計画：術前に肘側面前腕回旋中間位のX線像から骨切り位置，骨切り角度，骨延長量を作図しておく．
②体位：仰臥位，上腕内旋，肘関節90°屈曲位とする．
③皮切：上腕骨外側上顆の近位から尺骨後方に至る切開を加える．
④腕橈関節の展開：輪状靱帯の確認，処置，橈骨頭の整復を行う．
⑤術前の計画に沿って尺骨を骨切りする．
⑥術前に計画した角度，延長量で尺骨をプレート固定し，腸骨を移植する．X線透視で橈骨頭の整復を確認する．
⑦残存輪状靱帯に長掌筋腱を移植して輪状靱帯を再建する．
⑧創を閉鎖する．
⑨外固定：肘90°，前腕回旋中間位でのギプス固定を4～5週間行う．

── 手術手技の実際

❶…術前骨切り計画

- トレーシングペーパーに肘関節90°屈曲位で前腕中間位のX線像をトレースする．
- 7穴プレートのテンプレートを尺骨後面に当て，最近位のスクリューが鉤状突起に合うようにする．骨切り線はプレートの中心とする．
- 紙を移動しAとBを合わせて1 mmの間隙を作り作図し，骨切り角度，骨延長量を計測する．

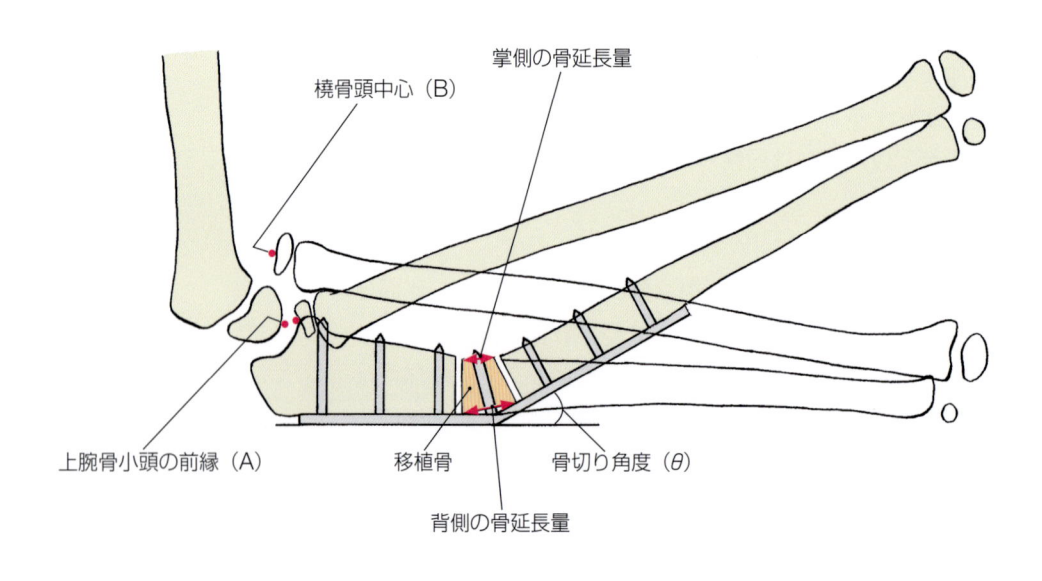

骨延長量(d)：掌側 8 mm
　　　　　　　背側 14 mm
骨切り角度(θ)：30°

橈骨頭中心（B）
掌側の骨延長量
上腕骨小頭の前縁（A）
移植骨
骨切り角度（θ）
背側の骨延長量

❷…手術体位と皮切

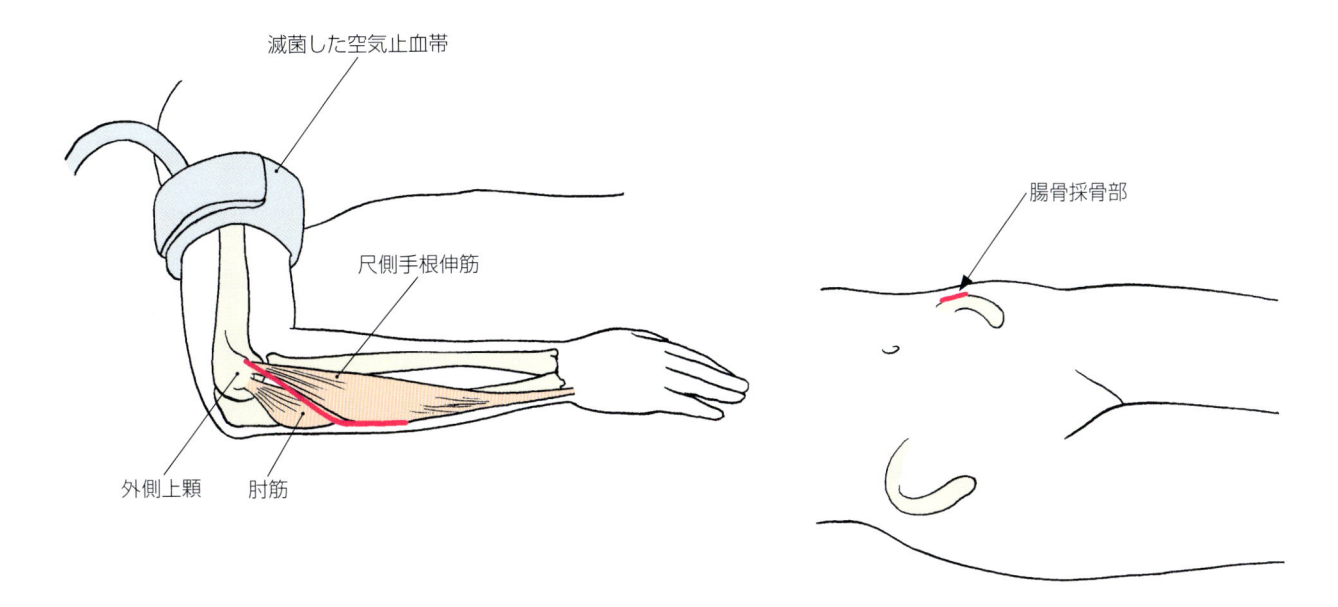

- 全身麻酔下に，仰臥位とし，手の手術台を使用する．
- 移植骨の採取は反対側の腸骨とする．
- 上腕骨外側上顆の近位から肘筋と尺側手根伸筋間を通り尺骨近位後面に至り，その後，尺骨近位後面遠位をプレート設置に必要な長さだけ切開する．

❸…腕橈関節を展開し，輪状靱帯を剝離する

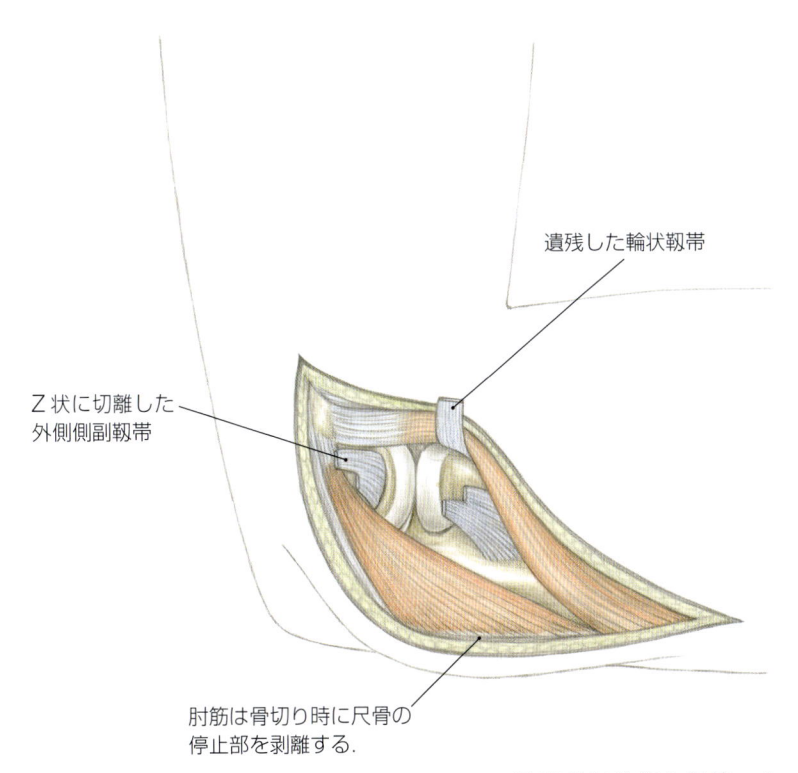

- 尺側手根伸筋と肘筋のあいだから腕橈関節を展開して遺残した輪状靱帯を展開する．
- 視野が不十分な場合は，外側側副靱帯をZ状に切離する．

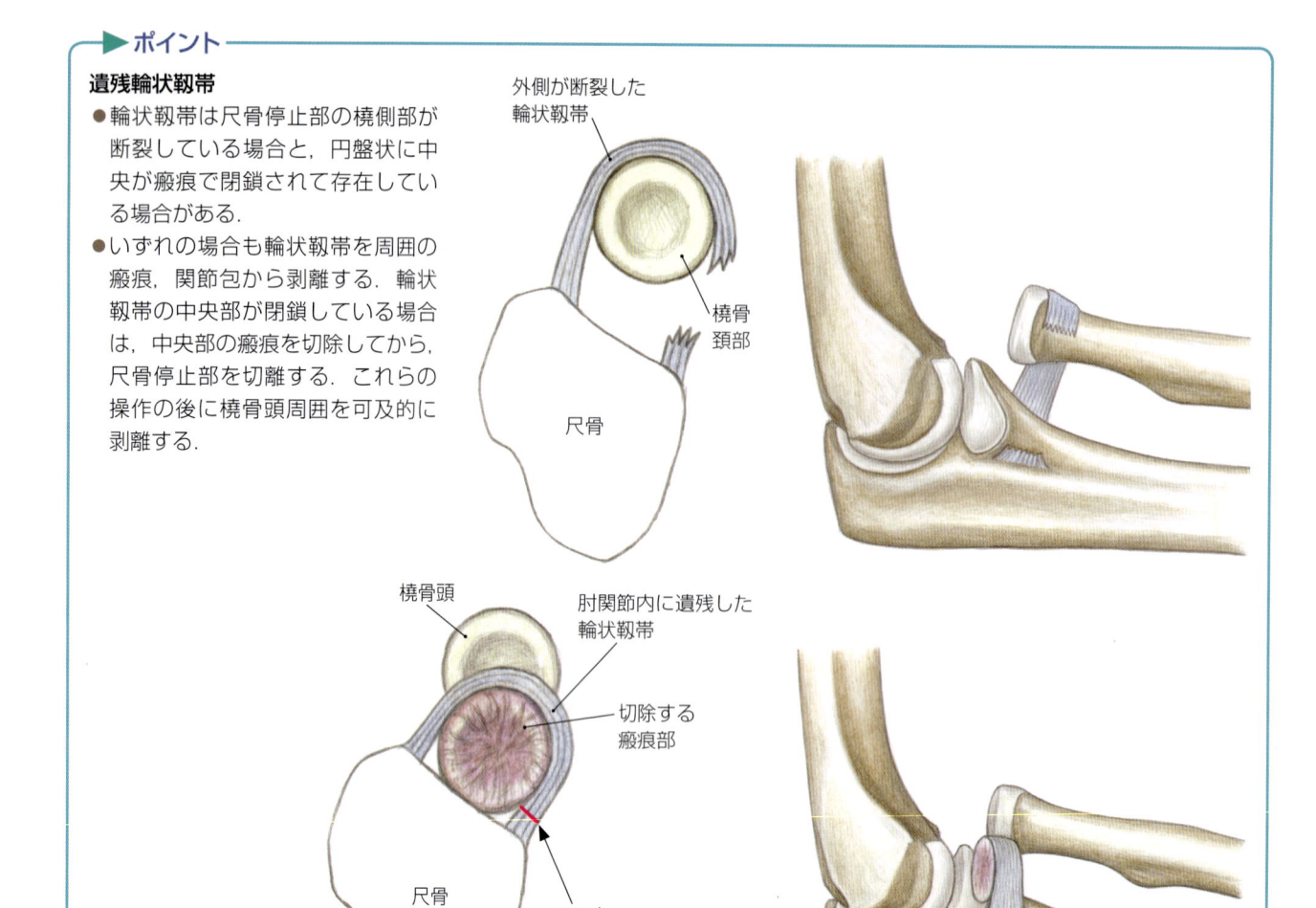

ポイント

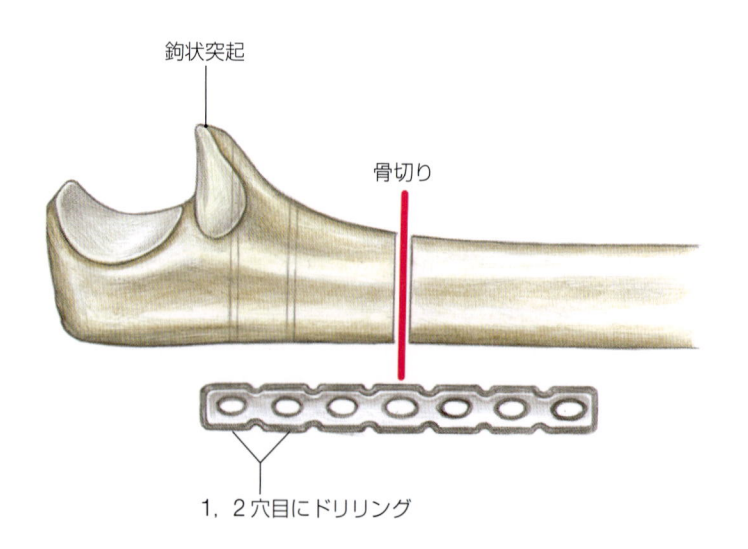

遺残輪状靱帯
- 輪状靱帯は尺骨停止部の橈側部が断裂している場合と，円盤状に中央が瘢痕で閉鎖されて存在している場合がある．
- いずれの場合も輪状靱帯を周囲の瘢痕，関節包から剥離する．輪状靱帯の中央部が閉鎖している場合は，中央部の瘢痕を切除してから，尺骨停止部を切離する．これらの操作の後に橈骨頭周囲を可及的に剥離する．

❹…尺骨骨切りを行う

- 術前の作図どおりに尺骨骨切りを行う．骨切り高位を確認するために尺骨後面に使用プレートを当て，X線透視を行う．尺骨骨切り前に尺骨近位に前もってスクリューの穴を2穴あけておく．骨切り高位は7穴プレートの4穴目の位置とする．

❺ 固定する

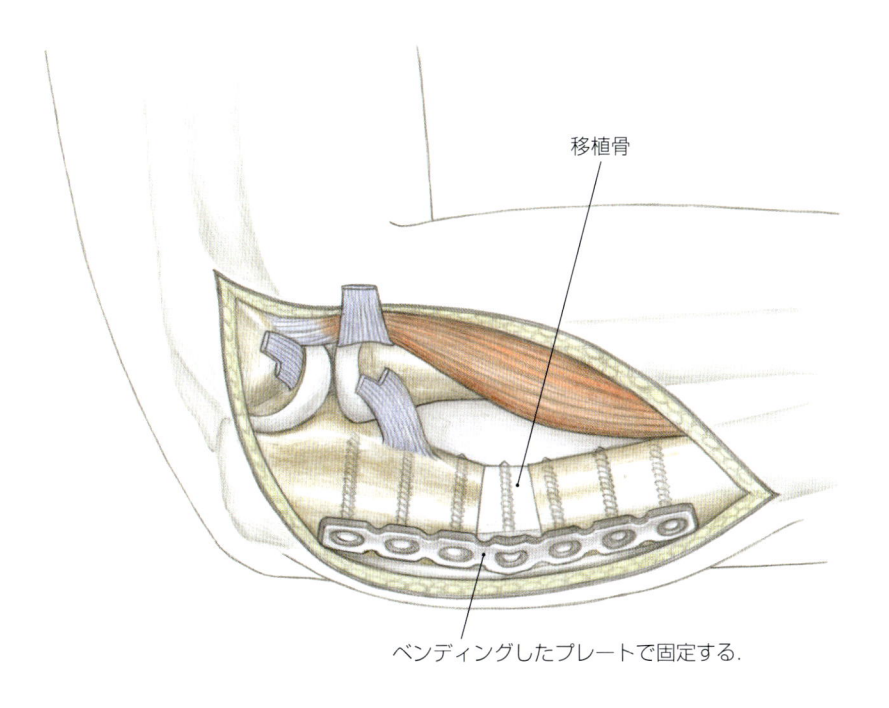

- 橈骨頭が整復位をとるように骨接合を行う．通常，術前の作図のとおりの間隙が生じる．
- プレートは，前もって作図した骨切り角度と合わせた厚紙を滅菌しておき，それに合わせて4穴目を中心にベンディングする．

移植骨

ベンディングしたプレートで固定する．

▶ポイント
- 肘の屈曲・伸展，前腕回内・外を行い，橈骨頭が整復位をとっていることを肉眼的およびX線透視により確認する．
- 術後の腕橈関節の変形性関節症を予防する目的で，上腕骨小頭と橈骨頭の関節隙間を0.5～1.0 mm開ける．

❻ 靱帯再建を行う

- 残存靱帯の橈側に長掌筋腱を移植し，尺側には骨アンカーを用いて縫着する．

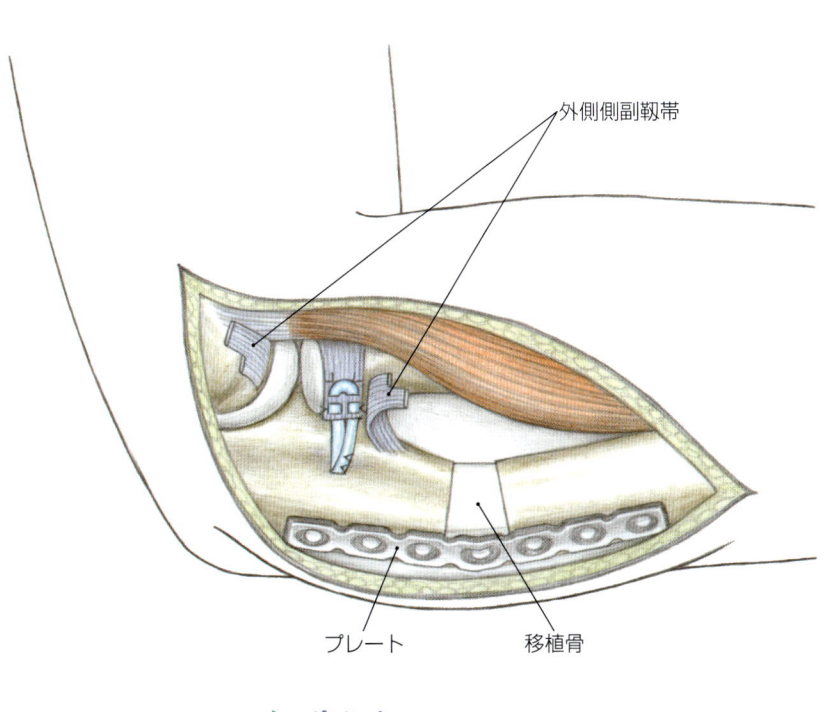

外側側副靱帯

プレート　　移植骨

残存輪状靱帯
橈骨
尺骨
骨アンカー
長掌筋腱

輪状靱帯

長掌筋腱

▶ポイント
- 輪状靱帯が腕橈関節内に円盤状に存在していた場合，尺側が断裂していれば再建には使用できないので，Speed & Boyd法に変更する．

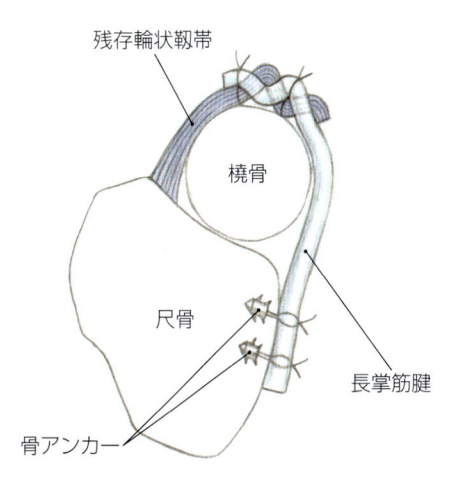

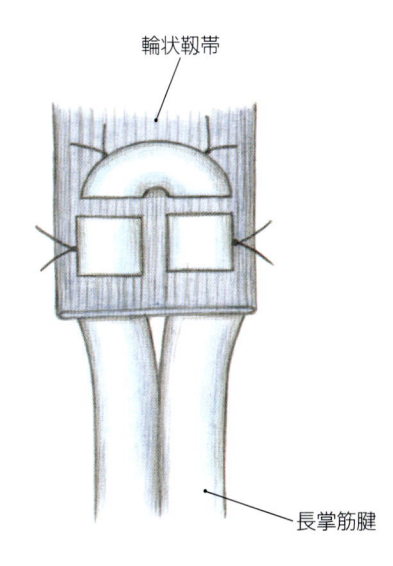

❼ 創を閉鎖する

- 術後の肥厚性瘢痕をきたさないように，皮下，皮膚を丁寧に縫合する．

▶後療法

- 術後，肘関節屈曲90°，前腕回内外中間位でのギプス固定を約4〜5週間行い，ギプス除去後に徐々に自動可動域訓練を開始する．
- 橈骨頭の位置をX線撮影により術後2日，1週，2週で確認する．

▶まとめ

- 本手技は輪状靱帯が円盤状に残存しているか，橈側で断裂していれば使用できるが，尺側が断裂している場合は再建靱帯として使用できない．残存靱帯が使用不可能な場合は，前腕背側方向に皮切を延長することで，前腕筋膜を使用するSpeed & Boyd法による輪状靱帯再建術への移行による対処が可能である．

(小松雅俊，中村恒一，加藤博之)

■文献

1. Judet R, et al. Osteotomy of the cubital diaphysis in old dislocations of the radial head in the child. Presse Med 1962；70：1307-8.
2. 西尾篤人ほか．尺骨骨切り術による陳旧性Monteggia骨折の治療法について．災害医学 1965；8：67-72.
3. Hirayama T, et al. Operation for chronic dislocation of the radial head in children. Reduction by osteotomy of the ulna. J Bone Joint Surg Am 1987；69：639-42.
4. Bell Tawse AJ. The treatment of malunited anterior Monteggia fractures in children. J Bone Joint Surg Br 1965；47：718-23.
5. Speed JS, Boyd HB. Treatment of fractures of ulna with dislocation of the head of radius. JAMA 1940；115：1699-705.
6. Kalamchi A. Monteggia fracture-dislocation in children. Late treatment in two cases. J Bone Joint Surg Am 1986；68：615-9.
7. Horii E, et al. Surgical treatment for chronic radial head dislocation. J Bone Joint Surg Am 2002；84：1183-8.
8. Nakamura K, et al. Long-term clinical and radiographic outcomes after open reduction for missed Monteggia fracture-dislocations in children. J Bone Joint Surg Am 2009；91：1394-404.
9. 中村恒一ほか．小児陳旧性モンテジア脱臼骨折の橈骨頭脱臼整復における残存靱帯を使用した輪状靱帯再建法．日本肘関節学会雑誌 2010；17：126-9.

肘関節拘縮

外傷性拘縮——拘縮解離・授動術

●——手術の概要

- 肘関節は骨折，脱臼，周囲軟部組織損傷などの外傷の後遺症として拘縮が発生しやすい．
- 外傷性肘関節拘縮の原因は，関節内因子として変形治癒による関節面の不適合，脱臼の遺残，関節内癒着，関節内化骨，関節外因子としては異所性化骨，化骨性筋炎，長期の外固定による関節包や靱帯の拘縮があげられる[1-4]．
- 偽関節を伴う拘縮は関節面の変形と滑膜の増生，関節包の拘縮，開放骨折の場合には軟部組織と関節包の強い拘縮が生じる．
- 肘関節の可動域制限と運動時痛は日常生活に大きな支障をもたらす．理学療法や装具療法などの保存療法で可動域が改善しないならば，拘縮の原因となる因子を除去して可動域の改善を図る拘縮解離・授動術が必要となる．

▶適応

- 日常生活のうえで必要な肘関節の屈曲伸展可動域は30〜130°の範囲[4]といわれる．
- 治療を要する可動域制限として，伸展−40°または屈曲110°に達しないもの[1]を基準として，疼痛の有無と患者の希望を考慮して手術適応を決定する．
- 手術時期は，異所性化骨があればX線像で骨化部の境界が鮮明となるまで待つべきである．初回外傷後5か月以上経過して保存療法にて可動域の改善を認めることはまれである．
- 初回外傷から小児では6か月，成人は4か月以上経過して伸展−40°，または屈曲110°に達しないものを手術適応とする[5,6]．
- 関節鏡視下の肘関節解離・授動術は，関節包内容量がそもそも小さいために神経血管合併症の危険を伴うので，拘縮がごく軽症の症例のみ適応と考えられる[6,7]．

▶手術のポイント

①体位：仰臥位とし，上肢を胸の上に置く．
②皮切：肘頭から中枢への後方正中縦切開で進入する．
③皮下を展開して，尺骨神経を保護しテープをかける．
④上腕三頭筋を縦切して肘頭と上腕骨遠位部の内側・外側へ剥離する．術前屈曲が60°未満ならば，上腕三頭筋腱延長術を加えることを考慮して，肘頭・上腕三頭筋腱の内側・外側を切離して骨膜下に内側・外側へ剥離する．
⑤肘を屈曲して緊張する腕尺関節部の癒着を剥離し，肉芽と異所性化骨を切除する．内側側副靱帯前斜走線維を温存する．
⑥上腕三頭筋腱の緊張が強く屈曲120°に達しないなら，上腕三頭筋腱のV−Y延

長術を行う．
⑦それでも伸展が−20°，屈曲120°に達しないならば，外側から進入し前方関節包の癒着を解離する．
⑧屈伸可動域20〜120°が得られたら，屈曲120°で上腕三頭筋腱を肘頭に縫合する．
⑨創を閉鎖する．

手術手技の実際

- 肘関節の外傷性拘縮の多くは，関節後方に拘縮の原因があり，後方進入法が多く行われる．ここでは，後方進入法を中心に述べる．

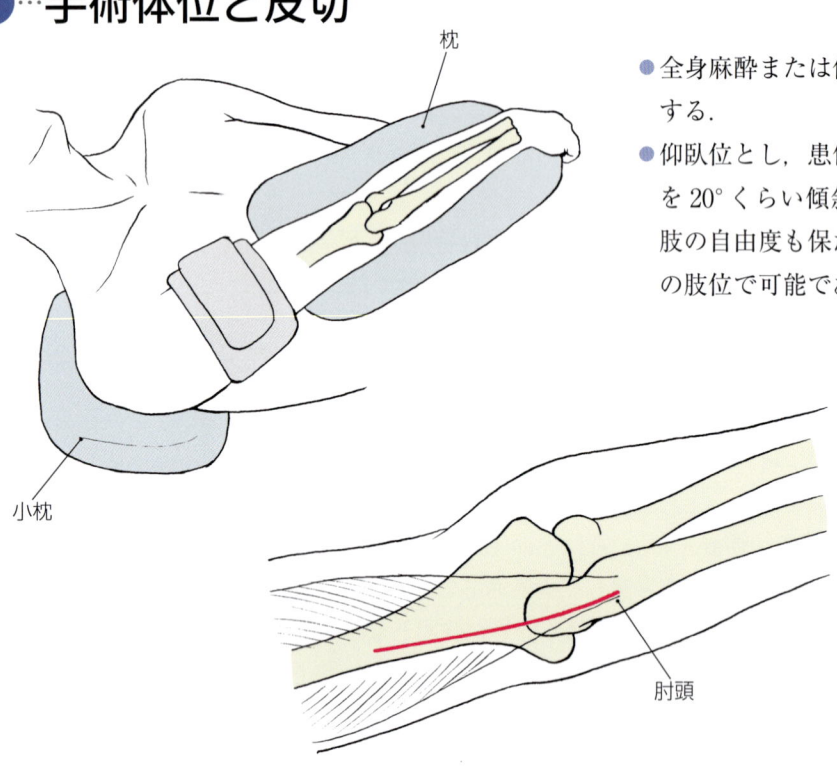

❶ 手術体位と皮切

- 全身麻酔または伝達麻酔下に，上腕に駆血帯を使用する．
- 仰臥位とし，患側の肩の下に小枕を入れて患側背部を20°くらい傾斜させて上肢を胸の上に置く[8]．上肢の自由度も保たれ，外側進入法や内側進入法もこの肢位で可能である．
- 後方進入法は，肘頭から中枢側正中へ8〜10 cmの後方正中縦皮切で進入する．

枕
小枕
肘頭

❷ 皮下を展開，尺骨神経を保護して上腕三頭筋腱を縦切する

- 内側，外側皮下を十分に剥離して尺骨神経を保護し，テープをかける．
- 術前の肘の屈曲が60°以上ならば，上腕三頭筋腱を縦切し，電気メスで肘頭と上腕骨遠位部に達する．
- 電気メスやラスパを用いて，屈曲しながら緊張する部位を上腕骨遠位部から内側・外側へ剥離を進める．

▶ポイント
剥離のポイント①
- 表層の上腕三頭筋腱と尺骨骨膜との連続性を保ったまま，丁寧に内側・外側へ剥離することが重要である．

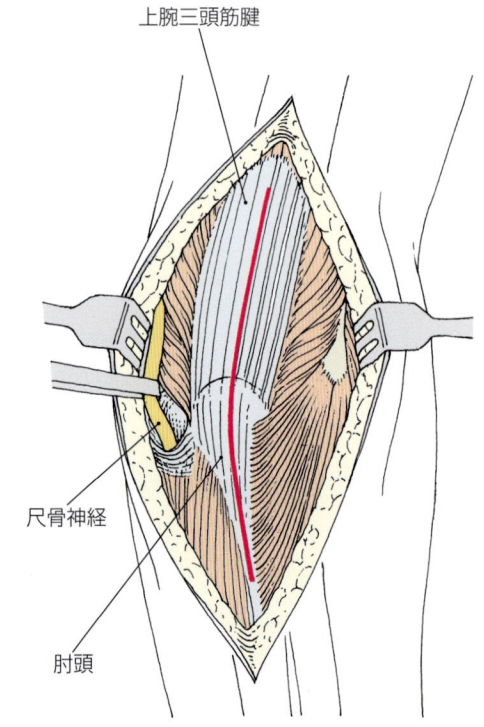

上腕三頭筋腱
尺骨神経
肘頭

外傷性拘縮──拘縮解離・授動術 | 145

❸ 上腕三頭筋腱延長術を行う場合は内側と外側を切離する

- 術前の肘屈曲が60°未満ならば，上腕三頭筋腱延長術を行うことを考慮する．
- 肘頭から上腕三頭筋腱の内側と外側を電気メスで上腕骨遠位部まで達して切離する．
- 屈曲して緊張する部位をラスパにより肘頭内側・外側から肘頭窩，上腕骨遠位部内側・外側へと骨膜下に剥離する．

▶ ポイント

剥離のポイント②
- 内側・外側ともに上腕三頭筋腱と尺骨骨膜の連続性を保ったまま丁寧に剥離することが肝要である．

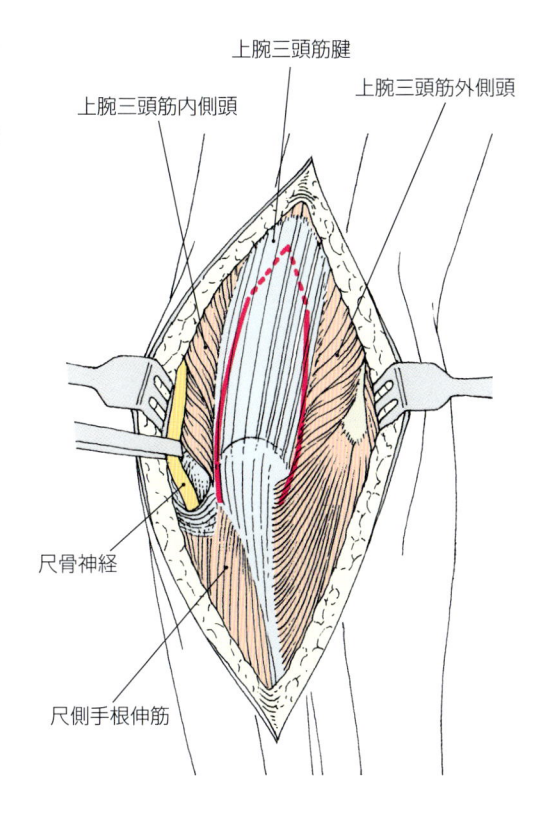

(図：上腕三頭筋腱，上腕三頭筋内側頭，上腕三頭筋外側頭，尺骨神経，尺側手根伸筋)

❹ 腕尺関節部を解離する

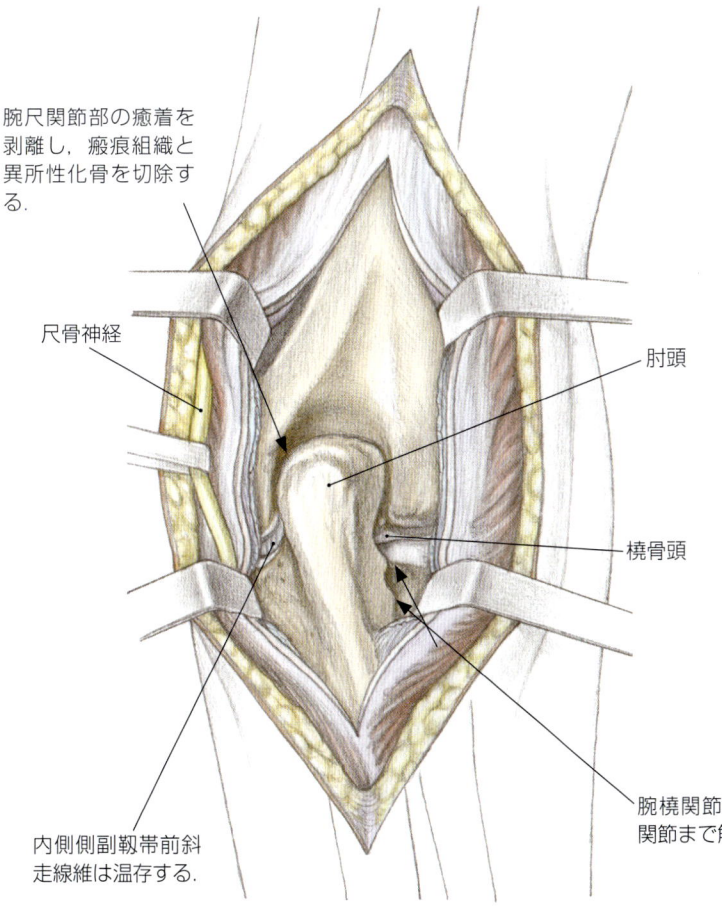

(図：腕尺関節部の癒着を剥離し，瘢痕組織と異所性化骨を切除する．尺骨神経，肘頭，橈骨頭，腕橈関節，近位橈尺関節まで解離する．内側側副靱帯前斜走線維は温存する．)

- 肘を屈曲して緊張する肘頭・肘頭窩・上腕骨遠位部の癒着の剥離と瘢痕の除去を行う．
- 電気メスとラスパを用いて骨膜下に肘頭窩および腕尺関節外側部の靱帯と関節包を切離し，外側では腕橈関節，近位橈尺関節まで解離する．
- 内側では前斜走線維を温存して内側側副靱帯と関節包を十分に切離または切除し異所性化骨と瘢痕の切除を行う．術中に伸展−20°，屈曲120°の可動域を得ることを目指す．
- 関節内骨折で骨片の不適合があれば，この時点で骨片の再整復・固定術を行う．軟骨損傷が著しい場合には，中間挿入膜を用いた関節形成術が必要となることもある[1,4]．
- 腕橈関節に不適合があり前腕回旋制限が強い症例には橈骨頭切除術を行うこともある．

❺ 上腕三頭筋腱の延長術を行う

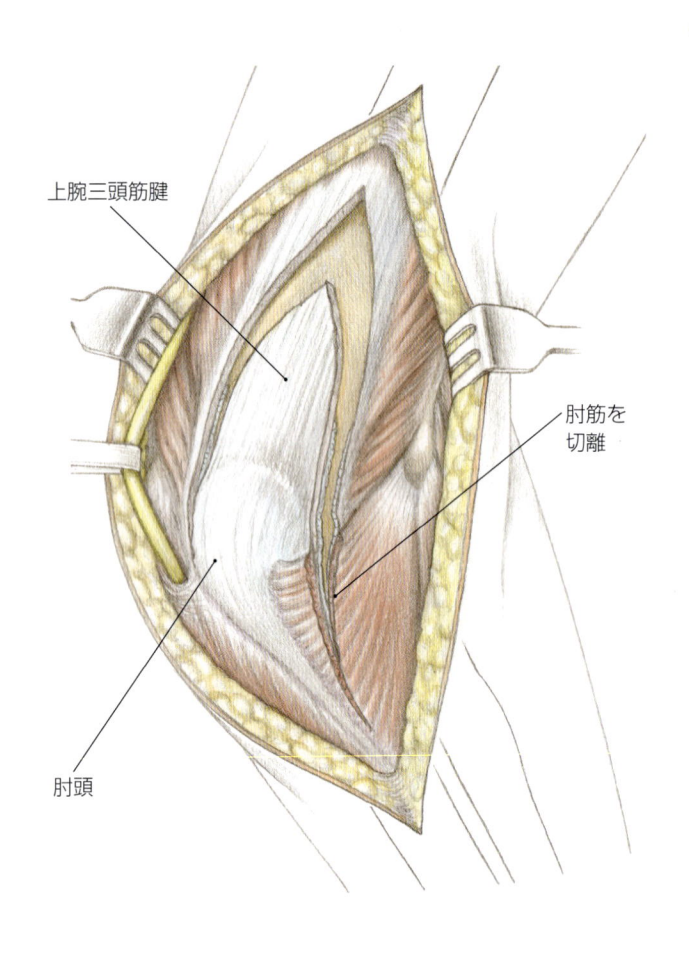

- 上腕三頭筋腱の緊張が強いために屈曲が120°に満たないならば，腱のV-Y延長術を行う．延長は屈曲120°が得られる3〜8cmを目安とし，吸収糸で密に内・外側を縫合する．

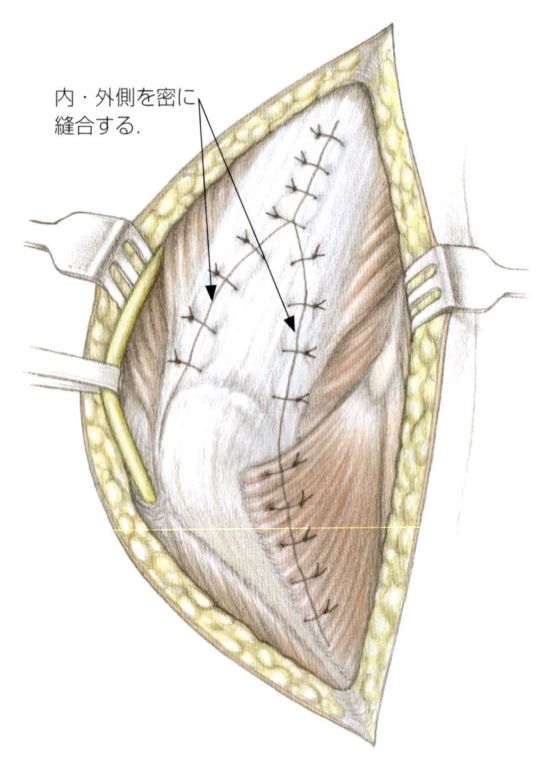

❻ 外側進入により関節前方を解離する

- 屈曲が120°に満たず，伸展が−20°に達しないならば，外側進入により肘関節前方関節包の解離を行う[1,9,10]．
- 上腕外側で腕橈骨筋と上腕三頭筋のあいだを切開し，長・短橈側手根伸筋腱を剥離して外側側副靱帯を切離する．肘関節前面をラスパを用いて骨膜下に内側の上腕骨滑車まで剥離する．
- 屈曲・伸展の障害となる異所性化骨，瘢痕，骨棘を除去し，癒着した関節包を剥離する．

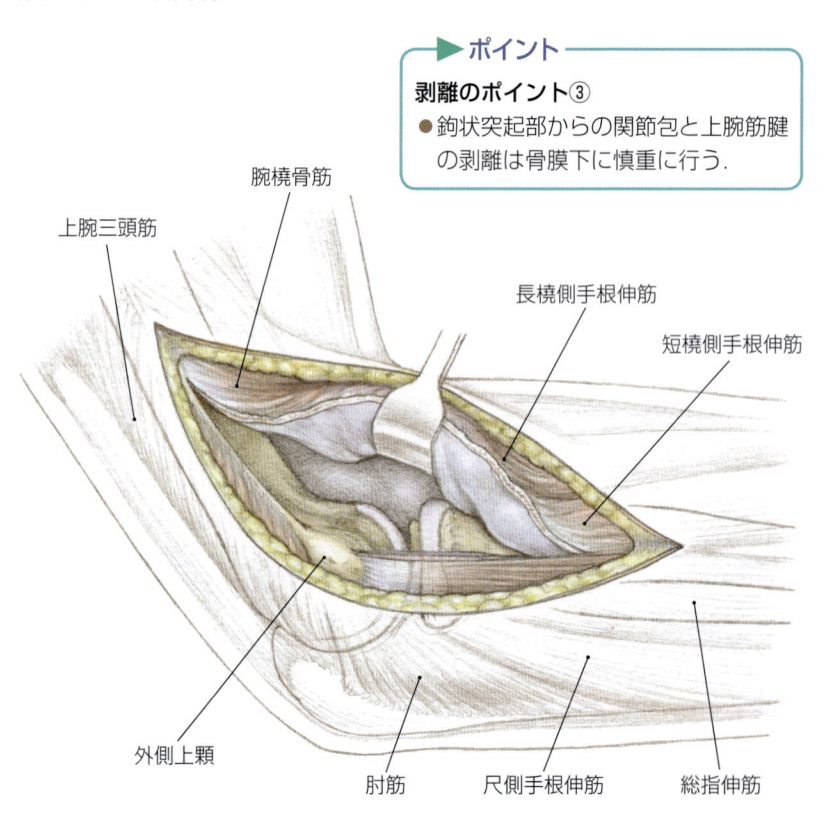

▶ポイント

剥離のポイント③
- 鈎状突起部からの関節包と上腕筋腱の剥離は骨膜下に慎重に行う．

❼…創を閉鎖する

- 生理食塩水で十分に洗浄した後，屈曲110～120°の肢位で，後方進入法では内側と外側に分けた上腕三頭筋筋膜と腱を肘頭に縫合し，外側進入法では外側側副靱帯を縫合し，筋膜皮下を層状に縫合して吸引ドレーンを留置して閉創する．
- 肘120°屈曲位，前腕回旋中間位で外固定（ギプスシーネ）を行う．

▶後療法

- 術翌日から肘屈伸の等尺性訓練を開始し，ドレーン抜去後の術後2日から外固定を除去して肘屈伸20～120°と前腕回外・回内90°の自・他動可動域訓練を理学療法士により開始，2週後に退院とする．
- 後療法には弾性副子や持続的他動運動（CPM）装置の利用も考えてよい[1-3]．術中に得られた可動域を維持するために早期の後療法はきわめて重要である．
- 退院後は通院での可動域訓練を1か月間行う．肘に負荷のかかる仕事やスポーツは術後2か月から開始してよい．

▶まとめ

- 肘関節解離・授動術は，初回外傷後4か月を経過して伸展−40°または屈曲110°に達しない症例が適応である．
- 後方進入法を用いて，上腕三頭筋腱を縦切して腕尺関節部の癒着を剥離し，瘢痕組織と異所性化骨を切除する．
- 術前屈曲が60°未満ならば肘頭・上腕三頭筋腱の内側・外側を切離して内側・外側へ骨膜下に剥離し，上腕三頭筋腱延長術も行う．
- 表層の三頭筋腱と尺骨骨膜の連続性を保ったまま内側・外側へ骨膜下に剥離を行い，内側側副靱帯前斜走線維を温存する．屈伸可動域20～120°の獲得を目指す．
- 術後早期の後療法がきわめて重要である．

（信田進吾）

■文献

1. 阿部宗昭．肘関節拘縮に対する関節解離術．臨整外 1986；21：1271-80．
2. 堀内行雄ほか．外傷性肘関節拘縮に対する治療戦略．日整会誌 2004；78：180-7．
3. 伊藤恵康ほか．外傷性肘関節拘縮の授動術．関節外科 1990；9：317-24．
4. Morrey BF. Post-traumatic contracture of the elbow. J Bone Joint Surg Am 1990；72：601-18.
5. 信田進吾ほか．外傷性肘関節拘縮に対する関節解離術の治療成績．整・災外 2005；48：869-76．
6. Nobuta S, et al. Open elbow arthrolysis for post-traumatic elbow contracture. Ups J Med Sci 2008；113：95-102.
7. Timmerman LA, et al. Arthroscopic treatment of posttraumatic elbow pain and stiffness. Am J Sports Med 1994；22：230-5.
8. Hoppenfeld S, deBoer P. Surgical exposures in orthopaedics — the anatomical approach. Philadelphia：JB Lippincott；1984.
9. 村上恒二ほか．肘関節拘縮に対する関節形成術の長期予後．臨整外 1987；22：195-202．
10. Cohen MS, Hastings H. Post-traumatic contracture of the elbow. J Bone Joint Surg Br 1998；80：805-12.

肘関節拘縮

変形性肘関節症
——内側アプローチによる肘関節授動術

🟢 手術の概要

- 肘関節の正常可動域は伸展0〜5°／屈曲140〜145°，機能的可動域[1]は伸展−30°／屈曲130°，ADLに必要な可動域[2]は伸展−75°／屈曲120°といわれている．変形性肘関節症は，肘関節軟骨の変性と骨棘形成による可動域制限や最大屈曲・最大伸展時の疼痛，そして二次的に生じる肘部管症候群を主訴として来院することが多い．肘関節授動術では伸展−30°／屈曲130°以上を目標とする．
- 術式には，内側アプローチ，外側アプローチ，後方アプローチ（Outerbridge-柏木法）がある．筆者は，拘縮の主な原因である内側側副靭帯（MCL）後斜線維（POF）の切離と尺骨神経の処置が容易な点から，主に内側アプローチを用い，必要に応じて外側アプローチを追加している[3-6]．
- なお，術前に肘部管症候群や尺骨神経前方亜脱臼の有無，最大伸展・最大屈曲でどこに疼痛があるかチェックしておく．

▶ 適応

- 変形性肘関節症の拘縮に対する手術適応は，可動域が伸展−60°／屈曲120°以下で日常生活動作に障害を伴うもの，あるいは遊離体によるロッキングや疼痛が高度なものである．
- 遊離体によるロッキングや骨棘の衝突による最大屈曲・最大伸展時の疼痛のみであれば鏡視下手術でも良好な成績が得られる．本項では観血的関節授動術について述べる．
- 変形性肘関節症の拘縮を屈曲制限（伸展拘縮）と伸展制限（屈曲拘縮）に分け，病態に応じて治療を行う [1] [2]．なお，関節内遊離体は伸展制限，屈曲制限両者の原因になる．

[1] 肘関節拘縮の原因

屈曲制限
- 内側側副靭帯（MCL）後斜線維（POF）
- 後方関節包
- 骨棘（鉤状突起，鉤突窩，上腕骨橈骨窩）

伸展制限
- 骨棘（肘頭，肘頭窩）
- 前方関節包

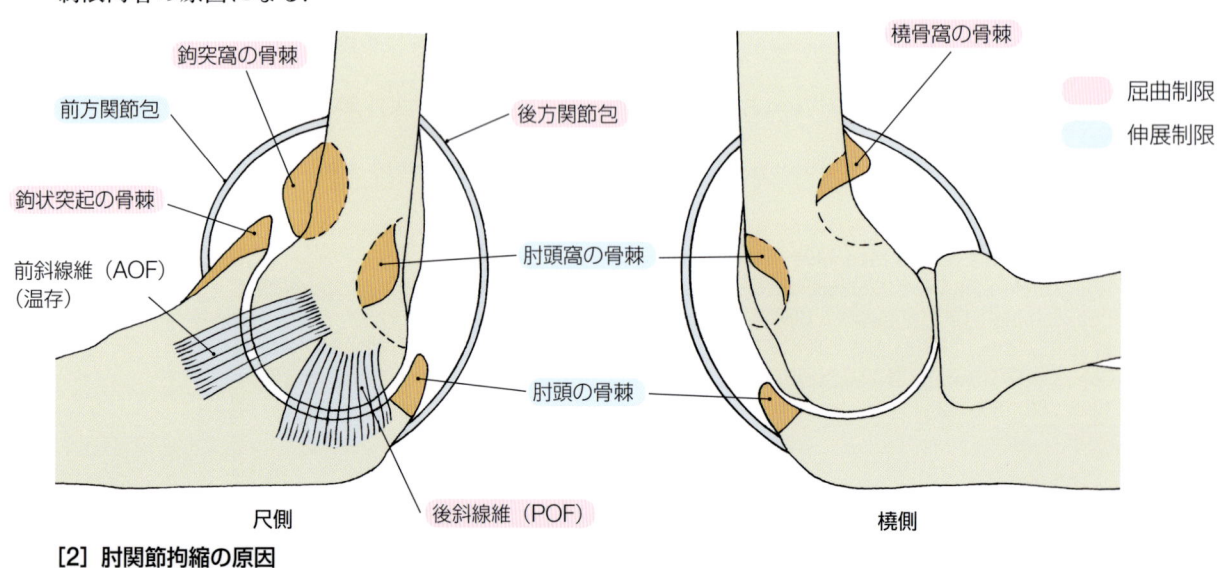

[2] 肘関節拘縮の原因

内側アプローチによる肘関節授動術

▶手術のポイント

①麻酔：原則として全身麻酔，拘縮が軽度な場合は鎖骨上腕神経叢ブロックを用いる．
②体位：仰臥位とし，ターニケットを使用する．皮切より近位に5cm以上余裕があれば，未滅菌のターニケットでもよい．
③皮切：肘頭から肘関節後内側の10～12cmの逆J字形皮切とする．
④Osborne bandを切離，尺骨神経を展開する．
⑤内側側副靱帯後斜線維（POF）を切離し，後方と前方の関節包を展開する．
⑥肘頭と肘頭窩を展開し，後方の骨棘を切除する．
⑦前方関節包を展開し，前方の骨棘を切除する．
⑧予定した可動域が得られなければ，外側アプローチを追加する．
⑨閉創する．

手術手技の実際

❶ 麻酔，手術体位と皮切

- 原則として全身麻酔，拘縮が軽度な場合は鎖骨上腕神経叢ブロックを用いる．
- 仰臥位とし，ターニケットを使用する．皮切より近位に5cm以上余裕があれば，未滅菌のターニケットでもよい．
- 肘頭から肘関節後内側の10～12cmの逆J字形皮切とする．

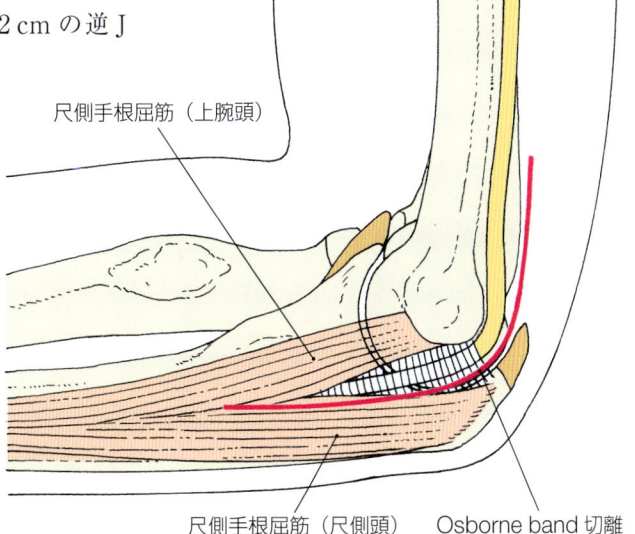

尺側手根屈筋（上腕頭）
尺側手根屈筋（尺側頭）　Osborne band 切離

❷ 尺骨神経を展開する

- Osborne bandを切離，伴走血管と軟部組織をつけて尺骨神経を剥離する．授動術後に原位置に戻す（肘部管形成術）．
- 尺骨神経が屈曲で前方脱臼する場合は，皮下前方移行を行う．

❸ POFを切離し，後方と前方の関節包を展開する

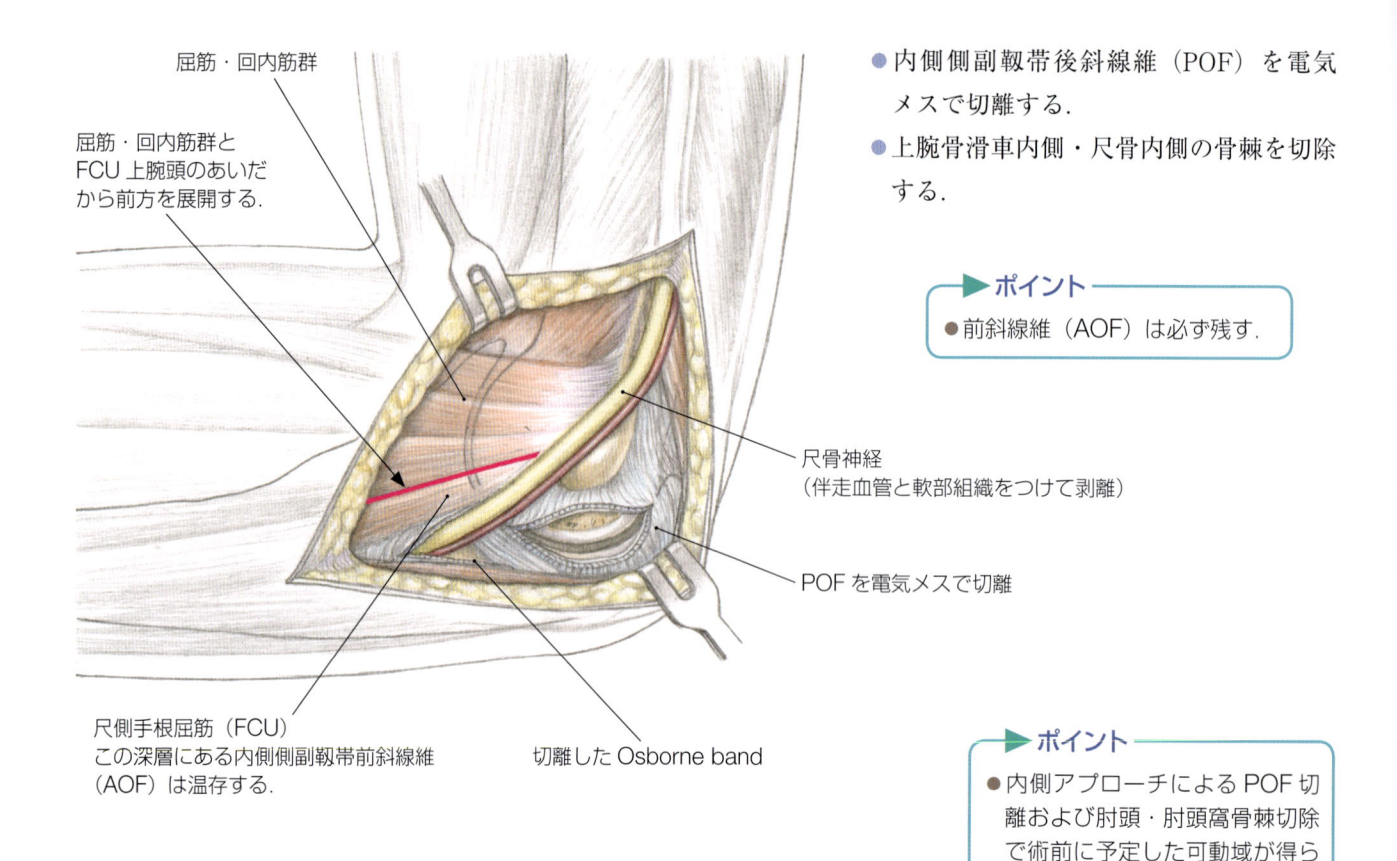

屈筋・回内筋群

屈筋・回内筋群とFCU上腕頭のあいだから前方を展開する．

- 内側側副靱帯後斜線維（POF）を電気メスで切離する．
- 上腕骨滑車内側・尺骨内側の骨棘を切除する．

▶ ポイント
- 前斜線維（AOF）は必ず残す．

尺骨神経（伴走血管と軟部組織をつけて剥離）

POFを電気メスで切離

尺側手根屈筋（FCU）
この深層にある内側側副靱帯前斜線維（AOF）は温存する．

切離したOsborne band

▶ ポイント
- 内側アプローチによるPOF切離および肘頭・肘頭窩骨棘切除で術前に予定した可動域が得られれば，外側アプローチを追加する必要はない．

❹ 後方の骨棘を切除する

- 後方は，肘頭と肘頭窩を展開し，肘頭骨棘・肘頭窩骨棘を切除する．
- 屈曲時に後方関節包が緊張する場合は切離する．

❺ 前方の骨棘を切除する

- 前方は，正中神経支配の屈筋群と尺骨神経支配の尺側手根屈筋上腕頭のあいだを剥離し，前方関節包に達する．
- 鉤状突起を触知して関節包を横切し，鉤状突起先端の骨棘を5〜10 mm切除する．
- 肘関節を90°屈曲すると，前方関節包切離も可能である．

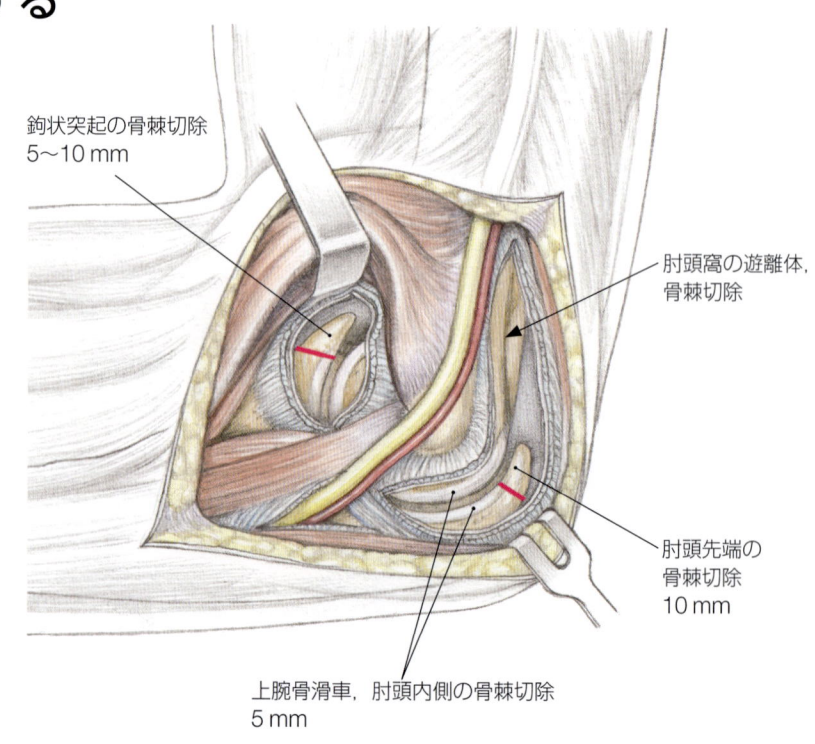

鉤状突起の骨棘切除 5〜10 mm

肘頭窩の遊離体，骨棘切除

肘頭先端の骨棘切除 10 mm

上腕骨滑車，肘頭内側の骨棘切除 5 mm

❻ 外側アプローチを追加する

上腕三頭筋を剥離
橈骨窩の骨棘
腕橈骨筋・橈側手根伸筋を剥離
伸筋群（一部剥離）
この深層に外側側副靱帯
肘頭外側骨棘

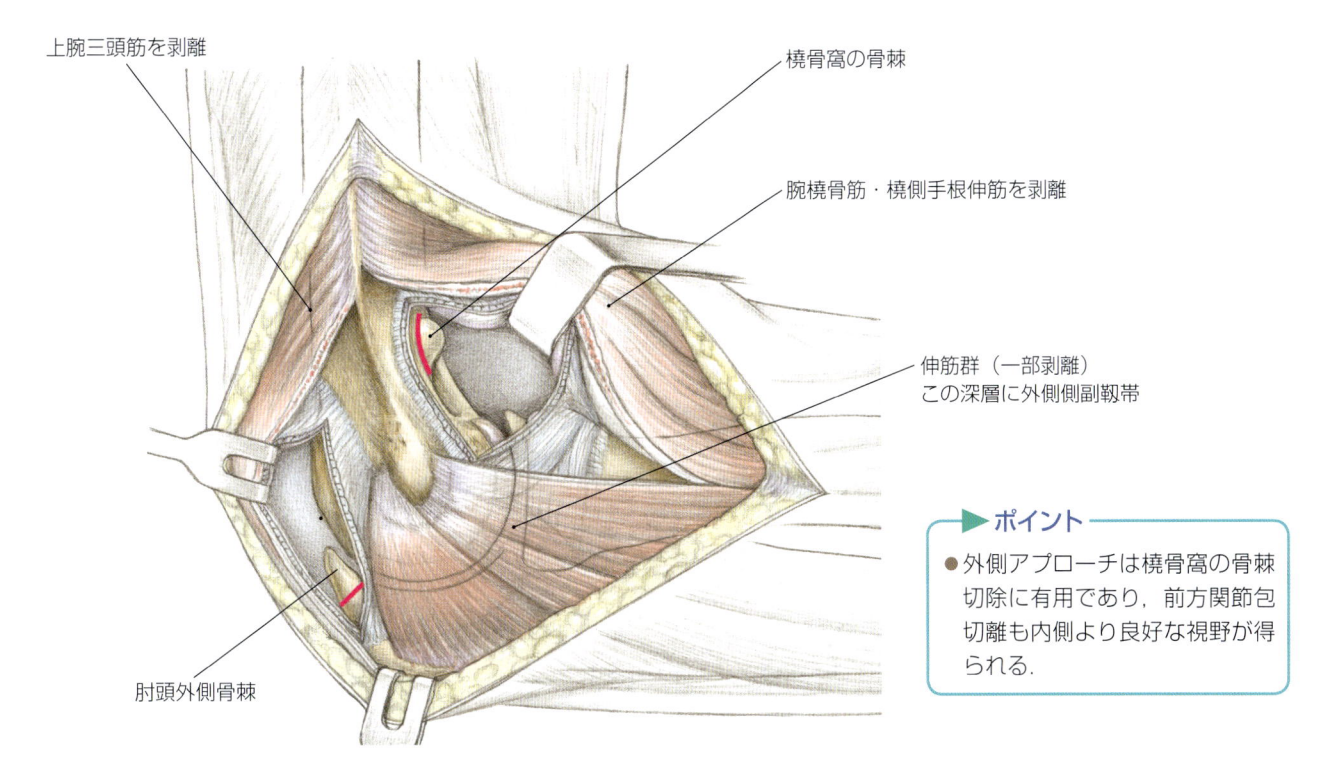

> ▶ ポイント
> ● 外側アプローチは橈骨窩の骨棘切除に有用であり，前方関節包切離も内側より良好な視野が得られる．

- 予定した可動域が得られなければ，外側アプローチを追加する．
- 上腕三頭筋を後方，腕橈骨筋・橈側手根伸筋付着部を前方に剥離し，前方・後方関節包を展開する．
- 前方では橈骨窩の骨棘を切除し，遊離体を摘出して前方関節包を切離する．
- 後方では橈側の後方関節包および肘頭，肘頭窩の骨棘を切除する．
- 必要に応じて外側側副靱帯を切離，延長する．通常は必要ない．

❼ 閉創する

- 十分な洗浄と止血を行い，外側の上腕三頭筋と腕橈骨筋腱付着部を縫合する．切離した関節包は縫合する必要はない．
- この時点で無理なく重力のみで屈曲，伸展できる角度が，術後獲得可能な可動域である．写真に撮っておき患者やOTに見せることで術後リハビリテーションの励みになる．なお，最大屈曲位で尺骨神経が前方亜脱臼するようであれば，前方移行術を行う．
- サクションドレーンを留置し閉創する．

▶ 後療法

- 24時間後にサクションドレーンを抜去し，伸展−30°／屈曲90°で持続的他動運動（CPM）を開始する．CPMは2時間を1日3回，OTによる可動域訓練は1日2回行う．
- 術後2～3日経過後に腫脹が軽快すれば，伸展0°／屈曲120°でCPMを行う．通常は1週間程度で自動可動域が伸展0°／屈曲120°に達する．
- 可動域維持のため，ゴムバンドを用いた伸展・屈曲装具を作製し，自宅でも最低1日3回，装具を用いた可動域訓練を行う．

▶症例呈示

症例：78歳，女性　左変形性肘関節症，肘部管症候群 [3]～[7]

- 60歳時より左肘屈曲制限が出現．2年前から環・小指のしびれ出現，1年前からボタンかけが困難になった．
- 左肘関節可動域：伸展 −40°／屈曲 90°，回内 70°／回外 70°．
- Froment 徴候（＋），母指内転筋萎縮（＋），尺骨神経伝導速度 8.4 m/s．

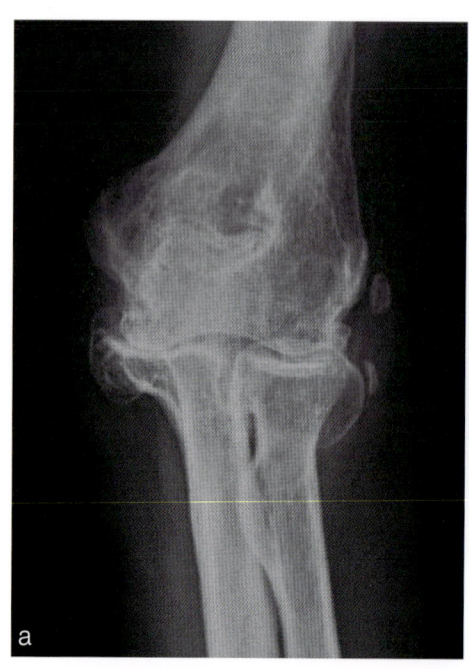

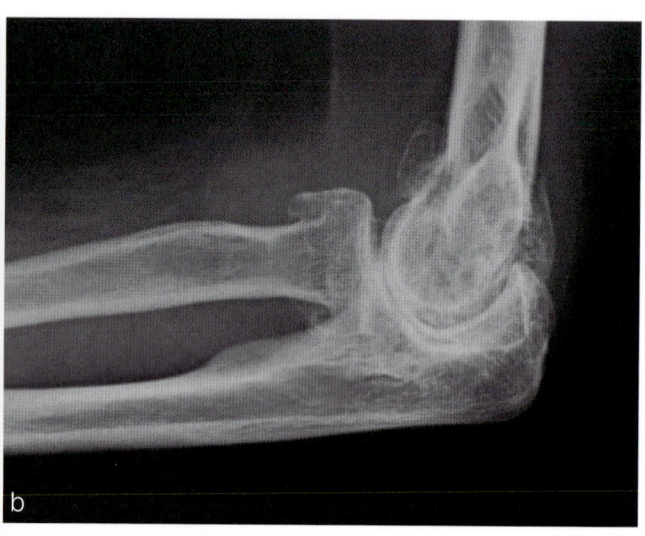

[3] 術前単純X線像

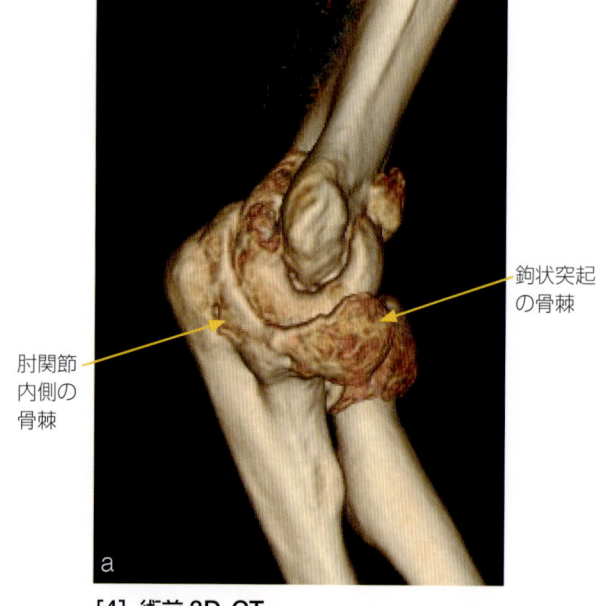

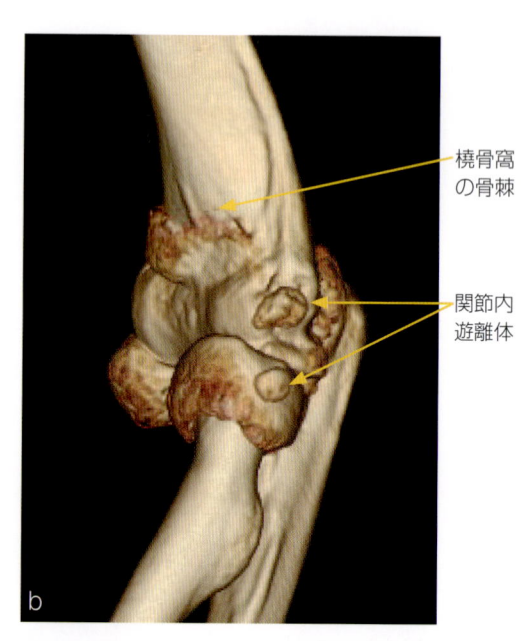

[4] 術前 3D-CT
a：内側アプローチで切除する部分，b：外側アプローチで切除する部分．

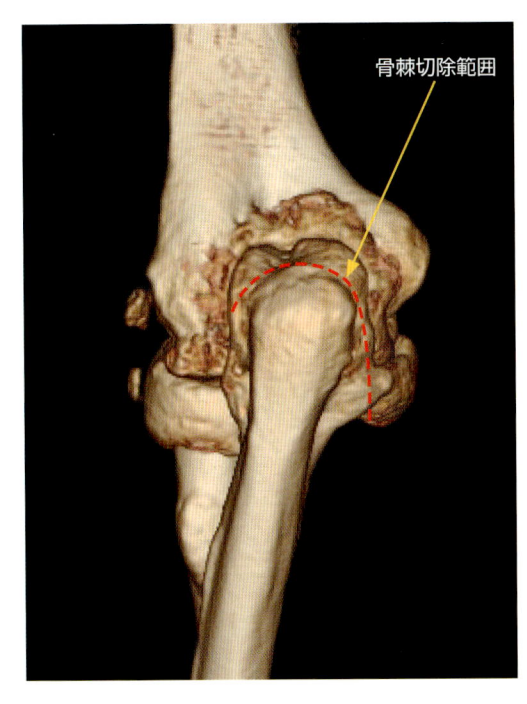

変形性肘関節症——内側アプローチによる肘関節授動術 | 153

[5] 後方骨棘切除（主に内側アプローチ）
術前：伸展 −40°／屈曲 90°
術式：
　①内側アプローチ
　　POF 切離 → 30° 屈曲改善
　　肘頭窩・肘頭骨棘切除 → 10° 伸展改善
　　鉤状突起骨棘切除 → 10° 屈曲改善
　②外側アプローチ
　　橈骨窩骨棘切除 → 10° 屈曲改善，最大屈曲
　　前方関節包切離＋徒手矯正 → 20° 伸展改善
術中：伸展 −10°／屈曲 140°

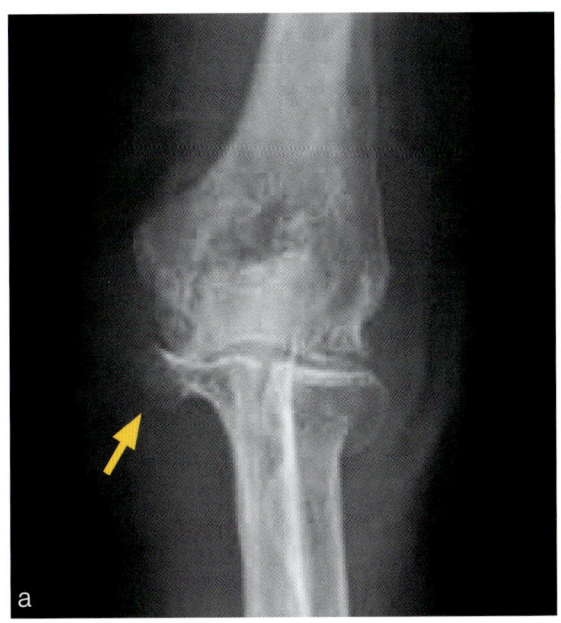

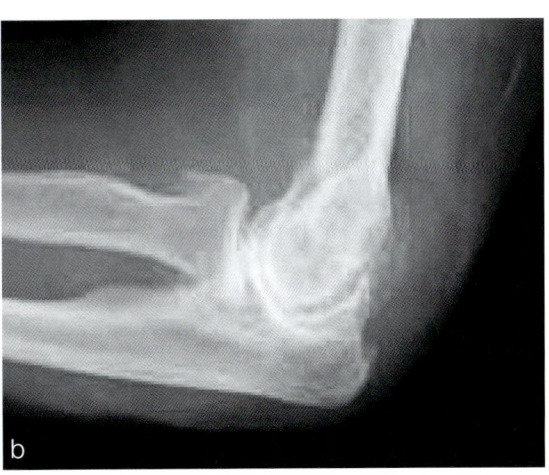

[6] 術後単純 X 線像
可動域制限の原因になっていない POF 付着部の骨棘は切除せず（→）．

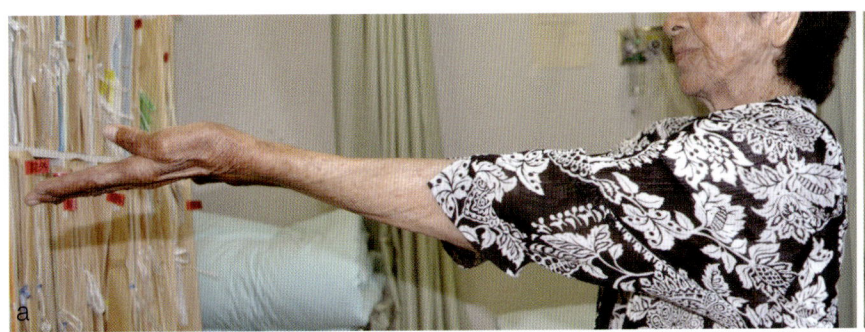

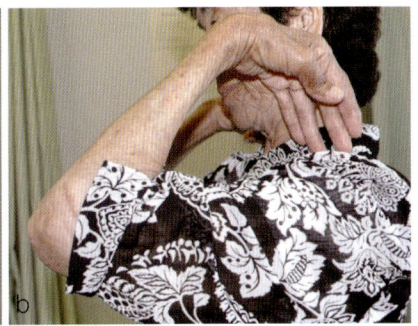

[7] 術後 1 年 3 か月
可動域は伸展 −15°／屈曲 135°，環・小指のしびれ改善，ボタンはかけられ，ゲートボールを楽しんでいる．

▶まとめ

- 内側アプローチによる肘関節授動術は，屈曲制限の主な原因であるPOFや尺骨神経の処置が容易なこと，授動術後の不安定性を残さないため術翌日からCPMや可動域訓練を行えることから，有用な手術である．

（金谷文則）

■文献

1. Morrey BF, et al. A biomechanical study of normal functional elbow motion. J Bone Joint Surg Am 1981；63：872-7.
2. Vasen AP, et al. Functional range of motion of the elbow. J Hand Surg Am 1995；20：288-92.
3. 石井清一．肘関節形成術．整・災外 1992；35：967-72.
4. 伊藤恵康．肘関節拘縮の病態と治療　肘関節外科の実際．東京：南江堂；2011. p.293-307.
5. Wada T, et al. Debridement arthroplasty for primary osteoarthritis of the elbow. J Bone Joint Surg Am 2004；86：233-41.
6. Hattori Y, et al. Capsulectomy and debridement for primary osteoarthritis of the elbow through a medial trans-flexor approach. J Hand Surg Am 2011；36：1652-8.

神経麻痺

神経損傷に対する急性期の神経縫合術，神経移植術，神経剥離術

手術の概要

- 神経損傷においては手術用顕微鏡下での手術が必要である．設備のない施設では行わない．
- 開放損傷：神経損傷の程度を判断して最小限のデブリドマンを行う．引き抜き損傷では軸索が存在するレベルまでデブリドマンする．損傷程度の判定が困難であったり感染の危険が高ければ二次的に縫合や再建を行う．
- 閉鎖損傷：引き抜き損傷や閉鎖骨折などによる主要神経損傷例では，電気生理学的検査による重症度の正確な判断はできない．高エネルギー損傷では神経が断裂していることも多いので，手術による確認が必要である．

▶適応

- 上肢の主要神経の完全断裂，部分断裂はすべて縫合の適応がある．欠損が大きければ移植の適応がある．
- 正中神経は手部の知覚を担うので縫合の重要度が高い．橈骨神経は回復の良い神経なので縫合の価値が高い．尺骨神経は有茎移植として正中神経の再建に使われる（Strange法）こともあるくらいなので，神経移植による再建の優先順位は低い．
- 疼痛を伴う神経損傷も急性期の手術適応がある．

▶手術のポイント

神経縫合
①神経上膜縫合
②神経上周膜縫合
③神経周膜縫合
④静脈ラッピング

神経移植
①ケーブル移植
②神経束グループ間の神経移植

神経剥離

手術手技の実際

急性期の神経縫合術

- 縫合糸はマイクロサージャリー用のナイロン糸を用いる．糸の太さは主要神経本幹の神経上膜縫合では8-0程度が適当である．神経周膜縫合には9-0, 10-0を用いる．
- 針の長さは4 mmまたは5 mmで弱弯（3/8R）がよい．先端は切れの良いmicro cutting point MET（micro edge taper）針が縫いやすい．神経周膜は神経上膜より脆弱なので，針先で神経や周膜を損傷しないように注意するか，丸針のtaper point針を用いる．
- 神経を露出したらまず顕微鏡下に神経剥離とデブリドマンを行う．緊張のない縫合を行うために神経と周囲の組織を切離する．断端に挫滅があればマイクロサージャリー用の剪刀で最小限のデブリドマンを行う．断端に神経上膜がかぶっていれば神経束が見えるまで切除する．
- 新鮮例の場合，神経は軟らかいのでメスより剪刀のほうが切断しやすい．
- 太い神経では神経上膜と神経束は別々に切っていくとよい．

▶ポイント

神経束の適合
- 理論的には損傷前と同じ神経束どうしを一致させて縫合することが最良であるが，完全な一致は不可能である．知覚神経束グループと運動神経束グループを分離同定できるレベルでは，それぞれを適合させて縫合する．
- 神経束配列図，解剖学的な位置関係，神経上膜の血管の走行，電気刺激から適合を判断する．新鮮時は遠位側にWaller変性が生じていないので電気刺激で支配筋が収縮する．この方法で遠位の運動神経束は確認できる[1]．

緊張の軽減法
- 縫合部の緊張は避ける．緊張を軽減する手段としては神経剥離を行い，重要でない分枝を切断して神経の可動性を獲得する，緊張のかからない走行に移動させる，近傍の関節を軽度屈曲する，骨を短縮する，などがある．
- 神経剥離は20 cmまで，神経自体の伸長は6％までとする．肘の屈曲は90°まで，手関節は40°までにとどめる[2]．上腕骨骨折や前腕骨骨折例で神経欠損があれば骨短縮は有用な選択肢である．上腕部での神経縫合では，縫合の前にターニケットをはずして筋の緊張を除去しておく．

サイドメモ

主要神経の神経束配列図（topography）

- 断端の神経線維束のパターンは 0.8 mm でも変化するので，両断端がまったく同じパターンであることはほとんどない．縫合時の参考のため Sunderland[3] による主要神経の topography を図示した **[1]**．

正中神経

- 手関節部では母指球運動神経は中央前方にある．手指の知覚神経がこれを取り巻いている．肘上部では前方の神経束グループは混合神経となっている．前骨間神経は後方外側に位置している．

尺骨神経

- 手関節部では運動神経（深枝）は後方尺側に位置している．肘上部では尺側手根屈筋（FCU）と尺側の深指屈筋への神経は後方外側にあり，手尺側の知覚神経と運動神経（深枝）は混合神経束グループとなって前方に位置している．背側知覚枝は後方に位置している．

橈骨神経

- 肘上部では後骨間神経は後方に位置している．長・短橈側手根伸筋への運動神経束が前外側に位置している．知覚枝は前方に位置している．

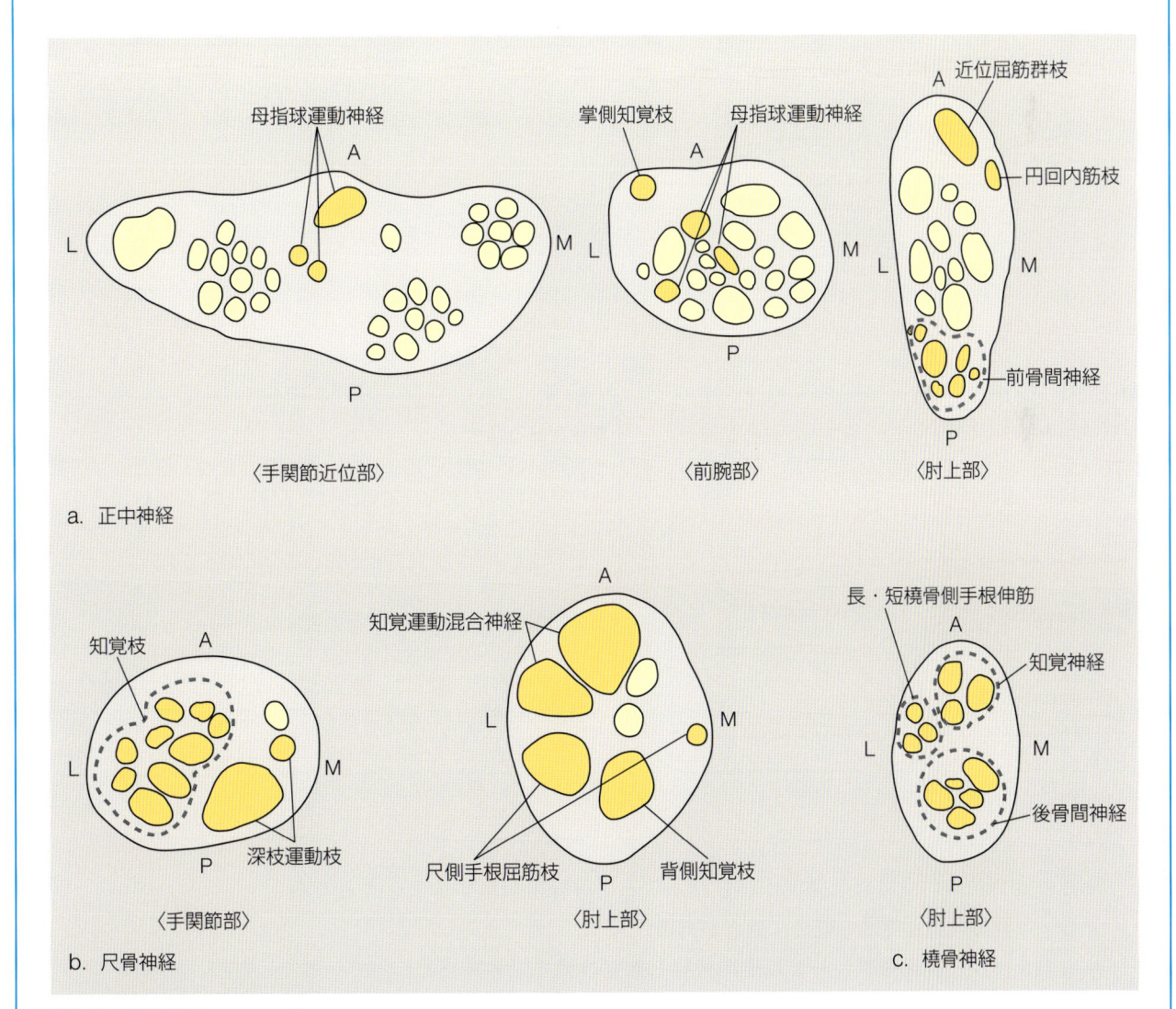

〈手関節近位部〉　〈前腕部〉　〈肘上部〉
a. 正中神経

〈手関節部〉　〈肘上部〉
b. 尺骨神経

〈肘上部〉
c. 橈骨神経

[1] 主要神経の topography
A：anterior, P：posterior, M：medial, L：lateral.
（Sunderland SS. Nerves and Nerve Injuries. 2nd ed. 1978[3] に基づいて作成）

❶…神経上膜縫合

神経上膜どうしを縫合する．
まず神経上膜の微小血管の走行から断端の回旋を合わせておく．
1針目を確実に縫合することが重要である．
1針目は神経上膜がしっかりとしたところを見極め，神経束と神経束のあいだに針を入れる．このようにすると，深くまっすぐに針を進めることができる．

神経上膜の微小血管を目安にする．

2針目以降はバイトを小さくして縫合する．

- まず神経束間の神経上膜に針を刺入して神経上膜どうしを縫合する．緊張があれば1針目は外科結びを行う．2針目以降の縫合ではバイトは小さくする．縫合糸の数を増やせば軽度の緊張には耐えられる．適切な緊張で縫合すれば神経束どうしは自然に吸着するので，きつく寄せ合わせないほうがよい[4]．混合神経のレベルではbucklingより多少のギャップのほうが容認される．

▶ピットフォール
- バイトを大きくして，きつく寄せ合わせると神経束がはみ出す，bucklingをきたす，などの危険が生じる．

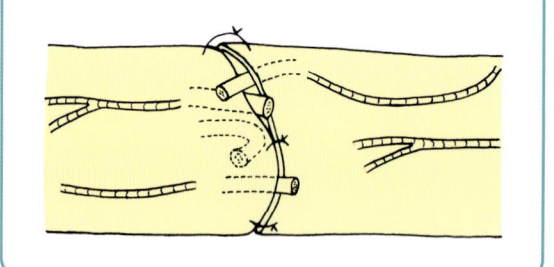

▶ポイント

緊張がある場合
- 1針目の糸結びの際に神経上膜が裂けたり，縫合糸が切れたりする危険がある．対処法としては，助手に断端から少し離れたところの神経上膜をマイクロ鑷子で把持させ，両断端を近づけるようにさせてから結ぶようにするとよい

縫合密度はあまり細かくする必要はない
- 縫合部から神経束がはみ出さない程度の縫合数でよい．ただし，緊張が強い場合は，縫合の数を増やしたほうが強度が増す．一部の神経束がはみ出すようであれば，神経束を切除して中に納まるようにしてもよい．

- この縫合法の利点は縫合強度が得られることと神経の損傷が少ないことである．主要神経の近位部の縫合に適応がある．
- このレベルの神経束グループは運動神経と知覚神経の混合神経となっている．したがって，それぞれを個別に適合させる必要がない．神経束グループの大きさや配置，神経上膜の微小血管の位置を目安にして回旋を合わせ縫合する．

❷…神経上周膜縫合

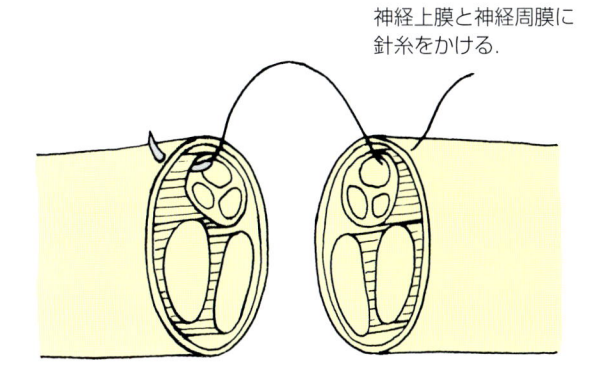

神経上膜と神経周膜に
針糸をかける.

- 神経上膜と神経周膜に針糸をかけて縫合する．手関節近位部の正中神経など主要な神経束グループが同定できるレベルに適応がある．
- 神経束の適合と縫合強度の両方が得られる良い方法である．反面，神経束の適合を誤れば完全に misdirection となり，成績不良となる危険があるので注意する．

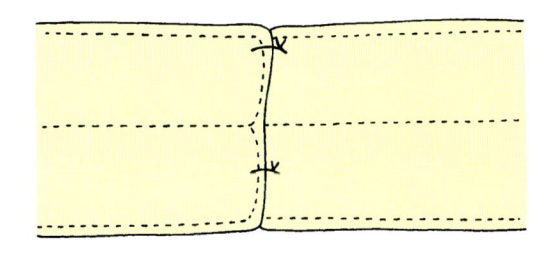

神経束の適合と縫合強度が得られる．

❸…神経周膜縫合

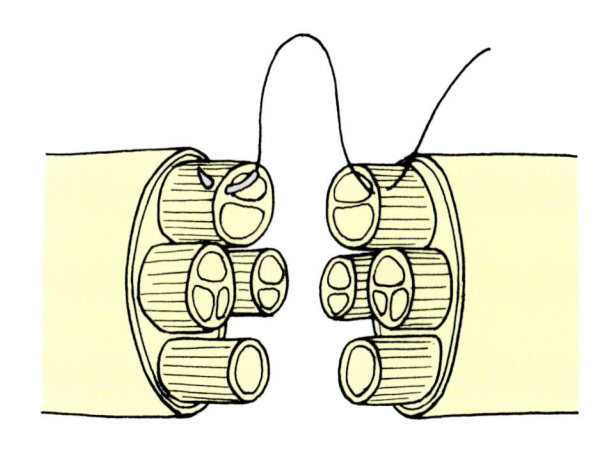

神経周膜どうしを縫合する．

- 神経束の分布がはっきりしている神経分岐部（前・後骨間神経分岐部，手根管部の正中神経運動枝，Guyon 管部運動枝など）では神経周膜縫合を行う．
- 相対する神経束グループを適合させられるので理論的には良い方法であるが，神経束に損傷を与えずに縫合するためには注意深い操作が必要である．

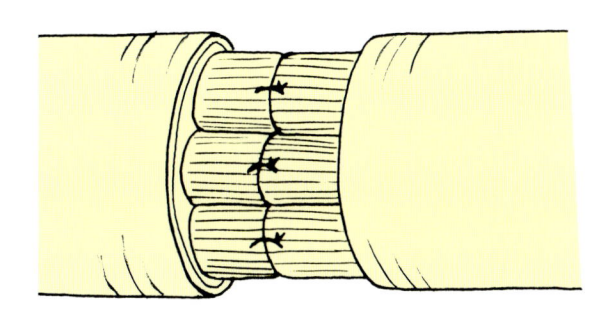

神経周膜は脆弱なので，神経や周膜を
損傷しないようにする．

❹ 静脈ラッピング

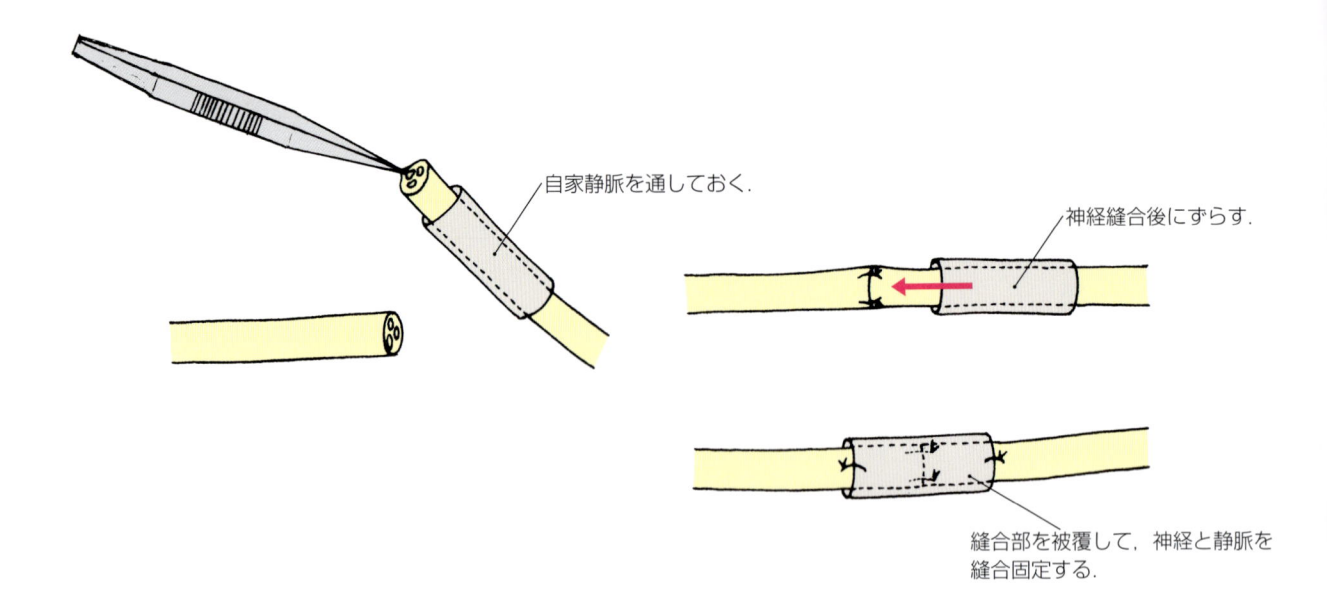

自家静脈を通しておく．

神経縫合後にずらす．

縫合部を被覆して，神経と静脈を縫合固定する．

- 神経縫合部で神経上膜腔から再生神経がはみ出さないようにするために縫合部を自家静脈でチューブ状に被覆しておく方法である．橈骨神経知覚枝など表在性で刺激を受けやすい神経に行うとよい．
- 神経よりやや太めの内腔をもつ橈側皮静脈や尺側皮静脈を採取し，切断部から一方の神経に通しておく．神経縫合後に静脈を縫合部にずらして神経と静脈を縫合固定しておく．

急性期の神経移植術

- 欠損が大きく縫合部に緊張がかかる場合は移植の適応である．緊張のある端端縫合より移植を勧める意見もあるが，移植は縫合部が2か所となり，自己の神経を犠牲にする欠点がある．一般に細い神経を束ねてケーブル移植を行う．移植の場合は近傍の関節を伸展しても緊張がかからないようにする．
- 移植神経は採取後に短縮するので，欠損長より10〜20%長めに採取しておく．移植神経長の限界について定説はないが，Duckerらは4 cm以下[5]としている．移植床の条件が悪い状況で長い移植が必要な症例では，血管付き神経移植が良い．
- 採取する神経は犠牲の少ない腓腹神経が良い．
- 固有指神経など細い神経の短い欠損の場合，前腕遠位の後骨間神経の終末枝も犠牲がないので勧められる．欠点として露出部に瘢痕ができるので若い女性の場合には注意する．

❶ ケーブル移植 (cable graft)

数本の神経を束ねる.

- 神経断端と移植神経の断面が大まかに同じくらいの面積になるように数本の神経を束ねてから神経上膜どうしを縫合する.

神経上膜どうしを縫合する.

- 神経束がはみ出さないように神経周膜どうしを適合させるように縫合する.

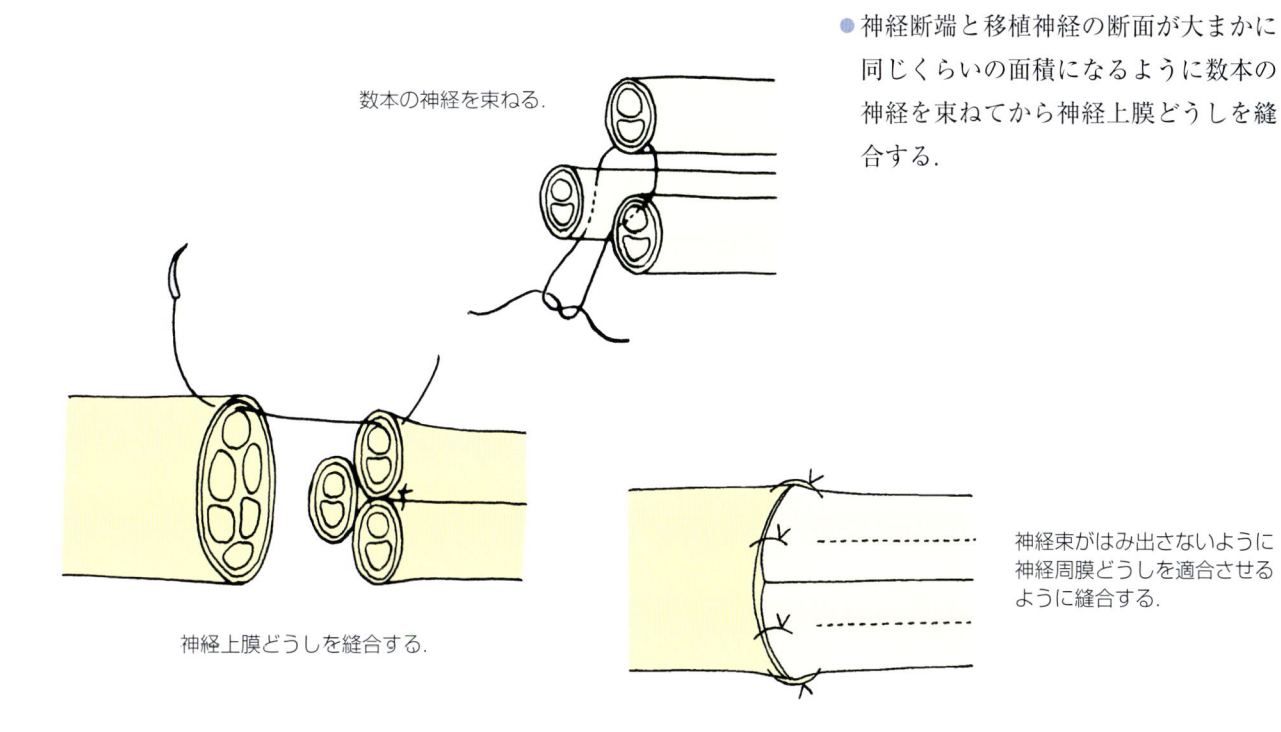

❷ 神経束グループ間の神経移植

両断端で，神経束グループが1対1で適合できる.

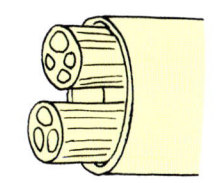

- 切断神経の両断端で神経束グループがはっきりしており，1対1で適合できれば神経束グループごとに移植する．切断神経の周膜と移植神経の上膜を縫合することになる.

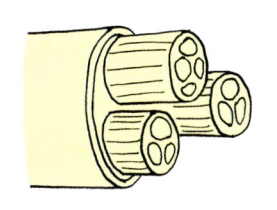

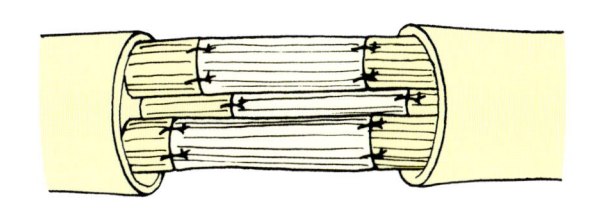

切断神経の周膜と移植神経の上膜を縫合する.

▶ ポイント

- 新鮮外傷ではまれに廃物利用可能な太い神経が採取できることがある．しかし血行がない太い神経を移植に用いることはできない．中心部まで血流が届かず壊死となり神経再生が得られないためである.

急性期の神経剥離術

- 感染や薬物注入例では速やかに神経を露出，神経上膜の損傷がなければ洗浄，デブリドマンを行う．
- 刺創では，鉛筆の芯や金属片の一部が神経内異物として残存していることもある．
- 注射針やガラスなどの損傷では，神経上膜，神経周膜に小さい裂孔（perineurial window）が形成され神経線維のヘルニアが生じていることがある．強い疼痛の原因となるので顕微鏡下に注意深く観察し，裂孔があれば周膜切開を拡大する．神経線維損傷がなければ神経周膜を縫合しておく[6]．
- 神経剥離を行った部分の神経周囲には有茎の皮下脂肪弁を作製して被覆するとよい．周囲との癒着防止に有効である．
- 神経剥離部に修復できない神経上膜損傷や部分欠損があれば橈側皮静脈や尺側皮静脈を採取し，縦割して巻きつけてもよい．

> **ポイント**
> **急性期神経剥離**
> - 動物咬創などによる神経周囲の感染，刺創による神経内異物残存（鉛筆の芯，金属片，錆など），ガラスや注射針などによる神経周膜損傷（perineurial window），神経毒となる薬物の注入例では，早期に神経剥離，デブリドマンを行う．

▶後療法

- 縫合部が癒合し強度が得られる期間は神経縫合で4週間，緊張のない神経移植では3週間を要する[4]．この間は外固定を行う．

▶まとめ

- 急性期に神経損傷に対する手術的治療を行うことのメリットは大きい．まず損傷部に瘢痕がないので神経剥離が容易である．損傷神経の同定や損傷程度の確認もできるので適切な神経縫合ができる．また早期に縫合することで回復までの期間も無駄にならない．マイクロサージャリーの技術があれば，閉鎖損傷でもいたずらに待機することなく神経剥離術，神経縫合術，神経移植術を行うことが重要である．

（成澤弘子，牧　裕）

■文献

1. Hakstian RW. Funicular orientation by direct stimulation. An aid to peripheral nerve repair. J Bone Joint Surg Am 1968；50：1178-86.
2. Omer GE, Spinner M. Management of peripheral nerve problems. Philadelphia：WB Saunders；1980.
3. Sunderland SS. Nerves and Nerve Injuries. 2nd ed. London：Churchill Livingstone；1978.
4. Mackinnon SE, Dellon AL. Surgery of the peripheral nerve. New York：Thieme Medical Publishers；1988.
5. Ducker TB, Hayes GJ. Peripheral nerve grafts: Experimental studies in the dog and chimpanzee to define homograft limitations. J Neurosurg 1970；32：236-43.
6. 高山真一郎ほか．臨床例に見られた Perineurial Window について．日本手の外科学会雑誌 1993；10：325-8.

神経麻痺

絞扼性神経障害に対する除圧術
──肘部管症候群，回内筋症候群，橈骨管症候群

手術の概要

肘部管症候群

- 肘部で尺骨神経障害が発生する可能性がある部位を知る必要がある．中枢から arcade of Struthers，内側筋間中隔，上腕骨内側上顆，肘部管，deep flexor-pronator aponeurosis があげられている．このなかでも Osborne 靱帯により覆われる肘部管での絞扼の頻度がきわめて高い．
- 最も多い原因は変形性肘関節症である．ガングリオンなどによる占拠性病変，滑車上肘筋による肘部管症候群がある．術前の画像診断で確認する．
- 肘部管症候群の手術には単純除圧術と尺骨神経前方移所術，上腕骨内側上顆切除術がある．尺骨神経前方移所術には皮下前方移所術，筋層内前方移所術，筋層下前方移所術がある．systematic review によると，単純除圧術と尺骨神経前方移所術の手術成績には差がない．
- 最近では小切開による単純除圧術，内視鏡下肘部管開放術などの低侵襲手術が行われることもある．

回内筋症候群

- 肘部で正中神経障害が発生する可能性がある部位を知る必要がある．中枢から上腕骨 supracondylar process を起始とする ligament of Struthers，上腕二頭筋腱膜（lacertus fibrosus），円回内筋，浅指屈筋起始部の腱弓があげられている．
- 前腕屈側の疼痛と手のしびれを主訴とする．手根管症候群ではみられない palmar cutaneous branch 領域にも感覚障害がある．電気生理学的検査で異常がみられることは少ない．
- 保存的治療が原則であるが，軽快しない場合は神経除圧術を行う．絞扼部位を術前に確定できることは少ないので，肘部正中神経の走行に沿って，完全除圧を行う．

橈骨管症候群

- 肘部における橈骨神経障害で，前腕外側や手の疼痛を主訴とする．時として橈骨神経浅枝領域に感覚障害を訴えることはあるが，運動麻痺を呈することはない．middle finger test が陽性となることが多い．
- 上腕骨外側上顆炎との鑑別が重要である．
- 保存的治療が原則であるが，軽快しない場合は神経除圧術を行う．橈骨神経の浅枝分岐部から，橈骨反回動静脈，arcade of Frohse（回外筋入口部の腱弓），場合により回外筋遠位まで除圧する．

▶適応

肘部管症候群
- しびれが間欠的で筋萎縮のない症例では保存的治療を行う．しかし，しびれが持続的となり，手内在筋の萎縮が出現したら手術を計画してよい．占拠性病変が神経障害の原因と考えられる場合には手術を考慮する．

回内筋症候群，橈骨管症候群
- ステロイド注射や手の使いすぎを抑制しても症状が軽快しない場合には手術を計画する．

肘部管症候群

▶手術のポイント

①体位：仰臥位とし，手台を使用する．
②皮切：単純除圧術では上腕骨内側上顆の遠位から近位6〜10cm，尺骨神経前方移所術の場合は12cm以上が必要である．
③内側前腕皮神経を確認し剥離する．
④肘部管を確実に除圧する．
⑤肘を屈曲して尺骨神経の脱臼を確認する．

尺骨神経前方移所術を行う場合
⑥尺骨神経を前方へ移動し，内側上腕筋間中隔を切除する．
⑦尺側手根屈筋への筋枝を中枢に神経束間剥離する．
⑧脂肪皮弁を作製する．
⑨肘を屈曲・伸展して神経の走行を確認する．
⑩十分に止血し，閉創する．

手術手技の実際

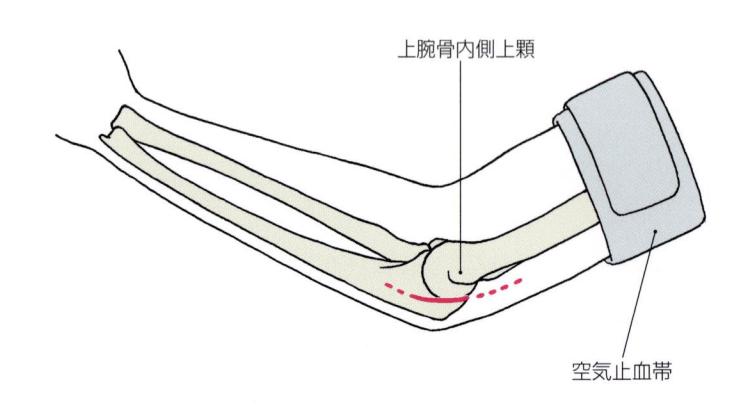

❶ 手術体位と皮切

- 仰臥位とし，手台を使用して肩外旋・前腕回外位で行う．空気止血帯を使用する．
- 皮切は，単純除圧術では上腕骨内側上顆の遠位から近位6〜10cm，尺骨神経前方移所術の場合はさらに長く12cm以上が必要である．

▶**ポイント**
- 尺骨神経前方移所術の場合，皮切は術後の神経の走行を考えて十分な長さにする．

▶ 単純除圧術

❷…内側前腕皮神経を確認し剝離する

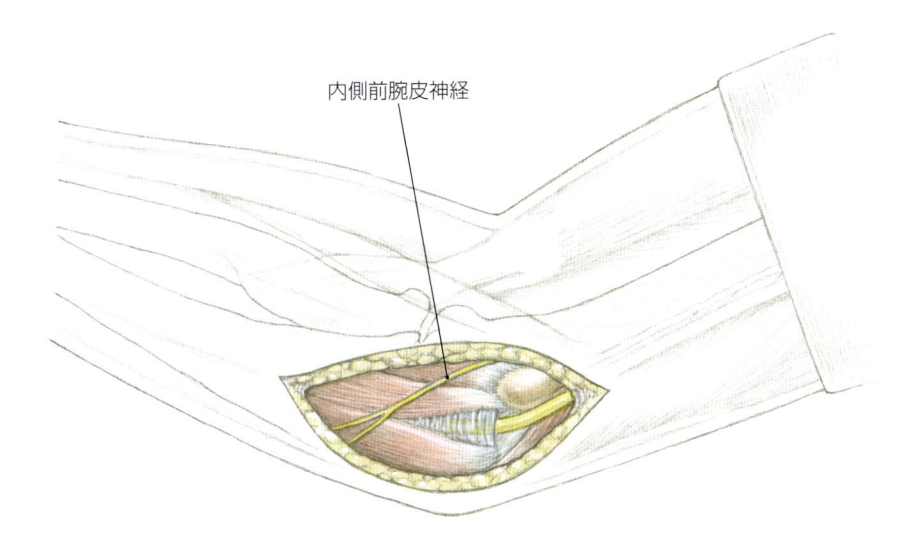

（内側前腕皮神経）

▶ ポイント
- 内側前腕皮神経を損傷しないよう注意する．

- ほとんどの場合，上腕骨内側上顆の遠位に近位掌側から遠位背側に走行する皮神経が視野に出現する．

❸…肘部管を除圧する

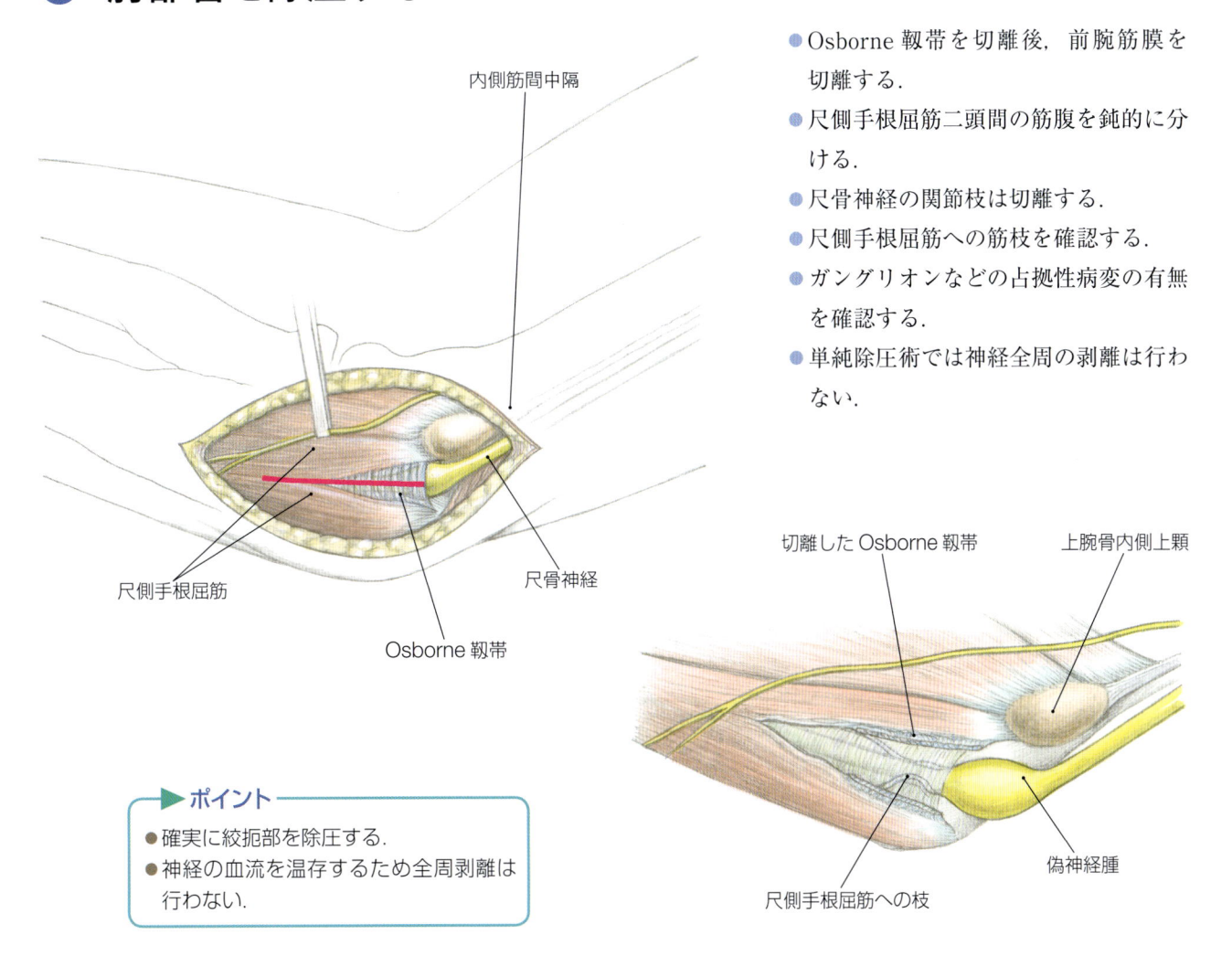

（内側筋間中隔／尺側手根屈筋／尺骨神経／Osborne靱帯／切離したOsborne靱帯／上腕骨内側上顆／尺側手根屈筋への枝／偽神経腫）

- Osborne靱帯を切離後，前腕筋膜を切離する．
- 尺側手根屈筋二頭間の筋腹を鈍的に分ける．
- 尺骨神経の関節枝は切離する．
- 尺側手根屈筋への筋枝を確認する．
- ガングリオンなどの占拠性病変の有無を確認する．
- 単純除圧術では神経全周の剝離は行わない．

▶ ポイント
- 確実に絞扼部を除圧する．
- 神経の血流を温存するため全周剝離は行わない．

❹…肘を屈曲して尺骨神経の脱臼を確認する

- 尺骨神経が肘屈曲で上腕骨内側上顆を乗り越えて脱臼しないことを確かめる．
- 除圧後，肘を屈曲し，尺骨神経が上腕骨内側上顆を越えて脱臼する場合は前方移所術を考慮する．

▶尺骨神経前方移所術を行う場合

❺…尺骨神経を前方へ移動し，内側上腕筋間中隔を切除する

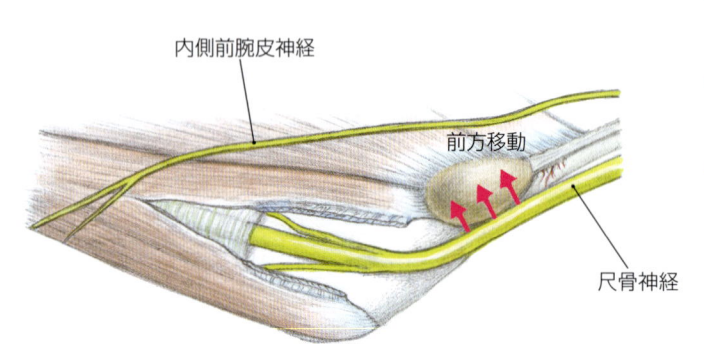

- 尺骨神経前方移所術では近位掌側の皮神経の十分な剝離が必要である．
- 伴走血管を可及的に温存し，尺骨神経を前方へ移動する．
- 中隔の背側の血管に注意しながら内側上腕筋間中隔を切除する．

▶ポイント
- 尺骨神経前方移所術では，内側前腕皮神経を損傷しないように注意し，尺骨神経の移動操作を妨げないように剝離する．

❻…尺側手根屈筋への筋枝を神経束間剝離する

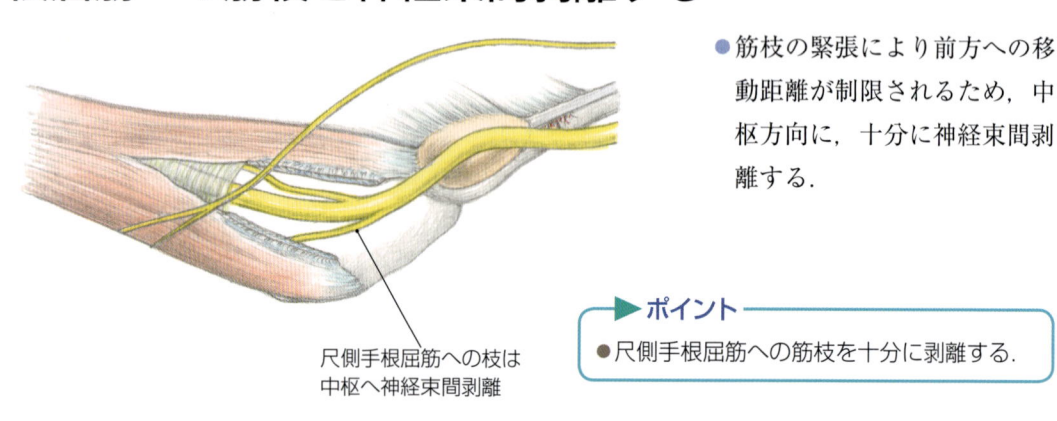

- 筋枝の緊張により前方への移動距離が制限されるため，中枢方向に，十分に神経束間剝離する．

▶ポイント
- 尺側手根屈筋への筋枝を十分に剝離する．

❼…脂肪皮弁を作製する

- 尺骨神経が尺骨神経溝に再転位しないように脂肪皮弁を作製する．
- 皮神経損傷に注意する．
- 止血帯を解除して十分に止血する．
- 脂肪皮弁は上腕骨内側上顆に縫合し，尺骨神経を移動位置に保持する．

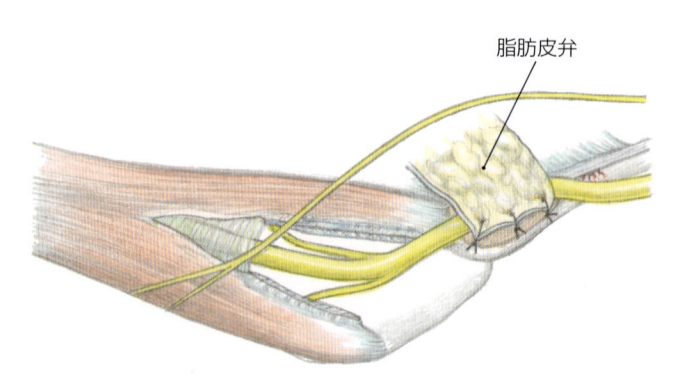

❽…肘を屈曲・伸展して神経の走行を確認する

- 肘の屈曲・伸展で絞扼される部位はないか確認する．
- 尺骨神経ならびに筋枝に緊張が加わる部位がないかを確認する．

❾…閉創する

- 創を閉鎖する

回内筋症候群

▶手術のポイント

①皮切：上腕二頭筋の内側縁からS字状に前腕に向かう切開をおく．
②上腕二頭筋腱膜を切離後，円回内筋浅頭のZ延長により正中神経を展開し，浅指屈筋起始部の腱弓を切離して除圧する．
③正中神経の除圧を確認する．
④円回内筋を縫合する．
⑤十分に止血し，閉創する．

●── 手術手技の実際

❶…皮切，展開

- 上腕二頭筋の内側縁からS字状に前腕に向かう切開を行う．
- 上腕二頭筋腱膜（lacertus fibrosus）を切離する．

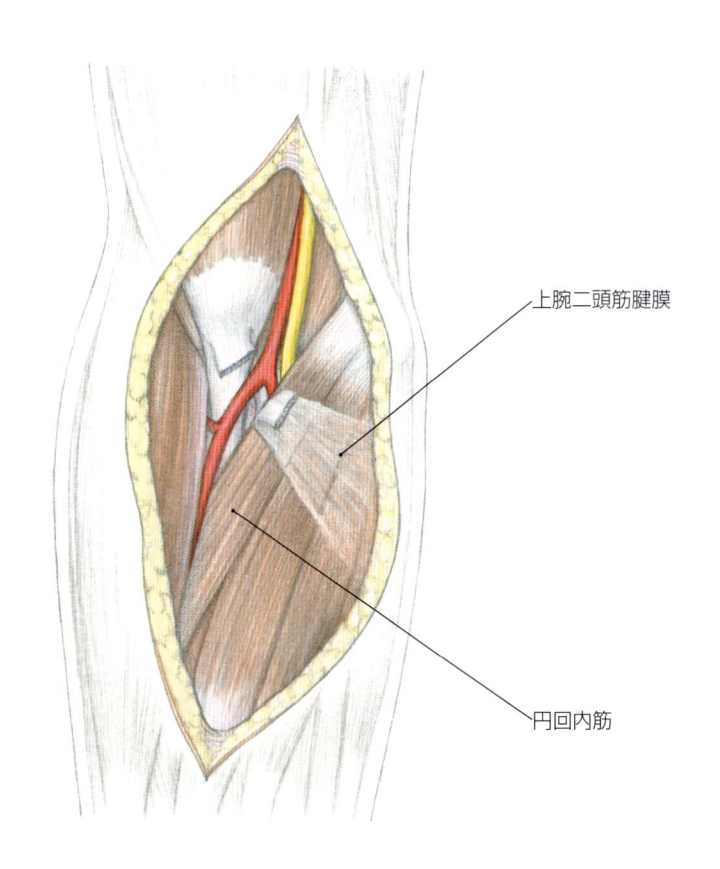

上腕二頭筋腱膜

円回内筋

❷…正中神経を展開し，除圧する

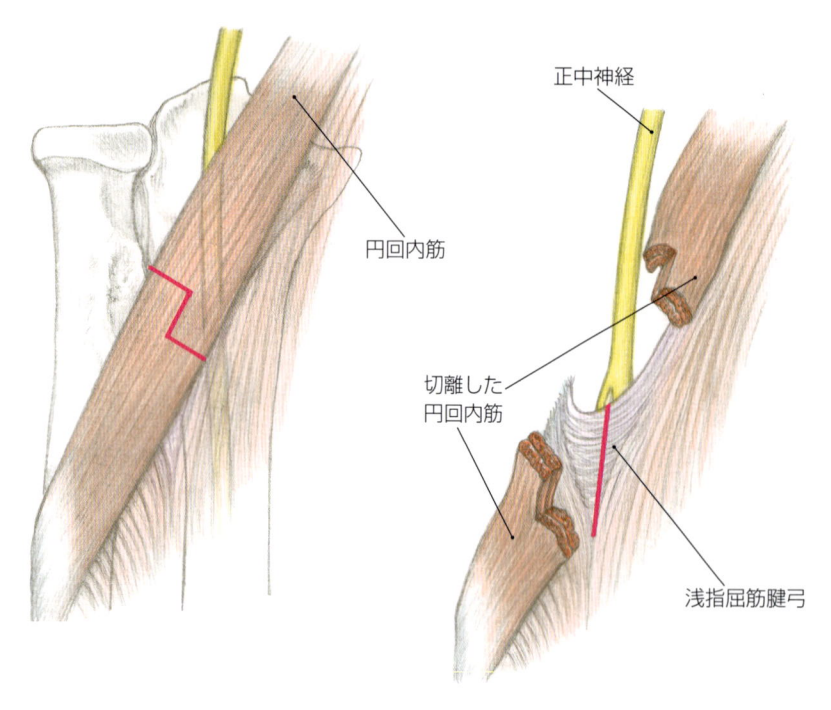

- 上腕二頭筋腱膜（lacertus fibrosus）を切離後，破格に注意しながら円回内筋浅頭の下を通過する正中神経を除圧する．
- 円回内筋のZ延長により正中神経を展開する．
- 浅指屈筋起始部の腱弓を切離する．

❸…肘部正中神経の除圧を確認する

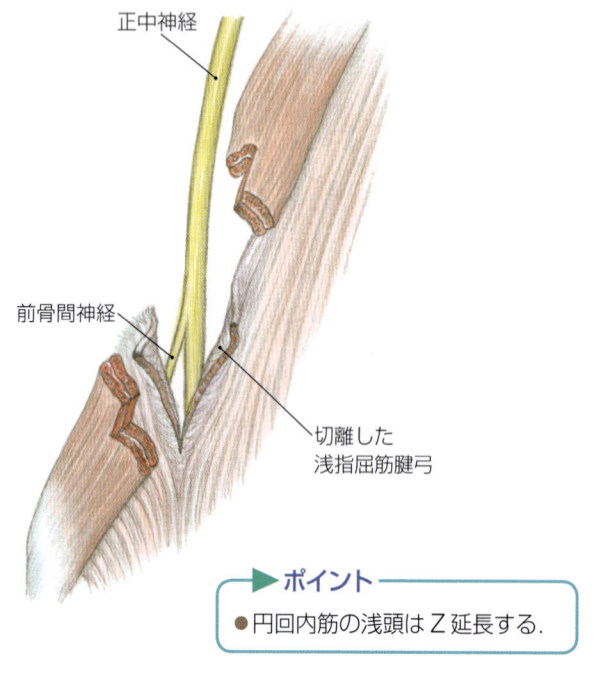

❹…円回内筋を縫合する

▶ポイント
- 円回内筋の浅頭はZ延長する．

- 破格筋などの圧迫要因を検索し除去する．
- 肘から前腕に至る正中神経の絞扼点をすべて除圧する．

- 延長位で円回内筋を縫合する．

5…閉創する

- 止血帯を解除して十分に止血する．
- 創を閉鎖する．

橈骨管症候群

▶手術のポイント

①皮切：arcade of Frohse 入口部を中心に展開する場合は Henry アプローチを用いる．回外筋の出口まで除圧する場合には短橈側手根伸筋と総指伸筋腱のあいだを展開する．
② arcade of Frohse を切離し，橈骨神経深枝を除圧する．
③十分に止血し，閉創する．

手術手技の実際

1…皮切，展開

▶arcade of Frohse 入口部を展開する場合

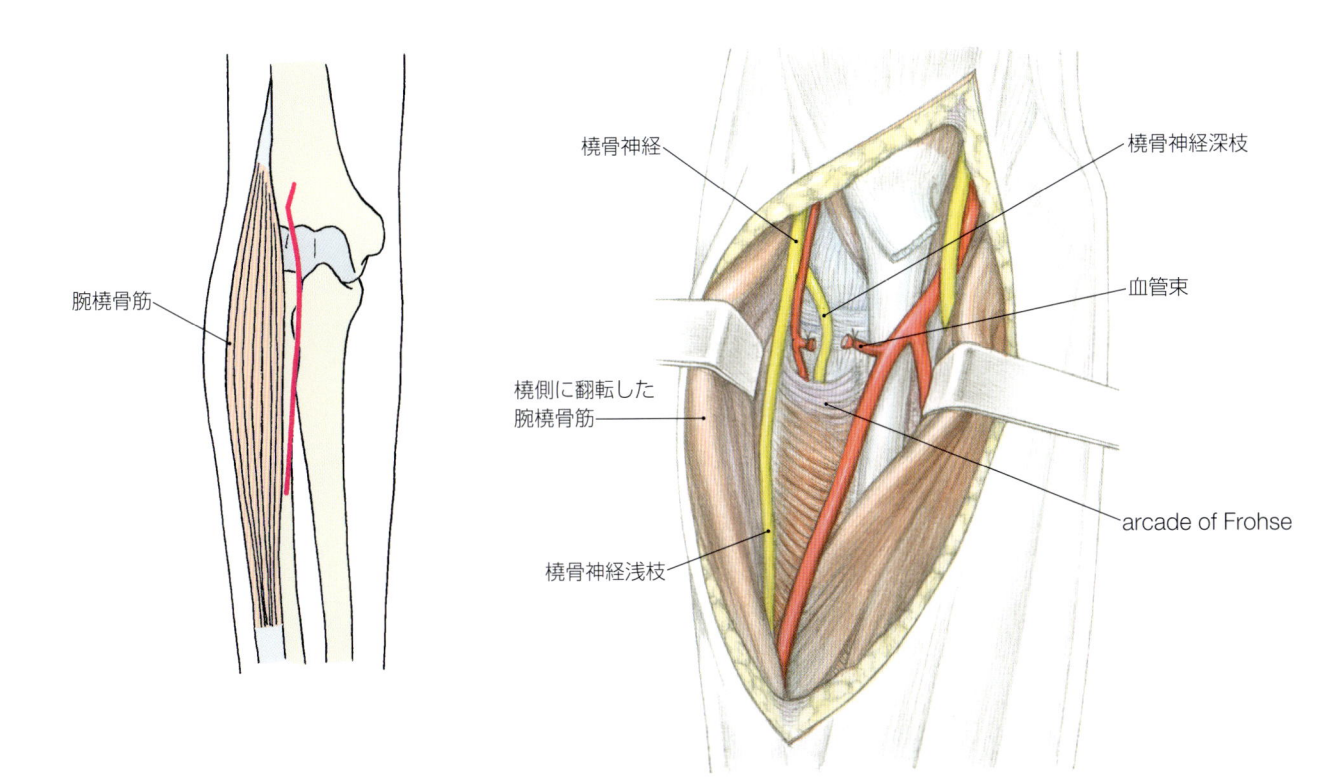

- 橈骨神経深枝の arcade of Frohse 入口部を中心に展開する場合は，腕橈骨筋を外側に引く Henry アプローチを用いる（皮切1）．

▶ arcade of Frohse 入口部〜回外筋の出口まで展開する場合

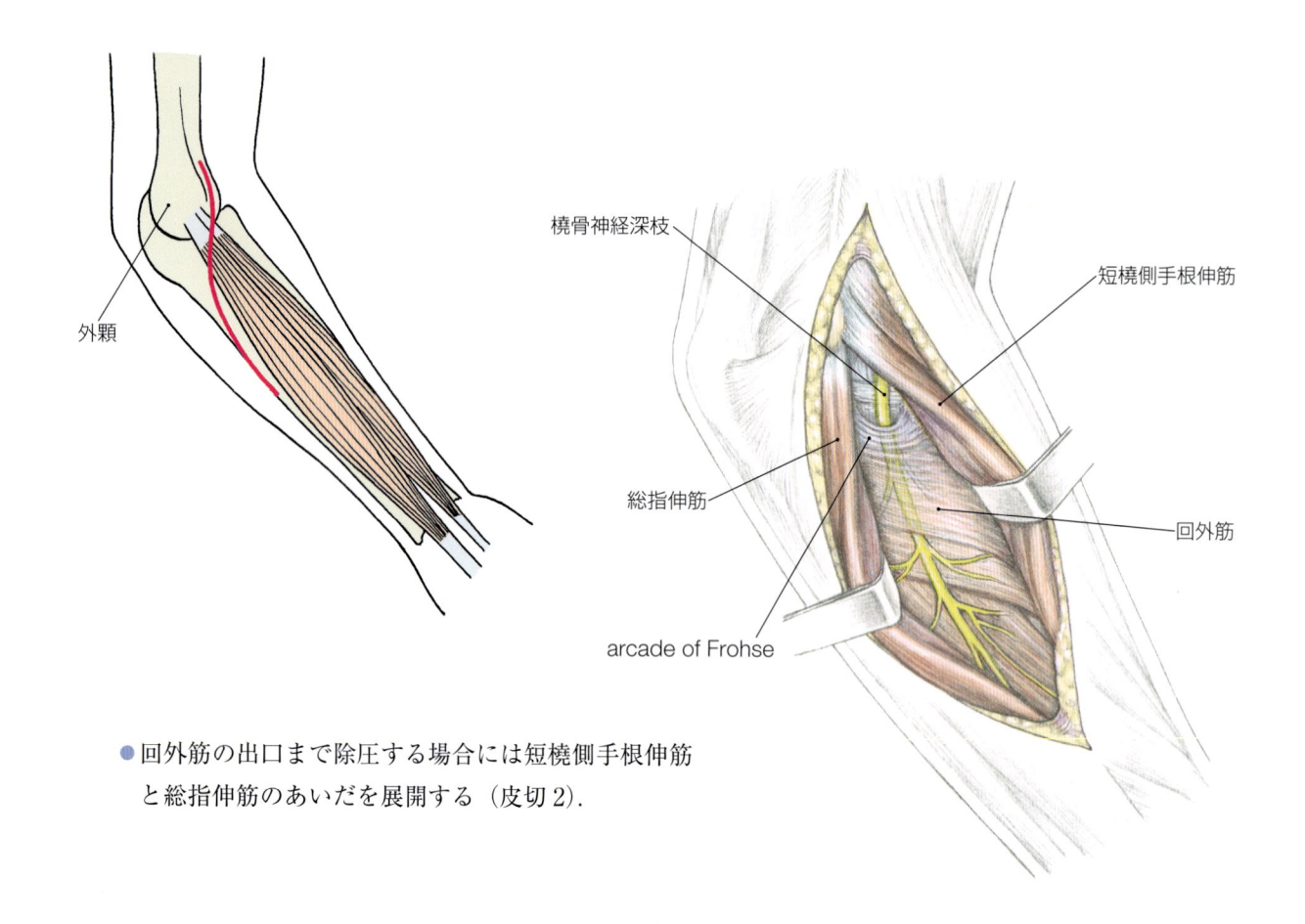

（左図ラベル） 外顆

（右図ラベル） 橈骨神経深枝／短橈側手根伸筋／総指伸筋／回外筋／arcade of Frohse

- 回外筋の出口まで除圧する場合には短橈側手根伸筋と総指伸筋のあいだを展開する（皮切2）．

❷…橈骨神経の除圧

- arcade of Frohse の直前を交叉する血管を結紮・切離する．
- arcade of Frohse を切離し，橈骨神経深枝を除圧する．

> ▶ポイント
> - 絞扼点を確実に除圧する．
> - 術中に回内・回外位における橈骨神経の走行を注意深く観察する．

❸…閉創する

- 止血帯を解除して十分に止血する．
- 創を閉鎖する．

▶ 後療法

- 術後，外固定を行うが，2〜3日後から自動運動を許可する．

▶まとめ

- 神経の絞扼部位を知り,完全除圧を行う.
- 神経は愛護的に扱う.
- 肘の屈伸を行い,神経の走行に過度の緊張が加わらないか確認する.
- 展開部の止血を十分に行う.

(長岡正宏)

■文献

1. Amadio PC, Beckenbaugh RD. Entrapment of the ulnar nerve by the deep flexor-pronator aponeurosis. J Hand Surg Am 1986 ; 11 : 83-7.
2. Kato H, et al. Cubital tunnel syndrome associated with medial elbow Ganglia and osteoarthritis of the elbow. J Bone Joint Surg Am 2002 ; 84 : 1413-9.
3. Ochiai N, et al. Electrodiagnosis in entrapment neuropathy by the arcade of Struthers. Clin Orthop Relat Res 2000 ; 378 : 129-35.
4. Osborne GV. The surgical treatment of tardy ulnar neuritis. J Bone Joint Surg Br 1957 ; 39 : 782.
5. Roles NC, Maudsley RH. Radial tunnel syndrome: Resistant tennis elbow as a nerve entrapment. J Bone Joint Surg Br 1972 ; 54 : 499-508.
6. Spinner M. Injuries to the major branches of peripheral nerves of the forearm. 2nd ed. Philadelphia : WB Saunders ; 1978. p.192-8.
7. Zlowodzki M, et al. Anterior transposition compared with simple decompression for treatment of cubital tunnel syndrome. A meta-analysis of randomized, controlled trials. J Bone Joint Surg Am 2007 ; 89 : 2591-8.

神経麻痺

前骨間神経・後骨間神経砂時計様くびれに対する神経剥離術

MOVIE

前骨間神経砂時計様くびれに対する神経剥離術

手術の概要

- 特発性前骨間神経麻痺の原因には絞扼神経障害と神経痛性筋萎縮症や"いわゆる神経炎"によるものがあるが，絞扼神経障害による例はまれで，ほとんどは後二者である．
- "いわゆる神経炎"と考えられる例の病態は砂時計様くびれ[1-5]と考えられる．
- 砂時計様くびれは肘屈曲皺から近位10 cmの正中神経内の前骨間神経束に1～4, 5か所みられる．
- ほとんどの例は肘周辺の疼痛で発症し，その数日後または1～2週後に麻痺を発症する．
- "いわゆる神経炎"による例の予後は，保存療法で徒手筋力テスト（MMT）4以上に回復する率は70～80％であるが，くびれ部の神経剥離例ではほぼ100％である[6]．
- くびれ部の切除・神経縫合・移植術は不要で，顕微鏡下の徹底した神経剥離のみでよい．

▶ 適応

- 保存療法で70～80％はMMT4以上に回復するが，発症後3か月経過しても回復徴候がない例に対しては，手術のほうが予後が良好であることを説明したうえで，患者が同意すれば，手術を行う．

▶ 手術のポイント

① 体位：仰臥位で空気止血帯を使用する．
② 皮切：上腕内側，肘屈曲皺より近位10 cmから上腕二頭筋の内側に沿って下行し，肘屈曲皺に沿い水平に3 cm，次いで前腕中央部を遠位に向けて6 cmの皮切をおく．
③ まず絞扼神経障害の有無を調べる．
④ 前腕で前骨間神経を同定し，近位に向けて剥離していき，肘屈曲皺から近位の剥離は顕微鏡下に行う．
⑤ くびれは数か所あることがあるので，剥離の範囲については，近位部の神経束の色調，太さが正常となるところまで展開し，剥離する．通常，肘屈曲皺から近位10 cmまでは剥離する．
⑥ 神経上膜を可能な限り切除する．
⑦ 前腕の皮切部は術後肥厚しやすいので，皮下縫合を丁寧に行う．

手術手技の実際

❶ 術前準備

- 術後に前腕遠位掌橈側の感覚鈍麻がみられることがある．その原因は不明であるが，そのことを術前に説明しておく．

❷ 手術体位と皮切

- 仰臥位で空気止血帯を使用する．
- 上腕内側，肘屈曲皺より近位 10 cm から上腕二頭筋の内側に沿って下行し，肘屈曲皺に沿い水平に 3 cm，次いで前腕中央部を遠位に向けて 6 cm の皮切をおく．

❸ 前骨間神経を展開，絞扼の有無を確認する

- 上腕二頭筋の内側で正中神経を展開し，遠位に向け神経を剥離していく．
- 肘部前面で上腕二頭筋腱膜を切離し，円回内筋二頭間を分け，浅指屈筋近位部の腱弓まで正中神経および肘屈曲皺から 5〜6 cm で正中神経橈側から分岐する前骨間神経を展開する．

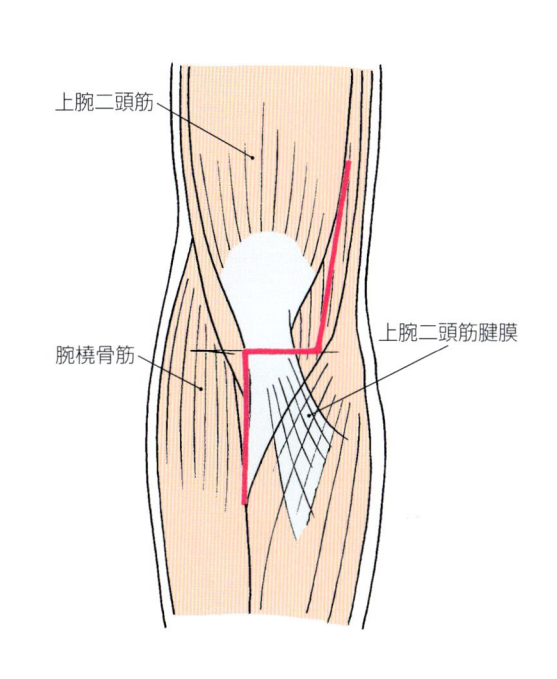

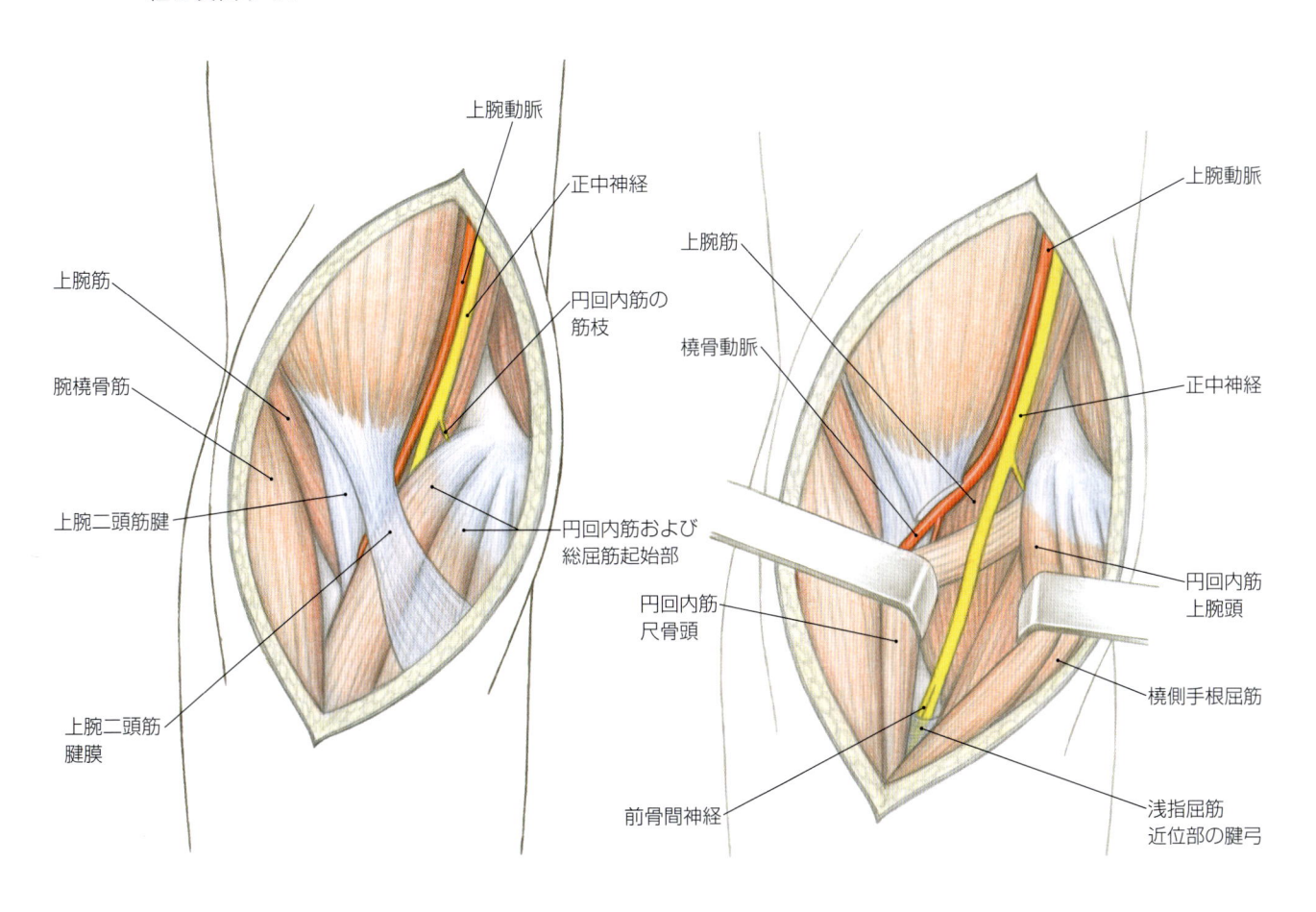

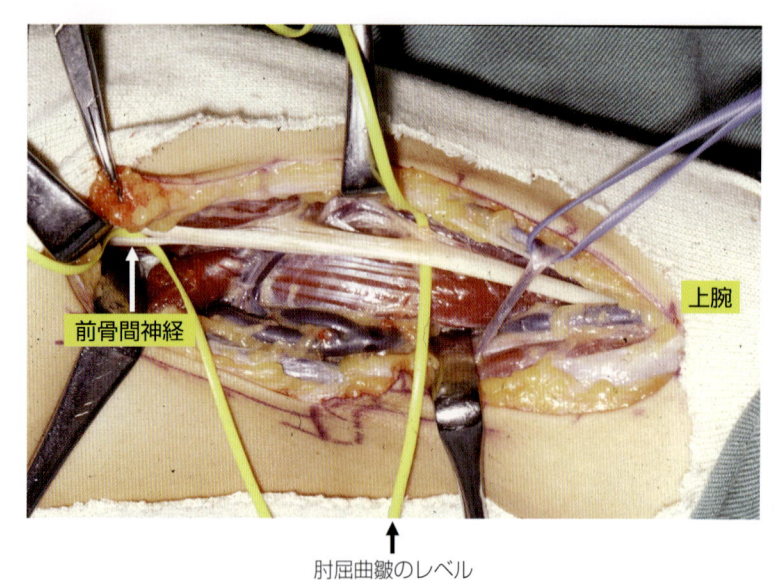

[1] 正中神経と前骨間神経
中央黄色テープの部が肘屈曲皺のレベル．

前骨間神経
上腕
肘屈曲皺のレベル

● 各部で正中神経と前骨間神経が絞扼されていないかどうか調べる [1]．

❹ 顕微鏡下に神経剥離を行い，神経のくびれの除圧とねじれを解除する

● 神経絞扼がなければ，前骨間神経を末梢から上腕に向け顕微鏡下に剥離していく（MOVIE 参照）．
● 通常，肘屈曲皺から近位 10 cm までの部位に 1〜4, 5 個のくびれがみられ，末梢部が回外方向にねじれている [2]．くびれ部の神経上膜を可能な限り切除していくと，神経のねじれが解除されることが多い．
● 神経剥離の範囲は，くびれの近位の神経束が色調，形態とも正常となるまで行う．通常，肘屈曲皺から近位 10 cm までの範囲である．
● くびれが高度であっても，くびれ部の切除・縫合は不要である．

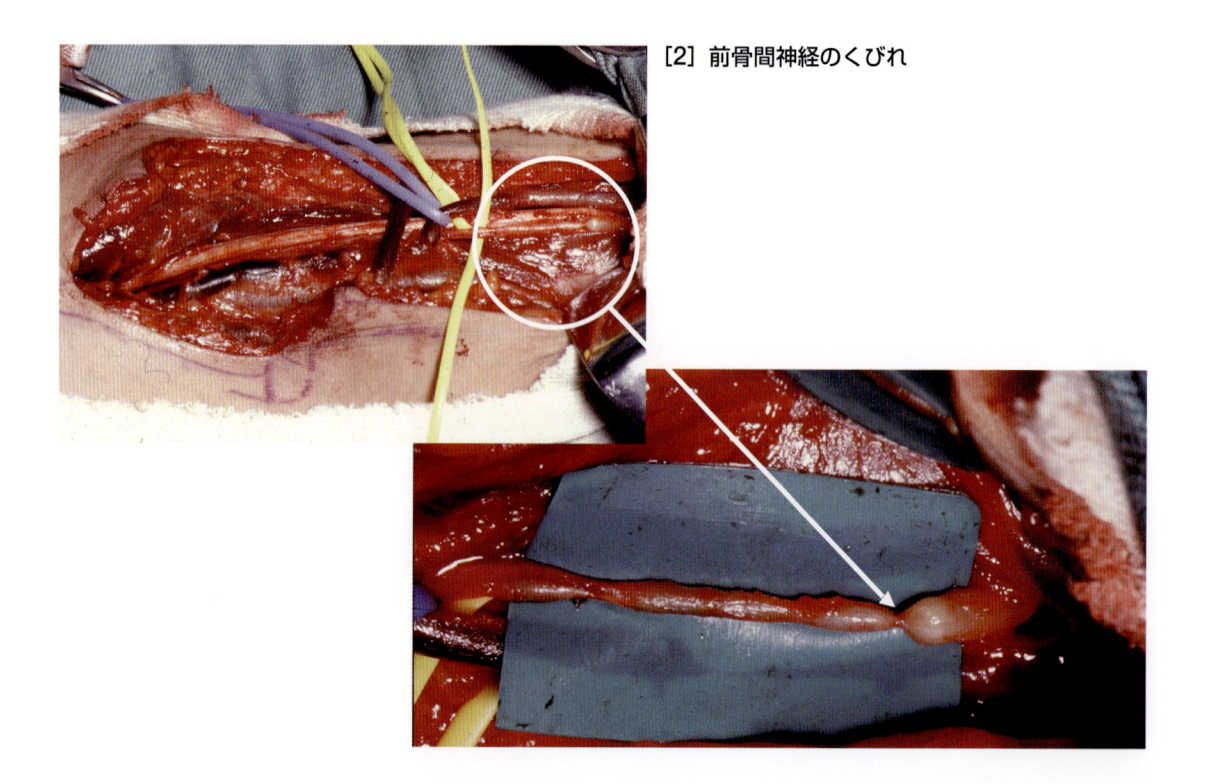

[2] 前骨間神経のくびれ

❺ 止血の後，創を閉鎖する

- 前腕の皮切部は術後肥厚しやすいので，皮下縫合を丁寧に行う．

▶後療法

- 術後は痛みに応じて肘屈曲位で上肢を副子固定する．
- 筋力の回復がみられるまでの間，母指，示指の関節拘縮の予防に努める．

▶まとめ

- 発症後3か月経過しても回復がみられない例には手術を勧める．
- 神経剥離は顕微鏡下に徹底して行う．

後骨間神経砂時計様くびれに対する神経剥離術

●―手術の概要

- 非外傷性後骨間神経麻痺の原因には，腫瘍，橈骨頭脱臼後遅発性発症，過度の筋収縮などによるFrohseの腱弓での絞扼神経障害と砂時計様くびれ[7-9]によるものとがある．
- 砂時計様くびれの部位は後骨間神経が橈骨神経から分岐した部位からFrohseの腱弓入口部までのあいだにあり，くびれは通常1か所である．
- 神経剥離により，自験例4例では全例，田崎の7例中6例は指伸筋のMMTが4以上となっている[10]．

▶適応

- 特発性と考えられる症例のうち，発症後3か月経過しても回復のない例．

▶手術のポイント

①体位：仰臥位で空気止血帯を使用する．
②皮切：上腕外側遠位部，肘屈曲皺の近位3cmから上腕筋と腕橈骨筋の間隙に沿って下行し，肘屈曲皺で内側に弓状に振り，前腕で腕橈骨筋の内側を4cm下行する皮切をおく．
③上腕遠位部で橈骨神経を同定し，肘部で分かれる橈骨神経深枝（後骨間神経）を遠位に向けFrohseの腱弓部まで剥離していく．
④絞扼神経障害や腫瘍の有無を調べる．
⑤顕微鏡下に神経剥離を行い，神経上膜を可能な限り切除する．
⑥閉創する．

手術手技の実際

❶ 手術体位と皮切

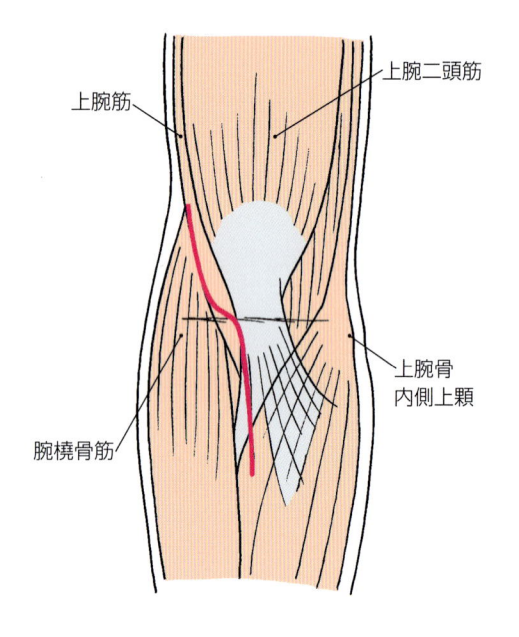

- 仰臥位で空気止血帯を使用する．
- 上腕外側遠位部，肘屈曲皺の近位3cmから上腕筋と腕橈骨筋の間隙に沿って下行し，肘屈曲皺で内側に弓状に振り，前腕で腕橈骨筋の内側を4cm下行する皮切をおく．

❷ 後骨間神経を展開する

- 上腕二頭筋と上腕筋のあいだから筋膜を貫通して皮下に出てくる筋皮神経の感覚枝である外側前腕皮神経を確認する．
- 上腕遠位部で上腕筋と腕橈骨筋のあいだを展開し，橈骨神経本幹を展開する．次いで，腕橈骨筋を外側に，上腕二頭筋腱を内側に引き反回動脈を確認して，これを結紮・切離の後，後骨間神経を展開する．

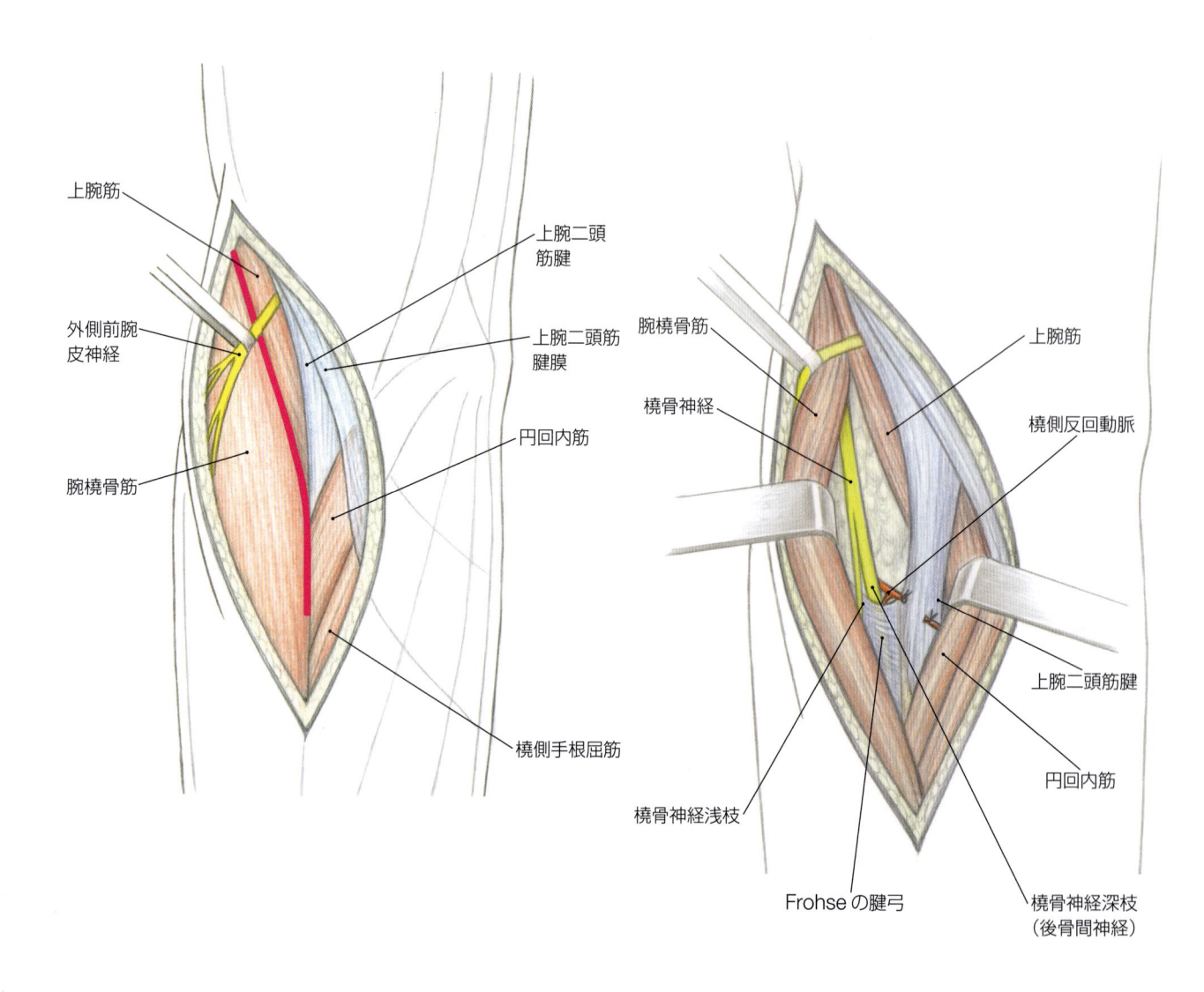

❸ Frohseの腱弓を切開し，神経圧迫の有無を調べる

- 回外筋近位部で形成されるFrohseの腱弓を展開し，これを切開する．
- この間でガングリオンなどの腫瘍，腱弓による神経の圧迫の有無を調べる．

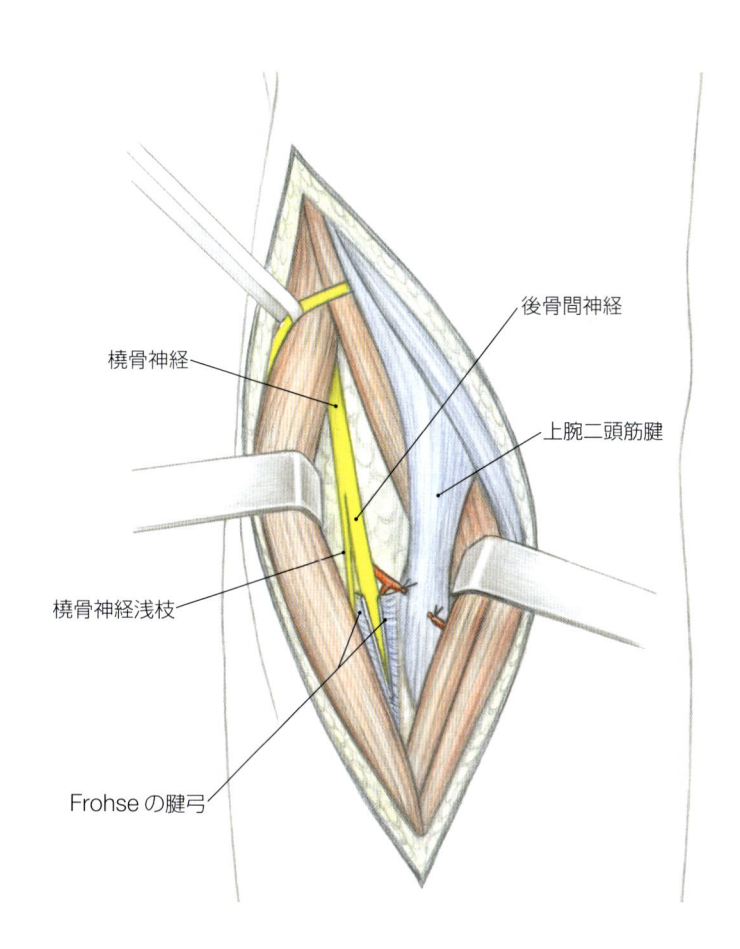

(図：橈骨神経，後骨間神経，上腕二頭筋腱，橈骨神経浅枝，Frohseの腱弓)

❹ 顕微鏡下に神経剥離を行う

- 神経の圧迫がない場合は，Frohseの腱弓より近位に向けて顕微鏡下に神経剥離を行う．
- くびれが認められれば，丁寧に神経上膜を切除してくびれの除圧を行う [3]．

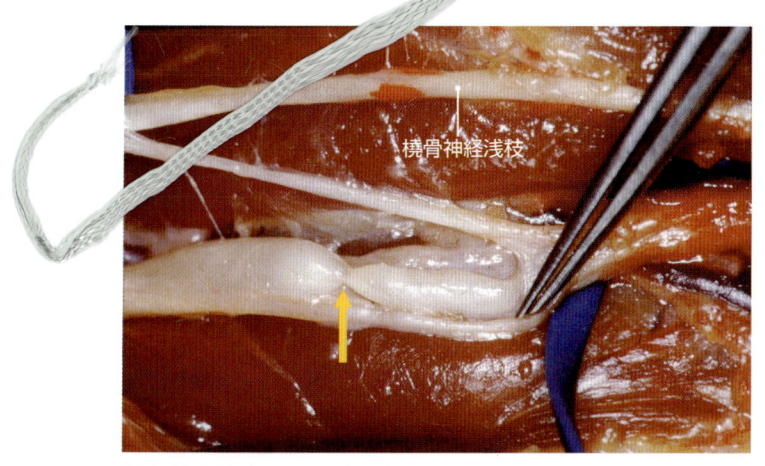

[3] 後骨間神経のくびれ（➡）

❺ 閉創する

- 止血の後，創を層々縫合する．

▶後療法

- 術後は疼痛の程度に合わせ，短期間，肘屈曲位で固定する．

▶まとめ

- 発症後3か月経過しても回復がみられない例には手術を勧める．
- 神経剥離は顕微鏡下に徹底して行う．

(長野　昭)

■参考文献

1. Englert HM. Partial fascicular median-nerve atrophy of unknown region. Handchirurgie 1976；8：61-2.
2. 中村正徳ほか．肘より約5cm中枢にてfuniculusが捻じ切れていた前骨間神経麻痺の1例．日手会誌 1992；8：986-9.
3. Haussmann P, et al. Intraepineurial constriction of nerve fascicles in pronator syndrome and anterior interosseous nerve syndrome. Orthop Clin North Am 1996；27：339-44.
4. Nagano A, et al. Spontaneous anterior interosseous nerve palsy with hourglass-like fascicular constriction of the median nerve. J Hand Surg Am 1996；21：266-70.
5. Nagano A. Spontaneous anterior interosseous nerve palsy. J Bone Joint Surg Br 2003；85：313-8.
6. 山本真一ほか．特発性前骨間神経麻痺の予後．日手会誌 2002；19：193-5.
7. 阿部龍秀ほか．絞扼神経障害と考えられる橈骨神経深枝麻痺．臨整外 1966；1：617-21.
8. 古沢清吉ほか．Neuralgic amyotrophyについて．整形外科 1969；20：1286-8.
9. 西村　猛ほか．特異な特発性橈骨神経深枝麻痺の2症例．整形外科 1977；28：1404-6.
10. 田崎憲一ほか．神経束の「くびれ」による前骨間神経麻痺および後骨間神経麻痺．日手会誌 1996；13：788-92.

Volkmann 拘縮と血管損傷

Volkmann 拘縮に対する筋膜切開

手術の概要

- Volkmann 拘縮は，圧挫などの外傷，骨折・脱臼，血管損傷などによって，前腕屈側筋膜下の閉鎖された区画内で組織内圧が上昇し，筋肉，神経が循環障害に陥った状態である．放置すると，筋組織は変性・壊死に陥り拘縮となり，神経障害を合併し，重篤な機能障害を後遺する．
- 筋の変性は，深層にある深指屈筋，長母指屈筋に始まり，さらに，浅層の筋の一部に及ぶようになり，重症化すると，屈側の筋全体に及ぶ[1] [1][2]．筋の変性は，深層筋のほうが強い．神経の障害は，変性した筋の中心部を通る正中神経のほうが辺縁を通る尺骨神経よりも強い．
- 30 歳以下の若年者，とくに 10 歳以下の小児に発生しやすいといわれている[1]．
- 肘周囲の骨折（とくに，上腕骨顆上骨折や両前腕骨骨折）・脱臼や強い圧挫のほか，上腕動脈の穿刺による出血や動脈損傷による血腫などもその原因となる．
- 自殺企図で，睡眠薬を多量に飲んだり，練炭による一酸化炭素中毒で，不自然な体位で手を長時間圧迫したりした場合にも発生する．

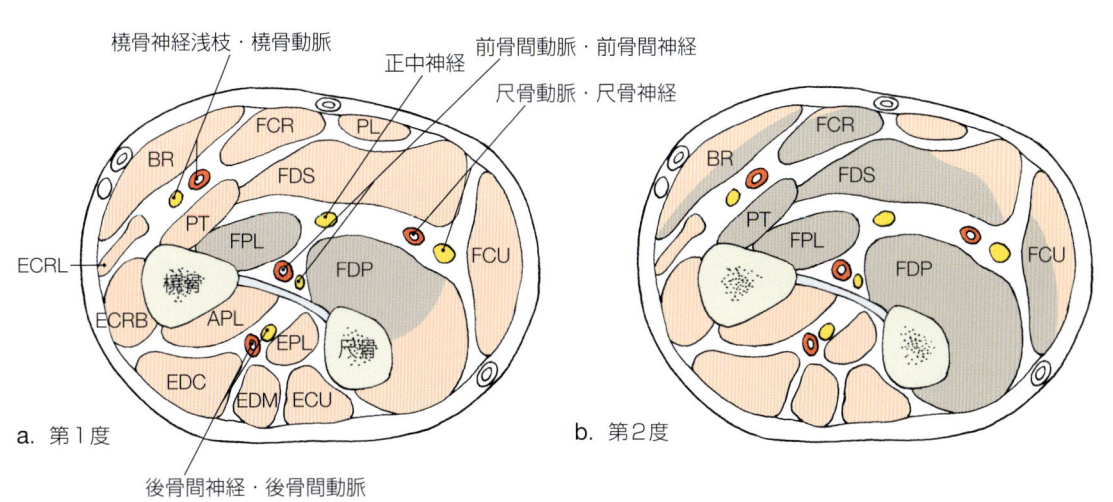

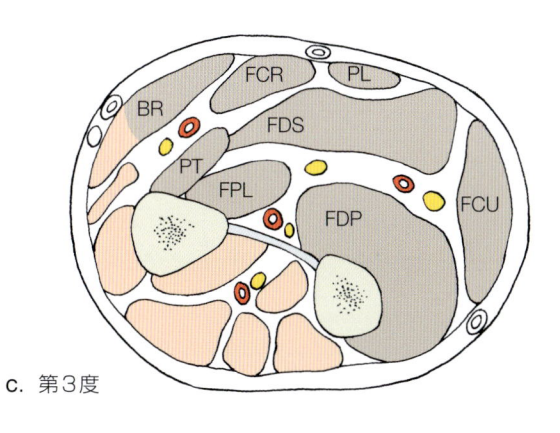

a. 第1度

b. 第2度

c. 第3度

[1] 津下の分類
a：第1度．病変が深層筋に限局する．
b：第2度．病変が深層筋全体と浅層筋の一部に及ぶ．
c：第3度．病変が深層筋と浅層筋の全体に及ぶ．

FPL	：長母指屈筋	APL	：長母指外転筋
FDP	：深指屈筋	EPL	：長母指伸筋
PT	：円回内筋	ECRL	：長橈側手根伸筋
BR	：腕橈骨筋	ECRB	：短橈側手根伸筋
FCR	：橈側手根屈筋	EDC	：総指伸筋
FDS	：浅指屈筋	EDM	：小指伸筋
FCU	：尺側手根屈筋	ECU	：尺側手根伸筋
PL	：長掌筋		

(Gulgonen A, Ozer K. Green's Operative Hand Surgery. 6th ed. Elsevier Churchill Livingstone; 2011. p.1929-48[2] を参考に作成)

▶ 診断

- 急性症状として5P，すなわち，pain（疼痛），pulselessness（脈拍の減弱・消失），paleness（皮膚青調），paresthesia（知覚障害），paralysis（麻痺）が有名である[1,2]．これらの症状は進行に伴って悪化するが，初期からすべてはっきりとあるわけではない．
- 初期の最も重要な徴候は，強い腫脹と前腕から手指の疼痛である．腫脹は当初から強く，皮膚は緊満で，それが病態の進行とともにさらに強くなっていく．疼痛の性状は，異常なほどの耐え難い自発痛で，疼痛は時間の経過とともにどんどん強くなっていく．外固定や患肢の挙上はまったく無効である．鎮痛薬の投与は，疼痛を消失させるまでの効果はないが，軽減させるので，Volkmann拘縮を疑って観察するときは，投与すべきでない．
- 橈骨動脈の拍動は，病態の進行とともに減弱はしても，末期まで保たれていることが多い．触知しない場合は，動脈損傷を疑うべきである．
- 皮膚の色調の変化は，末期であっても健側と比較してわかる程度で，初期にはほとんどわからない．
- 知覚障害は，病態の進行とともに悪化し，末期には完全な知覚脱失となるが，それまでは触覚も痛覚も鈍麻するが，保たれる．
- 麻痺も，病態の進行とともに進行し，末期には完全麻痺となる．
- 阻血に陥ってきた筋を他動伸展すると，疼痛が誘発される（他動伸展テスト）．この症状は，比較的早期から現れるので，陽性の場合，要注意である．進行すると，他動伸展の抵抗が増大していく．

▶ 適応

- 骨折で大きな転位がある場合は，まず整復を行うべきである．多くの場合，整復すれば筋膜内の圧が減じ，循環状態が改善に向かう．
- ギプスやシーネ固定の包帯を強く締めすぎている場合は，緩める必要がある．
- 経過をみて，症状の改善がなければ，筋膜内圧を測定する．血圧計を用いたWhitesidesの方法[3]が簡便である [2]．血圧計と，少量の生理食塩水を入れたエクステンションチューブ，注射器のシリンジを三方コックでつなぎ，エクステンションチューブの先端の注射針を筋膜下に刺す．シリンジ内の空気を押し込み，内圧とつり合ったときに，血圧計の目盛を読む．正常の筋内圧は，0〜8mmHgであり，30mmHg以上ならば筋膜切開を考慮する．

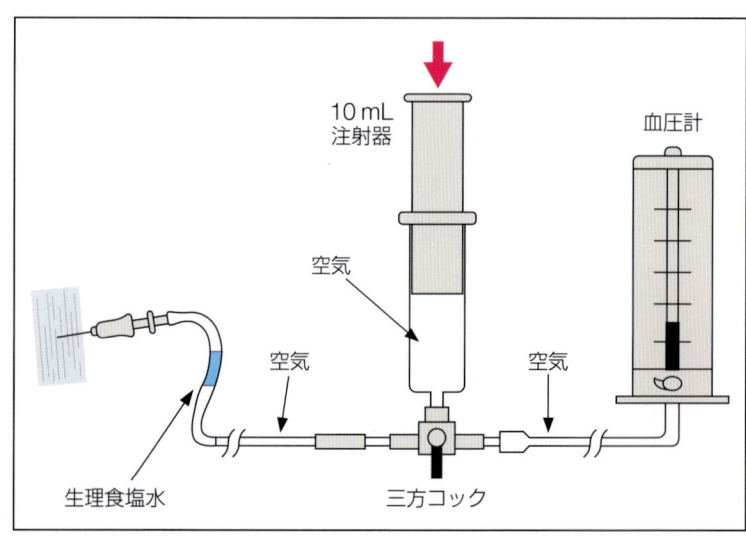

[2] Whitesidesの方法

▶手術のポイント

①体位：手外科手術台に患肢を置き，肘伸展・前腕回外位とする．
②皮切：肘部から前腕屈側の全長にわたり，皮膚を切開する．
③上腕二頭筋腱内側で上腕動脈と正中神経を展開し，遠位に追跡する．
④浅層の筋膜を切開する．
⑤深層の筋膜を切開する．すでに筋の色が悪ければ，個々の筋の筋膜も切開する．重症例では，手根管まで開放する．
⑥創を閉鎖あるいは開放する．

手術手技の実際

❶…手術体位と皮切

- 手外科手術台に患肢を置き，肘伸展・前腕回外位とする．ターニケットは用いるべきでない．
- 肘部から前腕屈側の全長にわたり，皮膚を切開する．

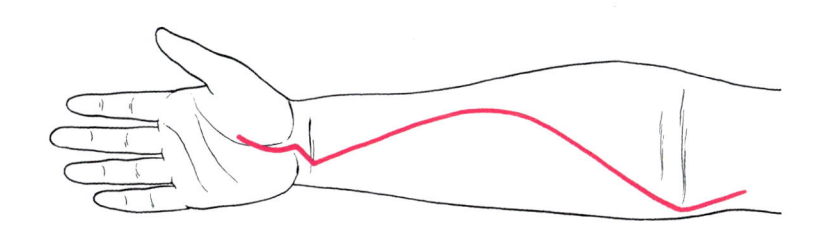

▶ポイント

急性期に，緊急的に筋膜切開を行う
- 急性期に，緊急的に筋膜切開を行う必要がある．筋膜切開を行いさえすれば，疼痛はうそのように消失する．

症状発現後の経過時間が重要
- 症状発現後の経過時間が重要である．筋と神経の阻血が可逆的である時間内に行えば，正常に回復する．症状発現後6〜8時間以内に血行の回復がなければ，筋の変性は不可逆になるとされている[1]．

❷…上腕動脈と正中神経を展開する

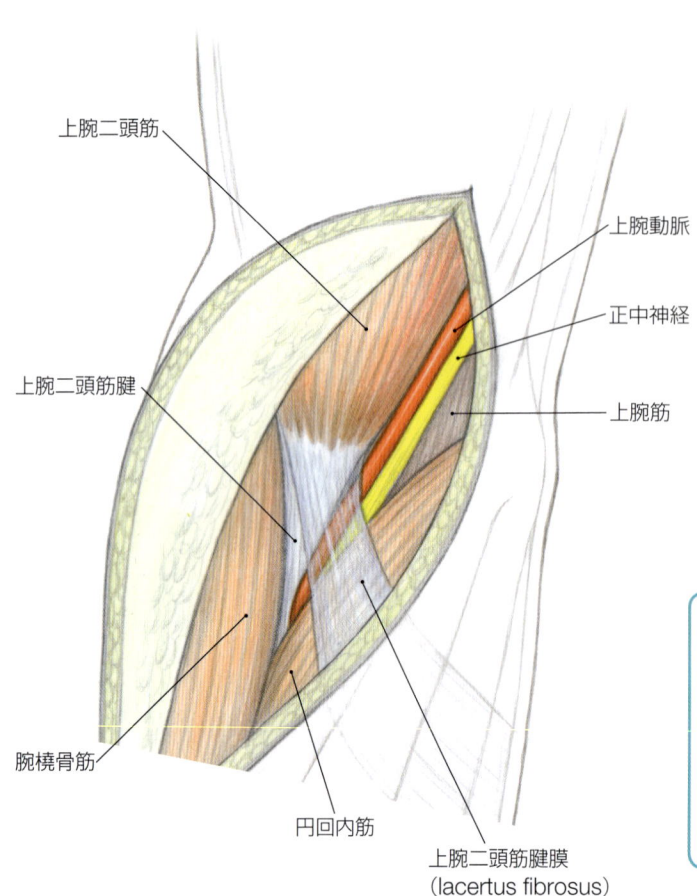

- 肘上の上腕二頭筋腱内側で上腕動脈と正中神経を展開し，遠位に追跡する．
- もし，上腕動脈が損傷あるいは血栓で閉塞していて再建が必要な場合は，損傷部を切除し，縫合あるいは静脈移植を行う．

❸…浅層の筋膜を切開する

- 上腕二頭筋腱膜を切開する．正中神経は円回内筋の下へと入っていく．
- 遠位に向かって浅層の筋膜を切開していく．筋膜を切開すると，腫脹した筋が盛り上がって出てくる．

▶ポイント
筋膜切開をいつまでに行うべきか
- 筋膜切開をいつまでに行うべきかという確固としたエビデンスはなく，また，原因と病態によっても異なると考えられるが，おおむね24時間以内に行えば，予後は比較的良好と考えられている．24時間以上経過した場合でも，筋膜切開を行えば，疼痛は消失するが，いくらかの筋の変性は不可避である．

❹…深層の筋膜を切開する

- 円回内筋と橈側手根屈筋のあいだを分けると，円回内筋の下から正中神経が出てくるのが見える．正中神経は橈側に前骨間神経を分岐しながら，浅指屈筋腱弓の下へと入っていく．
- 浅指屈筋腱弓を切開する．正中神経の下にあるのが深層の筋膜である．これを切開すると，深指屈筋が現れる．
- 遠位で橈側手根屈筋腱と浅指屈筋腱のあいだを分け，正中神経を見つけ，浅指屈筋を持ち上げながら近位へと追跡すると，浅指屈筋の裏側で近位から見た部分とつながる．近位へと深層の筋膜を切開し，近位からの切開とつなげる．
- すでに筋の色が悪ければ，個々の筋の筋膜も切開する．

▶ポイント
必ず深層の筋膜まで切開する
- 浅層だけでなく，必ず深層の筋膜まで切開する．前腕全長で正中神経を展開し，筋膜を切開すると考えればよい．

▶ポイント
- 重症例では，手根管まで開放する．

❺ 創の閉鎖あるいは開放

- 十分に止血を行い，縫合可能ならば，皮下にペンローズドレーンを留置し，皮膚を縫合する．
- 縫合できない場合は，開放にするか，もしくは皮膚にゴム製の血管テープ，あるいは軟鋼線を靴ひものようにかけておき，腫脹が引くに従って，徐々に締めて皮膚を閉じていってもよい．

▶後療法

- 手術当日は，上腕の下に枕を置き，手を胸の上に置く．
- 翌日以降は，循環状態がよければ，腫脹をひかせるために，手を挙上する．
- 創を開放とした場合，人工皮膚を充填し，後日，遊離植皮を行う．
- 早期に筋膜切開を行えた場合は，特別な後療法を必要としない．
- 時間が経過していた場合は，拘縮が進行するので，自・他動運動のほか，静的・動的なスプリントを用いたリハビリテーションを行う．

▶まとめ

- 近年，その病態と予防的処置の知識が普及し，その発生はかなりまれと思われるが，状況が揃えば，いつでも発生する疾患である．想定すべき状況では，常に念頭におくべきである．
- 症状が進行性と考えられれば，早期に筋膜切開を行う必要がある．

（西浦康正，落合直之）

■文献

1. 津下健哉．第12章　Volkmann 阻血性拘縮．手の外科の実際．改訂第7版．東京：南江堂；2011. p.219-30.
2. Gulgonen A, Ozer K. Compartment syndrome. In : Green's Operative Hand Surgery. 6th ed. Philadelphia : Elsevier Churchill Livingstone；2011. p.1929-48.
3. Whitesides TE, et al. Acute compartment syndrome: Update on diagnosis and treatment. J Am Acad Orthop Surg 1996；4：209-18.

Volkmann拘縮と血管損傷

血管損傷に対する動脈修復・再建術

手術の概要

- 血管損傷には，切創，刺創などによる開放性の穿通性損傷のほか，挫滅や骨折・脱臼など鈍的外力による閉鎖性損傷がある．
- 閉鎖性損傷には，非穿通性損傷があり，外膜は連続性を保っていて内膜損傷や骨片の転位などが原因で血栓が形成され，閉塞している場合がある．

▶診断

- 受傷機転を問診する．開放創がある場合でも，来院時まで時間が経過していると，出血が止まっている場合が多い．
- 開放性の穿通性損傷では，受傷機転と創の部位・方向から診断は比較的容易である．
- 鈍的な外力による閉鎖性損傷では，出血がなく，末梢循環が保たれている場合があり，診断が難しい．
- 受傷部位から末梢の虚血徴候を診察する．末梢動脈の拍動が微弱あるいは触知できなくて，阻血によるびまん性の神経症状（知覚鈍麻と麻痺）があれば，動脈損傷と考えられる．皮膚色調は蒼白で，皮膚温は低下する．
- 末梢の虚血状態は，側副血行の状態による．側副血行を通した逆行性の流れ，あるいは，損傷部を通した波の伝達により，末梢の脈を触れる場合があるので，注意を要する．前腕の動脈損傷では，Allenテストが有用である．
- 受傷後，直ちに阻血症状が現れるとは限らないので，注意深い経過観察が必要である．
- ドップラー聴診器や超音波検査装置で血行を確認する．
- 血管造影検査：末梢の虚血が疑われる場合，とくに閉鎖性損傷の場合に重要である．現在では，MR angiographyやCT検査によって，血管損傷部位や側副血行の描出が可能である．

▶適応

- 動脈の修復・再建の必要性は側副血行の状態による．放置すると末梢に壊疽が生じる危機的損傷では，絶対適応である．
- 第二次世界大戦時，動脈損傷後の切断は，上腕深動脈の分岐部より上位の上腕動脈損傷では55％，分岐後では26％，橈骨動脈と尺骨動脈の両方の損傷では39％，片側の損傷では5％だったと報告されている[1]．
- ①腋窩動脈損傷，②上腕深動脈の分岐部より上位の上腕動脈損傷，③橈骨動脈と尺骨動脈の両者の合併損傷，④側副血行が悪い状態での橈骨動脈あるいは尺骨動脈の単独損傷，が絶対適応である[2]．

▶手術のポイント

①薬剤を準備する．
②開放性の穿通性損傷を修復・再建する．
　部分断裂時の場合：結節縫合あるいは連続縫合を行う．
　完全断裂時の場合：緊張がなければ血管吻合を，緊張がある場合は大伏在静脈を採取し，移植する．
③閉鎖性の非穿通性損傷を修復・再建する．

手術手技の実際

❶…薬剤を準備する

- 器具と血管内腔の洗浄のために，ヘパリン加生理食塩水（1～2％）を準備する．

❷…開放性の穿通性損傷を修復・再建する

- 創を広げて深部を展開することが必要となる場合は，軸方向に切開する．
- 出血がある場合は，血管鉗子をかけて止血する．
- 内腔をヘパリン加生理食塩水で洗浄し，クランプを緩め，拍動性の出血を確認する．
- 出血がない場合は，血栓を除去する．

▶**ポイント**
- 危機的な動脈損傷では，できるだけ早期に行う必要がある．
- 可能ならば，駆血帯を用い，出血量の減少と術野の無血化に努める．
- 緊張なく吻合できるようであれば，端端吻合する．
- 緊張がある場合は，静脈移植を行う．
- 腫脹が強い場合は，筋膜切開を行う．

▶部分断裂時の縫合

- 血管壁の損傷が小さければ，結節縫合を行う．
- 長い断裂の場合は，連続縫合を行う．

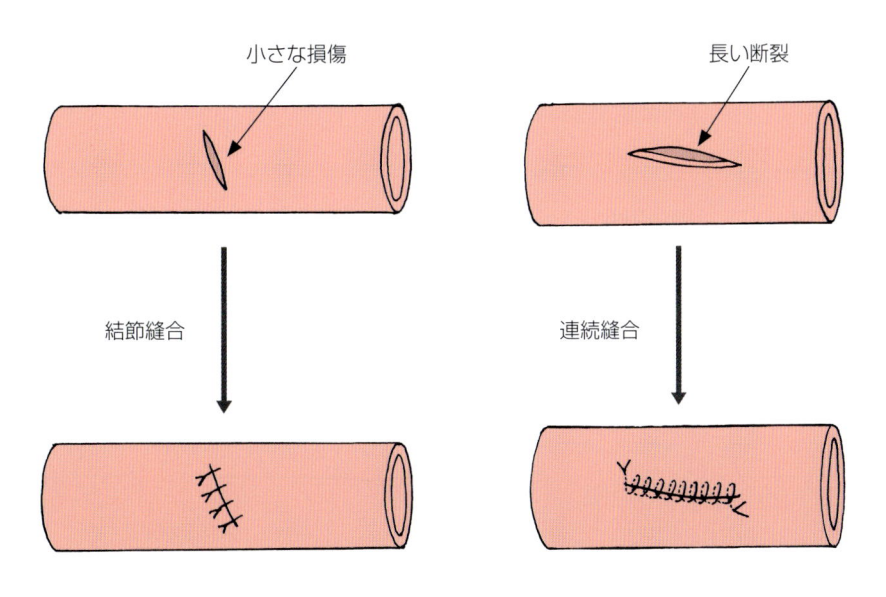

▶**完全断裂時の縫合**

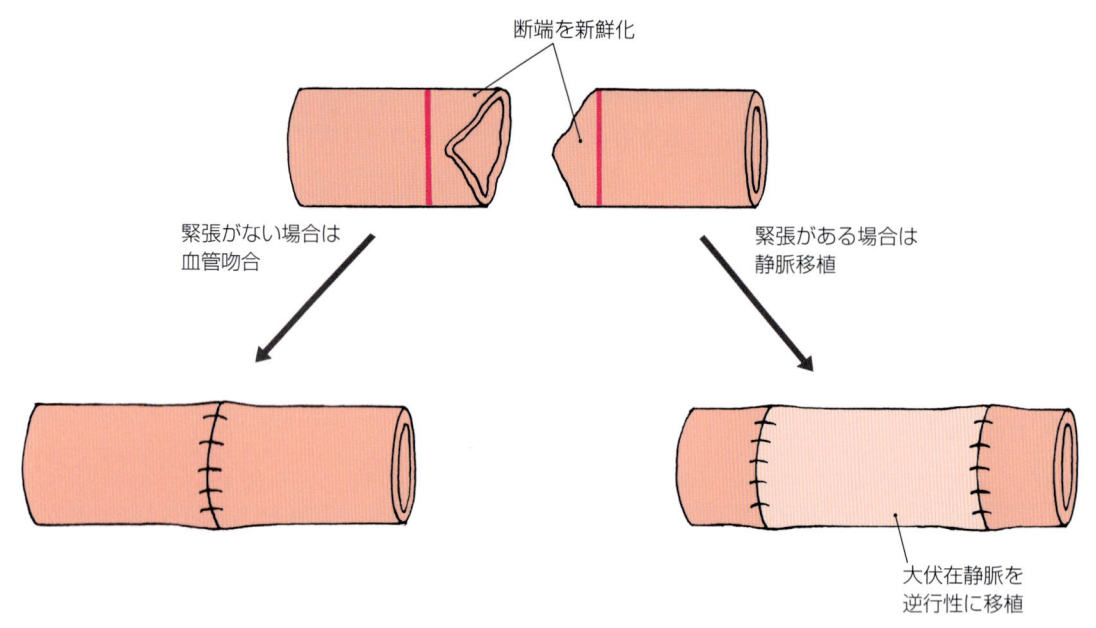

- 血管断端を周囲組織から分離し，正常な血管のレベルまで断端の新鮮化を行う．
- 両断端周囲を剥離・移動させ，緊張がなければ，血管吻合を行う．
- 吻合が終わったら，クリップを解除し，血液の漏出があれば，追加縫合を行う．
- 緊張がある場合は，大伏在静脈を採取し，逆行性に移植する．
- 吻合部に折れ曲がりや捻れがないか，圧迫がかかっていないかを確認する．

❸…閉鎖性の非穿通性損傷を修復・再建する

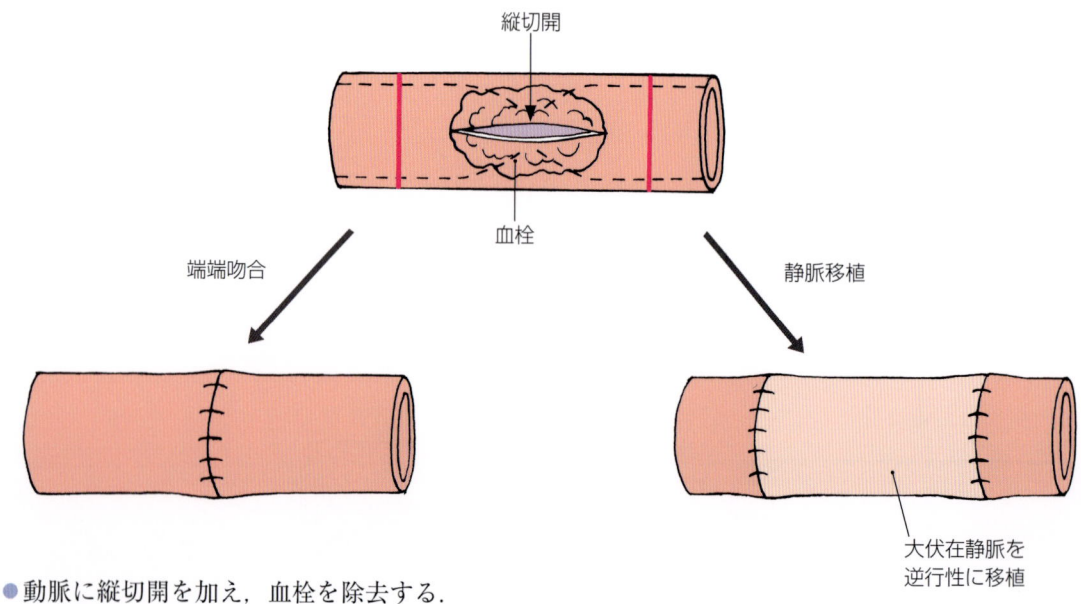

- 動脈に縦切開を加え，血栓を除去する．
- 内膜損傷部の血管を切除し，端端吻合するか，緊張が強ければ，静脈移植を行う．

▶後療法

- 後療法は，損傷様式や合併損傷によって異なる．
- 手術当日は，シーネ固定を行い，上腕の下に枕を置き，手を胸の上に置く．バスタオルなどで覆い保温する．
- 術直後は，1〜2時間おきに，皮膚の色調変化，温度変化，還流変化に注意し，経過を観察する．2日目からは徐々に間隔をあけていく．
- 血行の確認に，ドップラー聴診器やポータブル超音波検査装置が有用である．
- 比較的太い血管で理想的に吻合できた場合はとくに必要ないが，内膜損傷があり，血栓形成の可能性が危惧される場合は，抗凝固療法を行う．ヘパリン10,000〜20,000単位/日，低分子デキストラン500 mL/日，ウロキナーゼ240,000単位/日，プロスタグランジン E_1 4A/日などを投与する．
- 術後1日目は，完全に安静を保ち，循環状態がよければ2〜3日目から，起座を許可する．その後，歩行を開始する．
- 歩行開始後も外出を控え，患肢を冷やさないように注意する．喫煙やコーヒーを摂取しないように指導する．

▶まとめ

- 動脈損傷がある場合，その修復の必要性は側副血行の状態による．危機的な損傷では，早期に修復あるいは再建を行う必要がある．

（西浦康正，落合直之）

■文献

1. Ashbell TS, et al. Vascular injuries about the elbow. Clin Orthop Relat Res 1967；50：107-27.
2. Koman LA, et al. Vascular Disorders. In：Green's Operative Hand Surgery. 6th ed. Philadelphia：Elsevier Churchill Livingstone；2011. p.2197-240.

コンパートメント症候群
急性期の筋膜切開

手術の概要

- コンパートメント症候群とは，強靱な筋膜で囲まれたコンパートメント（区画）内圧が上昇し，静脈還流は障害され，組織虚血が発生した状態を指す．主な原因として，急性型では骨折や外部からの持続的圧迫，外傷性の筋肉内出血，血管損傷などがあげられ，慢性型は同じ動作の繰り返しによって発症することが多い．
- 症状としては，疼痛（pain），蒼白（pallor），動脈拍動の消失や減弱（pulselessness），感覚異常（paresthesia），麻痺（paralysis），手指の他動伸展時の疼痛増強（passive stretching pain）の"6P"が知られている．
- 急性型の場合は放置すると不可逆的な筋壊死と神経麻痺を生じるため，症状発生後6〜8時間以内に筋膜切開で除圧し，血行を回復させる必要がある．
- 前腕のコンパートメント症候群は下腿に次いで頻度が高く，Volkmann拘縮に至る可能性があり，初期の迅速な診断と治療が重要である [1]．

▶適応

- 臨床症状が出現した際に包帯やギプスなどの圧迫原因を除去しても改善しない場合．

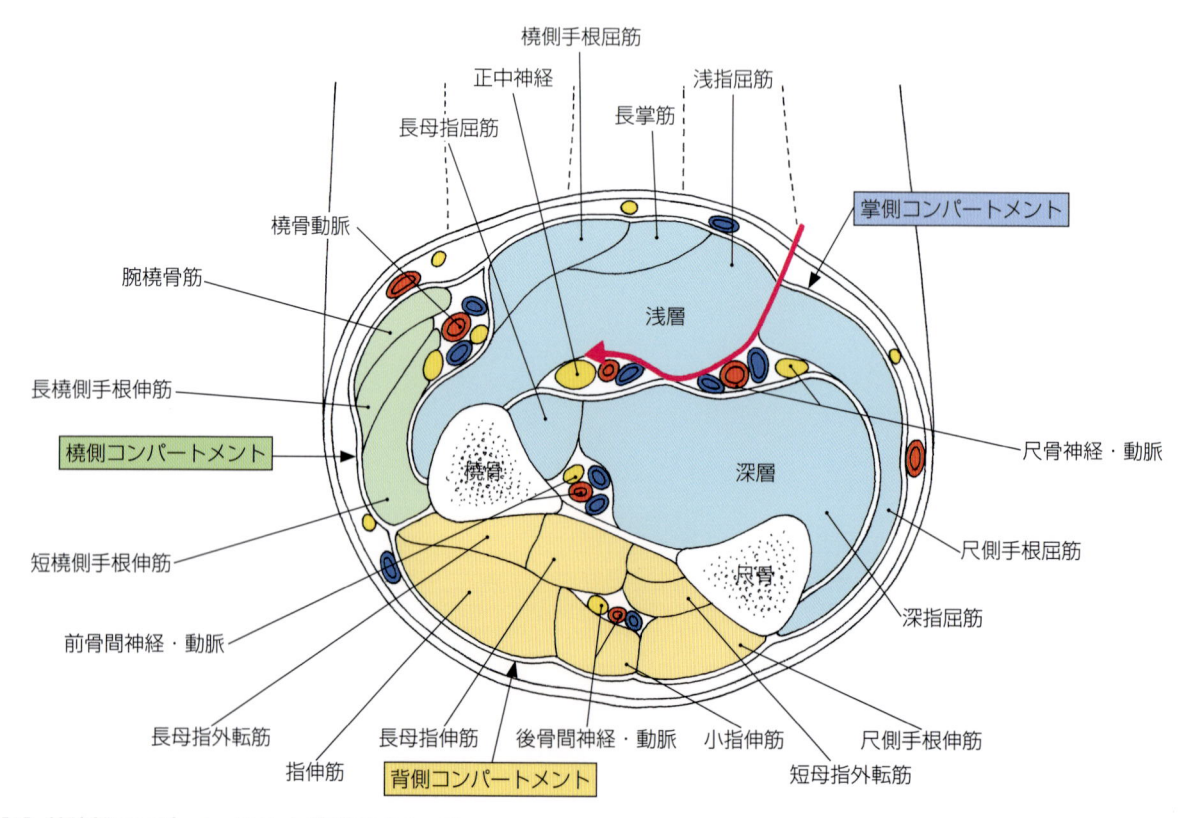

[1] 前腕部コンパートメントと掌側アプローチ

- コンパートメント内圧が 30 mmHg を超える場合．ただし，これはあくまで補助的診断とし，臨床症状で少しでも疑いがあれば筋膜切開を考慮すべきである．簡便な筋内圧測定法としては Whitesides 法[1]があり，水銀血圧計，20 mL 注射シリンジ，三方活栓，生理食塩水，2本の延長チューブ，18 G 針を使用して測定する．他には筋内圧測定器を使用する方法もある．

▶手術のポイント

①体位：仰臥位とし，伝達麻酔や全身麻酔下で行う．空気止血帯は使用しない．
②皮切：上腕二頭筋腱の内側から前腕掌側に弓状に延ばし，手掌遠位へと切開を加える．
③浅層および深層のコンパートメントを開放する．
④上腕二頭筋腱膜を切離し上腕動脈を確認する．
⑤近位は円回内筋の部分的切離を行い，遠位は横手根靱帯を切開し正中神経の開放を行う．
⑥必要に応じて背側・橈側コンパートメントも開放する．
⑦筋膜切開後は血管テープ（vessel loop）を用いて徐々に創閉鎖する方法がある．

手術手技の実際

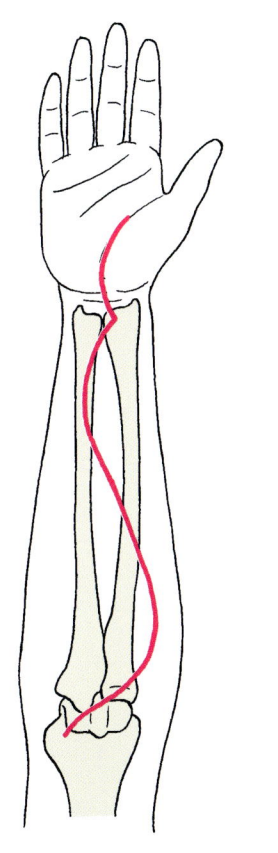

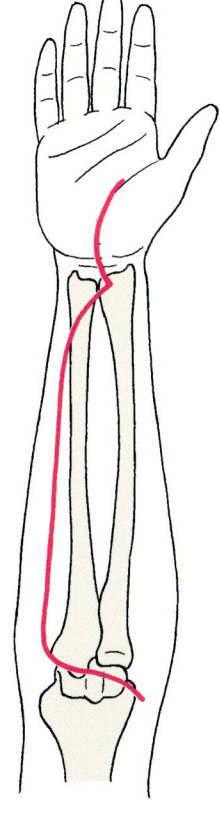

❶ 手術体位と皮切

- 仰臥位とし，伝達麻酔や全身麻酔下で行う．空気止血帯は使用しない．
- 掌側コンパートメントの筋膜切開では，いくつかの皮切法が報告[2-5]されているが，筆者は主に弓状皮切を用いている．上腕二頭筋腱の内側から始まり，肘屈側皮線を斜めに交差し，前腕掌側に弓状に延ばす．さらに手根管を開放するために手掌遠位へと切開を加えるが，手関節皮線も斜めに交差させる．

▶ポイント
前腕掌側部皮切
- 術後の肥厚性瘢痕の形成予防を目的に，皮切が肘屈側皮線や手関節皮線と垂直に横切らないようにする．

弓状皮切　　　尺側皮切

❷ 筋膜を切開する

- 尺側手根屈筋と浅指屈筋のあいだから浅層のコンパートメントを開放した後，深指屈筋の筋膜も切開し深層のコンパートメントも開放する[1]．

❸ 上腕動脈を確認する

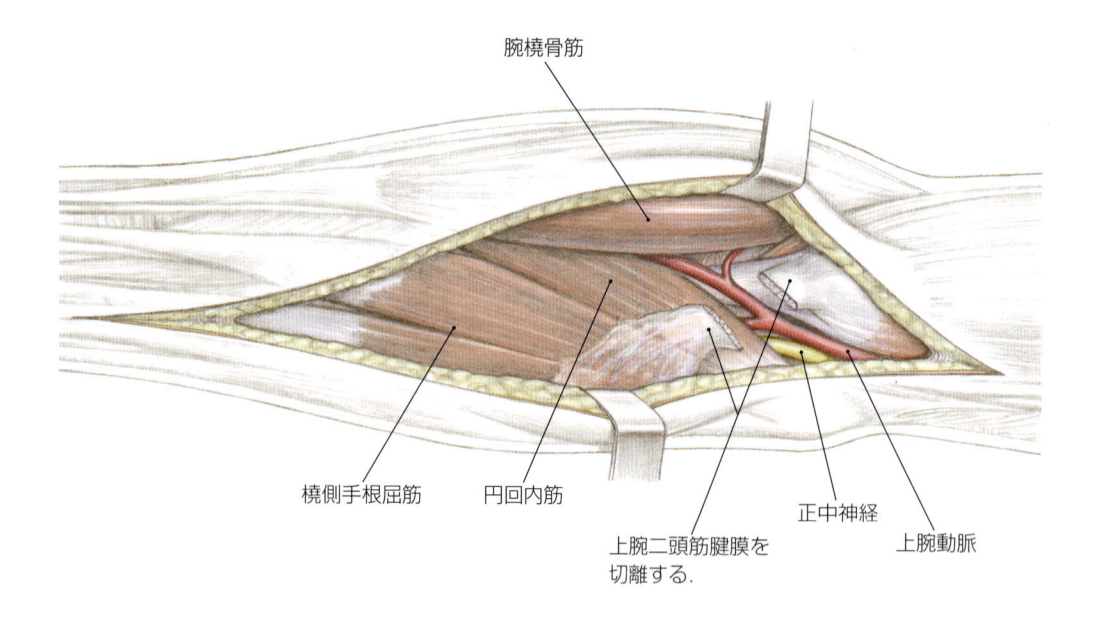

腕橈骨筋・橈側手根屈筋・円回内筋・上腕二頭筋腱膜を切離する・正中神経・上腕動脈

> ▶ポイント
> ● 上腕動脈の血流障害を疑うときは，上腕二頭筋腱膜を切離し確認する．

● 上腕動脈の血流障害などが疑われる場合には，上腕二頭筋腱膜の下層で圧迫を受けている可能性があるため，上腕二頭筋腱膜を切離した後，上腕動脈を露出し確認する必要がある．

❹ 正中神経を開放する

● 正中神経障害が疑われる場合には，円回内筋の尺骨頭と上腕頭とのあいだで正中神経の絞扼や損傷などがないか確認し，必要に応じて円回内筋の部分的切離を行う．
● 遠位は長掌筋腱の尺側縁を正中神経に沿って横手根靱帯を切開する．

> ▶ポイント
> ● 正中神経障害を疑うときは，円回内筋の尺骨頭と上腕頭とのあいだで正中神経の絞扼や損傷がないか確認する．

❺ 背側・橈側コンパートメントを開放する

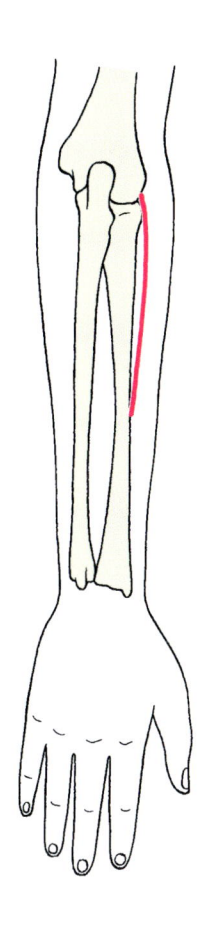

- 前腕部コンパートメント症候群の場合，通常は，掌側の筋膜切開のみで十分に減圧されるが，背側・橈側コンパートメントの関与が疑われる場合には，背側・橈側の筋膜切開を考慮する．
- 外側上顆の遠位から総指伸筋と短橈側手根伸筋とのあいだを遠位方向に約10 cm切開し，橈側・背側コンパートメントを開放する．

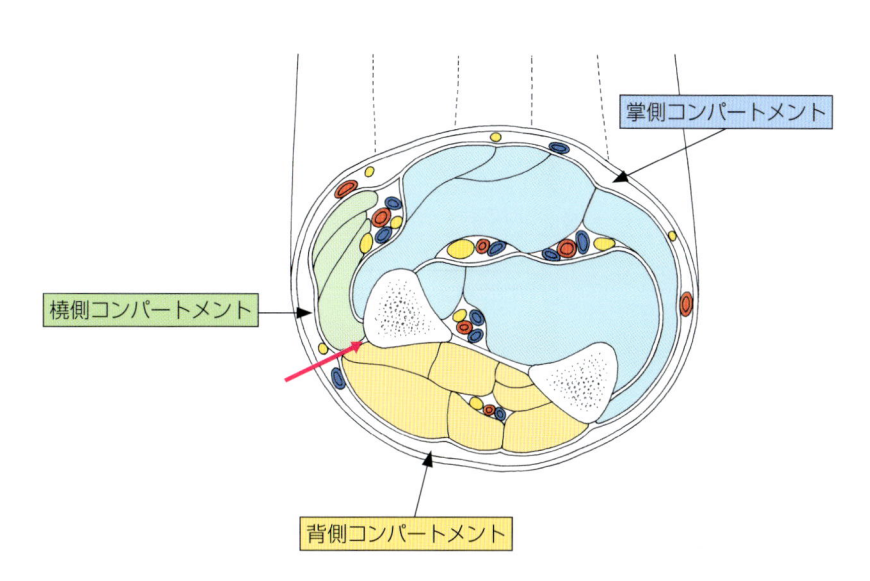

前腕背側部皮切

掌側コンパートメント
橈側コンパートメント
背側コンパートメント

❻ 術後創処置を行う

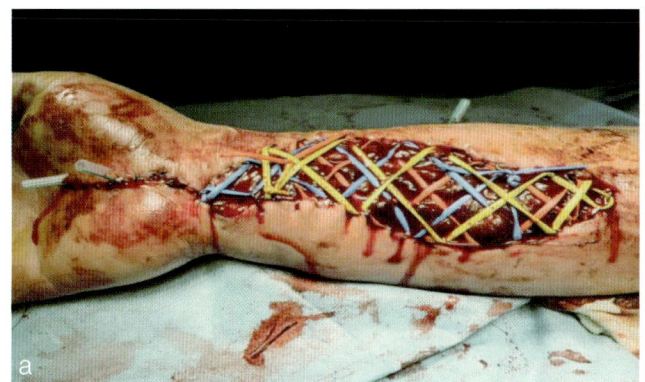

[2] 筋膜切開後の創閉鎖
創縁にステイプラーをかけ，血管テープを通し徐々に閉創する．
a：筋膜切開直後，b：筋膜切開後4日目，c：筋膜切開後10日目，二次縫合直後．

- 筋膜切開後は腫脹が強ければ開放創のままwet dressingを行い，腫脹が軽減次第，二次縫合を行う．血管テープ（vessel loop）を用いて徐々に創閉鎖する方法[8]もあり，非常に有用である [2]．
- 二次縫合が困難な場合には分層植皮を行う．

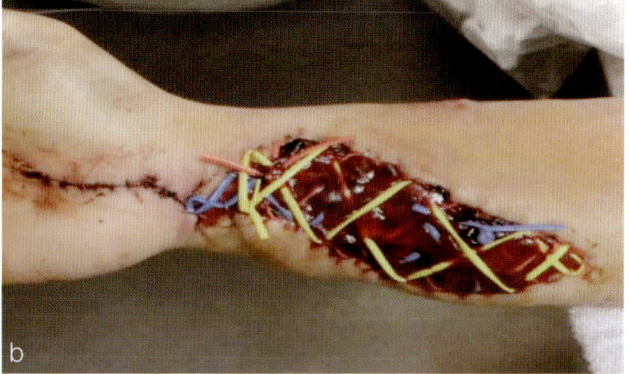

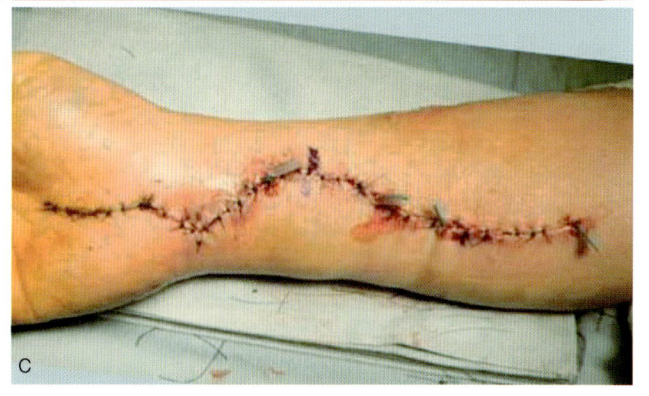

▶後療法

- 術後から患肢挙上を行い，手指の自動・他動運動を開始する．創部の洗浄を行い清潔に保つ．
- 術後3日目くらいから徐々に創を縮小する処置を開始し，術後10日～2週間目くらいに二次縫合を行う．
- なお，前腕骨骨折を合併し骨接合術を同時に施行している場合は，骨接合術後の後療法も併せて行う．

▶まとめ

- コンパートメント症候群は臨床症状を基に診断し，コンパートメントの内圧測定は補助的診断にとどめるべきである．
- 掌側弓状切開にて展開し，浅層および深層のコンパートメントを開放する．
- 上腕動脈や正中神経の開放が必要な場合が多い．
- 必要に応じて背側・橈側コンパートメントの筋膜切開も行う．
- 筋膜切開後は開放創のままとし，血管テープ（vessel loop）を用いて徐々に創閉鎖をする方法は非常に有用である．

（松井雄一郎，岩崎倫政，三浪明男）

■文献

1. Whitesides TE Jr, et al. Tissue pressure measurements as a determinant for the need of fasciotomy. Clin Orthop Relat Res 1975；113：43-51.
2. Gelberman RH, et al. Decompression of forearm compartment syndrome. Clin Orthop Relat Res 1978；134：225-9.
3. Gelberman RH, et al. Compartment syndromes of the forearm: Diagnosis and treatment. Clin Orthop Relat Res 1981；161：252-61.
4. Botte MJ, et al. Acute compartment syndrome of the forearm. Hand Clin 1998；14：391-403.
5. 木森研治．前腕への前方進入法．岩本幸英編．新 OS NOW No.28. Useful Surgical Approach —定型からオリジナルまで．東京：メジカルビュー社；2005. p.73-83.
6. Jobe MT. Compartment syndromes and Volkmann contracture. In: Campbell's Operative Orthopaedics. 11th ed. IV；Chapter 71. Philadelphia：Mosby Elsevier；2008. p.4259-71.
7. 新藤正輝．前腕コンパートメント症候群．金谷文則編．OS NOW Instruction No.2. 上腕の骨折・脱臼—手技のコツ＆トラブルシューティング．東京：メジカルビュー社；2007. p.109-18.
8. Asgari MM, et al. The vessel loop shoelace technique for closure of fasciotomy wounds. Ann Plast Surg 2000；44：225-9.

コンパートメント症候群
慢性期の腱延長術，筋前進術，腱移行術，機能的薄筋移植術

手術の概要

- 1881 年，Richard von Volkmann は神経損傷が主因とされてきた外傷後拘縮の原因の一つに阻血の概念を導入した．
- 現在では，Volkmann 拘縮は，上腕から前腕にかけての外傷や外部からの圧迫により生じた組織内圧の上昇により筋肉内微小循環障害を引き起こし，とくに前腕屈筋群が非可逆性壊死に陥り屈曲拘縮を生じる，外傷後遺障害と考えられている[1]．
- 津下分類[2] は前腕 Volkmann 拘縮に対する治療方針を立てるうえで有用な分類で，筆者らはこれに従い術式を選択している．

  第 1 度（軽症）：病変が前腕深層筋（深指屈筋，長母指屈筋）の一部に限局するもので，拘縮の程度は軽く尺側の 2〜3 指に限局することが多い．知覚障害はないか，あってもわずかである．

  第 2 度（中等症）：深層筋の高度な変性と病変が浅層筋（浅指屈筋，手根屈筋）の一部に及び，全指，手関節は屈曲位，前腕回内位を呈する．さらに正中・尺骨神経障害を認めるが，神経移植や移行は不要なことが多い．

  第 3 度（重症）：深層筋，浅層筋ともに高度に変性，壊死し，病変は伸筋にも及び，その程度がきわめて高度なもの．正中・尺骨神経は瘢痕組織により強く絞扼されるため，神経移植や移行が必要となることもある．

▶ 適応

- 拘縮に対して，軽症例では壊死組織除去，腱延長術や筋前進術，中等症例では筋前進術が一般的に適応される．また，一部の中等症，重症例では，拘縮解除後に力源獲得のため，腱移行術[3,4] や遊離筋移植術[5,6] による再建が必要となる．
- 筆者らは，深指屈筋全域に高度な変性壊死を生じている中等症例と重症例へは，力源獲得のため遊離筋移植を適応することを基本とし，その他の変性壊死した屈筋群へは，必要に応じて腱移行術を併用する方針としている．

拘縮に対する手術

- 変性壊死筋の切除，腱延長術：拘縮が 1〜2 指に限局される軽症例の場合，変性壊死した筋肉の切除を行い，手指伸展制限が残存すれば腱延長術を追加する．
- 筋前進術：拘縮が 3〜4 指以上，および手関節に及ぶ場合は屈筋群を尺骨などから剥離する筋前進術が適応となる．つまり，軽症（3 指以上の複数指罹患例）・中等症例で適応となる．

力源獲得のための手術

- 腱移行術：深指屈筋や長母指屈筋の変性が高度で完成している中等症，重症例で，移行可能な力源（浅指屈筋や手関節屈筋，あるいは手関節伸筋，指伸筋，腕橈骨筋）が存在する場合に適応される．
- 機能的薄筋移植術：筆者らは，1976年からVolkmann拘縮による麻痺手の再建方法として遊離筋移植を施行している[3-5]．腱移行術の力源となる伸筋群が存在しない重症例では遊離筋移植術の適応となる．移植筋としては筋肉の大きさや形状，神経血管茎の解剖などから，薄筋が前腕への移植筋として適している．

▶手術のポイント

①体位と皮切：仰臥位で，肘関節のやや中枢から上腕骨内側上顆をまわり，橈側・尺側にゆるくカーブしながら末梢へ進み，手関節に達する皮切を加える．

壊死組織除去，腱延長術

②変性壊死に陥った筋肉の切除・切離を施行し，必要な場合には腱延長を追加する．

筋前進術

②尺骨神経を同定，剥離する．
③円回内筋中枢で上腕動脈，正中神経を同定．
④尺側：手根屈筋尺骨頭，円回内筋，深指屈筋を上腕骨内側上顆，尺骨から挙上．
⑤橈側：浅指屈筋，円回内筋，長母指屈筋を橈骨から挙上．
⑥前腕屈筋群を末梢へ移動し，縫合する．

腱移行術

②一次手術：拘縮に対する手術．
③二次手術：腱移行術．

機能的薄筋移植術

②移植床の準備．
③薄筋を採取する．
④薄筋を移植する．

手術手技の実際

❶ 手術体位と皮切

- 体位は仰臥位で，肘関節のやや中枢から上腕骨内側上顆をまわり，橈側・尺側にゆるくカーブしながら末梢へ進み，前腕掌側が広く展開できるように手関節に達する皮切を加える．

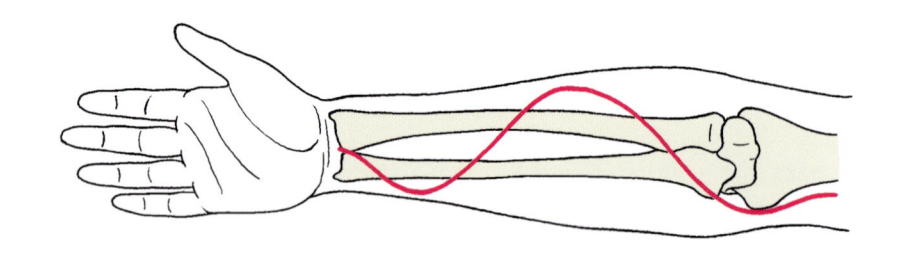

❷ 壊死組織を除去し，腱延長術を追加する

- 変性壊死に陥った筋の切除・切離を施行する．
- 術後，罹患指の他動伸展が不十分な場合には腱延長を追加する．

▶腱延長術の後療法

- 良肢位にて上腕から指尖までギプスシーネ固定を3週間行い，手指・手関節の自動運動を開始する．術後6週から他動運動も許可する．また，必要に応じてdynamic splintを併用する．

筋前進術

❷…(まず) 尺骨神経の同定,剥離 → 円回内筋中枢で上腕動脈,正中神経を同定

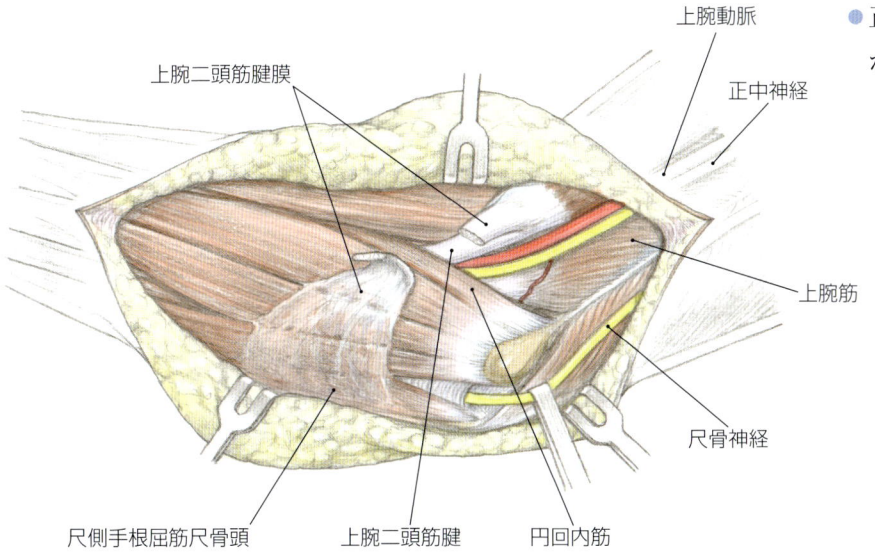

- 正中・尺骨神経を同定し,神経麻痺があれば神経剥離が必要となる.

▶ポイント
- 正中神経は多くの場合,円回内筋や浅指屈筋起始部の深層で圧迫されることが多く,上腕二頭筋腱膜を切離後,円回内筋中枢縁で上腕動脈とともに同定し,必要に応じて神経剥離を行う.
- また,筋前進術により尺骨神経の前方移動術も必要となる.

❸…尺側:尺側手根屈筋尺骨頭,円回内筋,深指屈筋を上腕骨内側上顆,尺骨から剥離,挙上

- 尺側手根屈筋尺骨頭を肘頭から,メス,骨膜剥離鉗子を用いて骨膜下に剥離,挙上し,その深層の深指屈筋を尺骨骨幹に沿って末梢へ向かい同様に剥離,挙上する.
- 円回内筋を含む屈筋群も上腕骨内側上顆,尺骨,骨間膜,橈骨から橈側末梢へ向かい同様に剥離,挙上する.近位橈尺関節前面はハサミを使用し挙上していく.

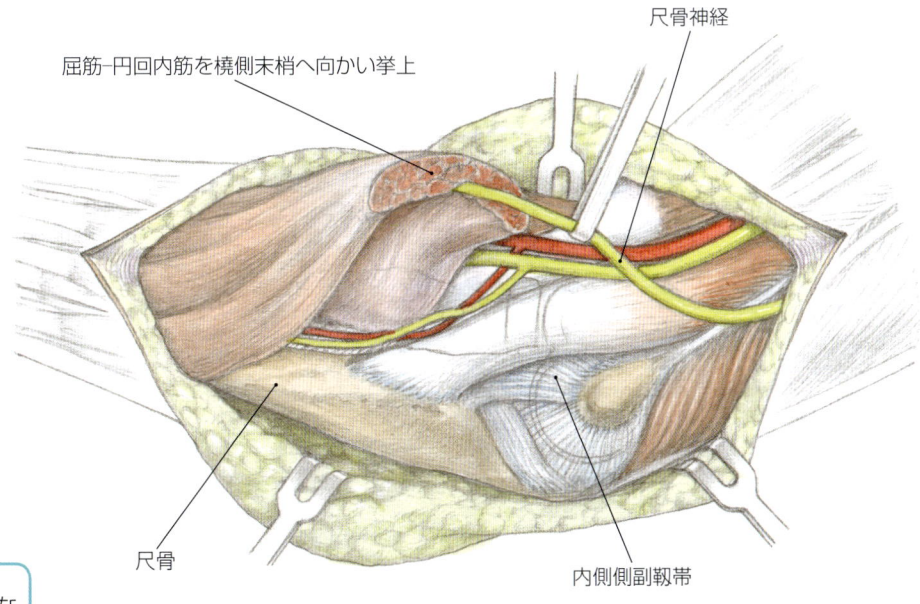

▶ポイント
- 肘関節内側側副靱帯を損傷しないように注意する.

❹ 橈側：浅指屈筋，円回内筋，長母指屈筋を橈骨から剥離，挙上

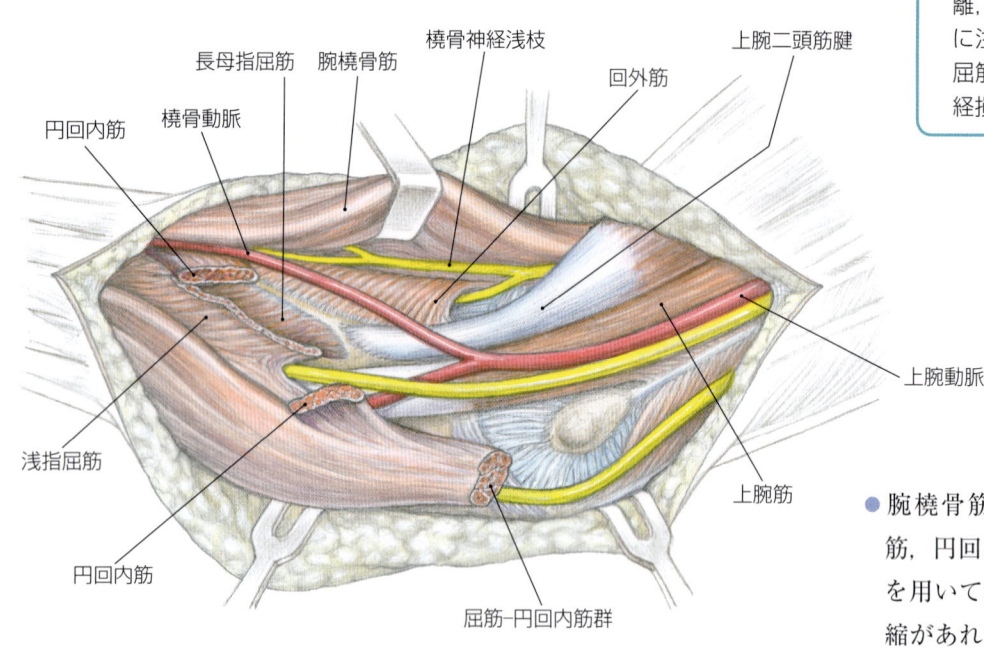

▶ポイント
- 腕橈骨筋を保護する際は橈骨神経浅枝損傷に注意する．円回内筋，長母指屈筋を橈骨から剥離，挙上する際は橈骨動脈損傷に注意する．深指屈筋と長母指屈筋挙上の際は前骨間動脈・神経損傷に注意する．

- 腕橈骨筋を橈側へ保護し，浅指屈筋，円回内筋を橈骨付着部からメスを用いて剥離，挙上する．母指の拘縮があれば深層の長母指屈筋を橈骨起始部から骨膜下に剥離，挙上する．

❺ 前腕屈筋群を末梢へ移動し，縫合する

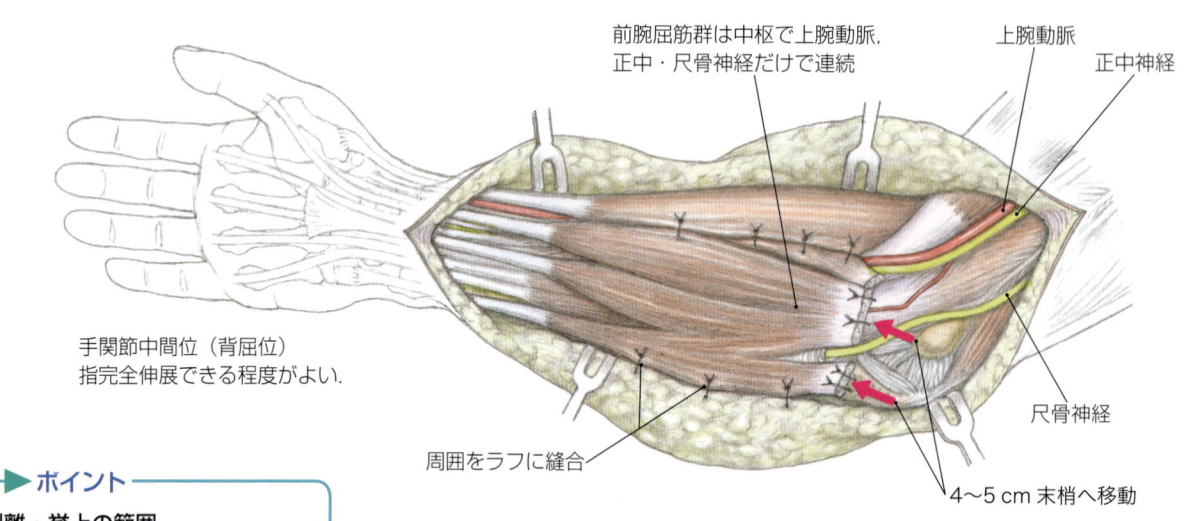

▶ポイント
剥離・挙上の範囲
- 末梢のどの辺りまで挙上するかは，拘縮の程度により，手関節・手指を他動伸展しつつ決定するが，多くの場合，全長の剥離・挙上が必要となる．

- 手指と手関節を他動伸展しつつ，上記のように，尺側と橈側から骨膜下での剥離を進め，両方からの剥離が連続すると挙上が完成する．前腕屈筋群は中枢では上腕動脈，正中・尺骨神経だけで連続し，一塊として末梢へ移動可能となる．
- 移動距離は一般的に4～5 cmで，その位置で屈筋群中枢端の骨膜，筋膜を周囲軟部組織と粗に縫合する．縫合時は，手関節中間位，もしくは背屈位で，指完全伸展できる程度がよい．
- 移動できる距離は正中神経，尺骨神経，上腕動脈の緊張度に依存するが，過緊張にならないように注意する．

▶**筋前進術の後療法**

- 肘関節90°屈曲位，前腕90°回外位，手関節，指関節最大伸展位で2週間掌側ギプスシーネ固定後，自動運動，筋力増強訓練を開始する．半年程度はdynamic splintを併用する．
- 筋力の回復には長期間を要する．

腱移行術

❷ 一次手術：拘縮に対する手術

- 前腕屈筋群の分離，神経剥離・移植を適宜行い，変性壊死した筋群を切除する．麻痺がある神経は全長にわたり剥離・展開する必要がある．
- 手指の変形を矯正し良肢位として，手指の拘縮除去と伸筋群の筋力回復リハビリテーションを3〜4か月間施行する．

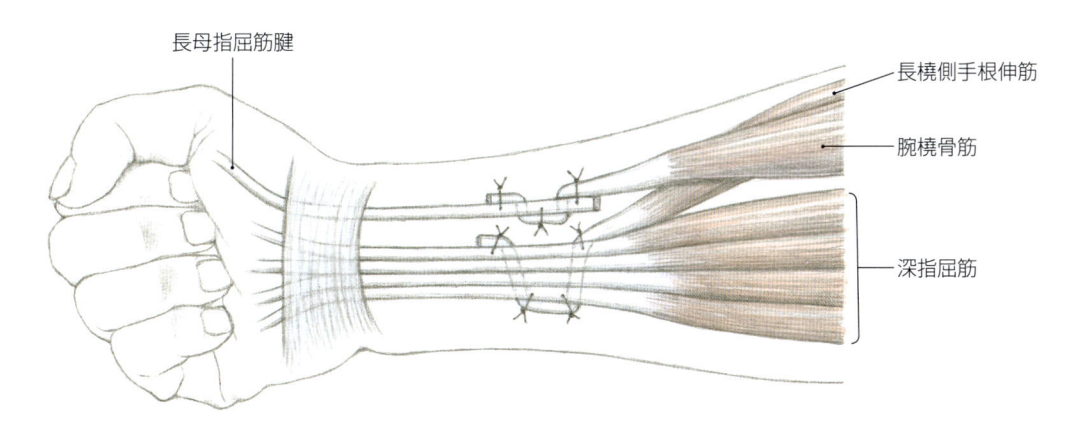

❸ 二次手術：腱移行術

- 移行筋として長橈側手根伸筋，腕橈骨筋など伸筋群を使用，前者は深指屈筋，後者は長母指屈筋腱に腱移行される（浅層の屈筋群が残存する場合は，それらを力源として使用することもある）．深指屈筋腱は各指のバランスがとれた状態で一束にしておく．
- 腱縫合はinterlacing sutureとし，その緊張は伸筋群の変性度により調整する必要がある．できるだけ効率の良いつまみ動作ができるように決定する．

▶**腱移行術の後療法**

- 一次手術（変性壊死筋切除，腱剥離，神経剥離）：術後3〜4か月間，手指拘縮除去と移行筋腱の筋力増強訓練を行う．
- 二次手術（腱移行術）：良肢位にて上腕から指尖までギプスシーネ固定を術後1〜2週間行い，手指・手関節の自動・他動屈曲運動，自動伸展運動を開始する．術後6週から他動伸展運動も許可する．

機能的薄筋移植術

❷…移植床の準備

正中神経　橈骨動脈　前骨間動脈　前骨間神経　上腕動脈

深指屈筋腱は各指のバランスがとれた状態で束ねておく．

尺骨動脈

尺骨神経

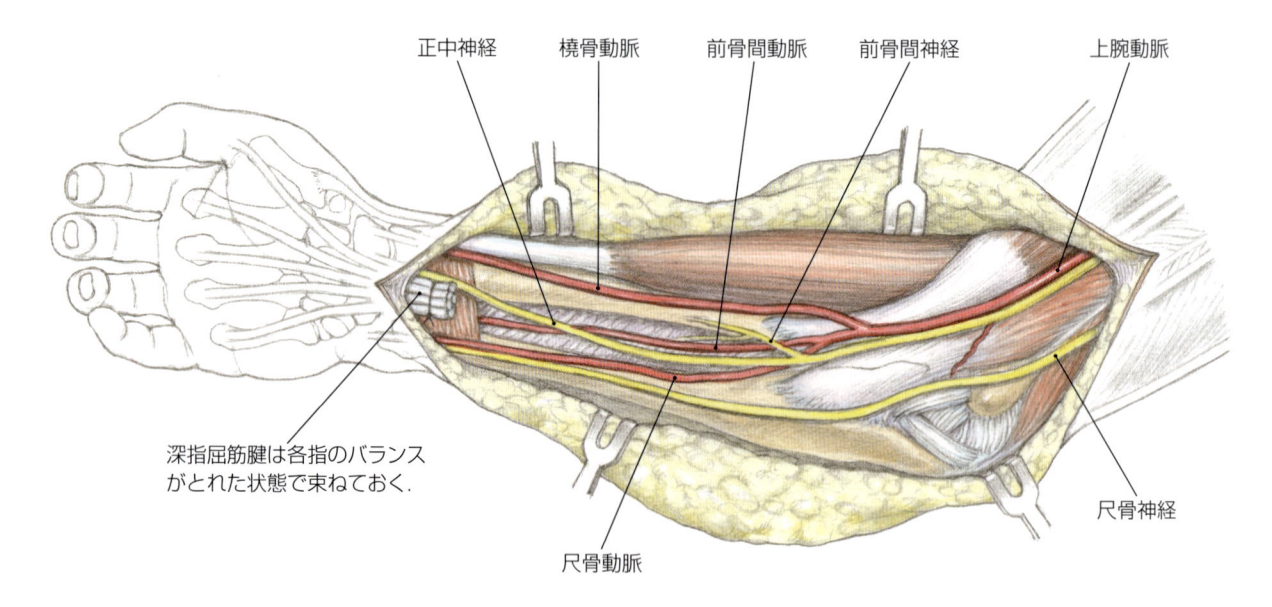

- 変性壊死した前腕屈筋群を切除し，正中・尺骨神経を剥離する．移植床側の動静脈・神経を確認する．一般的に尺骨動脈，皮下静脈と前骨間神経が選択される．
- 深指屈筋腱は各指のバランスがとれた状態で束ねておく．

❸…薄筋を採取する

- 股関節，膝関節伸展位で恥骨結節と脛骨結節を結ぶ波状皮切を加える．皮弁を作製する場合は薄筋中枢2/3の範囲に作製する．

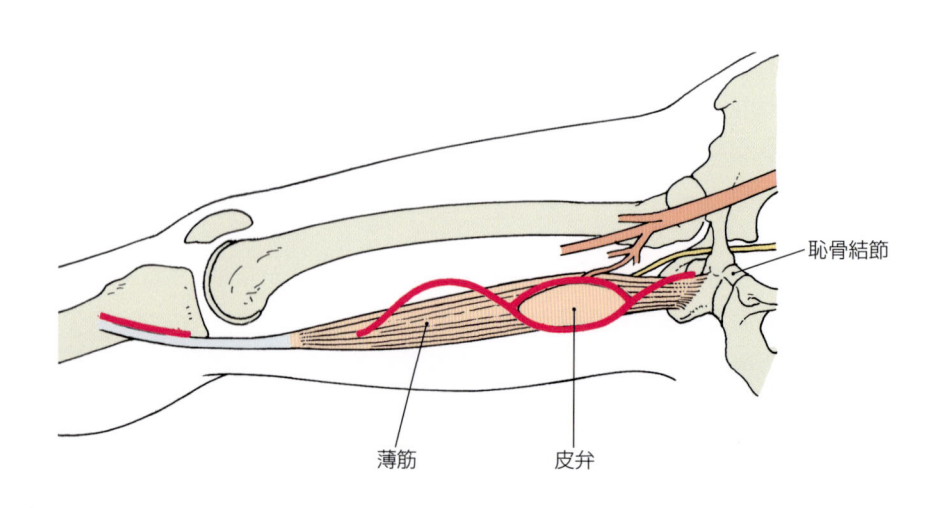

恥骨結節

薄筋　皮弁

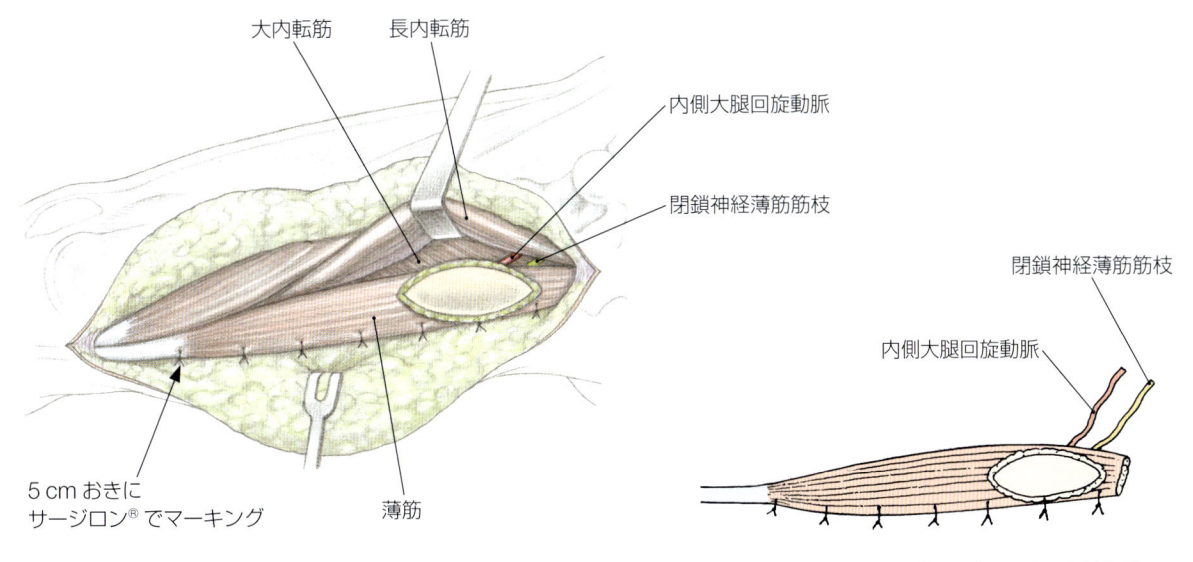

- 薄筋を同定し，恥骨起始部の8〜12 cm 末梢で内側大腿回旋動静脈と閉鎖神経の枝から成る主要神経血管束が薄筋に入るのを確認し，長内転筋と薄筋のあいだの神経血管束を中枢側へ剥離する．一般的に，血管茎および神経は長さ6〜8 cm まで採取可能である．
- 移植後の筋肉の緊張度を決める目安とするため股関節・膝関節伸展位で筋腹に5 cm おきに糸でマーキングし，薄筋の末梢，中枢側および神経血管茎を切断し挙上する．

❹ 薄筋を移植する

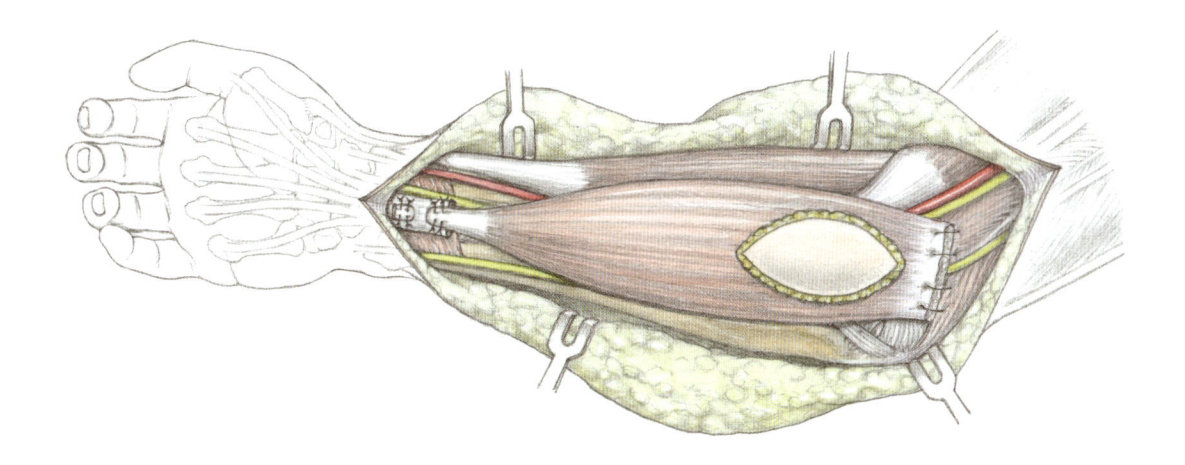

- 薄筋中枢側を内側上顆に，末梢部を束ねておいた深指屈筋腱および長母指屈筋腱に interlacing suture する．縫合時の緊張は薄筋にマーキングしておいた糸を参考に採取時の緊張下で，手指の resting position が得られる程度にする．また，把持に際して母指が手指の屈曲を障害しないように，母指についてはやや緩めの緊張とする．続いて 8-0 もしくは 10-0 ナイロン糸で血管・神経を顕微鏡下に縫合する．
- 多少でも屈筋の一部が残存していれば，これを長母指屈筋へ腱移行する．

▶機能的薄筋移植術の後療法

- 良肢位にて上腕から指尖までギプスシーネ固定を行い,10日目ころから神経-筋接合部を目安に移植筋に皮膚上から低周波刺激を加える.
- 3～4週間の外固定後,3週間にわたり肘関節屈曲位での患指,ならびに患側手関節の他動伸展運動と手指・手関節屈曲位での肘関節の伸展運動を行う.
- 術後6週からは手指,手関節,肘関節の同時伸展訓練を行う.移植筋の収縮は一般的に術後3～4か月から触知可能となり,筋力が増強すれば抵抗下の屈曲運動を追加して筋力のさらなる増強を図る.
- 術後6～7か月目から手指の屈曲運動が認められるようになる[5].

▶まとめ

- 津下分類による重症度に応じて術式(腱延長術,筋前進術,腱移行術,機能的薄筋移植術)を決定する.
- 中等症例に対しては,もっぱら筋前進術を適応している.
- 機能的薄筋移植術は中等症例に対しても応用可能である.
- 慢性期のVolkmann拘縮は前述した各種再建術によっても完全な機能回復は困難である.上肢外傷治療の際,本症の発症を十分に念頭においた適切な予防的処置を講ずることが大切である.

(四宮陸雄,砂川 融)

■文献

1. Matsen FA 3rd. Compartment syndrome. An unified concept. Clin Orthop Relat Res 1975;113:8-14.
2. Tsuge K. Treatment of established Volkmann's contracture. J Bone Joint Surg Am 1975;5:925-9.
3. 津下健哉.Volkmann阻血性拘縮.私の手の外科の実際.改訂第7版.東京:南江堂;2011. p.219-27.
4. 石田 治ほか.フォルクマン拘縮.MB Orthop 1996;9:29-37.
5. Ikuta Y, et al. Free muscle transplantation by microsurgical technique to treat severe Volkmann's contracture. Plast Reconstr Surg 1976;58:407-11
6. 出家正隆ほか.Volkmann拘縮の治療について.日手会誌 1995;11:823-5.

運動機能再建
肘関節屈曲再建術──Steindler 変法

手術の概要

- 上腕骨内側上顆を起始とする屈曲回内筋群を移行して肘関節屈曲を再建する方法は，1918 年に Steindler[1] によって報告された．手の機能が温存され，上腕二頭筋および上腕筋が麻痺している場合の再建術として用いられる．Steindler 原法では屈曲回内筋群を近位の内側筋間中隔に縫合するが，術後に回内変形を生じやすいため，上腕骨前外側に移行する Steindler 変法が用いられている．
- 外傷性腕神経叢損傷，分娩麻痺，ポリオ，arthrogryposis，脳性麻痺などの肘屈曲機能再建術に応用が可能である．
- 本術式は手技が比較的容易であり，屈曲回内筋群の筋力が保たれていれば良好な成績が期待できる．
- 筋移行による他の再建術では，大胸筋，広背筋，上腕三頭筋を用いる方法があるが，Steindler 法に比べ手技が煩雑で整容的にも問題が残ることが多い．また，遊離筋移植では良好な成績が報告されているが，高度な手術手技が要求され，機能回復までに長期間の機能訓練を必要とする．

▶適応

- 手術の適応は，以下の項目を考慮して決定する．
  ①手の機能が保たれた肘関節屈曲機能不全例．
  ②前腕屈曲回内筋群の筋力が保たれている．腕神経叢損傷例では術前握力の健側比が 40％以上あることが望ましい[2]．
  ③神経損傷後 6 か月以上経過した陳旧例や神経修復後の筋力補強を要する症例．
  ④早期の社会復帰を希望する場合や中高年症例．

▶手術のポイント

①体位：仰臥位とする．
②皮切：肘関節前面で内側上顆に頂点をもつ「く」の字状の皮切を加える．
③前腕屈曲回内筋群を剝離し，筋群を付けたまま内側上顆を切離する．
④切離した内側上顆骨片を上腕骨前外側へ固定する．
⑤創を閉鎖する．

━ 手術手技の実際

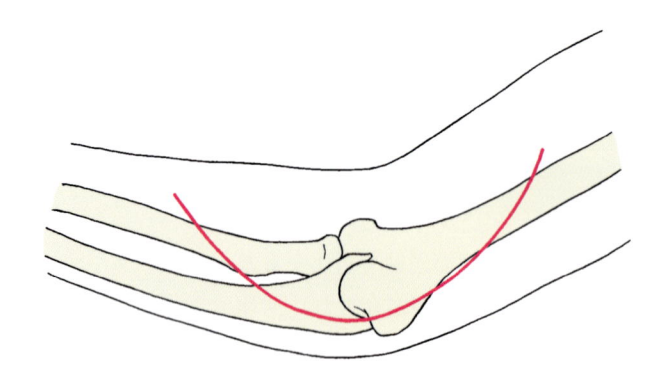

❶ 手術体位と皮切

▶ ポイント
- 内側上顆骨片の移動および移行筋の剥離を行うため，皮切は十分長くする．

- 仰臥位とする．
- Mayerら[3]の方法に準じ，肘関節前面で内側上顆に頂点をもつ「く」の字状の皮切を加える．

❷ 屈曲回内筋群を剥離し，内側上顆を切離する

- 屈曲回内筋群を一塊として周囲組織から十分末梢まで剥離するが，尺側手根屈筋の尺骨頭は切離せず温存する．
- 尺骨神経は筋枝を損傷しないように注意して，中枢側へも十分剥離する．
- 内側上顆切離の前に，小骨用螺子挿入のためのドリリングを行っておく．
- 屈曲回内筋群を付けたまま内側上顆を骨切りする．

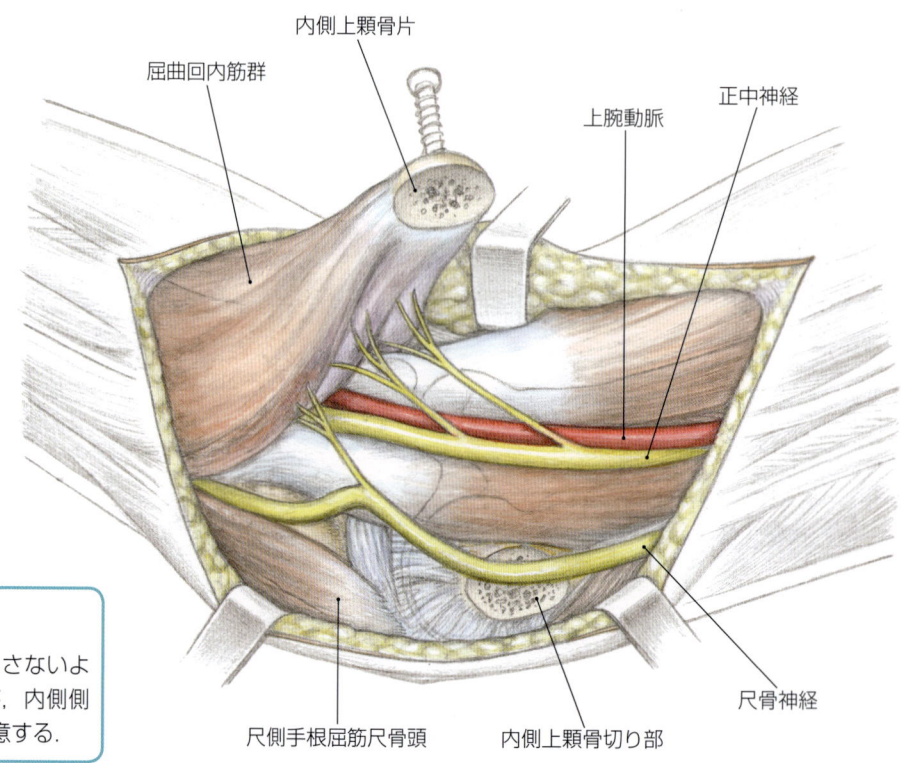

▶ ポイント
内側側副靱帯を損傷しない
- 内側上顆骨片は，骨折を起こさないようにやや大きめに切離するが，内側側副靱帯を損傷しないように注意する．

❸…内側上顆骨片を上腕骨前外側へ固定する

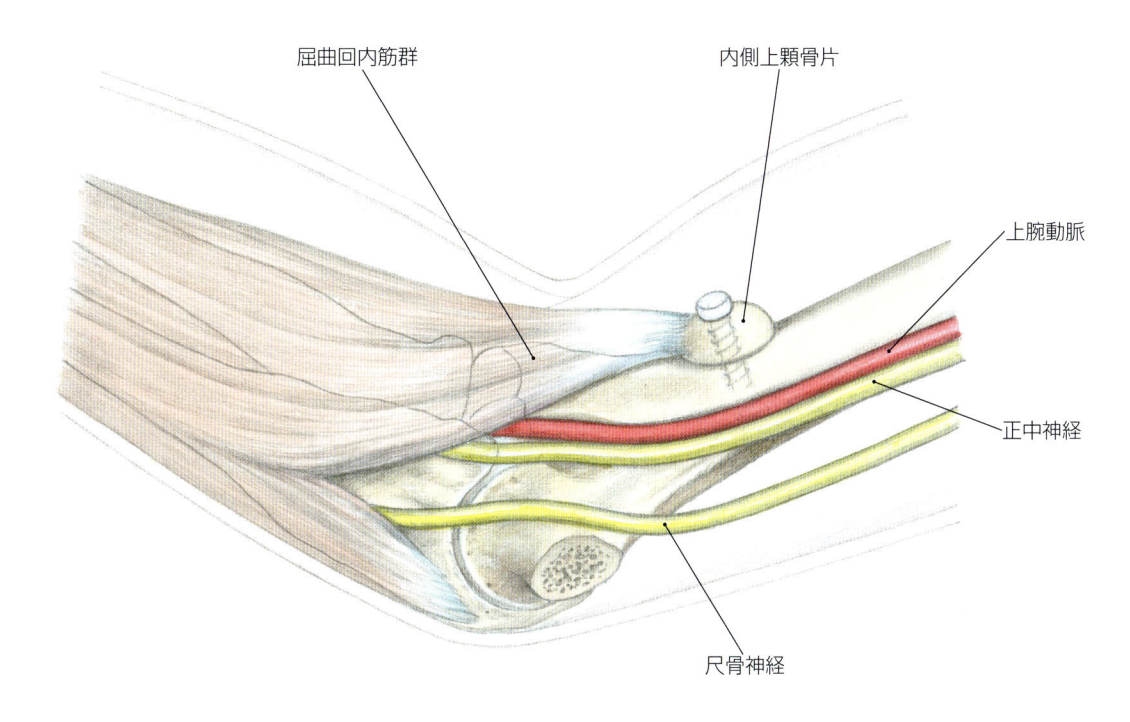

屈曲回内筋群　　内側上顆骨片

上腕動脈

正中神経

尺骨神経

▶ **手技のコツ**
強い伸展制限を認めた場合
- 伸展制限が強いときは移行筋群の筋膜を横切すると伸展制限が10°前後改善する．

- 上腕二頭筋を尺側へ排し，上腕筋を分けて上腕前面を露出し内側上顆骨片を上腕骨に固定する．移動位置は，関節裂隙から成人では6～7 cm，小児では3.5～4 cm中枢で，移行筋の回内作用軽減のため上腕骨前外側に固定する．
- 内側上顆骨片の固定法は，Mayerらは上腕骨を開窓しpull-out固定しているが，筆者は開窓せずに母床のdecorticationを施し螺子で固定している．
- 移行筋の支配神経，とくに尺骨神経は尺側手根屈筋の上腕頭のみを移行するため，強い緊張が加わっていないことを確かめ，緊張の強いときは筋枝を中枢へたどり分岐部付近まで剥離する必要がある．
- この際，45°程度の伸展制限を認めることが多いが，60°以上にならないようにする．

❹…創を閉鎖する

- 皮下組織内に吸引ドレーンを留置し，創を閉鎖する．

▶後療法

- 術後はギプス固定（肘関節90°屈曲, 前腕軽度回外位）を3週間行う.
- 内側上顆骨片が強固に固定できれば, できるだけ早期から等尺性運動を開始する.
- ギプス除去後は非重力下での自動屈曲運動を開始, 術後5週から抗重力下での訓練, 7週から抵抗下での屈曲運動を行う.
- 伸展方向への他動矯正は行っていない. 移行筋が過度に伸張すると筋力が低下するため, ADL障害の少ない軽度の屈曲拘縮（10〜20°）はむしろ好ましい.

▶まとめ

- Steindler変法は, 腕神経叢損傷の陳旧例や神経修復後の回復不良例に対する肘屈曲機能再建として, 手技が比較的容易で有効な術式である.
- 前腕屈曲回内筋群の筋力が成績に影響するので, 術前の評価が重要である. 腕神経叢損傷例では術前握力の健側比が40％以上あることが望ましい.

（岡本雅雄）

■文献

1. Steindler A. Orthopaedic reconstruction work on hand and forearm. N Y Med J 1918；108：1117-9.
2. 岡本雅雄ほか. Steindler変法による肘屈曲機能再建術の成績. 日手会誌 1998；14：974-5.
3. Mayer L, et al. Experiences with the Steindler flexorplasty at the elbow. J Bone Joint Surg Am 1954；36：775-89.

運動機能再建

肘関節伸展再建術
── 有茎広背筋皮弁の unipolar 法

手術の概要

- 上腕三頭筋が麻痺した状態では，重力を利用して肘の伸展は可能であるが肘関節の制御は困難である．しかし，上腕三頭筋が再建されると，手を任意の空間に移動し保持することが可能になり，日常動作改善の意義は大きい．
- 肘の伸展再建には種々の報告があるが，有茎広背筋皮弁は肘関節屈曲・伸展再建に用いられ[1]，術前の筋力が保たれていれば安定した機能回復が期待できる．
- 広背筋皮弁の剥離・挙上は容易であり，血管茎が長く筋皮弁を移動しやすい．有茎筋皮弁として用いれば，血管吻合や神経縫合の必要がない．
- 広背筋の上腕骨停止部を肩峰へ移行する bipolar 法と停止部を移行しない unipolar 法があるが，治療成績に差はないと報告され[2]，筆者は合併症の少ない後者を用いている．
- 手の機能が残っている腕神経叢損傷や腫瘍切除後，外傷後などの肘関節伸展機能不全症例に応用される．

適応

- 手術の適応は，以下の項目を考慮して決定する．
  ①腕神経叢損傷やポリオ，外傷後，腫瘍切除後の肘関節伸展機能不全症例の肘伸展再建が適応になるが，同時に組織欠損に対する被覆も可能である．
  ②広背筋筋力が残存していることが必須である（MMT 4 以上）．

手術のポイント

①体位：側臥位とする．
②皮切：腋窩から腸骨稜に向かい広背筋前縁に沿う皮切と上腕後面の縦皮切を加える．
③起始から停止へ向かい筋皮弁として挙上する．
④ unipolar として筋皮弁を上腕後面へ移動する．
⑤筋皮弁に緊張をかけて筋皮弁遠位端を肘頭部へ縫着する．
⑥創を閉鎖する．

──手術手技の実際

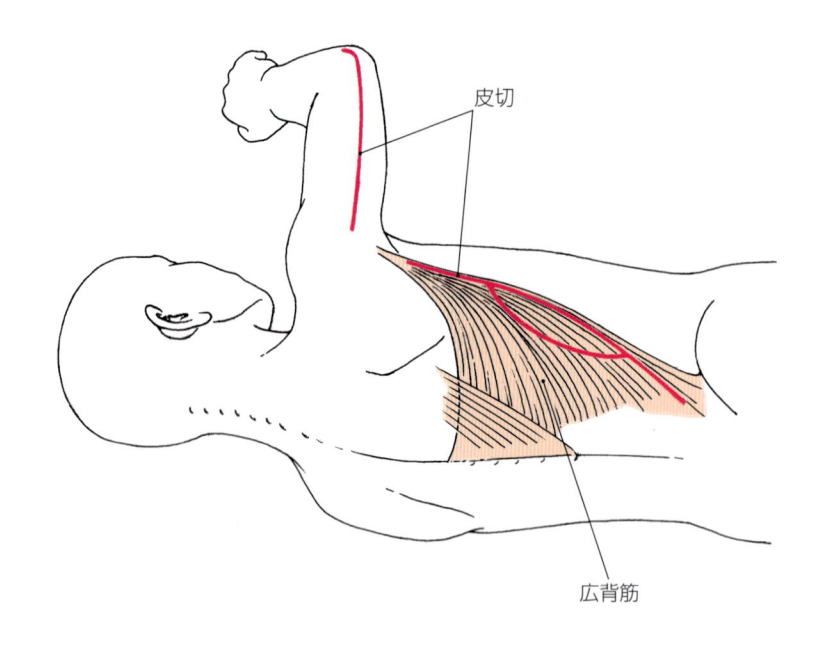

❶…手術体位と皮切

- 体位は側臥位，肩関節は水平屈曲位をとるが，腋窩で神経血管茎を十分に展開できるように上肢を自由に動かせるようにする．
- 皮弁は広背筋上の前縁寄りにデザインするが，上腕後面に移動することを考慮して皮弁の位置を決める．皮弁の前方部分から切開を加え，広背筋前縁を剥離し広背筋裏面の胸背動静脈を確認する．

▶ポイント
- 皮弁は monitoring flap として，また筋皮弁移行後の創閉鎖にも有用である．

❷…起始から停止へ向かい筋皮弁として挙上する

- 胸背動静脈からの前鋸筋枝は結紮し，広背筋を前鋸筋から剥離する．胸背動静脈とこれに伴走する胸背神経を中枢へ剥離し，肩甲回旋動静脈は胸背動静脈から切離する．
- 広背筋を筋膜上で剥離後，起始を切離して尾側から頭側に向かって挙上する．

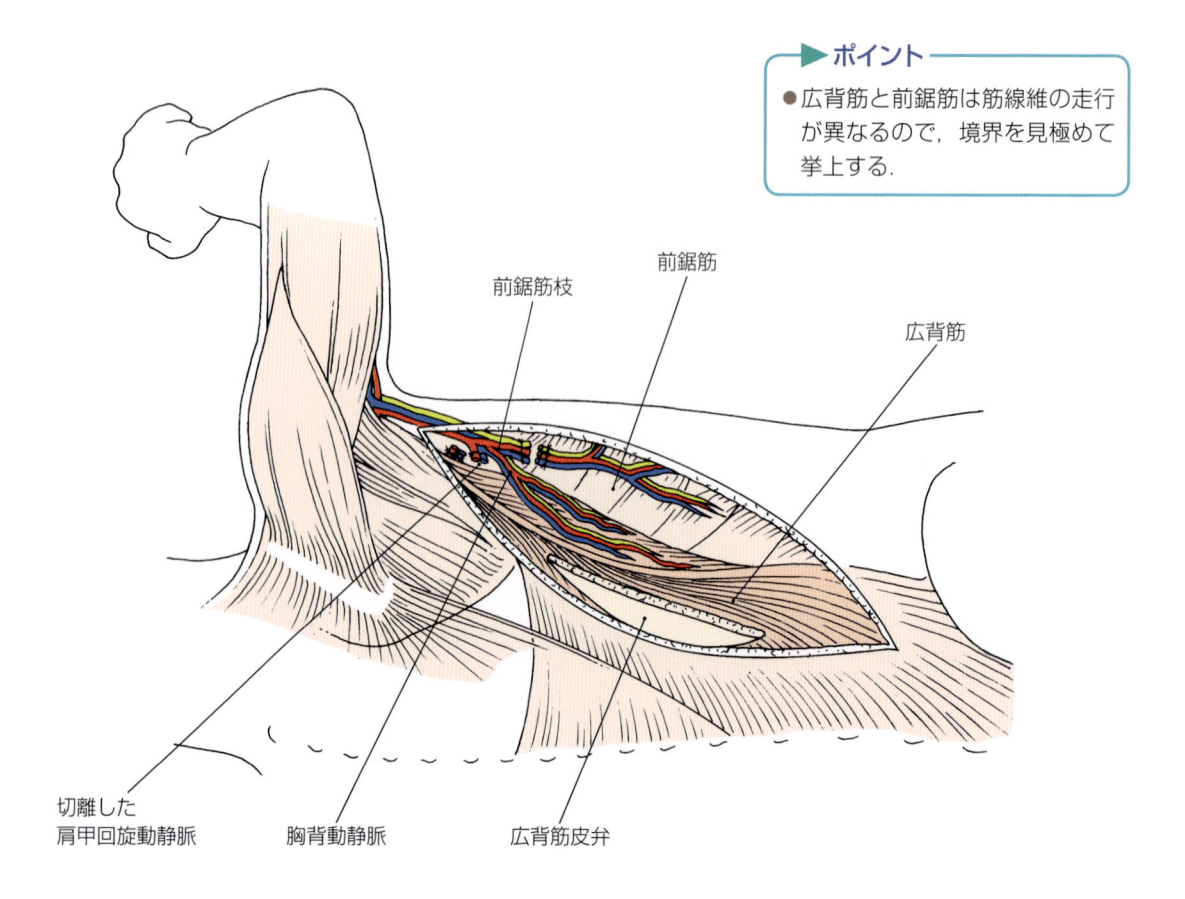

▶ポイント
- 広背筋と前鋸筋は筋線維の走行が異なるので，境界を見極めて挙上する．

❸…unipolar として筋皮弁を上腕後方へ移動

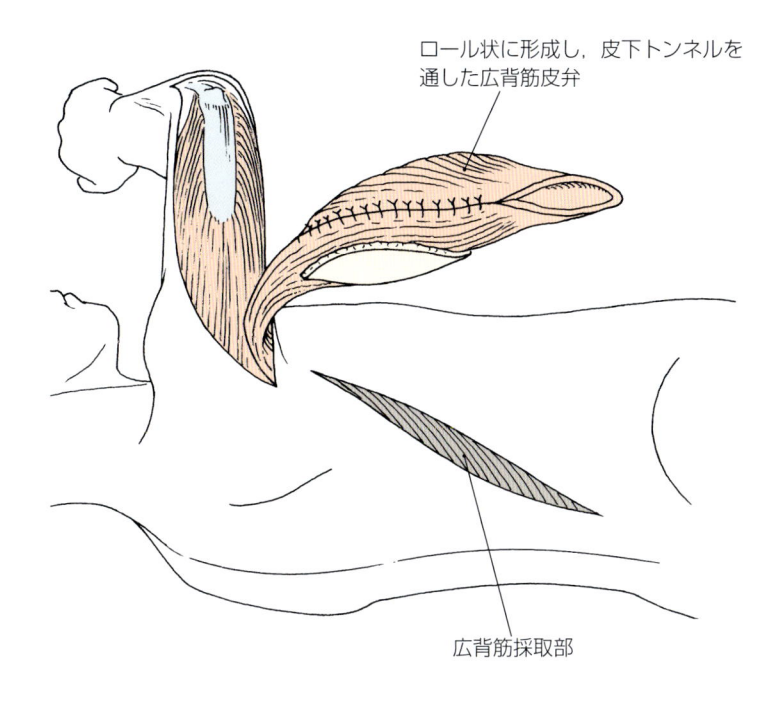

ロール状に形成し，皮下トンネルを通した広背筋皮弁

広背筋採取部

- 筋皮弁を円筒状に形成する．その際，神経血管束が内部に入るようにする．
- 腋窩に筋皮弁が無理なく通る皮下トンネルを作製する．
- 神経血管束の捻れに注意して筋皮弁を皮下トンネルに通し，上腕後方へ移動する．
- 神経血管束の緊張が強ければ，肩甲下動静脈から腋窩動静脈まで剥離し，胸背神経は腕神経叢後束へ向かい剥離する．

▶ポイント
皮下トンネル移動時の注意点
- 神経血管束の捻れや過緊張，圧迫は，筋皮弁失敗の原因となる．常に確認しながら操作するが，とくに皮下トンネル内の移動時には注意する．

❹…緊張をかけて筋皮弁遠位端を肘頭部へ縫着する

- 筋移行後に筋力が最大限に発揮されるか否かは，適切な筋緊張にかかっている．このため，広背筋皮弁の移行時には強めの緊張で肘頭部に縫着するが，肘伸展−30°以上で最大緊張をかけるようにする．
- 筋皮弁遠位の余った部分（胸背筋膜）は前腕伸筋膜と肘頭に縫着して補強する．

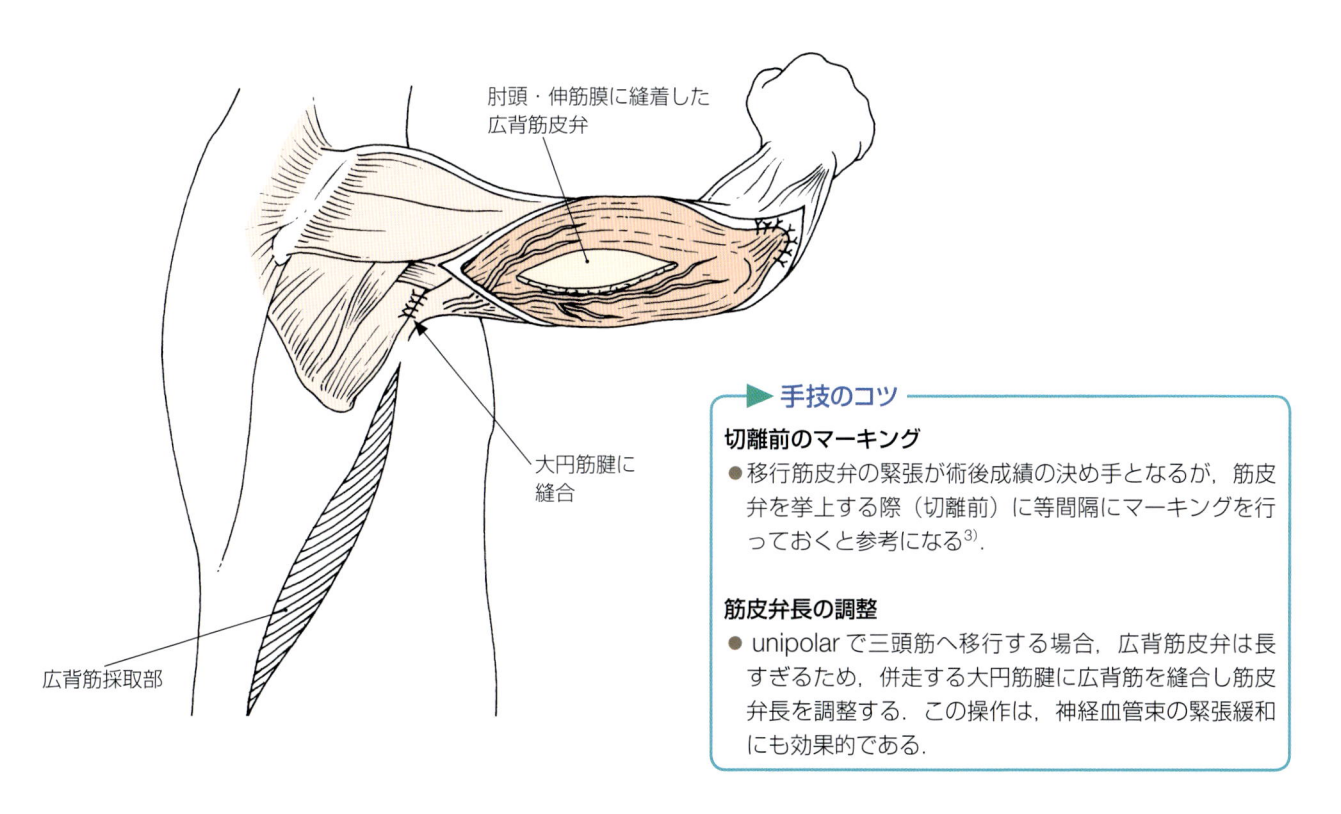

肘頭・伸筋膜に縫着した広背筋皮弁

大円筋腱に縫合

広背筋採取部

▶手技のコツ
切離前のマーキング
- 移行筋皮弁の緊張が術後成績の決め手となるが，筋皮弁を挙上する際（切離前）に等間隔にマーキングを行っておくと参考になる[3]．

筋皮弁長の調整
- unipolarで三頭筋へ移行する場合，広背筋皮弁は長すぎるため，併走する大円筋腱に広背筋を縫合し筋皮弁長を調整する．この操作は，神経血管束の緊張緩和にも効果的である．

❺…創を閉鎖する

- 広背筋採取部に吸引ドレーンを留置する．
- 広背筋皮弁移行後は肘関節を伸展位に保持したまま，創を閉鎖する．

▶後療法

- 6週間の肘関節伸展位固定を行う．
- 術後2〜3週から等尺性運動を行い筋力低下の予防に努めるが，過度の筋収縮による縫合不全に注意する．また，低周波療法の併用も行う．
- 機能変換に難渋する症例には，biofeedback装置を用いた筋再教育を行う．

▶まとめ

- 良好な肘伸展力の回復には，MMT 4以上の広背筋筋力が残存していることが必須である．
- 広背筋皮弁の挙上は比較的容易であるが，皮下トンネル部での神経血管束の捻れや過緊張に注意を要する．
- 移行筋の筋力を最大限に発揮するには，移行時の筋緊張が大切である．

（岡本雅雄）

■文献

1. Hovnanian AP. Latissimus dorsi transplantation for loss of flexion or extension at the elbow; A preliminary report on technic. Ann Surg 1956；143：493-9.
2. Kawamura K, et al. Restoration of elbow function with pedicled latissimus dorsi myocutaneous flap transfer. J Shoulder Elbow Surg 2007；16：84-90.
3. Pierce TD, et al. Use of the pedicled latissimus muscle flap for upper-extremity reconstruction. J Am Acad Orthop Surg 2000；8：324-31.

運動機能再建

前腕回内再建術

● 手術の概要

- 前腕の回外位変形は，上腕二頭筋や回外筋は機能しているが，前腕屈筋や前腕回内筋の完全麻痺あるいは不全麻痺によって生じる．
- 回外位変形は，上肢分娩麻痺，C6レベル頸髄損傷や外傷性腕神経叢全型麻痺に対する肘屈筋機能再建術術後などにみられる．変形による整容上の問題とともに握りや両手動作など，手の機能上の障害も残す．
- 前腕の橈骨や尺骨の非観血的あるいは観血的骨切り術を行って変形を矯正することも行われてきた．
- Zancolliは，上腕二頭筋腱をZ延長するとともに橈骨頸部の周りをrerouteして回内機能に作用させることで，回内再建術を行う手術手技を報告した[1]．Zancolliは14人の患者（ポリオ4例，上肢分娩麻痺8例，頸髄損傷2例）に対して，骨間膜などの剥離も行い，全例に中間位あるいはやや回内位肢位ならびに回内運動機能の獲得ができたと報告した[1]．

▶ 適応

- 上肢分娩麻痺による前腕回外位変形．3歳から6歳の年齢が良い手術適応である．
- C6レベル頸髄損傷で前腕回内機能不全症例（C6AやC6B1）．
- 外傷性腕神経叢全型麻痺に対する筋皮神経への神経移行術術後．

▶ 手術のポイント

①体位：仰臥位で行い，他動的に前腕回内肢位がとれることを確認する．
②皮切：上腕内側部，肘部屈曲皺から前腕外側部にゆるいS字状に皮切する．
③上腕二頭筋腱膜を切離して，腕橈骨筋や橈骨神経を外側に，円回内筋，正中神経や上腕動静脈を内側によける．橈側反回動脈は止血後，切離する．
④上腕二頭筋腱は腱性部分をほぼ全長にわたってZ形に切離する．
⑤上腕二頭筋腱遠位部を付着部に沿って内側，後方から外側に引き出す．
⑥上腕二頭筋腱近位部と遠位部とを側々縫合する．
⑦創を閉鎖する．

手術手技の実際

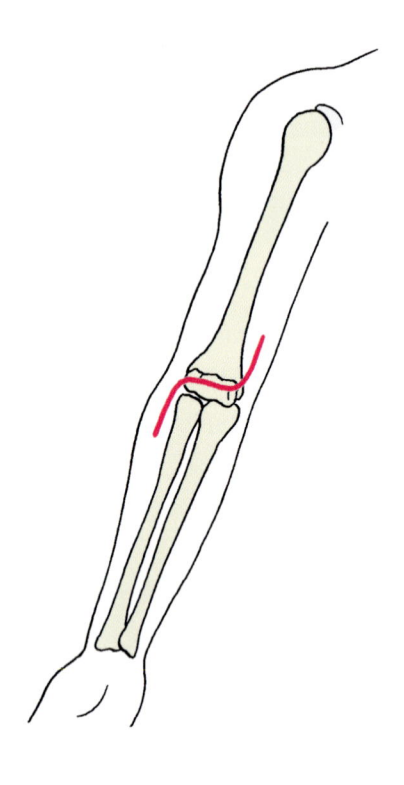

❶ 手術体位と皮切

- 仰臥位とし，上腕部を駆血する．
- 上腕遠位内側部から皮膚切開を開始し，肘屈曲皮線に沿って進め前腕近位外側まで切開する．
- 上腕外側皮神経を損傷しないように注意する．

❷ 上腕二頭筋腱を展開する

- 上腕二頭筋腱膜を切離して，腕橈骨筋や橈骨神経を外側に，円回内筋，正中神経や上腕動静脈を内側によける．
- 橈側反回動脈は切離すると良い視野が広がる．
- 上腕二頭筋腱を橈骨付着部まで全長にわたって展開する．

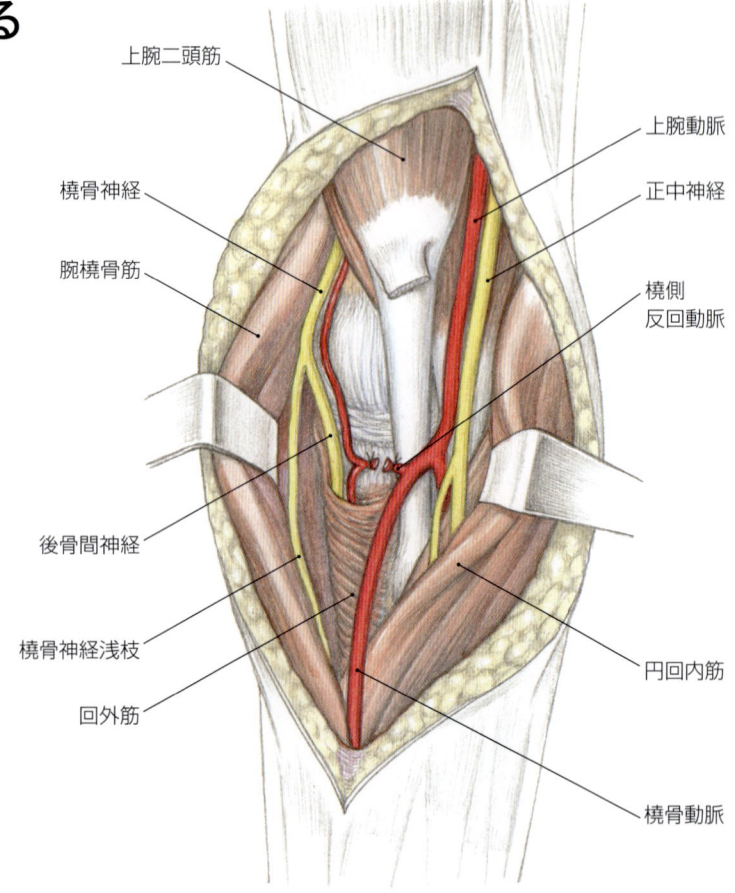

❸ 上腕二頭筋腱を長いZ形にして切離する

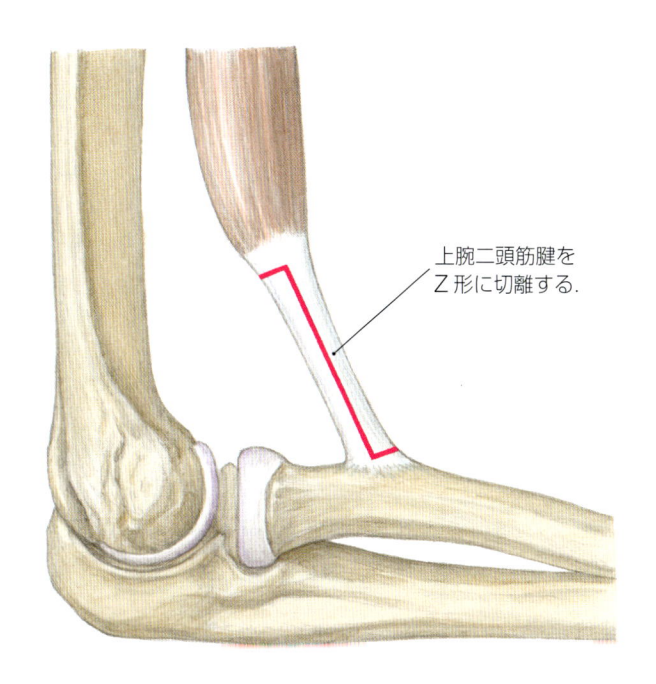

上腕二頭筋腱を
Z形に切離する．

- 上腕二頭筋腱のZ形切離は，腱の全長にわたって行う．
- 全長にわたって腱切離しないとreroute後の腱縫合の際，縫い代が確保できにくくなる．

❹ 上腕二頭筋腱をrerouteして，移行する

- 上腕二頭筋腱の遠位部を付着部レベルで，橈骨頸部の内側から後ろに回して外側に引き出す．このとき，デシャン鉗子や曲がったエレバトリウムやラスパトリウムが役に立つ．
- 長期間の拘縮や年齢が高くなっている場合には，前腕回旋機能が他動的に獲得できるようにするために軟部組織を解離する．
- 骨間膜や回外筋の剥離を要する場合には，背側尺側に別の皮切をおく．

▶ポイント

腱引き出しのコツ
- 上腕二頭筋腱の遠位部をrerouteするために，橈骨粗面から頸部を全周性に骨膜下剥離する．
- デシャン鉗子を使って太い糸を外側から後ろに回して内側に出し，その糸のあいだに切離した腱を引っ掛けて外側に出すが，剥離が十分にできていることが引き出せる要点になる．

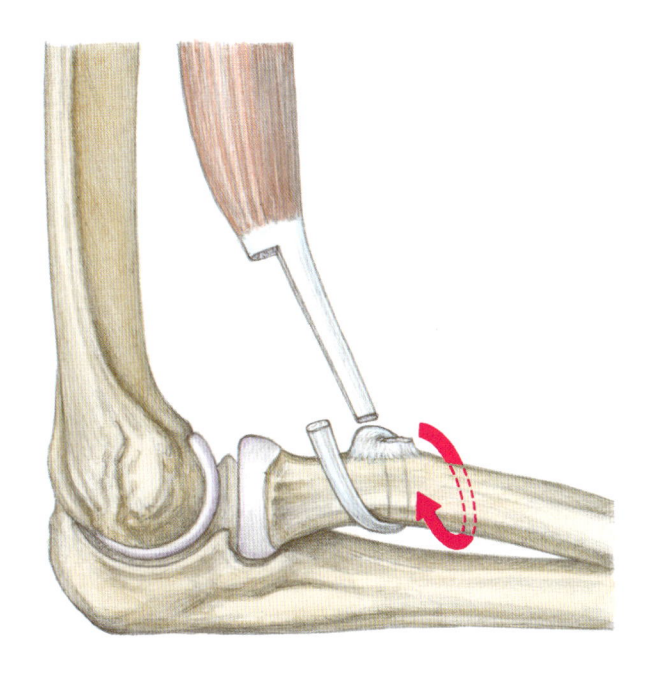

❺ 上腕二頭筋腱を側側縫合する

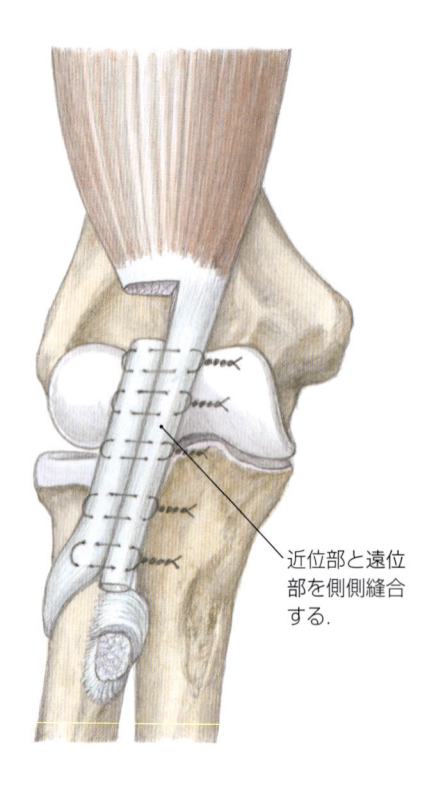

● 上腕二頭筋腱近位部と遠位部とを，1.5 cm ほど延長した状態で側側縫合を行う．腱縫合は，肘関節屈曲80°，回内20°の上腕二頭筋緊張状態下で行う．

> ▶ ポイント
> ● 腱縫合は，十分な縫い代を確保するために，肘屈曲，最大回内位で縫合する．

近位部と遠位部を側側縫合する．

❻ 創を閉鎖する

● 肘関節屈曲位，軽度回内位を保持して，創を閉鎖する．

▶ 後療法

● 肘関節90°屈曲位，前腕中間位で上腕から手までギプス固定を行う．外固定期間は5週から6週である．
● 5週でギプスシャーレとして，肘の伸展制限下，肘の自動屈曲を行う．
● 6週経過すれば，肘の伸展も行う．
● 8週後からは軽い抵抗下に，肘の屈伸や前腕回内運動を行う．

▶ 合併症[2,3]

● 上腕二頭筋だけで回外が機能している場合には，回内矯正が過度になることがある．
● 橈骨神経を過度に牽引すると，母指の伸展力が低下することがある．
● 上肢分娩麻痺では，不全麻痺によって骨軟骨の形成障害を伴うと，近位橈尺関節の不安定症が生じることがある．上肢分娩麻痺例では3歳から6歳の年齢が良い手術適応である．

▶ まとめ

● 前腕回内再建術は上腕二頭筋腱を回外位から回内位にrerouteする方法であり，前腕の回外変形肢位の矯正に対して有効な手術法である．
● 拘縮の軽いほうが機能改善もより期待できる．
● 前腕回外位変形が回内位になることで，手の機能や整容面が改善する．とくに整容上，良好に改善する．

（河井秀夫）

■文献
1. Zancolli EA. Structural and Dynamic Bases of Hand Surgery. 2nd ed. Philadelphia : JB Lippincott ; 1979. p.236.
2. Morrey BF. The Elbow and its Disorders. Philadelphia : WB Saunders ; 1985. p.608-10.
3. Keenan MAE. Upper extremity dysfunction after stroke or brain injury. In: Green DP, et al, editors. Green's Operative Hand Surgery. 5th ed. Philadelphia : Elsevier Churchill Livingstone ; 2005. p.1259.

運動機能再建

腕神経叢麻痺に対する機能再建術
——double free muscle transfer法

手術の概要

- 1995年に，Doiら[1,2]は，腕神経叢損傷全型麻痺に対して，肩，肘だけでなく手指機能再建を可能とするdouble free muscle transfer法（DFMT法）の遠隔成績を発表し，腕神経叢麻痺治療体系を変革させた[3,4]．
- DFMT法原法は，2回の筋移植を行い肘屈曲と手指屈伸を再建する方法であったが，その後，肘伸展再建，手指知覚再建，肩機能再建，手関節固定，手指変形矯正などの手技を追加した[4]．
- 本法は，手術手技難易度の高い手術であるが，術後，長期にわたるリハビリテーションが不可欠である[5]．
- DFMT法は，以下の術式から成っている[4]．
    ① C5神経根あるいは横隔神経・肩甲上神経交叉縫合術と肋間神経・長胸神経交叉縫合術による肩機能再建（二期的）[6,7]．
    ② 第1回目薄筋移植を副神経で作動させる肘屈曲・手指伸展再建．
    ③ 第2回目薄筋移植を第5・6肋間神経で作動させる手指屈曲再建．
    ④ 第3・4肋間神経・上腕三頭筋長頭枝交叉縫合術による肘伸展再建．長胸神経再建も必要なときは，第7肋間神経へ交叉縫合術．
    ⑤ 第2肋間神経・正中神経交叉縫合術による手指知覚再建．
    ⑥ 手指機能回復後に行う手関節固定術，手指変形矯正術．

▶適応

- 手術の適応は以下の項目を考慮して決定する．
    ① 年齢：高齢者は神経修復後の機能回復が遅れるので，現時点では50歳代までに行っている．
    ② 副神経損傷例は適応がないが，受傷3～4か月後に副神経麻痺が回復した場合は適応となる．
    ③ 鎖骨下動脈損傷例は，以前は適応がないとしていた．しかし，最近の研究で，断裂した鎖骨下動脈を修復しなくても，2回の筋移植が安全に行えることが証明されたので，鎖骨下動脈断裂例は禁忌ではない．
    ④ 術後1年以上にわたるリハビリテーションが不可欠であるので，患者の機能回復への強い意欲が最大必要条件である．

▶手術のポイント

第1回目手術

- C5神経根あるいは横隔神経・肩甲上神経交叉縫合術，第1回目の薄筋移植による手指伸展・肘屈曲再建
    ① レシピエントを準備する．

②薄筋を採取する．
③神経交叉縫合術を行う．
④筋移行を行う．
⑤創を閉鎖する．

第2回目手術
- 第2回目の薄筋移植による手指屈曲再建，神経交叉縫合術による肘伸展，知覚再建
①レシピエントを準備する．
②移植筋を採取する．
③神経交叉縫合を行う．
④筋移行を行う．
⑥創を閉鎖する．

手関節固定術，手指変形矯正術

手術手技の実際

第1回目手術

- C5神経根あるいは横隔神経・肩甲上神経交叉縫合術，第1回目の薄筋移植による手指伸展・肘屈曲再建を行う（MOVIE参照）．本項ではC5神経根が使用できない場合の横隔神経・肩甲上神経交叉縫合術について説明する．

❶…レシピエントを準備する

- 鎖骨上窩部：横皮切追加サーベル切開で，腕神経叢を展開→肩甲上神経を同定，切断→横隔神経を同定・移行→副神経を同定・移行する．

> **▶ポイント**
> - 横隔神経剥離時，神経周囲の癒着が多いときは，外頸静脈，内頸静脈の損傷の危険性があるので，細心の注意が必要である．横隔神経を末梢まで剥離できないときは，神経移植を併用する．
> - 肩甲上神経剥離時，引き抜き損傷の場合，肩甲上神経は末梢に移動していることが多いので，場合によっては鎖骨の骨切りが必要である．
> - 副神経の展開が手術時間短縮のポイントである[8]．僧帽筋鎖骨付着部を切離，反転した後，僧帽筋内縁前面の脂肪組織内を下方に走る頸横動静脈を同定し，この下方に走る副神経を神経刺激で同定し，できるだけ末梢まで長く採取する．

- 鎖骨下窩部：橈側皮静脈を同定，結紮，切断→胸肩峰動脈を同定，結紮，切断→鎖骨後方に薄筋運動神経を通すトンネルを作製し，ドレーンを通しておく→鎖骨に薄筋，僧帽筋縫着のための穴を開け，サージロンを通しておく．
- 患側上肢：上腕皮下に肘前面までの皮下トンネルを作製→肘前面で腕橈骨筋，手関節伸筋下層に滑車を作製→前腕伸側で総指伸筋腱を筋腱移行部で切断する．

❷ 薄筋を採取する

- 筋体と神経血管束の位置関係より対側大腿から採取する（手技は省略）[9]．
- 術後血行モニターcompound muscle action potential（CMAP）測定のための電極を筋膜下に挿入する[10]．

> ▶ ポイント
> - 薄筋は，皮弁をつけて採取する．術後の創瘢痕を小さくするため，横皮切を用いる[9]．

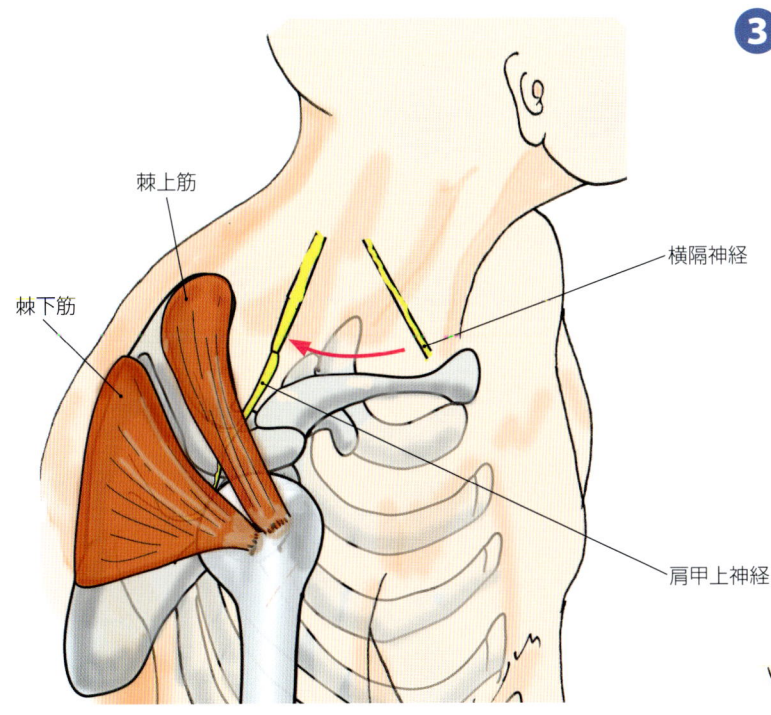

❸ 神経交叉縫合術を行う

- 横隔神経・肩甲上神経を縫合する．

棘上筋
棘下筋
横隔神経
肩甲上神経

❹ 筋移行を行う

- 患側上腕：前腕皮下トンネルに移植筋腱を通す→移植筋を鎖骨へ縫合→移植筋運動神経を鎖骨後方をドレーンを使って鎖骨上窩へ通す→副神経・移植筋運動神経を縫合→広背筋を縫着→胸肩峰動脈・移植筋栄養動脈を吻合→橈側皮静脈・移植筋栄養静脈を吻合する．
- 患肢前腕伸側：移植筋腱と総指伸筋腱をinterlacing sutureにて縫合する．

❺ 創を閉鎖する

- ドレーンを入れて創を閉鎖する．

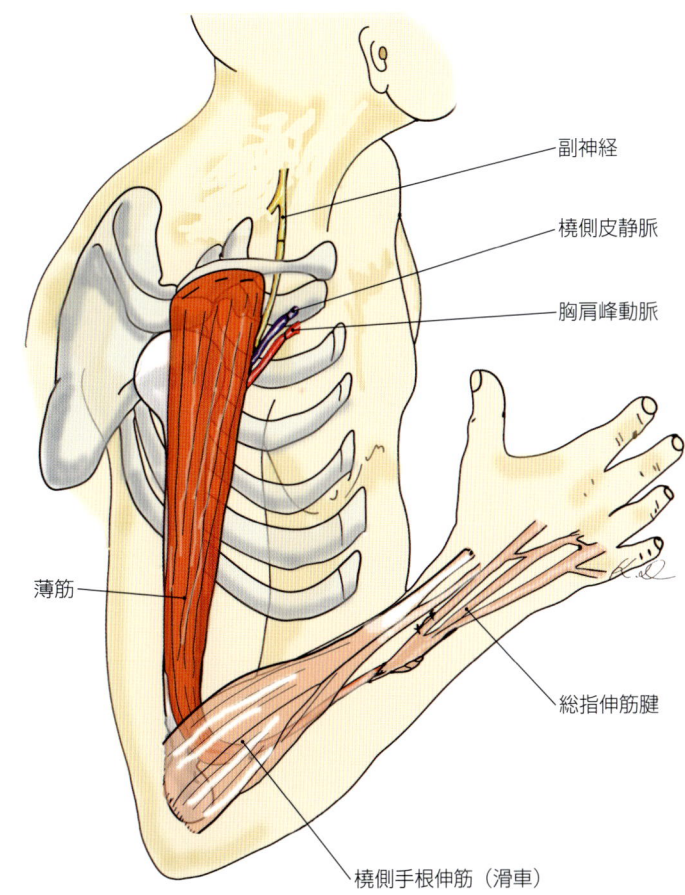

副神経
橈側皮静脈
胸肩峰動脈
薄筋
総指伸筋腱
橈側手根伸筋（滑車）

第2回目手術

- 第2回目の薄筋移植による手指屈曲再建，神経交叉縫合術による肘伸展，知覚再建を行う．

❶…レシピエントを準備する

- 腋窩胸部皮切：肋間上腕神経（第2肋間神経枝）を同定，移行→長胸神経を同定，移行→胸背動静脈を同定，移行→（橈骨神経上腕三頭筋長頭枝を同定，移行，正中神経を中枢分岐部で切断，移行）→第2〜7肋骨を展開→第3〜7肋間神経を同定して挙上→第6肋間神経を腋窩部へ移行→第2,3肋骨へ移植筋縫着のための穴を開け，サージロンを通す→肋間筋，前鋸筋を縫着する．（長胸神経，橈骨神経上腕三頭筋長頭枝の修復が不要の場合は，おのおのへ移行する肋間神経の数は少なくなる．）

> ▶ポイント
> - 肋間神経の剥離挙上時，前鋸筋を温存する．前鋸筋の走行を確認し，肋骨骨膜切開部位を決定する．
> - 第2肋間神経（肋間上腕神経）は腋窩脂肪組織内を横走しているので，腋窩展開時に最初に確認する．

- 患側上肢：上腕内側へ皮下トンネルを作製→肘部上腕骨内顆・肘頭間に滑車を作製（上腕三頭筋枝を修復しない場合，浅指屈筋腱腱移植で作製）→前腕屈側で深指屈筋腱を展開，準備する．

❷…移植筋を採取する

- 患肢同側大腿から薄筋全長にわたり採取する．他の手順は第1回目の手術と同じ．

❸…神経交叉縫合を行う

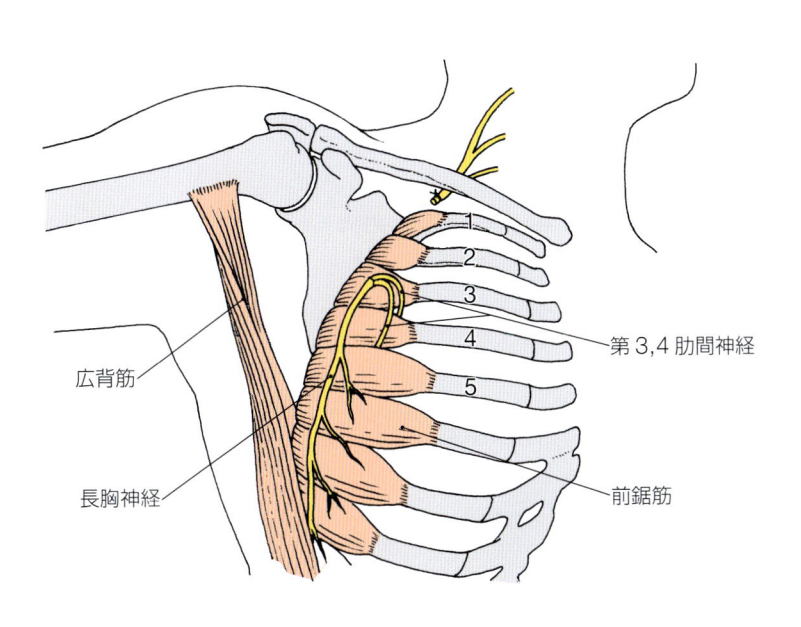

- 第3, 4肋間神経を術前条件に応じて，長胸神経か上腕三頭筋枝に縫合する．両神経修復が必要なときは，長胸神経を第7肋間神経に縫合する．
- 第2肋間神経と正中神経を縫合する．

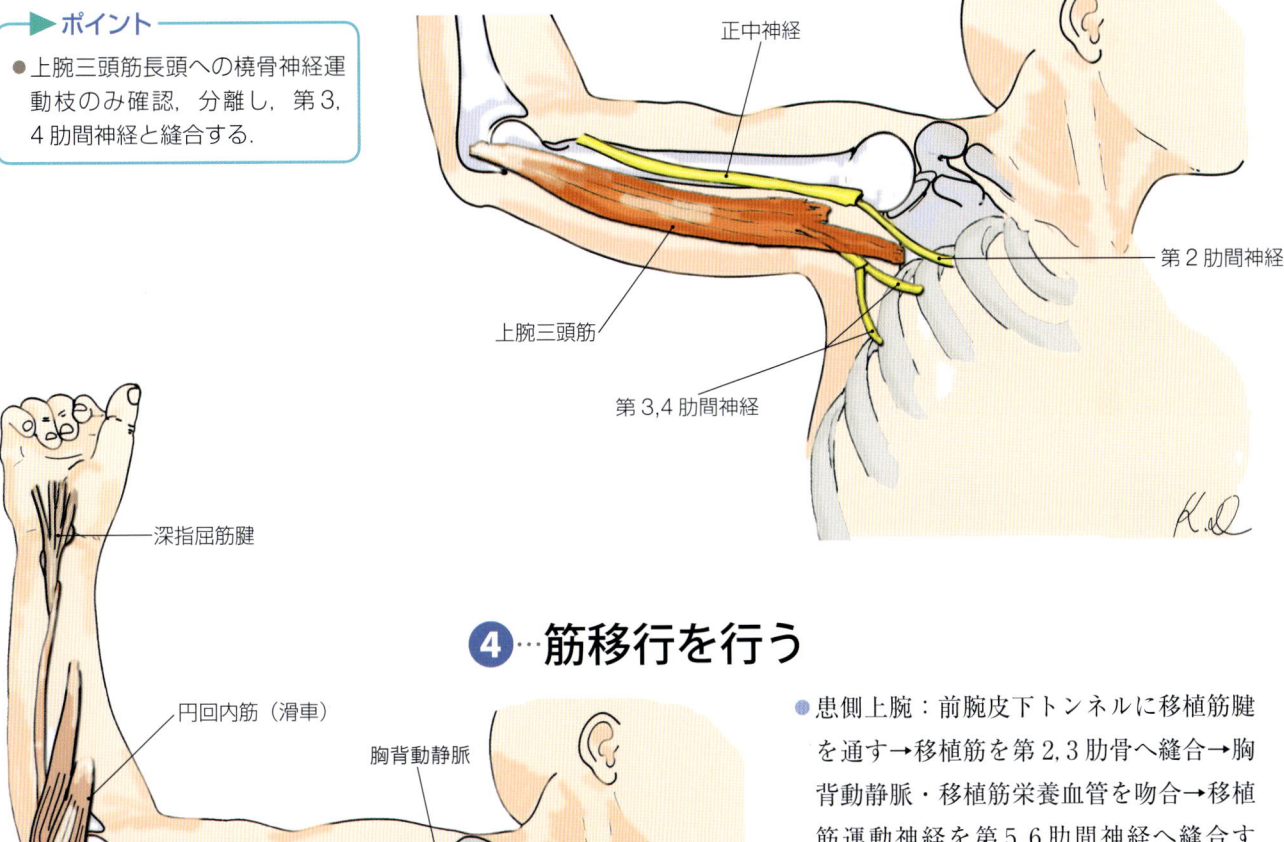

広背筋
長胸神経
第3, 4肋間神経
前鋸筋

▶ポイント
- 上腕三頭筋長頭への橈骨神経運動枝のみ確認，分離し，第3, 4肋間神経と縫合する．

正中神経
上腕三頭筋
第2肋間神経
第3, 4肋間神経

❹…筋移行を行う

深指屈筋腱
円回内筋（滑車）
胸背動静脈
薄筋
第5, 6肋間神経

- 患側上腕：前腕皮下トンネルに移植筋腱を通す→移植筋を第2, 3肋骨へ縫合→胸背動静脈・移植筋栄養血管を吻合→移植筋運動神経を第5, 6肋間神経へ縫合する．
- 患肢前腕伸側：移植筋腱と深指屈筋腱をinterlacing sutureで縫合する．

❺ 創を閉鎖する

- ドレーンを入れて創閉鎖を行う．

手関節固定術，手指変形矯正術

- 術後1年前後の手指機能回復が良好になった段階で，手関節固定を追加する[11]．
- 鷲手変形がスプリントで矯正できない場合は，Zancolli 関節包固定術か，PIP，DIP 関節の K-wire での一時固定を行う．

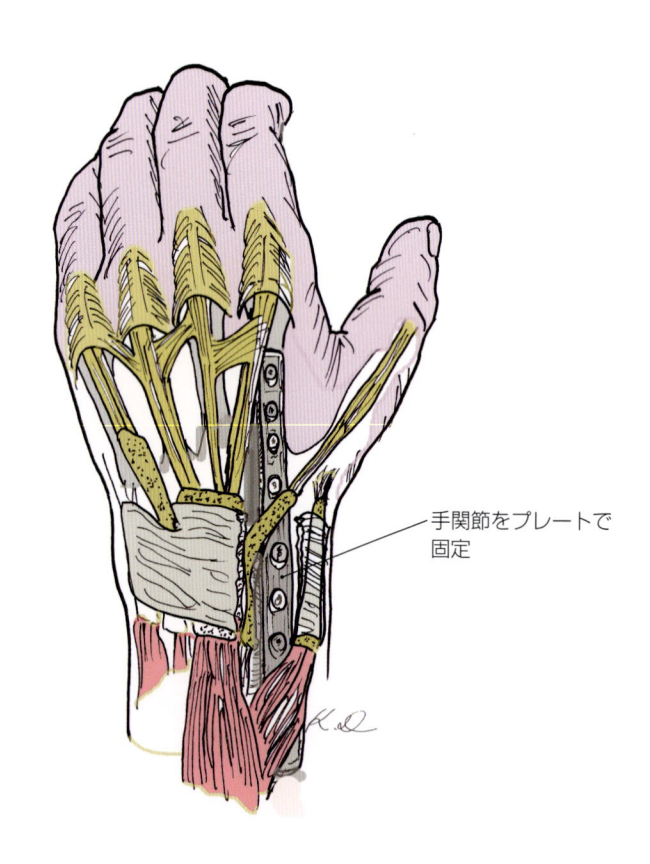

手関節をプレートで固定

▶後療法

- 術後は long arm cast にて，肩30°外転屈曲，肘90°屈曲，手関節中立位，手指 intrinsic-plus 肢位にて固定後，スポンジスプリント（中村ブレース製）にて患側肩，肘を固定する．
- 移植筋の血行は，CMAP および皮弁にてモニターする．
- 術後1週から，他動手指・手関節運動による移植筋の滑走を行い，癒着を予防する．
- 術後6週でスポンジスプリントから，K式スリングに変更する．
- 術後3か月経過時から筋電図検査を行い，移植筋への神経再支配が確認されたら筋電図バイオフィードバックを利用した筋力増強訓練を開始する．
- 以後，移植筋および修復神経支配筋の筋力増強訓練を積極的に行う．

▶まとめ

- 神経縫合が最も成績を左右する．神経縫合方法は，funicular suture が基本であり，正確な神経線維束の適合を行う．縫合は，神経線維束の適合が目的で，強い抗張力を求めるものではないので，縫合糸の結紮は強く行ってはいけない．
- 移植筋と手指屈伸筋腱との縫合時の緊張は，肘 30°屈曲位で徒手的に移植筋を最大伸張し，同時に手指屈伸筋腱を最大屈伸位まで牽引した位置とする．さらに，肘 90°屈曲位で手指が完全に屈伸できる必要がある．
- 移植筋の自動滑走は，術後 5～6 か月以降になるので，この間，移植筋腱の他動的滑走を確実に行い，癒着を予防することが必須条件である．
- 患者を激励，鼓舞し，筋力増強訓練をいかに積極的に長期間続けるかが，本手術の成功の鍵である．

（土井一輝）

■文献

1. Doi K, et al. Double free-muscle transfer to restore prehension following complete brachial plexus avulsion. J Hand Surg Am 1995；20：408-14.
2. Doi K, et al. Restoration of prehension with the double free muscle technique following complete avulsion of the brachial plexus. J Bone Joint Surg Am 2000；82：652-66.
3. Hentz R, Doi K. Traumatic brachial plexus injury. In: Green D, et al, editors. Green's Operative Hand Surgery. 5th ed. Philadelphia：Elsevier；2005．p.1319-71.
4. Doi K. Management of total paralysis of the brachial plexus by the double free-muscle transfer technique. J Hand Surg Eur Vol 2008；33：240-51.
5. Doi K, et al. Importance of early passive mobilization following double free gracilis muscle transfer. Plast Reconstr Surg 2008；121：2037-45.
6. Suzuki K, et al. Term results of spinal accessory nerve transfer to the suprascapular nerve in upper-type paralysis of brachial plexus injury. J Reconstr Microsurg 2007；23：295-9.
7. Yamada T, et al. Long thoracic nerve neurotization for restoration of shoulder function in C5-7 brachial plexus preganglionic injuries: Case report. J Hand Surg Am 2010；35：1427-31.
8. Hattori Y, et al. Surgical approach to the spinal accessory nerve for brachial plexus reconstruction. J Hand Surg Am 2001；26：1073-6.
9. Addosooki AI, et al. Technique of harvesting the gracilis for free functioning muscle transplantation. Tech Hand Up Extrem Surg 2006；10：245-51.
10. Dodakundi C, et al. Postoperative monitoring in free muscle transfers for reconstruction in brachial plexus injuries. Tech Hand Up Extrem Surg 2012；16：48-51.
11. Addosooki A, et al. Role of wrist arthrodesis in patients receiving double free muscle transfers for reconstruction following complete brachial plexus paralysis. J Hand Surg Am 2012；37：277-81.

運動機能再建

橈骨神経麻痺の機能再建術
―― 腱移行術（津下法）

手術の概要

- 1957年にRiordan[1]により発表された方法は，円回内筋を橈側手根伸筋に移行して手関節伸展を再建，尺側手根屈筋を尺側の皮下を回して総指伸筋腱に移行し手指伸展を再建した．母指伸展は長掌筋腱を長母指伸筋腱に移行して再建した．
- Riordan法の問題点として，津下は，術後に手関節の橈屈変形が発生しやすいこと，手関節の屈曲が制限されること，母指の外転が不十分になることがあるなどを指摘した[2]．
- 津下はRiordan法を改良し，円回内筋を短橈側手根伸筋腱に移行，橈側手根屈筋腱を骨間膜の開窓部を通して総指伸筋腱に移行，長掌筋腱を長母指伸筋腱に移行する術式を開発した[3]．2003年にIshidaら[4]は，津下法による再建の安定した成績を報告した．筆者も，橈骨神経麻痺の再建には津下法による腱移行術を第一選択として行ってきており，有用な手術法と考える．

▶適応

- 手術の適応は以下の項目を考慮して決定する．
  ①橈骨神経の縫合が行われたものの回復が不良である場合，また神経縫合が行われることなく1年以上放置された場合．
  ②前腕，手関節，手指の関節拘縮を認めない．
  ③移行腱となる前腕屈筋回内筋群が損傷されておらず，十分な筋力を有している．

▶手術のポイント

①体位：仰臥位にて肩関節を外転し，上肢を手の手術台の上にのせる．
②皮切：母指中手指節（MP）関節背側の横切開，前腕背側のL字切開，前腕掌側のL字切開を加える．
③前腕掌側の切開で，移行腱である橈側手根屈筋腱，長掌筋腱，円回内筋を展開する．
④円回内筋を橈骨の付着部から切離し，橈側手根屈筋腱，長掌筋腱を手関節レベルで切離する．
⑤骨間膜を方形回内筋の中枢で開窓する．
⑥長母指伸筋腱を筋腱移行部で切離する．いったん，母指MP関節背側の切開に引き出した後，前腕掌側の切開に引き出す．
⑦長母指外転筋腱を中枢で切離した後，第1伸筋腱区画中枢で折り返して固定する．長母指伸筋腱と長掌筋腱を縫合する．
⑧短橈側手根伸筋腱と円回内筋を縫合する．

⑨橈側手根屈筋腱を骨間膜の開窓部から前腕背側の切開に引き出し，総指伸筋腱に縫合する．

──手術手技の実際

❶ 手術体位と皮切

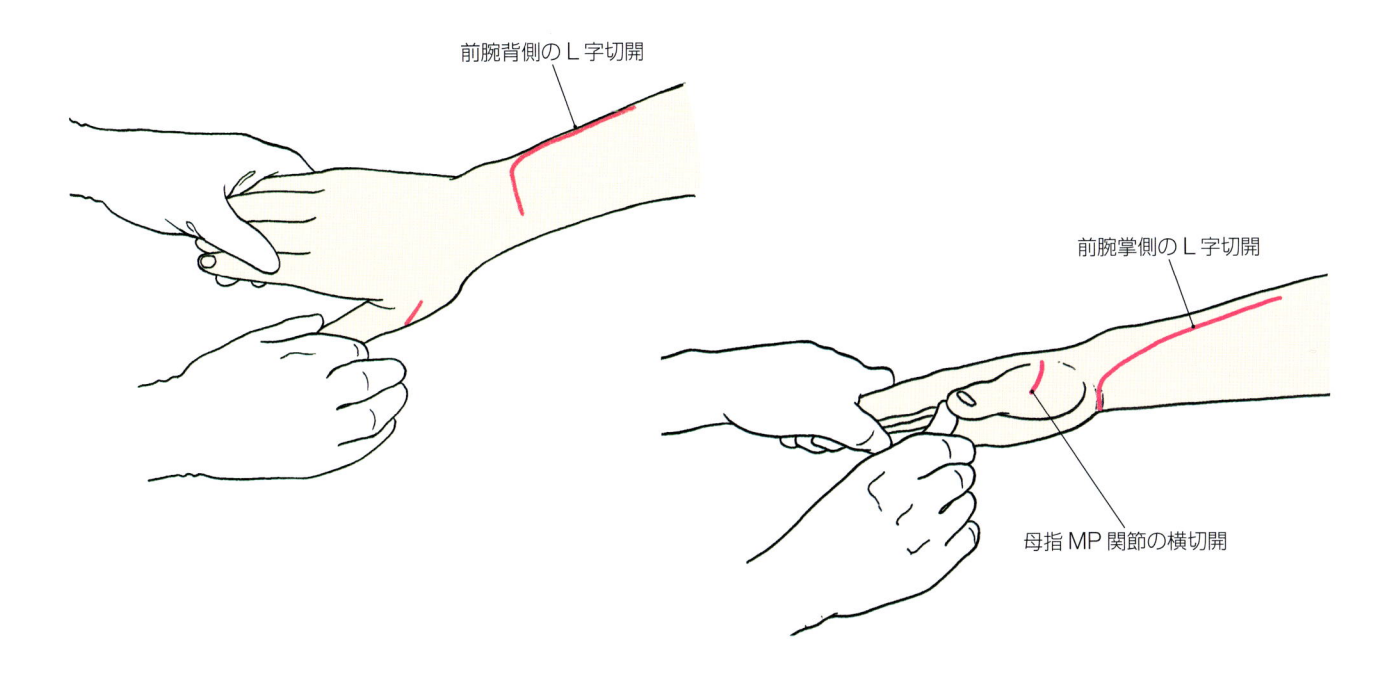

前腕背側のL字切開

前腕掌側のL字切開

母指MP関節の横切開

- 仰臥位で肩関節を外転し，上肢を手の手術台の上にのせる．
- 母指MP関節の横切開，前腕背側のL字切開，前腕掌側のL字切開を加える．

❷ 前腕掌側を展開する

- 前腕掌側の切開で，移行腱である橈側手根屈筋腱，長掌筋腱，円回内筋を展開する．
- 円回内筋を展開する際には，橈骨神経浅枝を損傷しないように注意する．

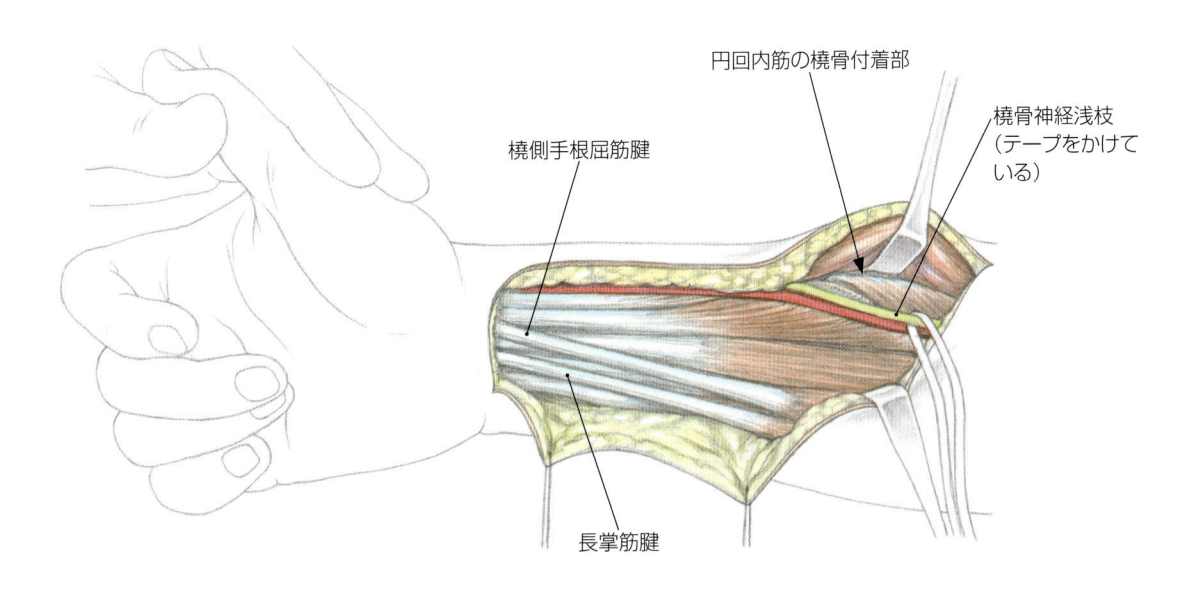

円回内筋の橈骨付着部

橈側手根屈筋腱

橈骨神経浅枝（テープをかけている）

長掌筋腱

❸…円回内筋，橈側手根屈筋腱，長掌筋腱を切離する

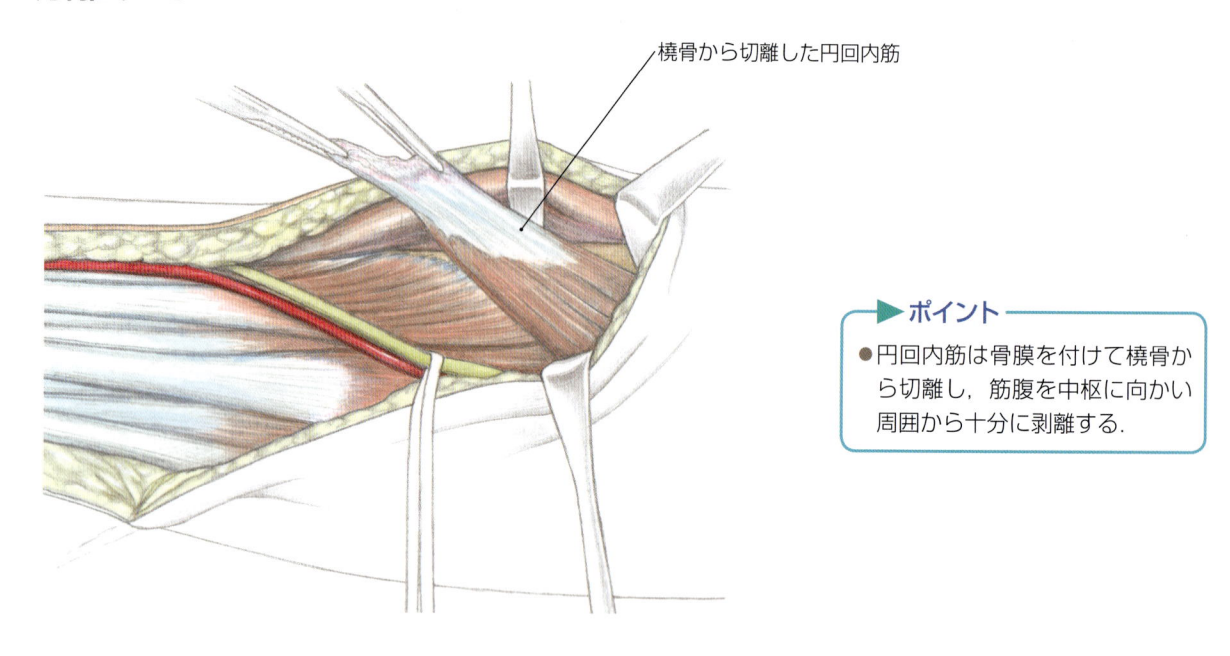

▶ポイント
- 円回内筋は骨膜を付けて橈骨から切離し，筋腹を中枢に向かい周囲から十分に剝離する．

- 円回内筋を橈骨の付着部から切離する．
- 橈側手根屈筋腱，長掌筋腱を手関節レベルで切離する．

❹…骨間膜を開窓する

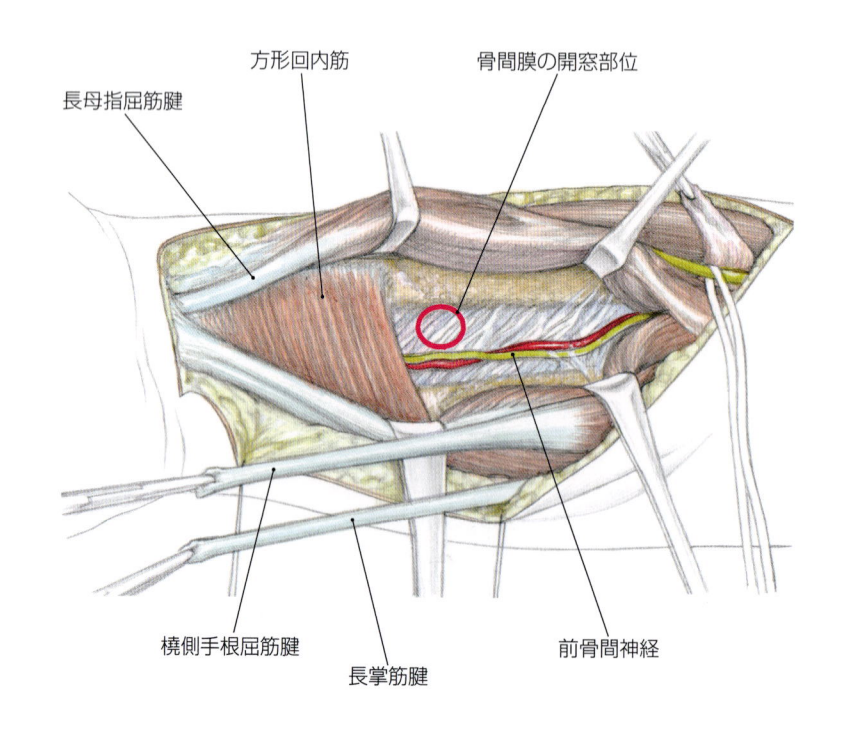

- 骨間膜を方形回内筋の中枢で開窓する．この際，前骨間神経を損傷しないように注意する．

❺ 長母指伸筋腱と長掌筋腱を縫合する

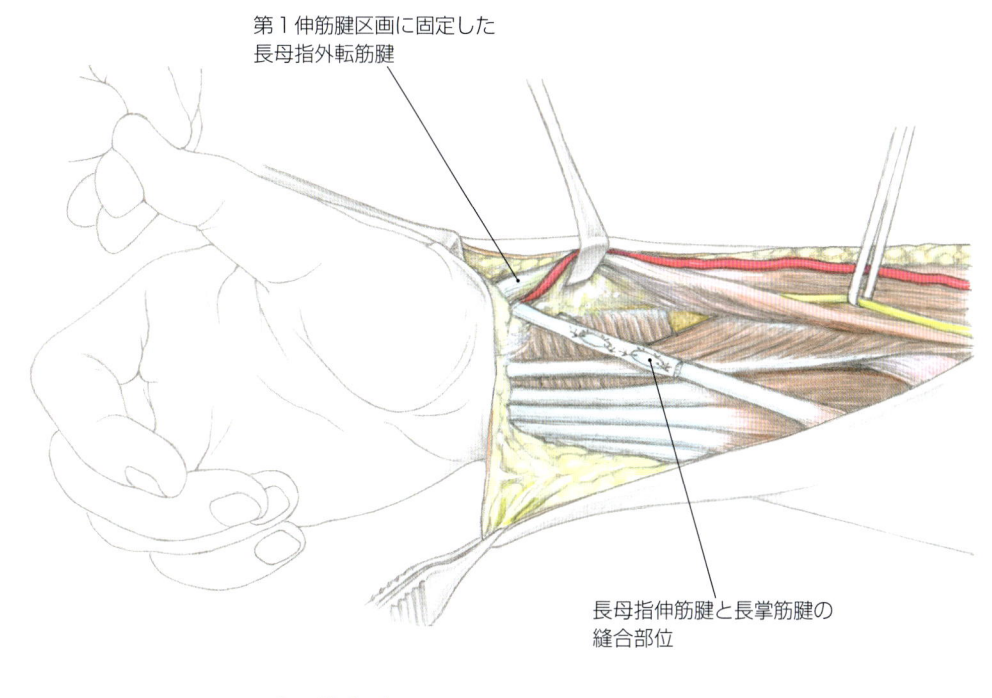

第1伸筋腱区画に固定した
長母指外転筋腱

長母指伸筋腱と長掌筋腱の
縫合部位

▶ポイント
● 手関節中間位で母指が最大伸展位をとるように縫合の緊張度を決定する．

- 長母指外転筋腱を中枢で切離した後，第1伸筋腱区画中枢で折り返して固定する．
- 腱の浮き上がりを防ぐために，長母指伸筋腱は固定した長母指外転筋腱の深層を通して，長掌筋腱と double interlacing suture する．

❻ 短橈側手根伸筋腱と円回内筋を縫合する

- 手関節を最大伸展位に保持し，短橈側手根伸筋腱にスリットを作製し，円回内筋を引き出して縫合する．

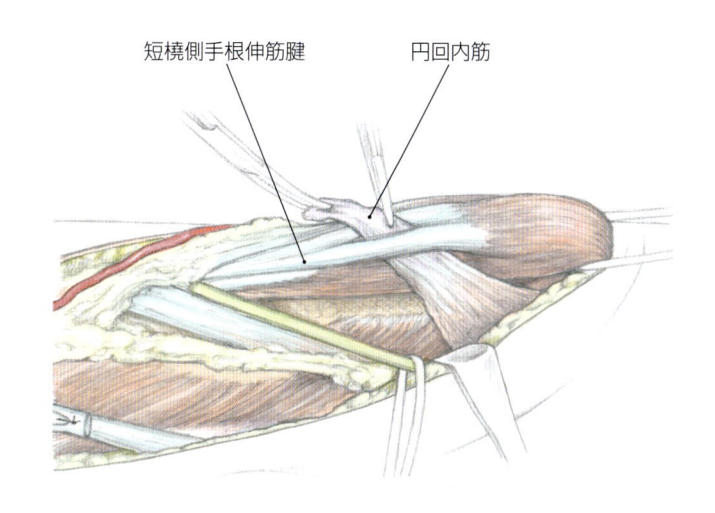

短橈側手根伸筋腱　円回内筋

❼ 橈側手根屈筋腱を総指伸筋腱に縫合する

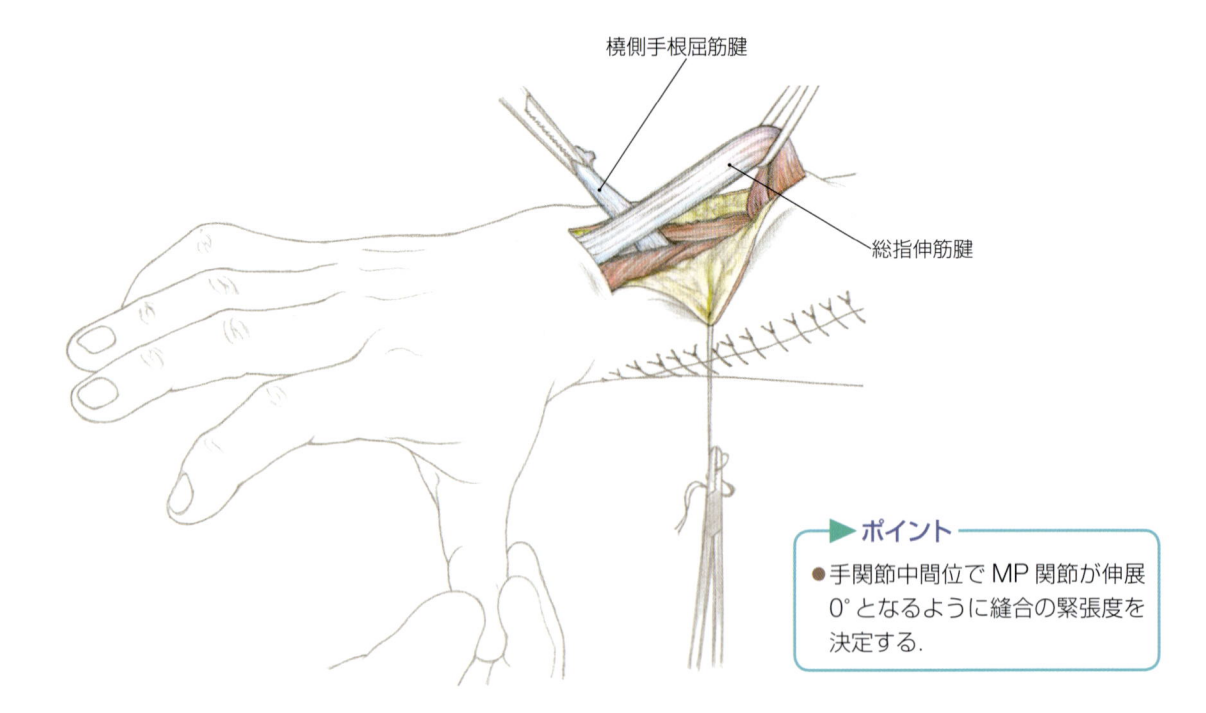

橈側手根屈筋腱
総指伸筋腱

▶ポイント
- 手関節中間位でMP関節が伸展0°となるように縫合の緊張度を決定する．

- 橈側手根屈筋腱を骨間膜の開窓部から前腕背側の切開に引き出す．
- 4本の総指伸筋腱を，各指のバランスを確認しながらナイロン糸で束ねる．
- 橈側手根屈筋腱をすべての総指伸筋腱に引き込んで，double interlacing sutureする．

▶後療法

- 手関節伸展位，指MP関節軽度屈曲位，母指外転位でシーネ固定を行う．
- 患肢の挙上を行い，PIP関節，DIP関節の自動運動を積極的に行わせる．
- 術後5週から，指MP関節，母指の自動運動を開始する．

▶まとめ

- 津下法による橈骨神経麻痺の再建は安定した成績が得られる有用な手術法である．
- 術前に前腕，手関節，手指に関節拘縮があれば十分に除去しておく．また，移行腱となる前腕屈筋・回内筋群が損傷されておらず，十分な筋力を有していることが必須である．

（服部泰典）

■文献
1. Riordan DC. Surgery of the paralytic hand. In: AAOS Instructional Course Lectures. Vol.16. St. Louis : Mosby ; 1959. p.79-90.
2. 津下健哉．手の外科の実際．改訂第6版．東京：南江堂；1985．
3. Tsuge K, et al. Tendon transfer for radial nerve palsy. Seikei Geka 1969 ; 20 : 1515-6.
4. Ishida O, Ikuta Y. Analysis of Tsuge's procedure for the treatment of radial nerve paralysis. Hand Surg 2003 ; 8 : 17-20.

運動機能再建

尺骨神経麻痺に対する機能再建術
── triple tendon transfer

手術の概要

- 尺骨神経は腕神経叢内側神経束から出た後は，上腕部では分岐することなく肘部管を走行後，尺側手根屈筋への分枝を出す．前腕では深指屈筋の掌側を走行し，環・小指の深指屈筋への運動枝を出す．手関節の近位 7 cm のところで，手背尺側の感覚を司る背側枝を分枝する．手部で尺骨神経は，Guyon 管内で浅枝（感覚枝）と深枝（運動枝）に分かれる．浅枝は環指尺側と小指の感覚を司り，深枝は小指球筋，すべての骨間筋，環・小指虫様筋，母指内転筋，短母指屈筋深頭へ運動枝を出す．
- 尺骨神経麻痺は，低位麻痺と高位麻痺に分類される．低位麻痺と高位麻痺の鑑別は，尺側手根屈筋と環・小指の深指屈筋の運動麻痺が伴っている場合は高位麻痺とよばれ，これらの麻痺が伴わず運動麻痺が内在筋に限定される場合は低位麻痺とよばれる．尺骨神経の運動枝の分岐位置より，高位麻痺は上腕から前腕中央で尺骨神経が損傷を受けた場合に発生し，低位麻痺は前腕中央以遠での損傷で発生することがわかる．
- 尺骨神経麻痺による再建を要する運動機能障害には，環・小指の内在筋の麻痺によるかぎ爪変形および外転変形，母指内転力低下と示指橈屈力低下によるピンチ力の低下，小指 DIP 関節の屈曲障害がある．

サイドメモ

環・小指の内在筋の麻痺

- 環・小指の中手指節（MP）関節屈曲作用を有する骨間筋，小指球筋，虫様筋が麻痺するために，MP 関節が過伸展し，指屈筋が近位指節間（PIP）および遠位指節間（DIP）関節の屈曲に働くためかぎ爪変形がみられる．示・中指の虫様筋は正中神経支配のため，かぎ爪変形は呈さないが，骨間筋は尺骨神経支配であり，MP 関節の屈曲力は低下する．
- 麻痺のない手指が握り動作を行う場合，MP 関節屈曲の主働筋である内在筋が働くため，PIP および DIP 関節が伸展する．この動作に引き続き指屈筋が働き，PIP および DIP 関節が屈曲する．これにより指の運動アーチが大きくなり，大きな物体の把持が可能となる．尺骨神経麻痺では内在筋の麻痺のため，MP 関節が伸展位のうちに指屈筋が働き，PIP および DIP 関節の屈曲から始まり，最終的に MP 関節が屈曲するため，指の運動アーチが小さくなる．したがって，大きな物体の把持は困難となる．
- 小指では第 3 掌側骨間筋が麻痺するため，MP 関節の内転ができなくなる．小指を伸展した場合，橈骨神経支配の小指伸筋が働き，小指が第 5 中手骨の長軸上にくるため，外転変形を起こす（Wartenberg 変形）．この変形により，ポケットなどの狭いスペースに手を滑り込ませる際に，小指が引っ掛かりやすくなる．

ピンチ力の低下

- 母指内転筋，短母指屈筋深頭の麻痺による母指内転力低下と，第 1 背側骨間筋の麻痺による示指橈屈力低下のため，母指と示指での side pinch（側方つまみ）力が低下する．
- 母指と示指で挟んだ物を引き抜こうとすると，内転動作を長母指屈筋と長母指伸筋によって代償しようとする．このため母指 IP 関節は過屈曲し，また示指 MP 関節を安定させるために示指を尺屈位にブロックして行われる（Froment 徴候）．

小指 DIP 関節の屈曲障害，環指 DIP 関節の屈曲力低下（高位尺骨神経麻痺）

- 高位麻痺では環・小指の深指屈筋の麻痺が加わるため，DIP 関節の屈曲障害を認める．しかし，環指の深指屈筋は筋腹レベルで正中神経支配の中指深指屈筋と腱性に結合しているため，環指は小指に比べ屈曲力を有する．

適応

- 原則として，尺骨神経に対する治療を行っても神経の回復が期待できず，骨間筋などの内在筋の機能改善が望めない症例が再建術の適応となる．例えば，低位麻痺で受傷から長時間が経過している場合や，重度の高位麻痺の場合で神経の回復に長時間を要し，内在筋が回復しないことが予想される症例が適応となる．
- 運動機能再建術の術前に，麻痺の状態を十分に評価する．通常，かぎ爪変形は環指と小指に認められるが，示指や中指にもかぎ爪変形を認めるようであれば，正中神経麻痺を合併している可能性を鑑別しておく必要がある．また低位麻痺に比べると，高位麻痺は環指や小指の深指屈筋の麻痺が加わるため，かぎ爪変形が目立たない場合もある．このように，麻痺の程度により典型的な麻痺手をいつも呈するとは限らない．
- 尺骨神経は正中神経と交通枝を有することがある（Martin-Gruber および Riche-Cannieu 交通枝）．このような交通枝がある場合は，重度の尺骨神経損傷でも運動麻痺が顕著に表れないことがある．この場合は，感覚回復を目的とする手術のみ行う．
- 機能再建には静的再建と動的再建がある．静的再建は，術式が単純で，他の力源を犠牲にしなくてもよいという利点がある．欠点としては，ピンチ力などを増大させることができず，軟部組織の処理のみであれば，時間とともに組織が伸びてしまい変形が再発する場合があることがあげられる．動的再建は，他の力源を犠牲にするが，移行された腱により，独立した強い動作を得ることができることが利点である．尺骨神経麻痺の機能再建においても，静的再建と動的再建のさまざまな方法が報告されている．本項では，筆者らが好んで用いている動的再建法である triple tendon transfer（三点セット腱移行術）について述べる．

手術のポイント

①体位：仰臥位とし，手台を用いて肩関節を 90°外転できるようにしておく．triple tendon transfer を行う場合は長時間を要するため，筆者らはダブルカフ付きの空気止血帯を用いている．

Burkhalter 手術[1] 変法[2]：環・小指のかぎ爪変形の矯正と内転機能の再建

②皮切：中指の浅指屈筋腱を採取するために手掌指節皮線の少し遠位で横皮切を加える．
③浅指屈筋腱交差のすぐ近位で浅指屈筋腱を切離する．
④皮切：母指球皮線に平行な約 3 cm の弓状皮切を加える．
⑤浅指屈筋腱を手掌へ引き出し，橈側と尺側の slip を分岐部から近位方向へ縦裂きにする．
⑥皮切：環指の基節橈側面から指間にかけて短い縦切開を加える．
⑦2 本に縦裂きにした浅指屈筋腱の橈側の slip を，腱誘導鉗子を用いて，手掌部から中・環指間に引き出し，引き出した slip を先端から縦に十分長く二分する．
⑧同様の操作を小指基節橈側面でも行う．縦裂きにした浅指屈筋腱の尺側の slip

を環・小指間に引き出し，slipを縦に二分する．
⑨基節中央部の少し近位橈側面に作った1つの骨孔から尺側の近位方向と遠位方向へ2つの骨孔を作製し，二分したslipをそれぞれの骨孔に通す．
⑩尺側に引き出したslipの断端同士を，手関節中間位でMP関節が他動伸展で-10°くらいになるような緊張で縫合する．

Neviaser手術[3,4]：示指橈屈機能の再建
①皮切：手関節橈背側部から第1中手骨底部橈側縁に及ぶ約3cmのゆるいL字状の皮切を加える．
②第1背側区画の出口で，長母指外転筋腱を同定し，最も尺側にある第1中手骨底部に停止するslipは温存し，橈側にある大菱形骨および短母指外転筋の筋膜へ停止するslipを停止部で切離する．
③複数採取したslipを一つにまとめ，切離していない長母指外転筋腱と短母指伸筋腱の下（掌側）を通す．
④前腕から長掌筋腱を採取する．長掌筋腱がない場合は下腿から足底筋腱を採取する．
⑤皮切：示指MP関節橈側面に短い縦皮切を加える．
⑥第1背側骨間筋腱を展開して，腱誘導鉗子を第1背側骨間筋の筋膜下を通し，近位部の筋膜を貫いて先端を押し出す．
⑦長掌筋腱を近位から引き込み，第1背側骨間筋停止腱に編み込み縫合する．
⑧手関節中間位，母指中等度橈側外転位に保持し，示指が中等度外転する程度の緊張で，第1背側骨間筋停止腱に編み込み縫合した長掌筋腱の近位端と切離した長母指外転筋腱の断端を編み込み縫合する．

Littler法[5]：母指内転機能の再建
①皮切：小指MP関節背側の短い斜皮切を加える．
②小指伸筋腱を先細りになるように，腱帽レベルで切離する．残った両側の腱帽は寄せて縫合する．
③皮切：尺骨頭背側縁の少し遠位で短い横切開を加える．
④第5背側区画出口で小指伸筋腱を同定し，引き出す．この際，移行腱の長さが足りなくならないように第5背側区画の伸筋支帯の遠位部を一部切離する．
⑤皮切：母指MP関節尺側に斜切開を加える．
⑥母指基節骨底部尺側に停止する母指内転筋腱を展開し，ここから皮下に腱誘導鉗子を尺骨頭背側縁の皮切に向かって挿入する．
⑦小指伸筋腱の断端を引き込み，小指伸筋腱を母指内転筋の筋腱移行部に編み込み縫合する．

⑧以上のtriple tendon transferを終了後，創を閉鎖する．

手術手技の実際

❶ 術前の準備

- 運動機能再建術を行う際は，腱移行術の原則に則り，術前から関節の拘縮を装具やリハビリテーションで改善しておく必要がある．
- 腱移行の手術は，手術器具の準備も大切である．皮下トンネルに腱を引き込む腱誘導鉗子（tendon passer）**[1]**や腱の編み込み縫合を行うための腱編み込み縫合器（tendon weaver）**[2]**を準備しておく．編み込み縫合には4-0非吸収糸を用いる．

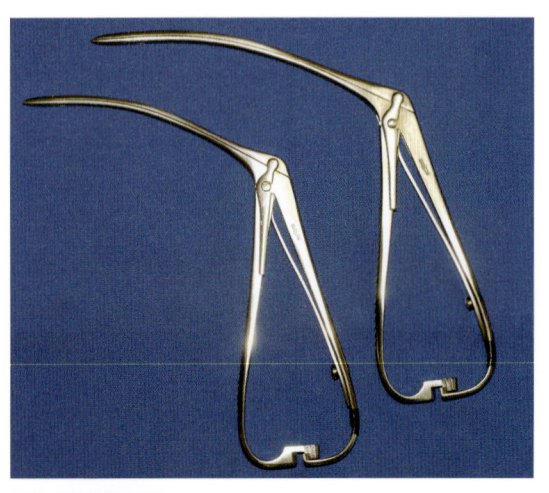

[1] 腱誘導鉗子

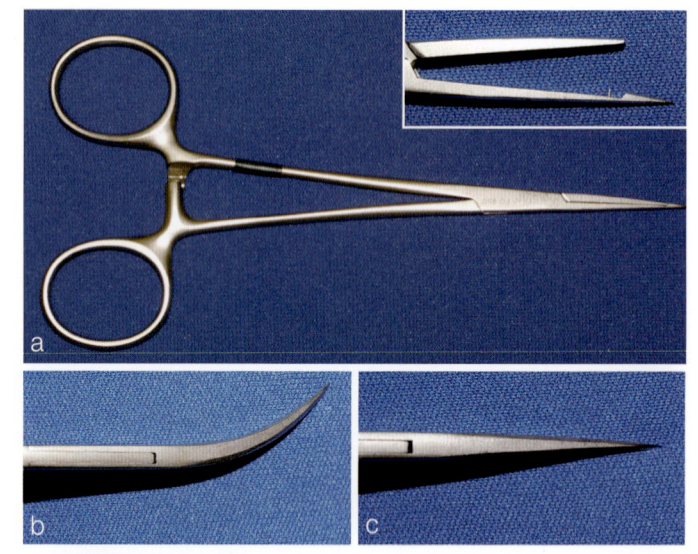

[2] 腱編み込み縫合器
a：縫合器と先端の拡大写真．
b：縫合器曲がり．
c：縫合器直．

❷ 手術体位

①体位：仰臥位とし，手台を用いて肩関節を90°外転できるようにしておく．triple tendon transfer（三点セット腱移行術）を行う場合は長時間を要するため，筆者らはダブルカフ付きの空気止血帯を用いている．

> ▶ポイント
> - カフ圧は，収縮期圧に80〜100 mmHg程度加えた値で設定している．これは短時間手術の空気止血帯で用いる圧より比較的低圧の加圧である．
> - 近位のカフを加圧して1時間後に，近位と遠位のカフを切り替える．その後は30分ごとに遠位から近位，近位から遠位へと切り替えることで，1回の空気止血帯の使用で計2時間30分程度は加圧した状態で手術が可能である．
> - 尺骨神経に対する手術を同時に行う場合でも，2回の空気止血帯の使用で全ての手術を終えるようにする．

Burkhalter 手術変法

❸ 中指浅指屈筋腱を手掌へ引き出す

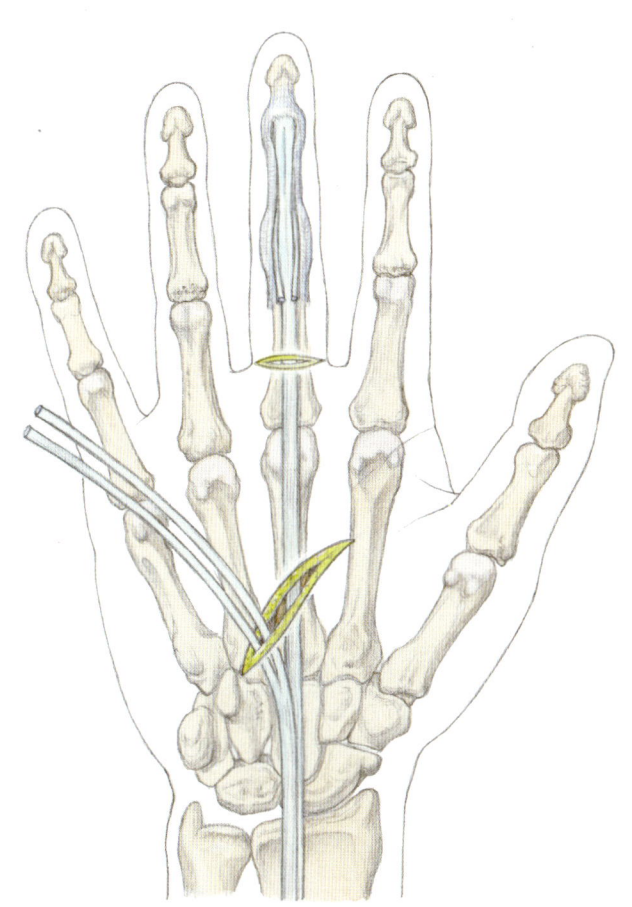

- 浅指屈筋腱を採取するために中指の手掌指節皮線の少し遠位で横皮切を加え，浅指屈筋腱を展開する．
- 深指屈筋腱の両側にある浅指屈筋腱のslipを同定する．PIP関節が最大屈曲位になるまで牽引し，屈筋腱交差のすぐ近位でそれぞれのslipを切離する．
- 母指球皮線に平行な約3cmの弓状皮切を加え，この皮切から中指の浅指屈筋腱を同定し，腱自体を生理食塩水に濡らしたガーゼでつかんで近位方向に牽引し，腱断端を手掌に引き出す．
- 引き出した浅指屈筋腱橈側と尺側slipの分岐部からメスで手根管内まで縦裂きにし二分する．

❹ 縦裂きしたslipを指間へ引き出す

- 環指の基節橈側面から指間にかけて短い縦切開を加える．
- 指間部の皮切から指背腱膜掌側縁で虫様筋を同定し，神経・血管を損傷しないように腱誘導鉗子を挿入して，縦裂きにした浅指屈筋腱の橈側のslipを指間部に引き出す．
- 引き出したslipを先端から縦に十分長く二分する．

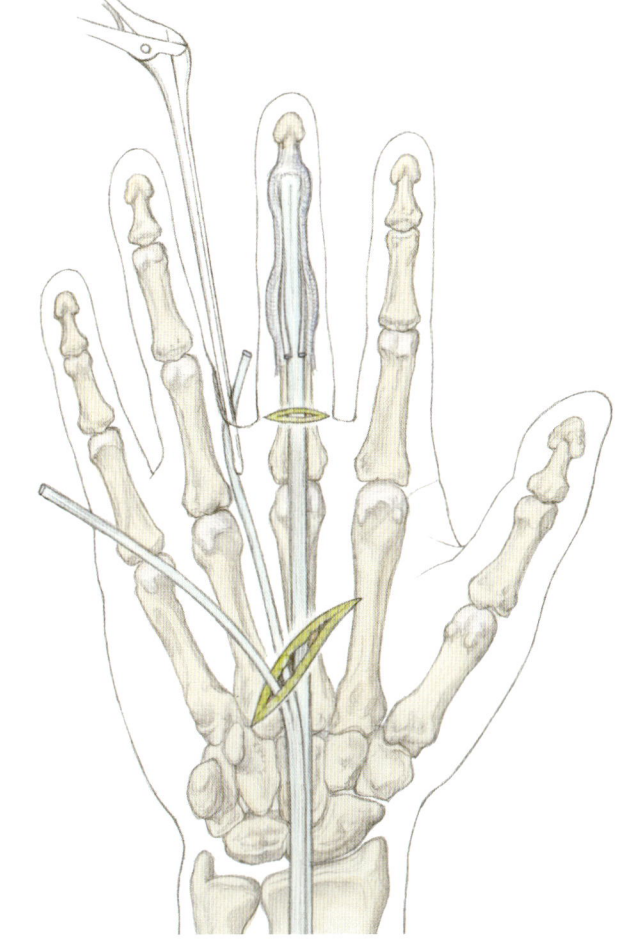

❺…移行腱を基節骨へ付着させる

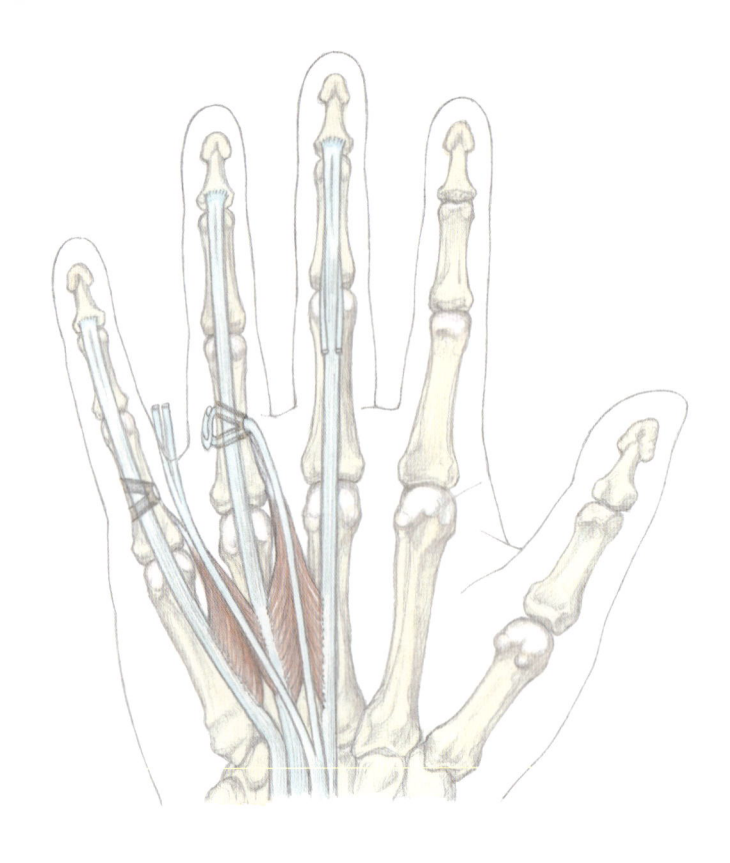

- 直径 2.5 mm のドリルポイントを用いて，基節中央部の少し近位の橈側の 1 つの骨孔から尺側の近位方向と遠位方向へ 2 つの骨孔を作製する．
- 指間部に引き出し二分した slip を，橈側の骨孔から尺側の骨孔に通す．近位と遠位の骨孔にそれぞれ通して両断端を縫合する．

▶ポイント

- 二分した slip を指間部に引き出す際，虫様筋と神経・血管との位置関係を把握しておく必要がある．虫様筋の掌側に沿って腱誘導鉗子を挿入しなければならない．腱誘導鉗子を掌側に押し出すことはしてはいけないし，何かに引っ掛かるような抵抗感があれば無理せずやり直す必要がある．

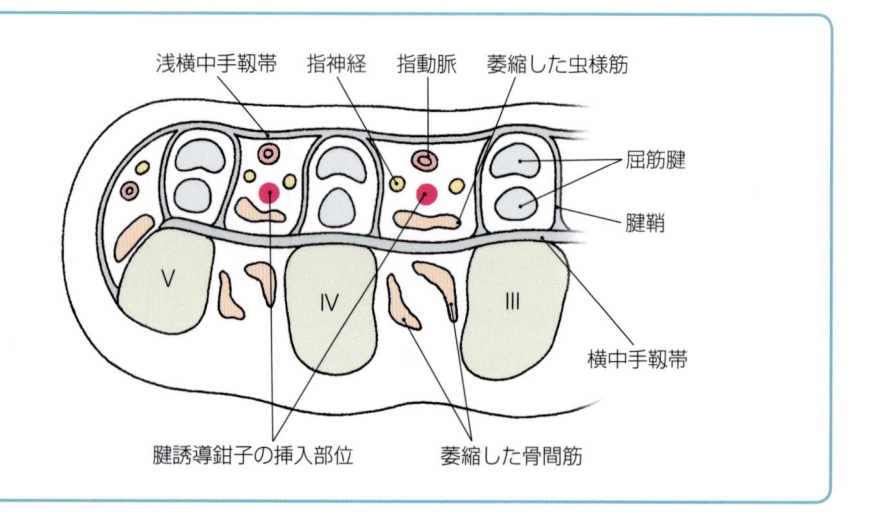

Neviaser 手術

❶…長母指外転筋腱を停止部から切離する

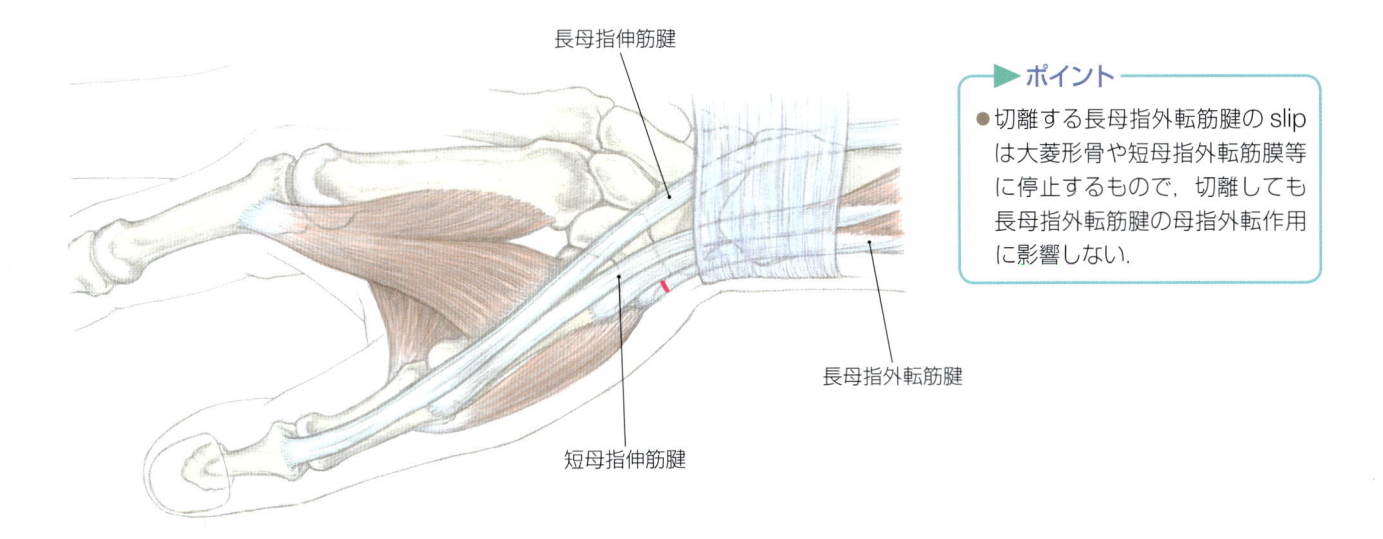

長母指伸筋腱
長母指外転筋腱
短母指伸筋腱

▶ポイント
- 切離する長母指外転筋腱のslipは大菱形骨や短母指外転筋筋膜等に停止するもので，切離しても長母指外転筋腱の母指外転作用に影響しない．

- 手関節橈背側部から第1中手骨底部橈側縁に及ぶ約3 cmのゆるいL字状の皮切を加える．
- 手関節橈背側部の皮切から長母指外転筋腱の複数あるslipのうち橈側にある大菱形骨や短母指外転筋筋膜に停止するslipを切離する．
- 切離していない長母指外転筋腱のslipと短母指伸筋腱の下（掌側）を通す．

❷…第1背側骨間筋停止部へ移植腱を縫着する

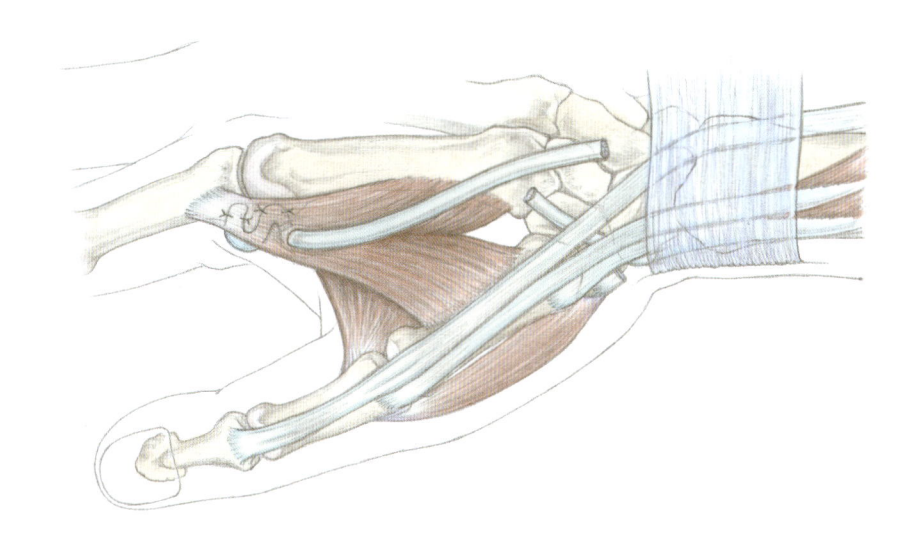

- 示指MP関節橈側面に短い縦皮切を加える．
- 第1背側骨間筋腱を展開し，腱誘導鉗子を用いて，第1背側骨間筋筋膜下に前腕から採取した長掌筋腱を引き込む．
- 引き込んだ長掌筋腱を第1背側骨間筋停止腱に編み込み縫合する．

▶ポイント
- 長掌筋腱がない場合は下腿から足底筋腱を採取する．

❸ 移植腱と切離した長母指外転筋腱の slip を縫合する

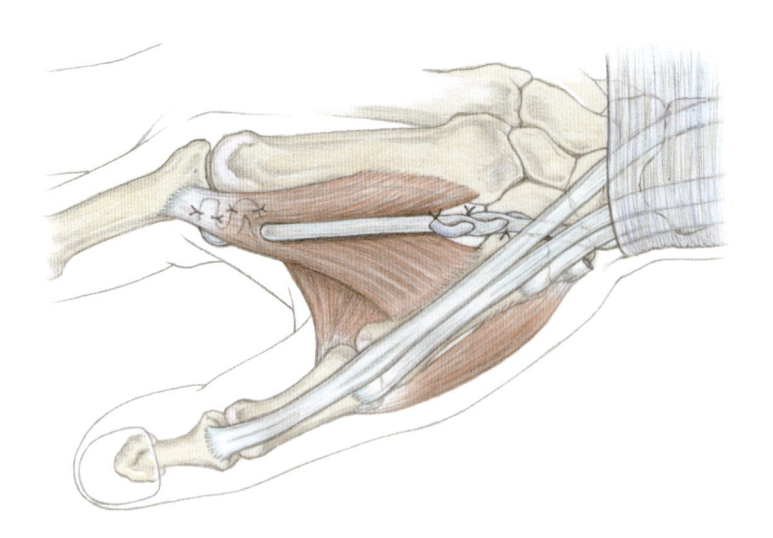

- 手関節中間位，母指中等度橈側外転位に保持し，示指が中等度外転する程度の緊張で，第1背側骨間筋停止腱に編み込み縫合した長掌筋腱の近位端と，切離した長母指外転筋腱の断端を編み込み縫合する．

▶ 手技のコツ
- 移行した長母指外転筋腱の slip と，切離せず温存した長母指外転筋腱の slip が同程度の緊張になるようにする．温存した slip がゆるんでいると，母指の橈側外転が十分にできなくなる．縫合部が第1背側区画の出口に引っ掛かるようであれば，区画の屋根を一部切離しておく．

▶ ポイント
- 長母指外転筋腱の停止部は破格が多い[6]．尺側を走行する slip は主に第1中手骨底部に停止するが，橈側の slip は大菱形骨など第1中手骨底部以外に停止することが多い．Neviaser 手術では，母指外転機能を喪失させないために，第1中手骨底部に停止しない橈側の slip を利用する．

Littler 法

❶ 小指伸筋腱停止部を切離し，手関節背側へ引き出す

- 小指 MP 関節背側の短い斜皮切を加える．
- 小指伸筋腱を，腱帽に切開を加えて停止部を切り出し，残った両側の腱帽を寄せて縫合する．
- 尺骨頭背側縁の少し遠位で短い横切開を加える．
- 第5背側区画の遠位で小指伸筋腱を同定して引き出す．

▶ ポイント
- この際，移行腱の長さが足りなくならないように第5背側区画の伸筋支帯の遠位部を一部切離することで，移行腱の長さを得ることができる．

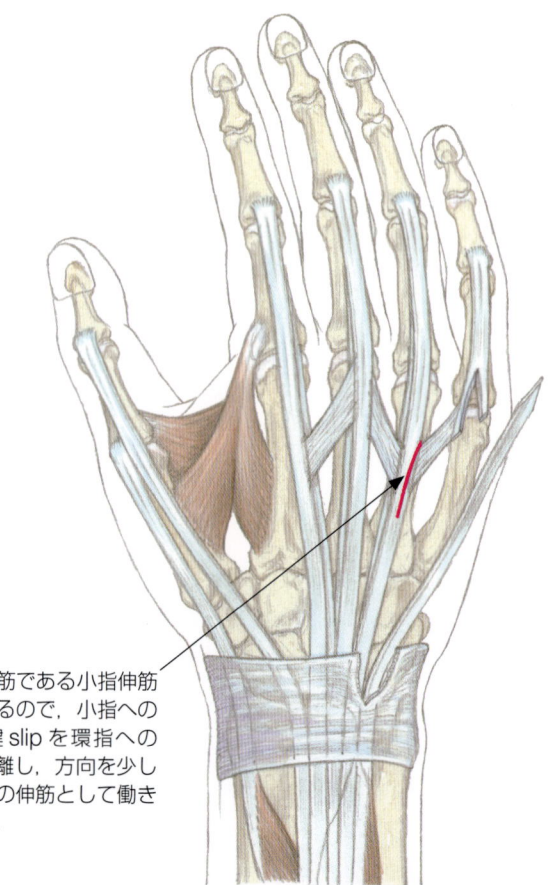

小指の主伸筋である小指伸筋腱がなくなるので，小指への総指伸筋腱 slip を環指への slip から分離し，方向を少し変えて小指の伸筋として働きやすくする．

❷…母指内転筋腱への移行腱の縫着

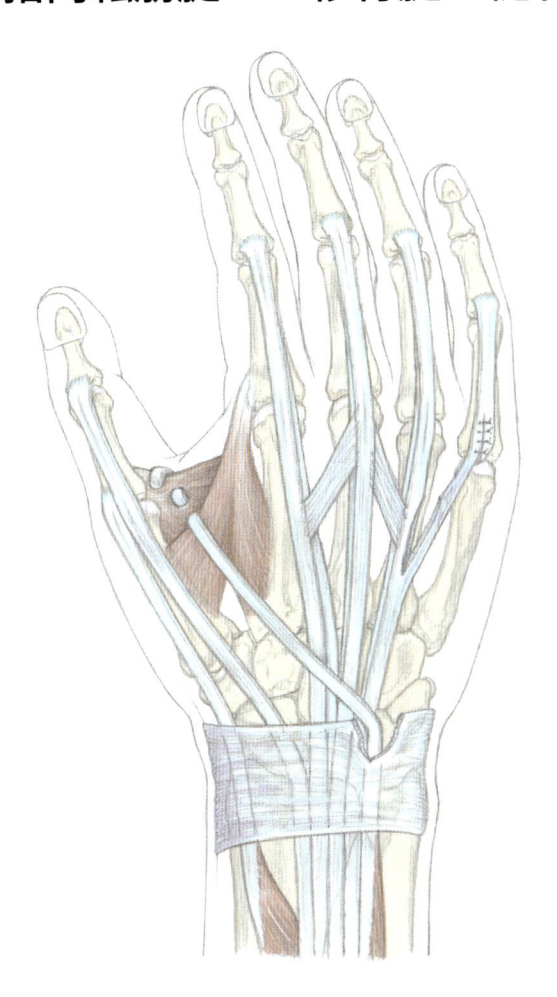

- 母指 MP 関節尺側に斜切開を加える．
- 母指基節骨底部尺側に停止する母指内転筋腱を展開し，ここから皮下に挿入した腱誘導鉗子が手指伸筋腱の腱膜下腔に入らないように注意しながら，手関節背側の皮切部に出す．
- 小指伸筋腱の断端を引き込み，小指伸筋腱を母指内転筋の筋腱移行部に編み込み縫合する．この際，移行腱の緊張は母指が他動的に中等度橈側外転できる程度にする．緊張が強すぎると，術後に母指内転拘縮を生じる．

❸…閉創する

- 以上の triple tendon transfer を終了後，創を閉鎖する．

サイドメモ

高位麻痺における小指 DIP 関節の屈曲障害に対する機能再建

- 前腕遠位に尺側凸のくの字型の皮切を加え，正中神経と浅指屈筋腱を橈側によけ，深指屈筋腱を展開する．
- 小指の深指屈筋腱を近位の筋腱移行部レベルで切離し，その遠位断端を前腕遠位部で中指の深指屈筋腱に引き込み端側縫合する．
- 教科書などによく記述されている小指の深指屈筋腱を隣接する環・中指の深指屈筋腱と側側縫合する手術法は，時間の経過とともに次第に小指環指屈筋腱の緊張が緩んでくるため，手術時にどのような緊張で縫合すべきか判断が難しい．

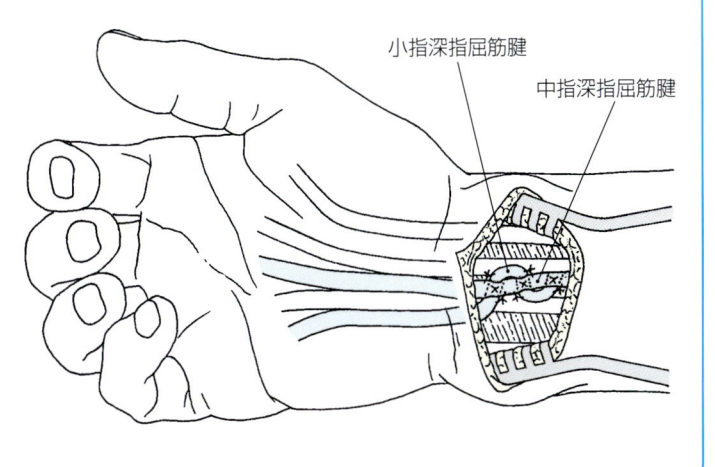

小指深指屈筋腱
中指深指屈筋腱

▶後療法

- 術後の外固定は，移行腱に緊張がかからないように注意して行う．MP関節は屈曲位，示指は橈側外転，母指は中等度掌側外転位を保持できるように，bulky dressing をして外固定を行う．
- triple tendon transfer を行った場合は腫脹が強くなるため，患肢挙上を徹底する．創部の出血が落ち着けば，薄い包帯にして，dressing が手指の自動運動に抵抗とならないように注意する．
- 術後2週目からは，作業療法士監視下で装具を除去した状態で，示指の他動外転，母指の自動外転訓練を開始する．それ以外は，作業療法士が作製した手指MP関節屈曲位，母指橈側外転・掌側外転中間位を保持する装具を装着する．
- 術後3週目からは，環・小指のMP関節だけ屈曲位を保持する装具に変更する．示指の外転，母指の橈側外転，掌側外転を積極的に自動運動訓練させる．
- 術後5週目からは，全方向性に自動運動および他動運動を行う．母指内転拘縮の傾向があれば母指外転装具を使用する．1か月間は術前に用いたナックルベンダーや安全ピン型スプリントを装着させる．

▶まとめ

- かぎ爪変形を矯正することで，IP関節を伸展させた状態でMP関節を屈曲できるため，指の運動アーチが大きくなり，大きな物の把持が可能となる．
- 母指内転筋と短母指屈筋深頭の麻痺による母指MP関節の不安定性と，第1背側骨間筋と第1掌側骨間筋の麻痺による示指MP関節の不安定性のため，ピンチ力が低下する．Neviaser手術とLittler法を組み合わせることで，母指と示指もMP関節を安定化でき，ピンチ力の増大が期待できる．安定した key pinch が可能となるため，Froment 徴候は消失し，母指と示指の巧緻性も改善することが期待される．
- 尺骨神経麻痺手は，一見，代用動作により正常の手指の動作ができるようにみえる．しかし注意深く観察することで，前述のような障害されている動作を確認できる．機能再建を行う際は，障害の程度，移行腱を採取することによる機能損失や術前後のリハビリテーションや装具療法に患者が適応できるか，などを十分に考慮に入れる必要がある．

（岡田充弘，斎藤英彦）

■文献

1. Burkhalter W, et al. Metacarpophalangeal flexor replacement for intrinsic-muscle paralysis. J Bone Joint Surg Am 1973；55：1667-76.
2. 斎藤英彦．尺骨神経麻痺に対する機能再建術．阿部宗昭編．新OS Now No.9 神経修復術と機能再建手技．東京：メジカルビュー社；2001. p.155-65.
3. Neviaser RJ, et al. Abductor pollicis longus transfer for replacement of first dorsal interosseous. J Hand Surg 1980；5：53-7.
4. 斎藤英彦ほか．長母指外転筋腱延長移行による第1背側骨間筋再建術（Neviaser手術）の検討．日手会誌 1989；6：448-52.
5. Littler JW. Tendon transfers and arthrodeses in combined median and ulnar nerve paralysis. J Bone Joint Surg Am 1949；31：225-34.
6. Lacey T, et al. Anatomical and clinical study of the variations in the insertions of the abductor pollicis longus tendon, associated with stenosing tendovaginitis. J Bone Joint Surg Am 1951；33：347-50.

運動機能再建

正中神経麻痺に対する機能再建術
──Camitz法

手術の概要

- 正中神経麻痺は，正中神経が前腕部より末梢で障害された低位正中神経麻痺と，より近位で障害された高位正中神経麻痺に区別する．
- 低位正中神経麻痺では，支配領域の知覚障害と母指対立障害が出現する．高位正中神経麻痺では，低位正中神経麻痺の症状に加えて母指と示指の屈曲障害が出現する．
- 正中神経麻痺に対しては腱移行による母指対立再建術が適応となる．母指対立には短母指外転筋が最も重要な役割を担っており，一般的には麻痺した短母指外転筋に対して腱移行が行われる[1]．
- 移行腱の選択は数多く存在するが，代表的なものは長掌筋腱[2]，固有示指伸筋腱[3]，固有小指伸筋腱[4]，環指浅指屈筋腱[5]，小指外転筋腱[6] である．筆者らは，母指球筋の萎縮した慢性の手根管症候群に対しては，手根管開放と同時に長掌筋腱移行（Camitz法）を行っている．長掌筋腱が外傷や先天的欠損により利用できない場合には固有示指伸筋腱を用いた母指対立再建術を行っている．
- 高位正中神経麻痺の場合は，長掌筋も麻痺して利用できないため，固有示指伸筋腱を用いた母指対立再建術を行い，さらに，母指屈曲再建として長母指屈筋腱に腕橈骨筋腱を移行し，示指屈曲再建として示指深指屈筋腱を環指深指屈筋腱に側側縫合を行っている．
- 高位正中神経麻痺の臨床での頻度は低いため，本項では，低位正中神経麻痺に対して有用な手術法であるCamitz法について述べる．本法の利点としては，手術が比較的容易であり，長掌筋腱移行による機能損失がないこと，術後リハビリテーションが容易であることがあげられる．

適応

- Camitz法の適応は以下の項目を考慮して決定する．
  ① 低位正中神経麻痺が適応であり，手根管開放と腱移行が同時に行えるため，母指対立障害を有する手根管症候群が最も良い適応である．
  ② 短母指屈筋は約30％の頻度で尺骨神経単独支配であり，正中神経が麻痺しても短母指屈筋の機能により母指対立障害を生じない．母指対立障害がなければ，腱移行の適応とはならない[7]．
  ③ 長掌筋は約13％の頻度で先天的に欠損しているため，術前に必ず長掌筋の存在を確認する[8]．
  ④ 長掌筋に外傷の既往や癒着がない．
  ⑤ 指関節や手関節に拘縮を認めない．認める場合はまず拘縮の解除を行う．
  ⑥ 母指対立機能の獲得には知覚が重要であるために，外傷例では神経修復が行

われていることが腱移行の前提である．
⑦術後外固定や後療法の必要性を患者が理解し治療に協力的である．

▶手術のポイント

①体位：仰臥位で患肢を手台にのせる．手術は駆血帯を用いて無血野で行う．
②皮切：手関節の近位2cmから近位手掌皮線まで加える．
③長掌筋腱を手掌腱膜とともに挙上する．
④横手根靱帯を切離して手根管を開放する．
⑤別皮切で短母指外転筋腱を同定する．
⑥皮下トンネルを作製し長掌筋腱を誘導する．
⑦手掌部の創を閉鎖する．
⑧長掌筋腱を短母指外転筋腱に縫合する．
⑨創を閉鎖し，外固定を行う．

● 手術手技の実際

❶ 手術体位と皮切

- 仰臥位で患肢を手台にのせる．
- 手術は駆血帯を用いて無血野で行う．
- 皮切は手関節の近位2cmから近位手掌皮線まで加える．

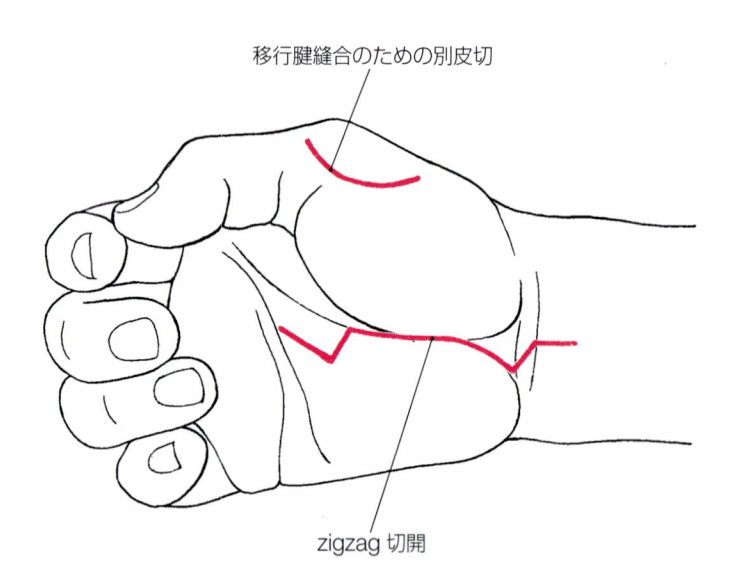

移行腱縫合のための別皮切

zigzag切開

▶ポイント
- 皮線部では瘢痕拘縮予防のためにzigzag切開とする．

正中神経麻痺に対する機能再建術——Camitz法 | 237

❷…長掌筋腱を挙上する

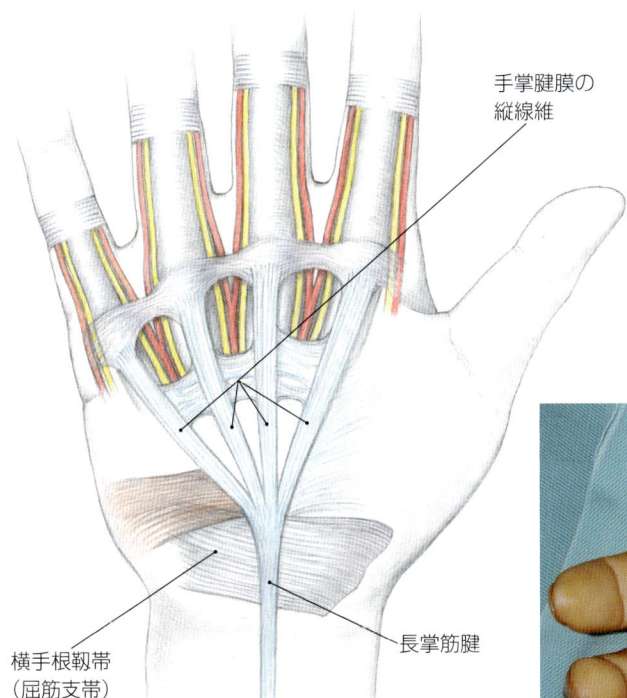

- 手掌腱膜を損傷しないように皮下組織を剥離する．
- 中枢から末梢に向かって長掌筋腱と連続する手掌腱膜を挙上して末梢部で切離し，長掌筋腱を挙上する [1]．
- 横手根靱帯を切離して手根管を開放する．

▶ポイント
- 手掌腱膜は非常に薄い組織のため，強度をもたせるために1cm以上の幅で挙上する．

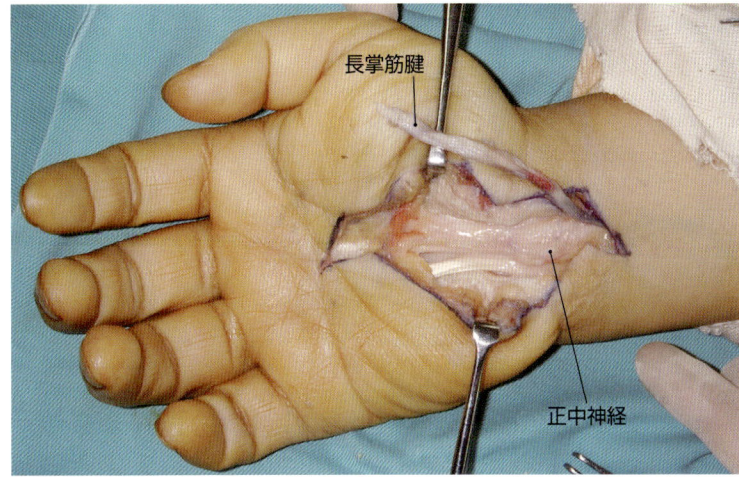

[1] 長掌筋腱の挙上

❸…短母指外転筋腱を同定する

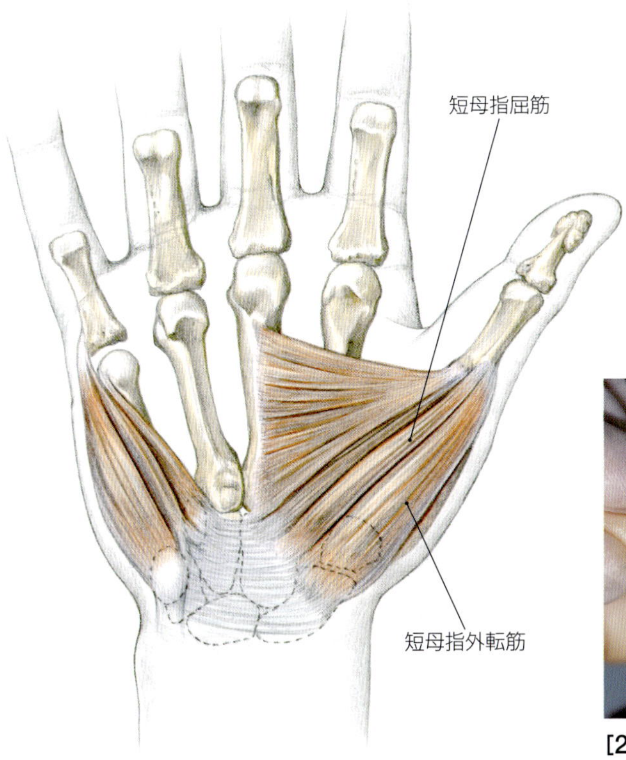

- 母指MP関節橈背側に別皮切を加え，短母指外転筋腱を同定する [2]．

▶ポイント
- 母指基節骨橈側には短母指屈筋腱と短母指外転筋腱が重なり合うように停止しているが，中枢側が短母指外転筋腱である．

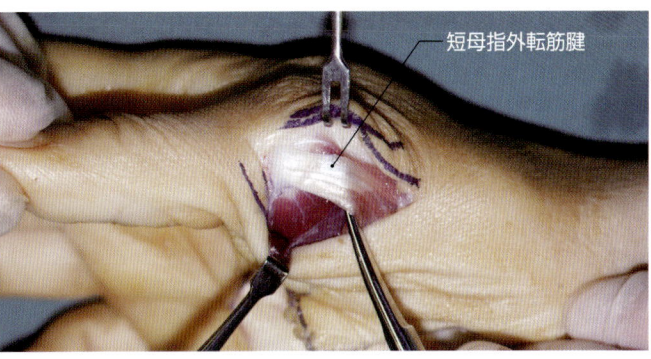

[2] 短母指外転筋腱の同定

❹ 皮下トンネルを作製し，長掌筋腱を誘導する

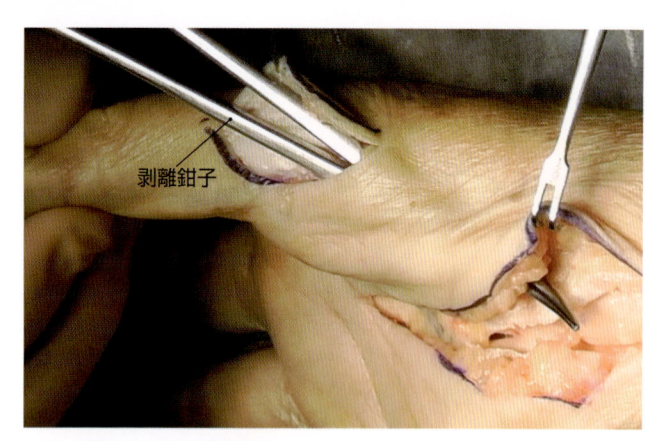

●剥離鉗子を用いて母指と手関節のあいだに皮下トンネルを作製し，長掌筋腱を母指に誘導する [3].

[3] 皮下トンネルの作製

❺ 手掌部の創を閉鎖する

●皮膚の緊張度も母指対立位に影響するため，腱縫合を行う前に手掌部の創を閉鎖しておく．

❻ 長掌筋腱を短母指外転筋腱に縫合する

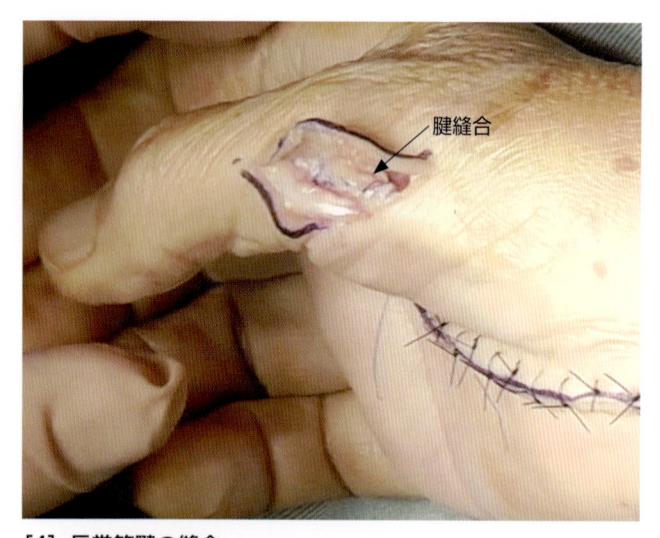

●長掌筋腱を短母指外転筋腱に編み込み縫合を行う [4].

[4] 長掌筋腱の縫合

▶ポイント
●腱の緊張度の決定は，手関節中間位において，母指が最大掌側外転位となるように行う．

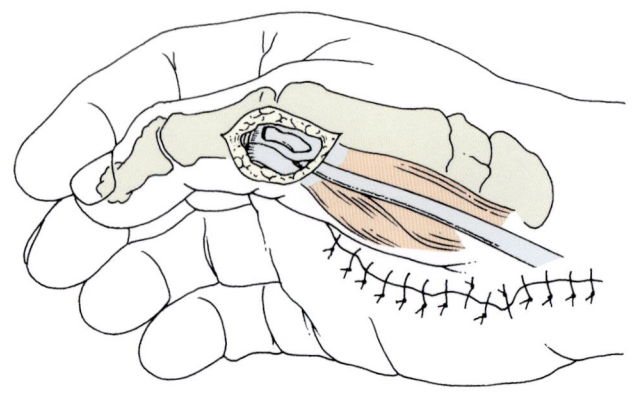

❼ 創を閉鎖し外固定を行う

- 母指の創も閉鎖し，母指対立位でバルキードレッシングおよび手関節シーネ固定を行う．

▶ 後療法

- 術後1週で抜糸を行い，母指対立位でthumb spica cast固定に変更する．
- 2週後にギプスを除去し母指対立運動訓練を開始する．
- 術後8週までは母指の伸展・回外で腱縫合部での断裂を生じる危険性があるので注意する．

▶ まとめ

- Camitz法は低位正中神経麻痺（とくに手根管症候群）に対する母指対立再建術として有用な術式である．
- 長掌筋の麻痺，先天的欠損，癒着がある症例では他の母指対立再建術を選択する．
- 手関節中間位において母指が最大掌側外転位となる緊張で長掌筋腱を短母指外転筋腱に縫合することが重要である．
- 術後3週間は母指対立位で外固定を行う．

（河村健二，矢島弘嗣）

■文献

1. Cooney WP III, et al. Opposition of the thumb: An anatomic and biomechanical study of tendon transfers. J Hand Surg Am 1984 ; 9 : 777-86.
2. Camitz H. Surgical treatment of paralysis of opponens muscle of thumbs. Acta Chir Scand 1929 ; 65 : 77-81.
3. Burkhalter W, et al. Extensor indicis proprius opponensplasty. J Bone Joint Surg Am 1975 ; 57 : 489-93.
4. Schneider LH. Opponensplasty using the extensor digiti minimi. J Bone Joint Surg Am 1969 ; 51 : 1297-302.
5. Thompson TC. A modified operation for opponens paralysis. J Bone Joint Surg 1942 ; 24 : 632-40.
6. Littler JW, Cooley SGE. Opposition of the thumb and its restoration by abductor digiti quinti transfer. J Bone Joint Surg Am 1963 ; 45 : 1389-96.
7. Olave E, et al. Distribution patterns of the muscular branch of the median nerve in the thenar region. J Anat 1995 ; 186 : 441-6.
8. Reimann AF, et al. The palmaris longus muscle and tendon: A study of 1600 extremities. Anat Rec 1944 ; 89 : 495.

小児スポーツ障害
肘離断性骨軟骨炎──鏡視下病巣郭清術

MOVIE

手術の概要

- 肘離断性骨軟骨炎は成長期における投球肘障害のなかで最も重症度の高い疾患である．障害の早期発見，早期治療を目的として，1981年の徳島県を皮切りに，現在では全国各地で野球肘検診が行われるようになった．しかしながら，いまだに放置されて終末期に至り，野球を断念するばかりでなく，日常生活にも支障をきたす選手が散見される．
- 筆者らは，保存療法で治癒できなかった離断性骨軟骨炎の症例に，2〜4つのポータルを用いて鏡視下での病巣郭清術を行っている．病巣の大きな症例に対しては適応とならない場合もあるが，多くの症例に対して適応でき，術後成績も良好である．
- 直視下に対し，鏡視下では広範囲に観察が可能であるため，病巣に対してだけでなく，関節内全体の正確な病態の把握や確実な処置ができるメリットがある．

▶適応

- 筆者らは，たとえ完全に治癒しなくても，進行期ならば保存療法で可及的に病巣の修復を得て，最後に残った部位に対してのみ処置を行っている[1]．したがって，適応となるのは基本的に離断性骨軟骨炎の終末期に至った症例である．
- 以下の項目を考慮して手術の適応を決定する．
  ① 外側上顆の骨端線が閉じており，これ以上，保存療法での修復が得られないもの．
  ② 単純X線やCTで母床部に骨硬化が認められ，巣内あるいは巣外に遊離体の形成をみるもの．
  ③ 肘関節の安定性が保たれているもの．

▶手術のポイント

① 使用する関節鏡：筆者らは外径2.9 mm，外套管4.0 mmの30°および70°斜視鏡を用いている[2,3]．
② 麻酔：全身麻酔でも伝達麻酔でも可能である．
③ 体位：仰臥位とし，患側の肩関節を外転させたとき，手術台から肘関節が出るくらいまで上半身を端に寄せる．
④ 肩関節80°外転位，肘関節90°屈曲位で上内側ポータルと前外側ポータルを用いて前方関節腔の処置を行う．
⑤ 肩関節外転0°に戻し，外側ポータルと後外側ポータルを用いて後方関節腔，腕尺関節外側，上腕骨小頭の処置を行う．
⑥ ポータルは適宜入れ替える．

⑦創を閉鎖し，ドレッシング後にシーネ固定を行う．

手術手技の実際

❶ 使用する関節鏡と麻酔

- 筆者らは外径 2.9 mm，外套管 4.0 mm の 30°および 70°斜視鏡を用いている[2,3]．なければ膝用の外径 4.0 mm の斜視鏡でも可能であるが，外径 2.7 mm の斜視鏡は灌流効率や光量の問題，術野の狭さから不向きである．
- 全身麻酔でも伝達麻酔でも可能である．

前方関節腔の処置

❷ 手術体位とポータルの作製

- 仰臥位とし，患肢にはエアターニケットを装着する．上半身を患側へずらし，肩関節を外転させたときに肘関節が手術台から出るようにする．

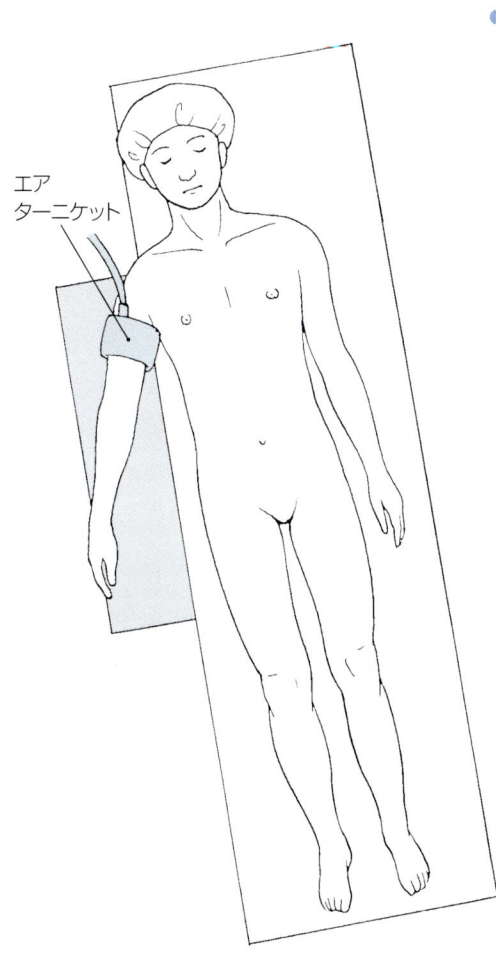

エアターニケット

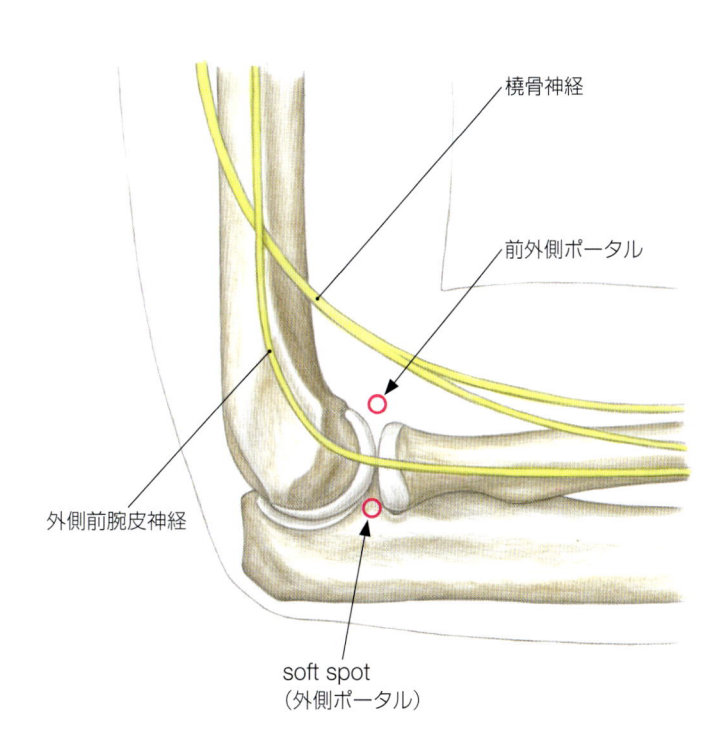

橈骨神経
前外側ポータル
外側前腕皮神経
soft spot
（外側ポータル）

- まず肘頭，上腕骨小頭，橈骨頭で囲まれた soft spot から生理食塩水 20 mL を関節内に注入する．
- 続いて同部位に排水管を設置する．排水管には生理食塩水を満たした延長チューブと 50 mL シリンジを連結しておく．

- 肩関節外転80°，肘関節90°屈曲位となるよう助手が保持する．
- 上内側ポータルは内側上顆中央より2横指近位，1横指前方に約1cmの皮切を加える．この際，円刃刀を用い，皮下組織はモスキートペアンで剥離する．
- コーンタイプの鈍棒で外套管を滑車と鉤状突起の内側縁付近に当て，滑らせるように腕橈関節を目指して刺入する．

▶ポイント
- 外套管刺入時に，助手がシリンジを押し，関節腔内を生理食塩水で膨張させておくことで，神経血管束の損傷を避けることができる．

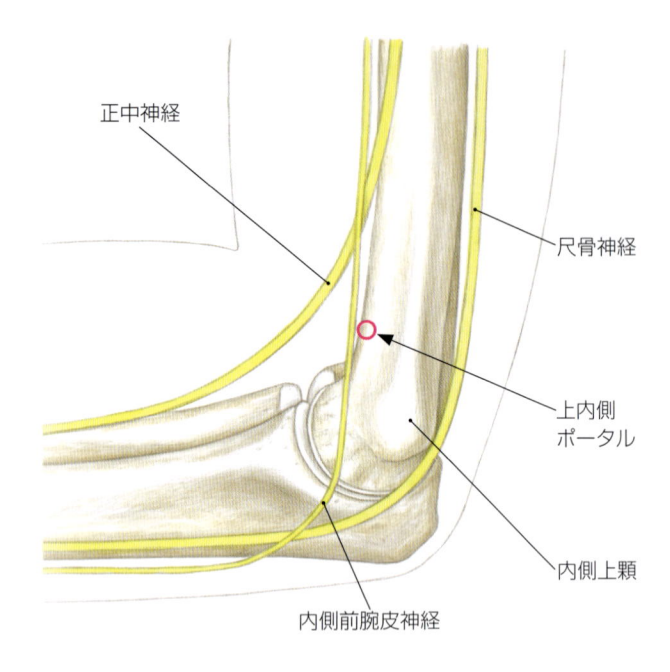

正中神経
尺骨神経
上内側ポータル
内側上顆
内側前腕皮神経

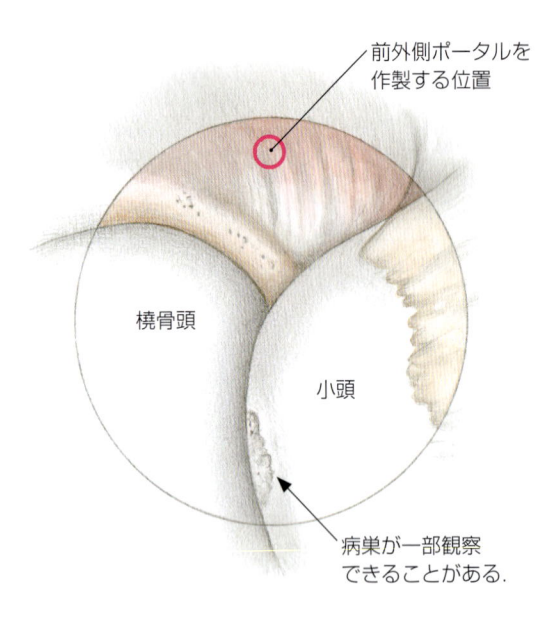

前外側ポータルを作製する位置
橈骨頭
小頭
病巣が一部観察できることがある．

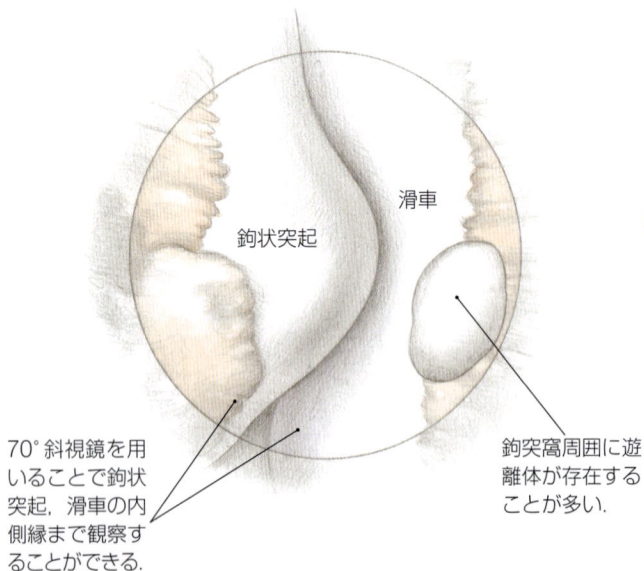

- 前外側ポータルは switch stick technique で鏡視下に作製する．腕橈関節中央部で関節面より約5mm前方の関節包に30°斜視鏡の先端を当て，外套管を残したまま関節鏡のみを抜く．次に外套管へロッドもしくは Kirschner 鋼線を挿入し，関節包を貫通させ皮下へ進める．この部位を切開し，前外側ポータルを作製する．いったん外套管を皮膚から突き出し，その先端にシェーバー先端を沿えて一緒に関節内へ誘導した後，再び関節鏡をセットする．

▶ポイント
- ワーキングポータルとなる前外側ポータルの位置が適切でないと，シェーバーや鉗子が届かない部位ができるため注意が必要である．

鉤状突起
滑車
70°斜視鏡を用いることで鉤状突起，滑車の内側縁まで観察することができる．
鉤突窩周囲に遊離体が存在することが多い．

▶ポイント
- シェーバーにて関節包を切除しすぎると，筋肉が膨隆して視野が妨げられるため，滑膜切除を行う際は注意が必要である．

❸ 前方関節腔の処置を行う

- 30°斜視鏡で腕橈関節周囲の観察を行う．前方関節腔からは小頭の病巣はわずかに観察されるか，もしくは見えないことも多い．滑膜炎や軟骨の損傷，橈骨窩の骨棘・骨堤の有無を確認し，必要に応じてシェーバーや高周波蒸散装置で処置を行う．
- 次に70°斜視鏡に変更し，腕尺関節周囲の観察を行う．上内側ポータルが適切であれば，滑車から鉤状突起の内側縁まで観察できる．同様に滑膜炎，軟骨損傷，骨棘の有無を確認し，必要に応じて処置を行う．また鉤突窩には遊離体が存在していることがあり，把持鉗子などを用いて摘出しておく．

後方〜外側関節腔の処置

❹ 手術体位とポータルの作製

- 肩関節を外転 0° とし，肘関節は 50〜60° 屈曲とする．
- はじめに排水管を設置した soft spot の切開を拡大して外側ポータルとする．
- コーンタイプの鈍棒を装着して外套管を挿入し，関節内に入ったら先端を腕尺関節外縁に沿って後方関節腔へ進める．

▶ 手技のコツ
- 鈍棒は皮膚に対して垂直に挿入し，先端が骨に当たることを確認する．
- 腕尺関節外側は滑膜ひだがアーケード様に隔壁を形成している部位があり，先端がひっかかって進めにくいことがある．骨に沿って慎重に進めていく必要がある．

- 70°斜視鏡を用いて関節腔内を観察する．
- 上腕三頭筋腱外側から 23 G カテラン針を刺入し，後外側ポータルを作製する部位を確認する．適切な位置，方向が確認できればカテラン針に沿って尖刃刀で後外側ポータルを作製する．

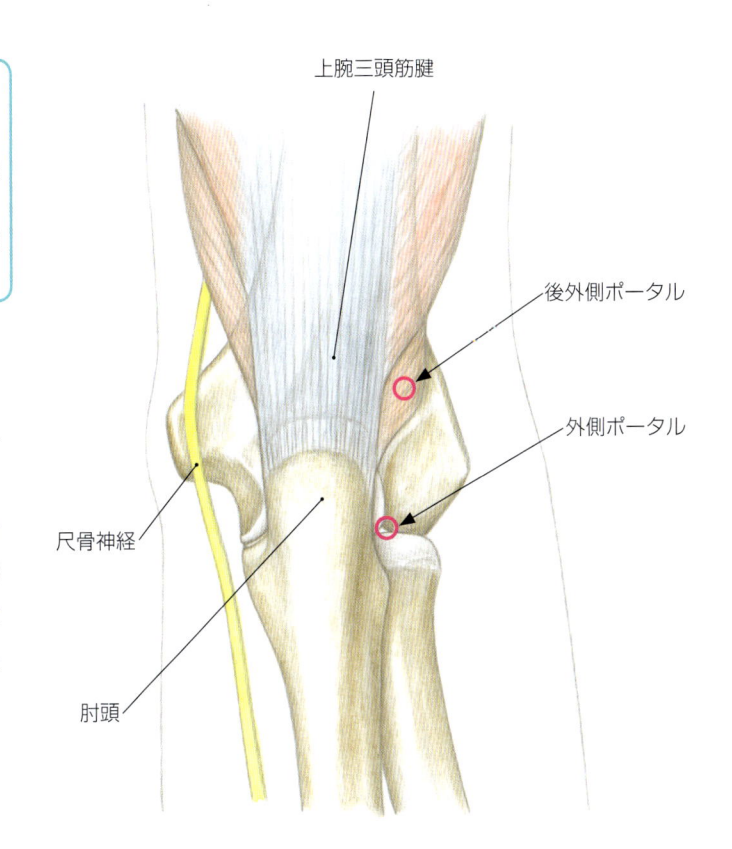

❺ 後方関節腔の処置を行う

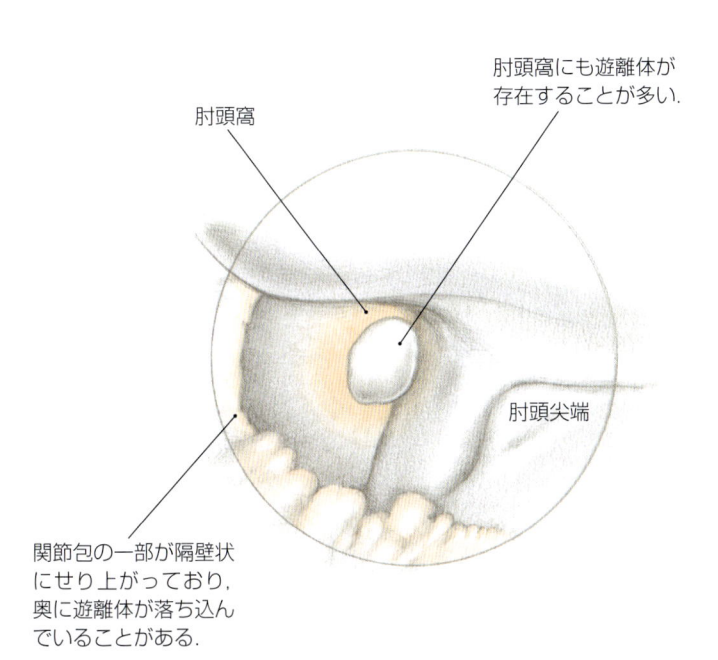

- 後方関節腔に骨片が存在していれば把持鉗子やシェーバーを用いて摘出する．またプロービングで肘頭窩に癒着した骨片の有無を確認する．
- しばしば腕尺関節内側の関節腔に骨片が移動していることがあるため，パンピングを行って確認する．

❻…腕尺関節外側の処置を行う

- 後方の処置が終了すれば，後方関節腔まで進めていた関節鏡をゆっくりと引きながら腕尺関節外側を観察する．滑膜ひだの状態（肥厚，発赤など）を観察し，必要に応じてシェーバーや高周波蒸散装置で処置を行う．
- 関節鏡を少しずつ腕橈関節寄りに進めると，遊離骨片を認めることがある．存在していれば鉗子などで摘出する．
- 腕尺関節の関節面にも小骨片が挟まっていることがあり，プローブで掻き出して摘出しておく．

▶ ポイント
- 関節包を切除しすぎると肘筋が膨隆して視野の妨げとなるため，注意が必要である．

小頭の処置

❼…ポータルの選択，肢位

- 後外側ポータルをビューイングポータル，外側ポータルをワーキングポータルとする．
- 後外側ポータルから70°斜視鏡を腕橈関節の方向へ進めていく．小頭を後外側から観察する状態になる．
- 肘関節を伸展させた状態では病巣は橈骨頭に覆われているが，屈曲していくことで橈骨頭が画面奥へ避けていき，病巣の観察が容易となる．

▶ 手技のコツ
- 屈曲すればするほど病巣は観察しやすくなるが，その分，関節腔が狭くなるため処置が困難となる．適切な角度を調整しながら処置を行う．筆者らは120°程度で行うことが多い．

❽…病巣の処置を行う

- 手術に至る症例はほとんどが終末期であるため，病巣部の軟骨は明らかに亀裂や膨化，毛羽立ちなどの異常を呈している．プロービングでその範囲を確認する．

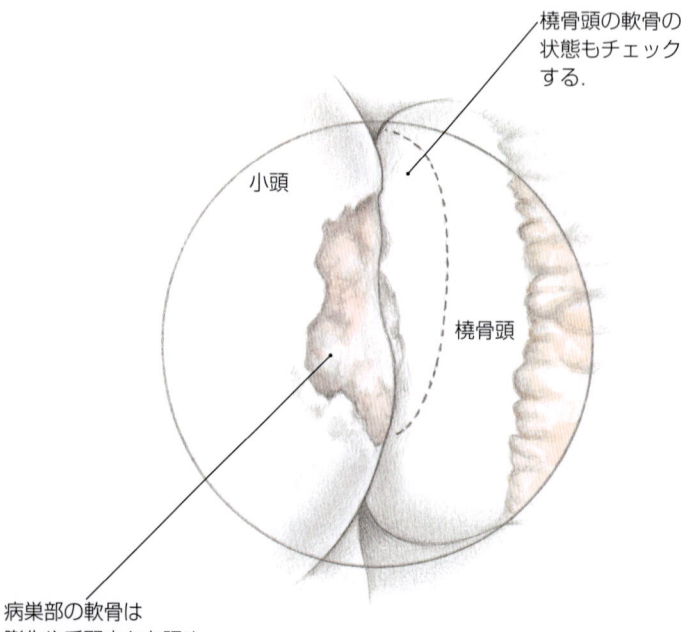

橈骨頭の軟骨の状態もチェックする．

小頭

橈骨頭

病巣部の軟骨は膨化や毛羽立ちを認め，傷んだ母床とともに容易に剥がれてくる．

母床部を出血が
認められるまで新鮮化する.

> ▶ポイント
> ●郭清を進めながら軟骨層の厚みを観察する.病巣は軟骨層が比較的厚いため,正常軟骨層が見られるまで郭清する.

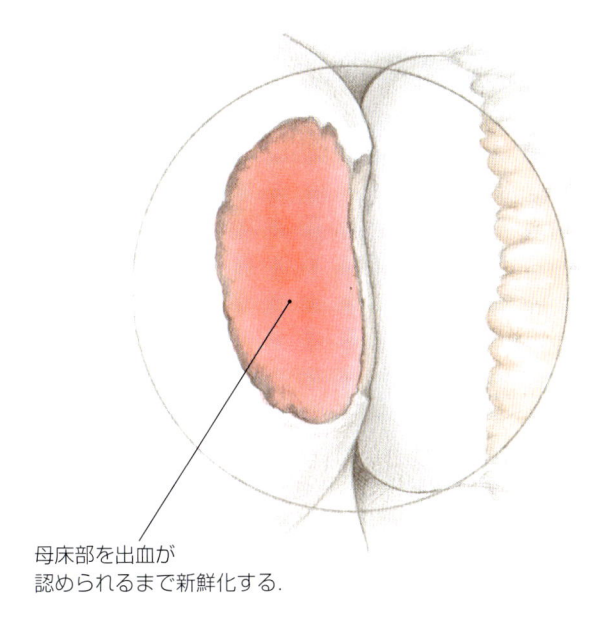

- 鋭匙やシェーバーで病巣の骨軟骨片を掻き出しながら郭清を進める.
- 母床から出血が確認できるまで郭清を行う.
- 出血が不良であればマイクロフラクチャーオウルなどで穿孔する.

❾…創を閉鎖する

- 最後に関節腔内全体を観察して,再度,遊離骨片の有無を確認し,ポータルを縫合して終了する.

▶後療法[4]

- 術後は上腕から前腕までシーネで固定する.
- 1週間~10日程度でシーネを除去し,自動運動を開始する.
- 術後1~2か月で可動域の改善が得られるように訓練を行う.
- 術後2か月から近距離のキャッチボールを開始する.
- 徐々に距離,スピードを上げていき,術後3~4か月で投球制限なしとする.

▶まとめ

- 鏡視下病巣郭清術は肘離断性骨軟骨炎に対する手術療法として,低侵襲,広範囲の観察・処置が可能という観点から有用である.
- 狭いワーキングスペースであるため,70°斜視鏡を用いた手技に習熟する必要がある.

(鈴江直人,柏口新二)

■文献
1. 鈴江直人ほか.上腕骨小頭離断性骨軟骨炎に対する保存療法.臨床スポーツ医学 2012;29:261-6.
2. 松浦哲也ほか.肘関節鏡視下手術―遊離体摘出術を中心に.臨床スポーツ医学 2006;23(臨増):264-71.
3. 鈴江直人ほか.関節鏡による野球肘の診断.関節外科 2008;27:50-7.
4. 松浦哲也ほか.上腕骨小頭骨軟骨障害の保存療法の限界と遊離体摘出術.関節鏡 2006;31:223-8.

小児スポーツ障害

野球肘内側障害──内側上顆下端裂離骨折, 内側上顆骨端離開に対する整復・固定術

● 手術の概要

- 若年期における野球肘の内側障害は little leaguer's elbow とよばれ[1], 内側上顆下端裂離骨折, 内側上顆骨端離開などがある. これらの障害は骨端線が閉鎖する前の年齢 (11〜14歳) に多く, 骨端線や軟骨を含んだ損傷が特徴である[2]. 発症機序は内側側副靱帯 (MCL) 損傷と同様であるが, X線で見える骨のみでなく, 軟骨部分および靱帯も含めた損傷の的確な診断が必要である.

内側上顆下端裂離骨折
- 内側上顆下端裂離骨折は肘外反ストレスによって繰り返される MCL 起始部の牽引力が原因である. 9〜10歳ごろでは裂離骨片がみられないこともあるが, これは靱帯起始部が軟骨成分であり, 靱帯の牽引力による sleeve fracture と思われる[2].
- 小学校高学年ごろには, 裂離した骨片が明らかになるため X 線による経過観察が可能である [1].

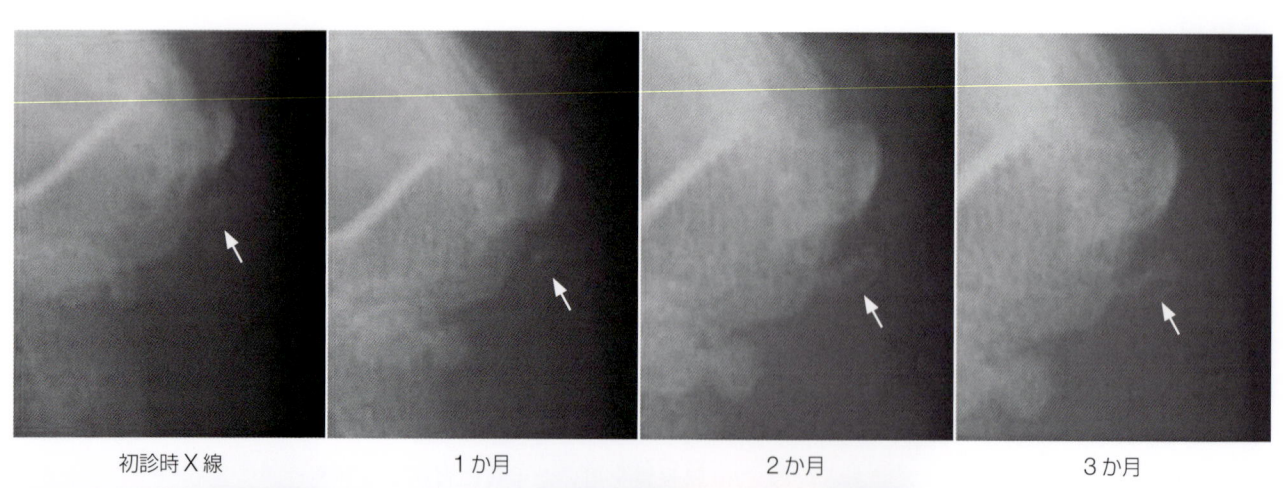

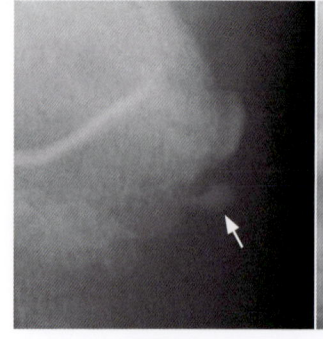

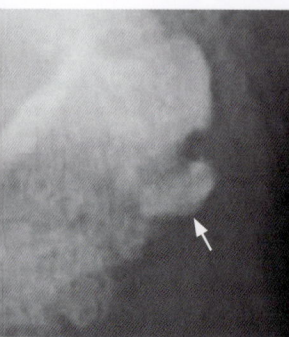

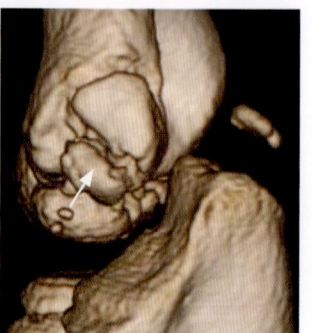

初診時 X 線　　1か月　　2か月　　3か月

6か月　　8か月　　8か月 3D-CT

[1] **内側上顆下端裂離骨折の経過**
肘屈曲45°単純 X 線正面像と 3D-CT.
矢印：骨折部.

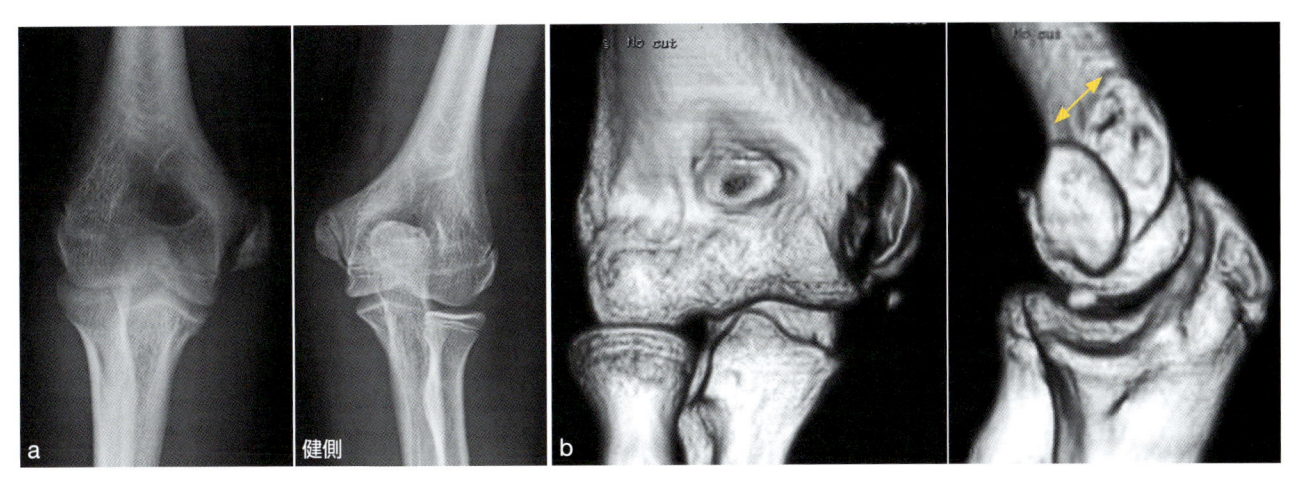

[2] 内側上顆裂離骨折
a：初診時 X 線像，b：初診時 3D-CT 像．
肘屈曲 45°単純 X 線正面像と 3D-CT 像．裂離した内側上顆は屈筋群によって後方から開大し，前方へ転位する．
↔：骨折部の転移距離．

- 新鮮例では，ほとんどの症例において投球中止を主とする保存的治療で骨癒合が可能である．
- 骨癒合のみられない症例でも疼痛を自覚しないものもあるが，中学・高校生以上になり，競技レベルが上がってくると有症状例が多くなる[3]．
- 診断は内側上顆下端やや前方に限局した圧痛がある．また，外反ストレスでも疼痛が誘発される[4]．
- 骨折は内側上顆前下方であるため，単純 X 線撮影は肘屈曲 45°正面像が有用である[3] [1]．
- 骨癒合が得られず疼痛が持続している場合には，手術的治療を選択する[5]．

内側上顆骨端離開

- 健側と比較し，投球側内側上顆の骨端線が開大している．内側上顆の前面には屈筋群が付着しており，後面にはそれに対する拮抗筋がないため骨端線は後方から開大してくる[2] [2]．
- 局所の疼痛が強い例は少なく，内側上顆下端裂離骨折，離断性骨軟骨炎，肘頭骨端離開などを合併している場合も少なくない．
- 本障害は，投球動作の繰り返しによって骨端離開が徐々に進行するが，時に全力投球や遠投時に自家筋力による骨折が起こる[6]．
- 前駆症状の後に一撃で内側上顆が転位するため激痛で投球は不可能となる[5]．
- 内側上顆には屈筋群や MCL が起始しているため，内側上顆の転位によって内側支持機構の破綻が生ずる[2]．内側上顆は肘の安定性に重要であり，外反動揺性が残存した場合には多くのスポーツで復帰が困難になる．
- 内側上顆は肘部管の構成要素として重要である[7]が，偽関節を形成すれば遅発性尺骨神経麻痺が生じる可能性も考えられる[2]．

▶適応

- 内側上顆下端裂離骨折では，以下の条件を満たした場合に手術適応となる．
    ①肘屈曲 45°正面像で転位が 4 mm 以上．
    ②大きな骨片：5 mm 以上で MCL 実質の損傷がなく，しっかりと裂離骨片に付着し，骨接合術が可能である．

③受傷後から少なくとも3か月以上経過し，その後において骨片癒合の見込みがない [1]．
④局所の圧痛，外反ストレス時痛が持続しており投球が不能である．
⑤今後，野球を継続したいという強い希望がある．
- 内側上顆骨端離開では，以下が適応の条件である．
①転位が5 mm以上 [2]．
②外反動揺性がある場合は5 mm以下でも適応とする．

内側上顆下端裂離骨折

▶手術のポイント

①内側上顆下端前方の骨片を触知しながら進入する．
②裂離骨折部を露出し，新鮮化する．肘頭から採取した海綿骨を，掻爬した偽関節部に移植する．
③骨片をKirschner鋼線とtension band wiringで固定する．
④抜釘を行う．

手術手技の実際

❶ 骨片を触知しながら進入する

- 骨片は内側上顆下端前下方から裂離するため，肘屈曲位で内反位を保持して整復を行う．
- 内側上顆下端前方の骨片を触知しながら内側側副靱帯（MCL）の走行に沿って総屈筋群を線維方向に分けて進入する．
- 近位方向へ引き寄せが可能であれば，靱帯・骨片周囲の剥離は必要ない．
- 引き寄せが困難な場合は，MCLの前方と後方を少し剥離するが，gapには肘頭から採取した海綿骨chipを移植し，tension bandで圧着するため，必ずしも骨片間が接触しなくともよい．

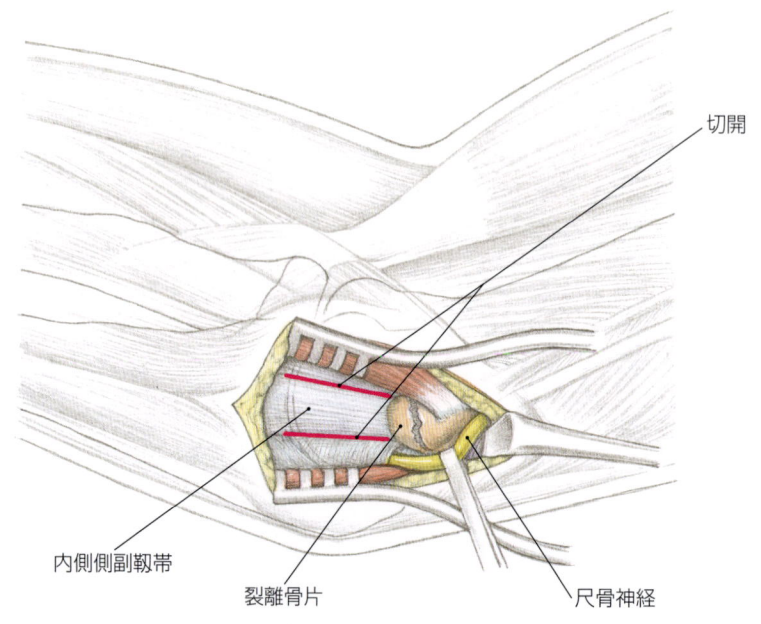

❷ 裂離骨折部を露出し，新鮮化する

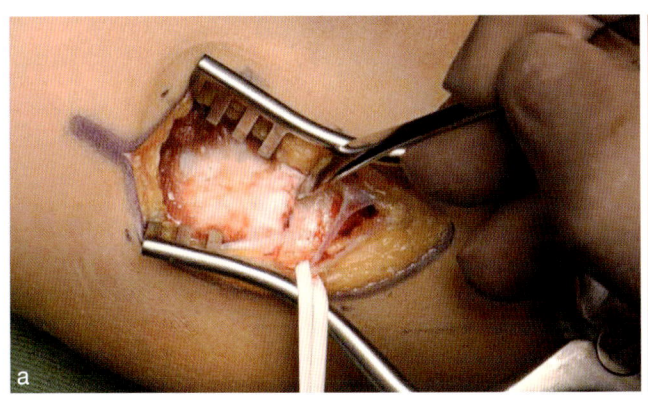

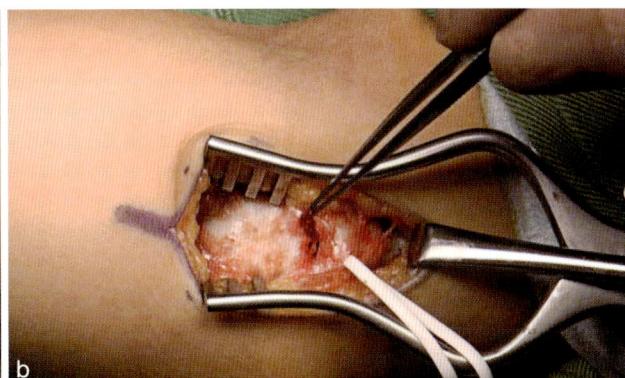

[3] 偽関節部の瘢痕を骨片の海綿骨が出るまで露出

- MCLの変性がなく緊張があり，骨片がMCLと連続していることを確認する．
- 骨片と内側上顆の偽関節部の瘢痕を，骨片の海綿骨が出るまで小円刃刀で露出する［3］．
- 内側上顆下端はノミまたは小円刃刀で新鮮化する．

▶ポイント
- 骨片の遠位付着部でのMCLの損傷がないことを確認する[8]．
- 骨折部の瘢痕組織はしっかり掻爬する．

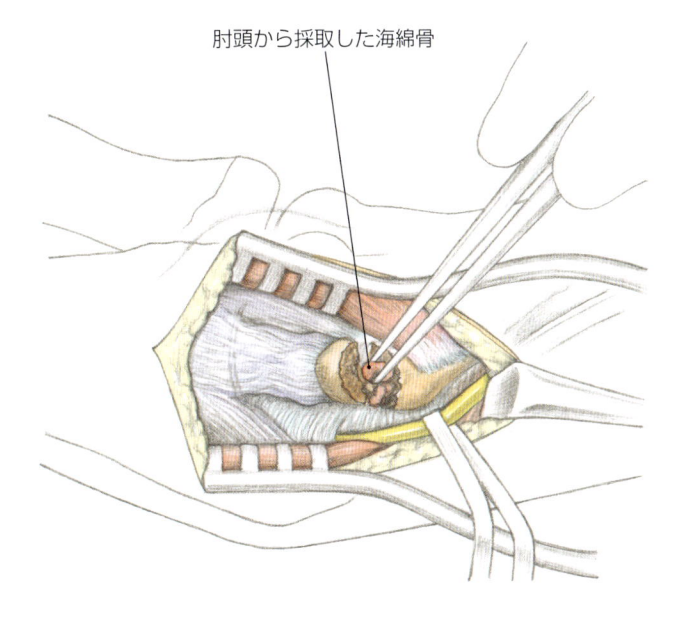

肘頭から採取した海綿骨

- 肘頭から小皮切で海綿骨を採取し，掻爬した偽関節部に海綿骨を移植する．

▶ポイント
- 骨片が引き寄せられなくとも，間隙に十分な海綿骨を移植し，tension bandで圧着することで骨癒合が得られる．

❸…骨片をKirschner鋼線とtension band wiringで固定する

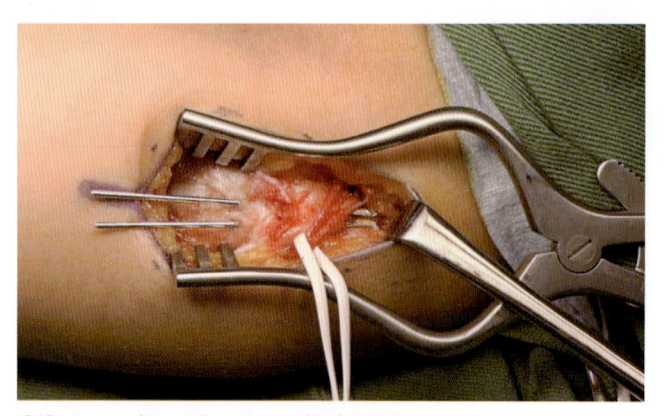

[4] 1mm径のKirschner鋼線を平行に刺入

- 内側上顆後面のKirschner鋼線が近位に出てくる部位を骨膜下に剥離し，尺骨神経を保護する．
- 骨片側からKirschner鋼線2本を平行に刺入する [4]．

▶ポイント
- 鋼線が平行に入っていれば多少のgapは圧着できる．
- 骨片は小さく割れやすいため，1mm径のKirschner鋼線を用いる．

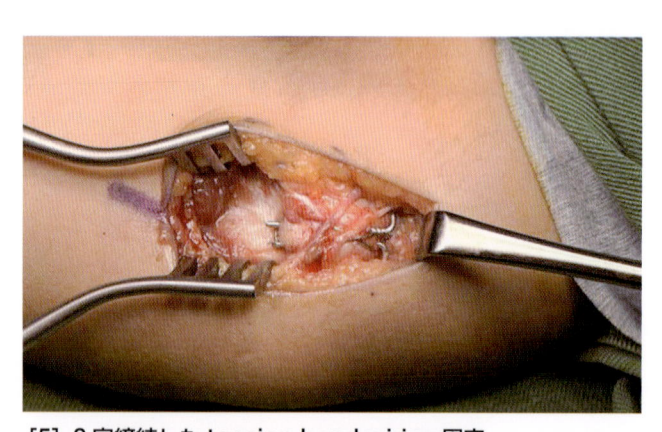

[5] 8字締結したtension band wiring固定

- 0.46～0.55mm径のsoft wireを8字締結しtension band wiring固定とする [5]．
- 骨片側の鋼線の尖った先端を切り，鋼線を中枢側からゆっくり引き抜き，wireから2mmほど残しておく．

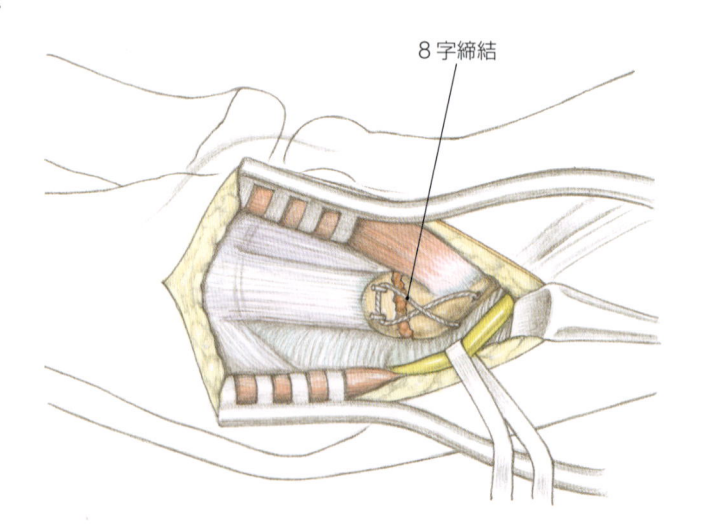

8字締結

▶ポイント
- 鋼線遠位側が長すぎると自動運動開始後にMCLを損傷する可能性がある．tension bandをかけたKirschner鋼線の遠位端は，靱帯実質を損傷しないようにできるだけ短く切断する．
- 中枢端は内側上顆後面に密着するようにbendingし，尺骨神経への刺激を避ける．

❹ 抜釘を行う

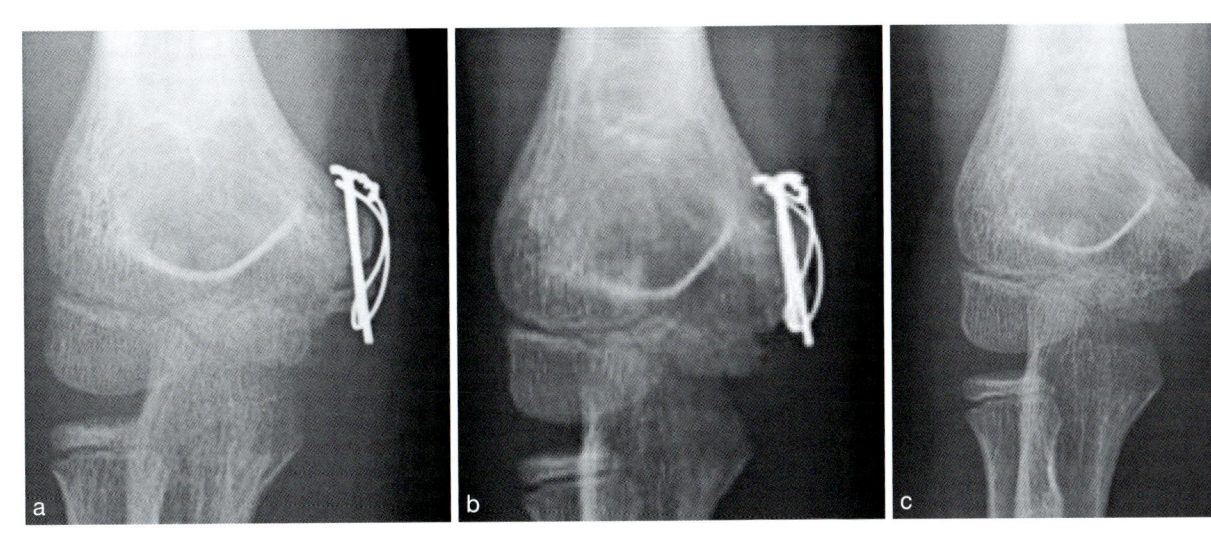

[6] 術後経過
肘屈曲45°単純X線正面像．a：術直後，b：術後6週間，c：術後3か月．

- 抜釘は骨癒合を確認して3か月前後で行う [6]．

内側上顆骨端離開

▶ 手術のポイント

①内側上顆稜を骨膜下に展開して，内側上顆を露出する．
②骨片を破損しないように保持して整復する．
③骨片を Kirschner 鋼線と tension band wiring で固定する．

● 手術手技の実際

❶ 内側上顆を露出する

- 尺骨神経を保護しながら内側上顆稜近位を2～3cmほど剥離する．
- 内側上顆の後方から内側上顆稜を骨膜下に展開していき，総屈筋群とともに裂離した内側上顆を露出する．

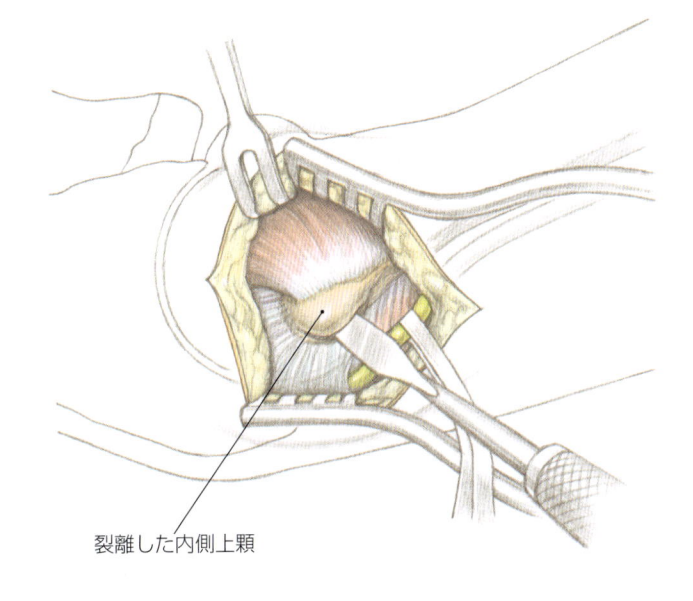

裂離した内側上顆

❷…骨片を整復する

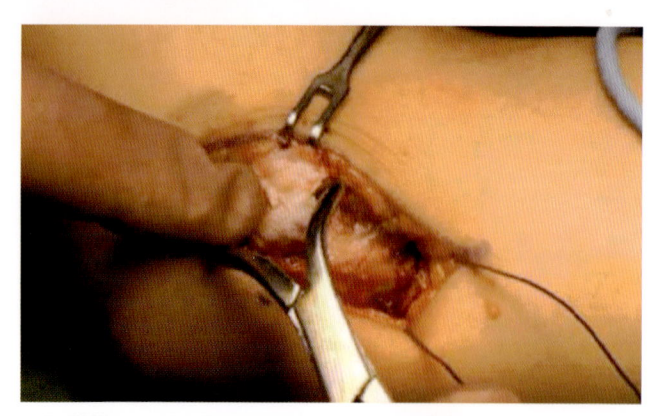

[7] 整復しながら後方のアライメントを確認

- 肘関節屈曲，手関節掌尺屈位に保ちながら，骨片を破損しないように保持して整復する．
- 骨把持鉗子を用い，骨片を破損しないように愛護的に引き寄せながら整復位とし，後面のアライメントを確認する [7].
- MCLは剥脱した骨片と総屈筋群の裏側に付着しているため，骨片が正確に整復され癒合すればMCLも機能的に問題のない程度に修復される[2].

▶ポイント
- 骨片が回転転位を伴う場合，整復が多少困難である．
- 12歳以下では内側上顆の近位，後面の未骨化の軟骨がスリーブ状に骨幹端から剥離していることもあり，帽子をかぶせるように整復する[2].

❸…骨片をKirschner鋼線とtension band wiringで固定する

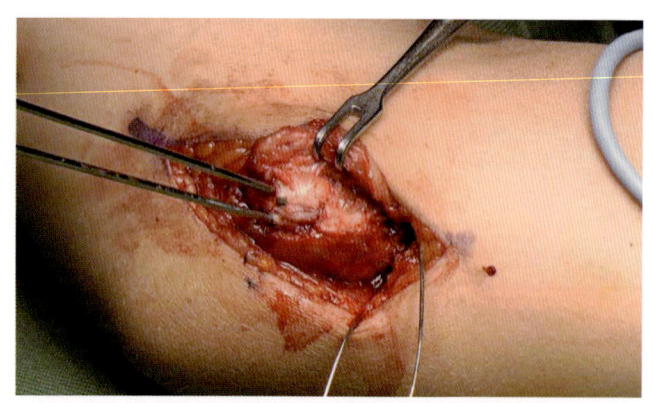

[8] 1.5 mm径のKirschner鋼線2本を平行に刺入

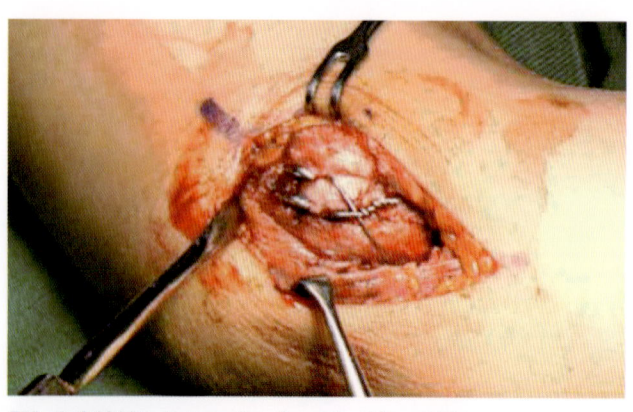

[9] 8字締結したtension band wiring固定

- 1.5 mm径のKirschner鋼線2本を平行に刺入する [8].
- 内側上顆から2〜3 cm近位に0.6〜0.8 mm径のsoft wireを刺入し，8字締結にてtension band wiring固定とする [9].

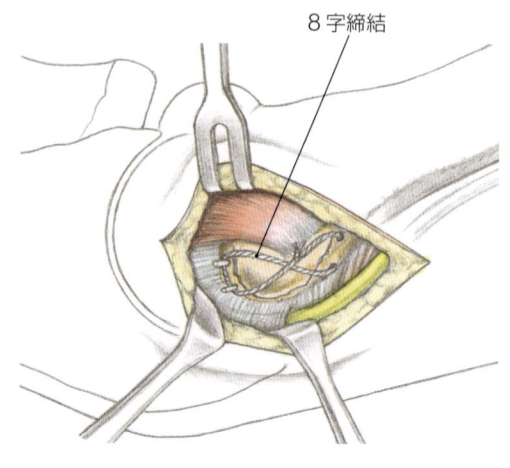

8字締結

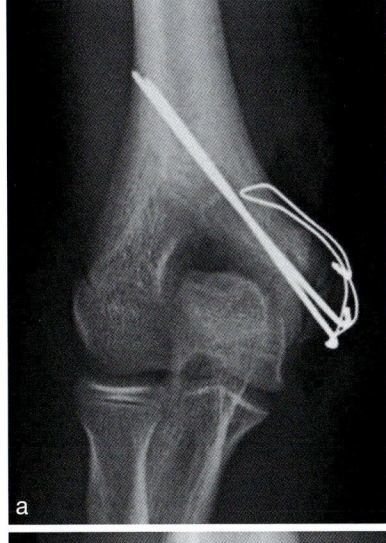

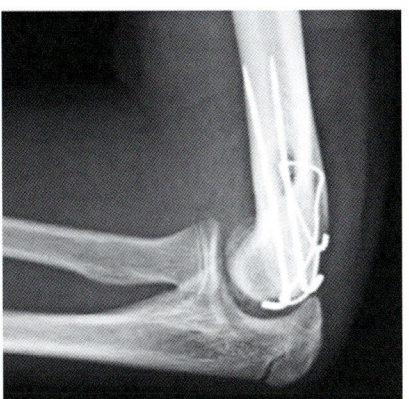

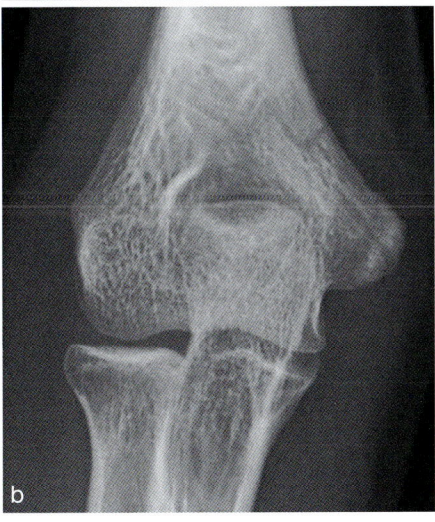

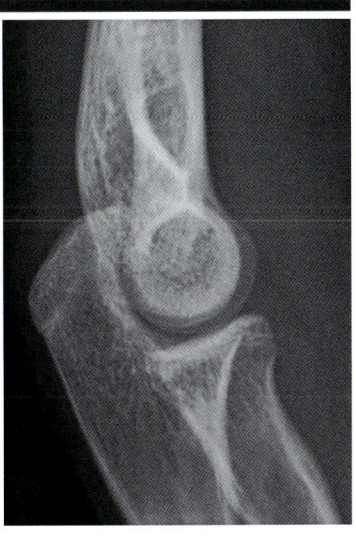

- 鋼線による尺骨神経への刺激がないか注意深く肘を屈伸して確認する．
- Kirschner鋼線2本を平行に刺入するのみでは固定力が不十分なことが多く，tension band wiringで固定する．簡便で強固な固定が得られる[9][10]．

▶後療法

- ギプス固定は約2週間とし，その後，軽い自動運動を開始する．
- 鋼線抜去は3〜4か月で行い，4〜5か月で徐々に復帰させる．

▶まとめ

- 手術適応となる症例は多くはないが，裂離骨片の残存は，その後のパフォーマンスに影響がある．
- 内側上顆に起始をもつMCLと総屈筋群の緊張は強いものであり，転位した内側上顆の骨癒合を得るのは容易ではない．

（古島弘三，岩部昌平，伊藤恵康）

[10] 術後経過
肘屈曲45°単純X線正面像．
a：術直後，b：術後3か月．

■文献

1. Borogdon BG, et al. Little leaguer's elbow. AJR Am J Roentgenol 1960；83：671-5.
2. 伊藤恵康．肘関節外科の実際 私のアプローチ．東京：南江堂；2011．p.215-27．
3. 松浦哲也ほか．野球による発育期上腕骨内側上顆骨軟骨障害の追跡調査．日整外スポーツ医会誌 1998；17：263-9．
4. 伊藤恵康．教育研修講座 肘関節のスポーツ障害．日整会誌 2008；82：45-58．
5. 辻野昭人ほか．内側型野球肘牽引障害の病態と治療．骨・関節・靱帯 2005；18：975-83．
6. 田名部誠悦ほか．投球時に自家筋力により発生したと考えられる上腕骨内上顆骨折の6例．臨スポーツ医 1985；2：85-8．
7. 岩部昌平ほか．稀有な剥離様式を示した小児上腕骨内側上顆骨折の4例．日肘研会誌 1996；3：71-2
8. 古島弘三ほか．投球障害における裂離骨片を伴った肘内側側副靱帯損傷―保存例と手術例の比較．日肘会誌 2012；19：102-5．
9. 伊藤恵康．上腕骨内側上顆骨折．冨士川恭輔ほか編．骨折・脱臼．第2版．東京：南山堂；2005．p.337-41．

小児スポーツ障害
肘頭骨端線閉鎖遅延・疲労骨折に対するスクリュー固定

手術の概要

- 肘頭の障害には骨端離開，骨端線閉鎖遅延，および疲労骨折があり，野球，やり投げ，器械体操，重量挙げ，剣道，弓道などのスポーツ選手に発症する[1-4]．
- 肘頭に繰り返し加わるストレスによって発症するが，競技によって発症機序が異なる．弓道や柔道，器械体操などでみられる骨折線は肘頭の背側から開大していることから，上腕三頭筋筋力による牽引力が主因と考えられている[1,2]．一方，野球でみられる骨折線は，肘頭の尺側かつ関節面側から開大していることから，外反＋過伸展ストレスが主因と考えられる[3,4]．なお，肘内側側副靱帯不全が基盤にあることが多いため，注意を要する[3-6]．
- 肘頭の障害では肘頭の骨成熟の段階と密接に関係しており，骨端離開は骨端が未熟な小学高学年に，骨端線閉鎖遅延は骨端線が閉鎖する頃の中学・高校生に発症する．肘頭疲労骨折は骨端線が閉鎖した成人に発症する．
- 骨端離開は保存療法で治癒する[7]．骨端線閉鎖遅延も保存療法で治癒するが，年齢が高く，発症から経過が長い場合や単純X線で骨硬化像が認められる場合[8]では保存療法に抵抗する．疲労骨折は経過が短い例では保存療法に反応するが，再発しやすいので手術治療が勧められる．
- 骨端線閉鎖不全にはスクリュー2本での固定を行い，骨欠損が著しい場合には局所反転骨移植（骨折部局所の皮質骨を反転し移植）[7]を行う．疲労骨折では関節面側に圧迫が加わるようにスクリュー固定を行う[7,9]．長期経過例には骨釘移植や腸骨移植など骨移植を行う場合がある．疲労骨折の再発予防のためにスポーツ継続中に抜釘は行わない．肘関節内側側副靱帯不全が基盤にある場合には靱帯再建を考慮する必要がある．本項では，スクリュー固定の手技について解説する．

適応

- 手術適応は一般的に以下の項目を考慮して決定する．
  ①早期スポーツ復帰を希望する．
  ②全力投球など高度なパフォーマンスを行うことを必要とする．
  ③骨端線閉鎖後．

手術のポイント

①体位：仰臥位とする．肩関節屈曲90°・外転90°，肘関節は屈曲90°とし，前腕を顔面上の台に置いた状態で手術を行う．肩の下に枕を置くと上肢が安定しやすい．
②イメージのアームを床と水平にして健側から入れ，肘関節側面像を描出できるようにする．

③皮切と展開：尺骨後方正中で尺骨稜の延長線上に皮切を加える．上腕三頭筋付着部および尺骨神経を損傷しないよう注意する．
④スクリュー固定：肘頭後方の中央および尺側から骨折線に対し垂直になるようスクリュー固定を行う．
⑤閉創する．

手術手技の実際

❶ 手術体位

- 手術は全身麻酔下に行う．
- 仰臥位とする．肩関節は屈曲 90°・外転 90°，肘関節は屈曲 90°とし，前腕を顔面上の台に置いた状態で手術を行う．肩の下に枕を置くと上肢が安定しやすい．
- 手台を設置しておくと手術器具の落下の防止になり，また肘関節の内側への操作が必要な時に上肢を手台へ移動することにより操作が容易になる．
- イメージのアームを床と水平にして健側より入れ，肘関節側面像を描出できるようにする．

▶ポイント
- イメージで肘関節側面を描出し，肘頭の骨折線が確認できるようにする．

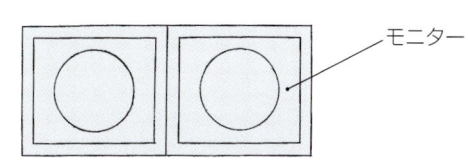

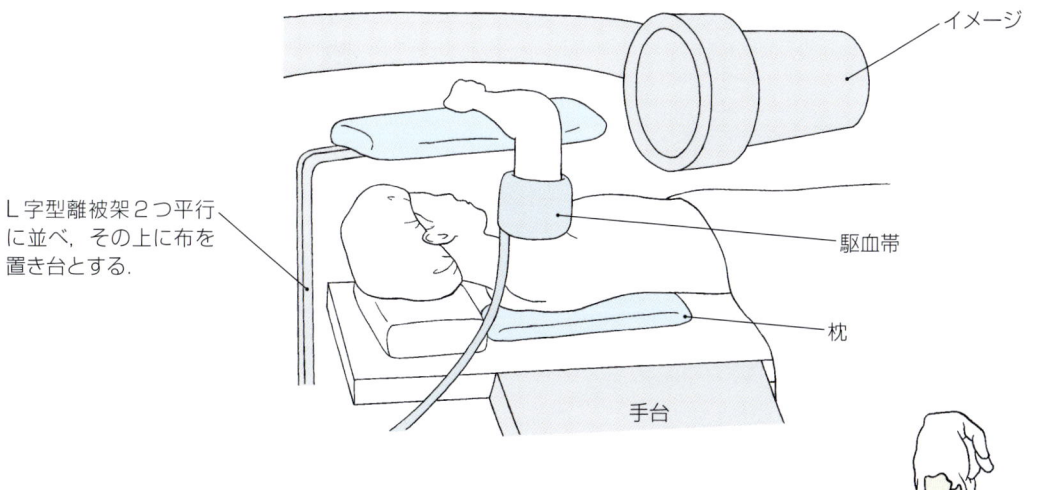

❷ 皮切と展開

- 尺骨後方正中に尺骨稜の延長線上に約 3 cm の皮切を加える．上腕三頭筋付着部および尺骨神経を損傷しないよう注意する．

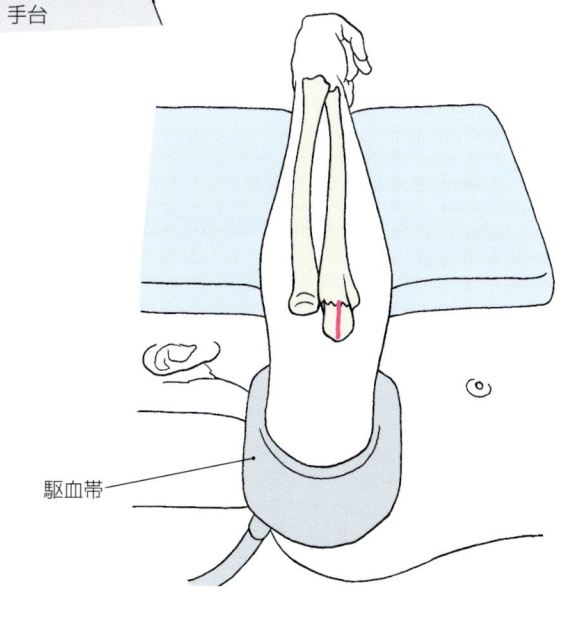

❸…スクリューによる固定を行う

図中ラベル:
- ガイドワイヤー
- 骨折線
- 骨折線に対し垂直で関節面の軟骨下骨の5 mm下方を通るように刺入する．
- 肘頭中央部の断面像
- 背側
- 橈側
- ガイドワイヤーの通過位置．肘頭の関節面の形状は凸となっていることから，尺側のガイドワイヤーは中央のガイドワイヤーの刺入点の高さより約5 mm背側から刺入する．
- 骨折線
- スクリューが干渉しないよう中央と外側の穿刺点を約1 cm離し，骨折線または滑車切痕の長軸に沿ってガイドワイヤーを刺入する．
- デプスゲージで計測した長さより4 mmほど短いスクリューを選択し，スクリュー全体が1 mmほど埋没するよう挿入する．

- headless compression screw（日本メディカルネクスト社製 ACUTRAK2 Standard または ACUTRAK 4/5）を用いて固定する．
- 肘頭後方の中央および尺側から骨折線に対し垂直になるようガイドワイヤーを刺入する．イメージにて肘関節側面像を描出し，まず肘頭後方の中央からガイドワイヤーを関節面の約5 mm下方を通過するように刺入する．スクリューが肘頭近位骨片の軟骨下骨に接し，subchondral supportとなるようにするためであるが，関節面に近づきすぎて軟骨下骨を侵食しないように注意する．正面像にてガイドワイヤーが骨折線に垂直または滑車切痕の長軸に平行となっていることを確認する．至適位置にガイドワイヤーが挿入されるまで複数のガイドワイヤーを用いる．
- 同様に尺側からもガイドワイヤーを刺入する．肘頭の関節面の形状は凸となっていることから，中央のガイドワイヤーの刺入点の高さより約5 mm背側から刺入する．

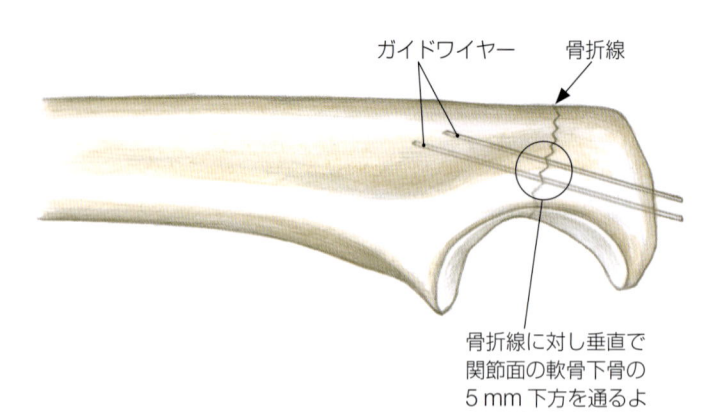

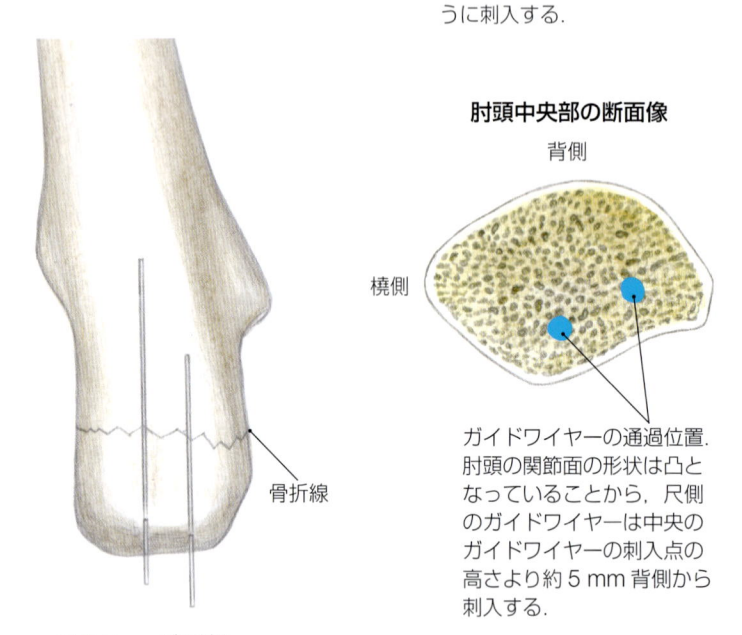

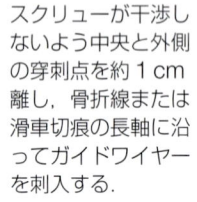

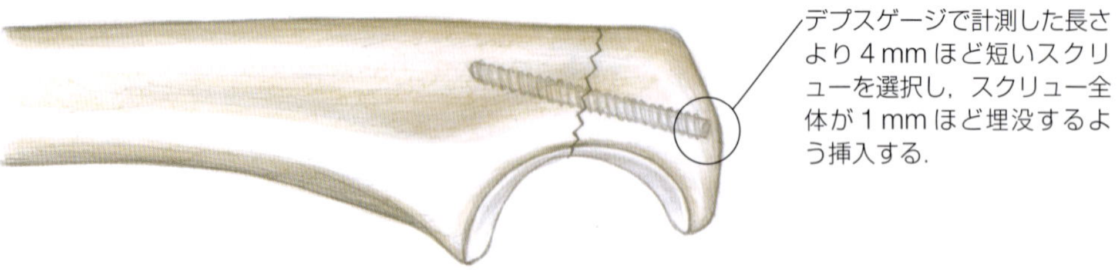

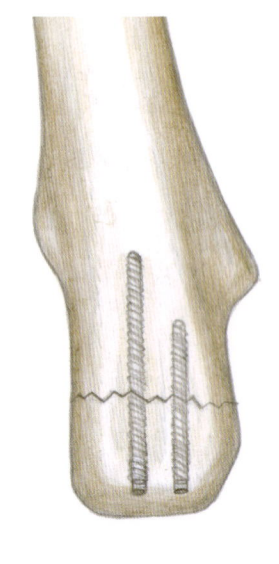

- イメージ下に至適ガイドワイヤーを選択し，ドリリングする．骨折部は非常に硬く，ドリリング時は熱をもつため，生理食塩水で冷やしながらドリルを進める．
- スクリューは圧迫力を掛けることから，デプスゲージで計測した長さより4 mmほど短いスクリューを選択し，スクリュー全体が1 mmほど埋没するよう挿入する．
- 長期間経過した疲労骨折に対しては骨釘移植を検討する．

❹ 閉創する

- 十分洗浄後，閉創する．

▶後療法

- 外固定は行わず，圧迫包帯とし，三角巾固定とクーリングを行う．
- 術翌日から肘関節の自動運動を開始する．
- 肘関節他動伸展時の疼痛や圧痛が消失し，骨癒合が得られた後，投球を開始する．
- スポーツ復帰は術後4～6か月から許可する．
- 肘関節内側側副靱帯再建術を同時に行った場合は，靱帯再建に対する後療法のプロトコールに従って行う．

▶まとめ

- 肘頭疲労骨折には手術療法が必要である．
- スポーツ復帰は術後4～6か月かかる．
- 肘内側側副靱帯不全を合併している場合は再発の可能性がある．

（丸山真博，高原政利）

■文献

1. 三尾健介ほか．弓道選手にみられた肘頭部骨端線離開の1例．日整スポ会誌 1998；18：234.
2. Rao PS, et al. Olecranon stress fracture in a weight lifter: A case report. Br J Sports Med 2001；35：72-3.
3. 古島弘三ほか．肘頭疲労骨折および肘周辺疲労骨折について．臨スポーツ医 2009；26：507-15.
4. Suzuki K, et al. Oblique stress fracture of the olecranon in baseball pitchers. J Shoulder Elbow Surg 1997；6：491-4.
5. 田中章善ほか．肘内側側副靱帯損傷と肘頭疲労骨折．日整スポ会誌 1997；17：306-13.
6. Kooima CL, et al. Evidence of subclinical medial collateral ligament injury and posteromedial impingement in professional baseball players. Am J Sports Med 2004；32：1602-6.
7. 伊藤恵康．肘関節のスポーツ障害．日整会誌 2008；82：45-58.
8. Matsuura T, et al. The value of using radiographic criteria for the treatment of persistent symptomatic olecranon physis in adolescent throwing athletes. Am J Sports Med 2010；38：141-5.
9. 高原政利．肘頭骨端離開と肘頭疲労骨折．金谷文則編．OS NOW Instruction No.11 肩・肘のスポーツ障害．東京：メジカルビュー社；2009．p.154-66.

肘付着部炎
上腕骨外側上顆炎——関節鏡視下手術

手術の概要

- Nirschlは上腕骨外側上顆炎の病態について，上腕骨外側上顆における短橈側手根伸筋（extensor carpi radialis brevis：ECRB）の血管線維性の慢性腱症であると定義している[1]．Nirschl-Pettrone法はその部での異常な肉芽組織を切除，デブリドマンし，伸筋腱の切除端を隣接する伸筋腱に縫着する方法である[2,3]．
- Bosworth法は伸筋腱共同腱の起始部を切離し，術中所見に応じて関節包，輪状靱帯の2/3，滑膜切除を追加する方法である[4]．
- また，Boyd手術はBosworth法を改良した方法で，ECRB腱の起始部を骨付着部を含めて翻転し，関節内の滑膜炎や滑膜ひだなどの異常所見があれば対処を行い，さらに輪状靱帯の中枢約1/2を切除した後，ECRB腱を末梢に5 mmずらして縫着する方法である[5]．
- Nirschl自身も滑膜ひだや滑膜炎などの関節内病変の存在を指摘しているが，自身の手術症例におけるその頻度は5％程度としている．
- 近年，enthesis（筋腱の骨付着部）の構造が詳細に検討され，上腕骨外側上顆炎の病態はECRBの上腕骨付着部における腱付着部症（enthesopathy）とされている．肘外側部痛をきたす疾患の病態を関節外病変と関節内病変とに分けて考えると，関節内病変としては滑膜ひだの存在が注目されてきているが，上腕骨外側上顆炎症例での滑膜ひだの関与についての臨床的意義は十分に解明されていない．
- Bakerは関節鏡視下手術にてECRB起始部と滑膜ひだの切除を施行し，良好な結果を得たことを報告している[6]．
- 筆者らの研究では，ECRBの起始部と外側関節包は密接な構造となっており，それに連なる滑膜ひだも関節包の一部であることを組織学的に検討し，関連性を示唆する所見を得ている[7-9]．
- 筆者らは保存療法に抵抗する難治性上腕骨外側上顆炎の治療として，関節内および関節外病変双方への同時処置が低侵襲で可能な関節鏡視下手術を主に行っている[10,11]．

▶適応

- 上腕骨外側上顆炎の治療では，まず保存療法を施行するのが基本である．消炎鎮痛薬の内服・外用，理学療法，装具療法，ステロイド注射などの保存療法を施行する．理学療法はとくに重要である．手関節伸筋群のストレッチエクササイズを十分に行う．これは手術の有無に限らず重要である．
- これらの保存療法を6か月〜1年間施行しても症状が改善されず，日常生活上や就労上に支障をきたす場合は手術適応となる．

▶手術のポイント

①体位：患側を上にした側臥位とし，患肢をエルボーポジショナーで肘90°屈曲位，前腕下垂位にして伸展，屈曲が十分可能となるようにセッティングする．
②関節鏡は外径4.0 mmの30°斜視鏡を用いている．器械類はシェーバーと熱蒸散システムを用いる．
③ポータル：上腕近位内側ポータル，上腕近位外側ポータル，soft spotポータルを用いる．
④前方関節腔の処理ではECRB起始部のデブリドマンと増生滑膜や異常な滑膜ひだを切除する．
⑤soft spotポータルも，異常な滑膜ひだの存在があれば切除する．
⑥創を閉鎖する．

手術手技の実際

❶…手術体位

- 全身麻酔下に患側上の側臥位とし，上腕部をエルボーポジショナーで保持する．肘は術中に伸展，屈曲が可能な状態にしておく．

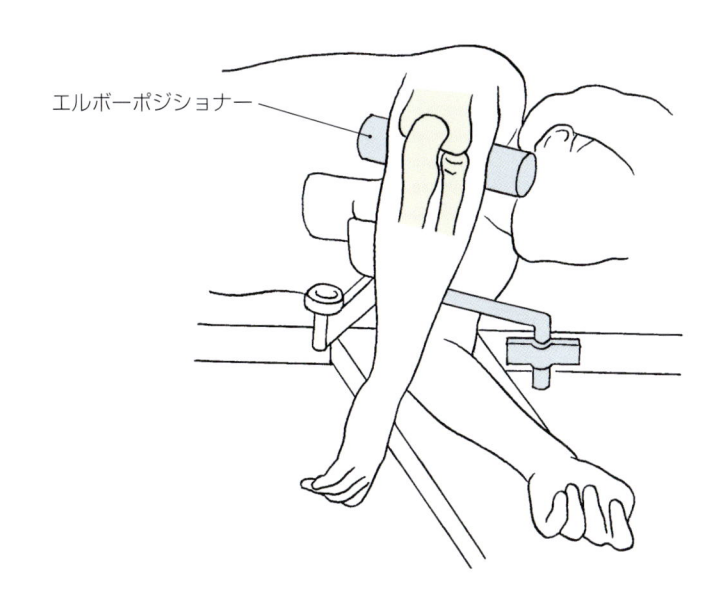

❷…鏡視ポータルを作製する

- soft spotから約10 mL程度の生理食塩水を注入し関節包を膨らませておく [1]．

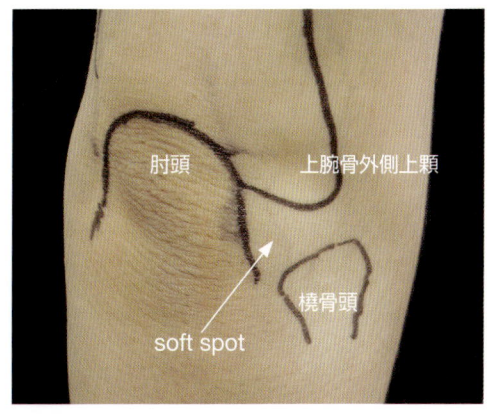

[1] soft spot

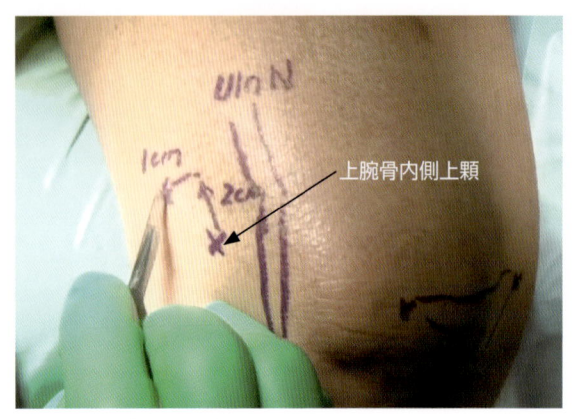

[2] 上腕近位内側ポータル

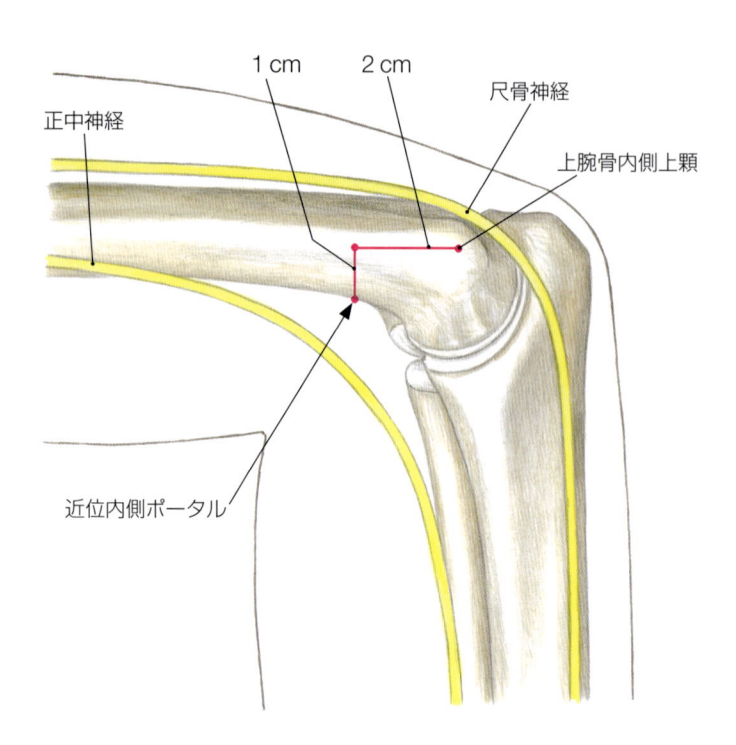

▶ポイント
● 尺骨神経の位置に注意する.

● 基本的なポータルは上腕近位内側ポータルで，上腕骨内側上顆から約2 cm近位，1 cm前方に皮切を加える [2].

❸…関節鏡を挿入する

● カニューラを上腕骨の前方から橈骨頭に向けて挿入する.

❹…ワーキングポータルを作製する

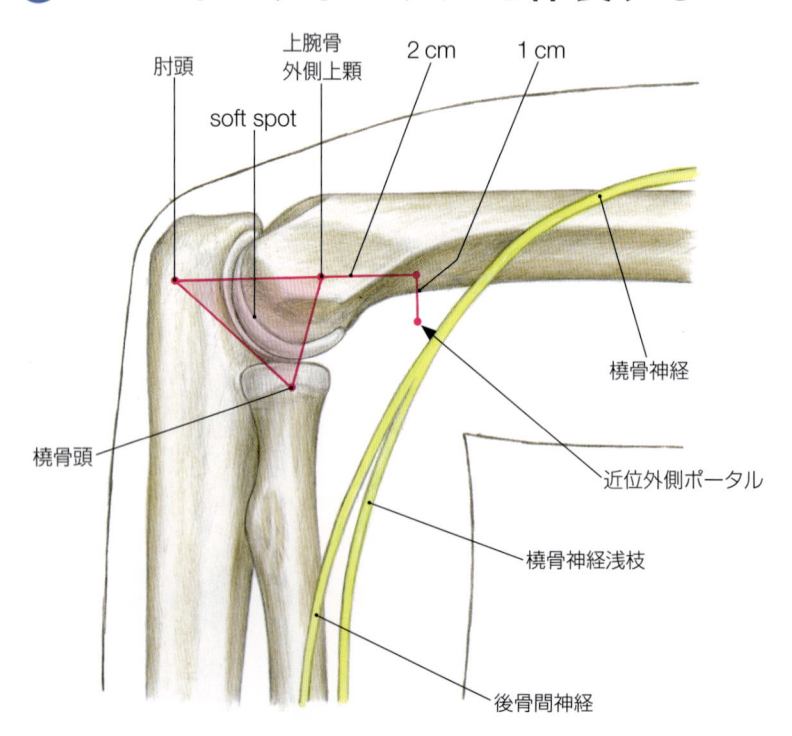

● 前方関節腔の観察後に上腕近位外側ポータルを作製する．上腕骨外側上顆から約2 cm近位，1 cm前方の位置に皮切を加える.

▶ポイント
● あまり屈側寄りに作製すると橈骨神経損傷をきたすので注意する.

❺…前方関節腔の処置を行う

〈近位内側ポータルから鏡視〉

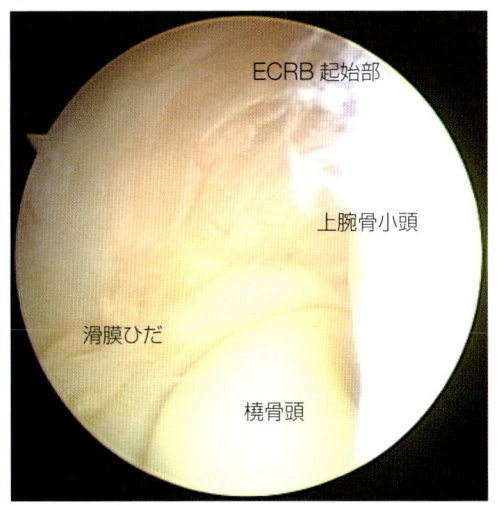

ECRB 起始部
上腕骨小頭
滑膜ひだ
橈骨頭

[3] 前方関節腔鏡視像

- 内側から鏡視し，外側のワーキングポータルからシェーバーや熱蒸散システムを挿入する．ECRB 起始部のデブリドマンや滑膜切除，異常滑膜ひだの切除を行う [3]．

▶ポイント
- ECRB の幅は鏡視下では 10 mm 程度で，腱成分なので白い線維性構造物である．また異常滑膜ひだは肘の伸展で腕橈関節に挟み込む充血したひだ像として鏡視される．

❻…後方関節腔の処置を行う

〈soft spot ポータルから鏡視〉

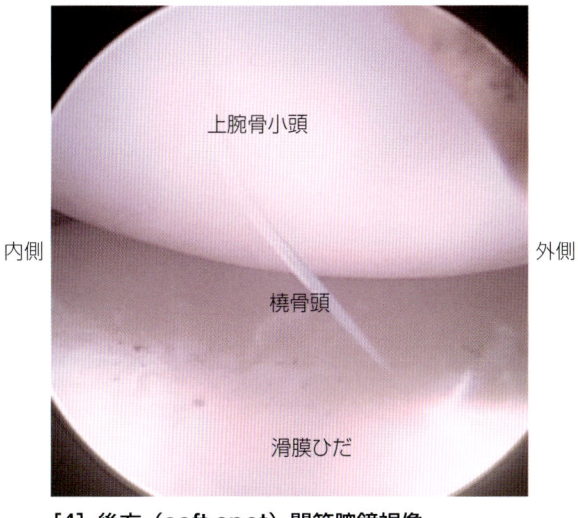

上腕骨小頭
内側　外側
橈骨頭
滑膜ひだ

[4] 後方（soft spot）関節腔鏡視像

- soft spot に 2 つのポータルを作製し，腕橈関節後方から後外側にかけて存在する異常滑膜ひだの切除を行う [4]．

▶ポイント
- soft spot ポータルは浅く狭いため関節軟骨損傷に注意する．

▶後療法

- 術後にとくに外固定は施行しない．術後 3〜4 週間までは極力安静を保持するが，肘の自動運動は許可する．
- 伸筋群のストレッチを中心に理学療法をなるべく術後早期に施行する．
- 関節内の炎症が治まってから徐々に伸筋群や屈筋群の筋力強化を行っていく．重労働やスポーツへの復帰は少なくとも術後 3 か月以降とする．

▶まとめ

- 肘関節鏡では神経損傷に留意する．
- 上腕骨外側上顆炎の鏡視下手術では関節内病変の存在がポイントとなる．
- 後方関節腔の滑膜ひだ切除が不十分だと症状が残存する例がある．
- 後療法も遵守することが重要である．

（新井　猛）

■文献

1. Nirschl RP, et al. Tennis elbow. The surgical treatment of lateral epicondylitis. J Bone Joint Surg Am 1979；61：832-8.
2. 薄井正道．テニス肘の病態と手術的（Nirschl-Pettrone 法）治療．Orthopaedics 1998；11：81-9.
3. Verhaar J, et al. Lateral extensor release for tennis elbow. A prospective long-term follow-up study. J Bone Joint Surg Am 1993；75：1034-43.
4. Tan PK, et al. Results of modified Bosworth's operation for persistent or recurrent tennis elbow. Singapore Med J 1989；30：359-62.
5. Boyd HB, McLeod AC. Tennis elbow. J Bone Joint Surg Am 1973；55：1183-7.
6. Baker CL Jr, Jones GL. Arthroscopy of the elbow. Am J Sports Med 1999；27：251-64.
7. 新井　猛ほか．肘外側部痛症候群に対する関節鏡視下手術の治療経験．日手会誌 2009；25：644-6.
8. 安藤　亮ほか．肘関節鏡視に必要な解剖．関節外科 2008；27：40-5.
9. 新井　猛ほか．上腕骨外側上顆炎の鏡視下手術のための解剖学的検討．日肘関節学会誌 2006；13：81-2.
10. 新井　猛ほか．上腕骨外側上顆炎（テニス肘）に対する関節鏡．関節外科 2008；27 増刊：52-5.
11. 新井　猛ほか．上腕骨外側上顆炎（テニス肘）に対する肘関節鏡．整・災外 2008；51：1561-6.

肘関節リウマチ
関節鏡視下滑膜切除術

手術の概要

- 関節リウマチ（RA）における肘関節の罹患率は20～50%と報告されている[1]．薬物療法に抵抗性を示す場合は手術療法が適応となる．肘関節の滑膜切除は除痛効果に優れるが，滑膜炎の再発や関節破壊が進行するなどの問題がある[1,2]．
- 近年，メトトレキサート（MTX）や生物学的製剤の普及により，RAの疾患活動性が十分下げられるようになった．多くの滑膜炎が制御可能となり，滑膜切除術の適応は減少している[3]．
- 筆者らは，十分な薬物療法下においてもコントロール不良なRA肘に対して，2003年以降は関節鏡視下に滑膜切除術を行い，その成績を報告してきた[4,5]．
- 本項では，筆者らが行っているリウマチ肘に対する関節鏡視下滑膜切除術を紹介する．

▶適応

- DMARDsによる薬物療法を十分に行っているにもかかわらず，3か月以上持続する肘関節の腫脹および疼痛を有する症例．
- 肘の屈曲伸展可動域範囲が90°以上．
- 術前X線でLarsen Grade III以下が適応である．若年者で活動性の高い症例ではLarsen Grade IVも適応にしている．

▶手術のポイント

①体位：アームホルダーを用いた側臥位とし，肘関節の屈曲・伸展が可能となるようセッティングする．
②前方関節腔の滑膜切除：リウマチ患者の関節包は脆弱であり，滑膜切除の際には神経損傷に十分注意を要する．
③後方関節腔の滑膜切除：後方滑膜切除の際には，内側に尺骨神経があることに留意する．
④後外側関節腔の滑膜切除：橈骨頚部に滑膜が充満していることが多く，同部位の滑膜切除を十分に行う．
⑤創の閉鎖を行う．

手術手技の実際

❶ 手術体位とポータル

- アームホルダーを用いた側臥位とし，肘関節の屈曲・伸展が可能となるようセッティングする．関節リウマチ患者では健側，患側ともに肩関節の可動域制限を有する症例が多く，術前に必ず評価しておく（「I. 進入法／肘関節の鏡視下アプローチ」の項を参照）．

❷ 前方関節腔の滑膜切除

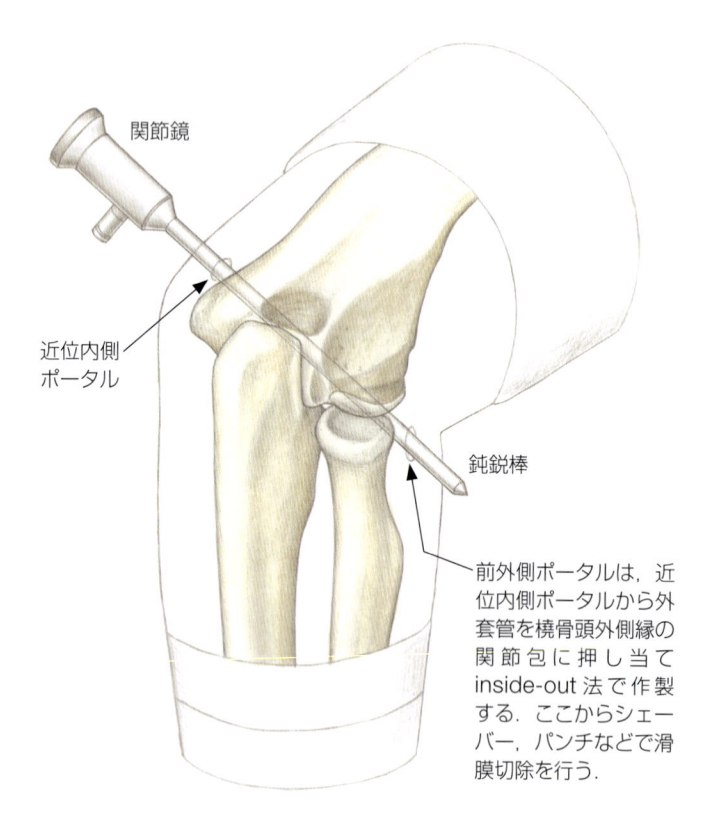

- 近位内側ポータルから関節鏡を挿入し，inside-out法で前外側ポータルを作製する．ここからシェーバー，radio-frequent abraderを用いて外側から内側へ向かって滑膜切除を行う [1]．
- 鈎状突起レベルまで進めたら，スイッチングロッドを使用してポータルを入れ替え，内側から外側に向かって滑膜切除を行う．

前外側ポータルは，近位内側ポータルから外套管を橈骨頭外側縁の関節包に押し当てinside-out法で作製する．ここからシェーバー，パンチなどで滑膜切除を行う．

〈近位内側ポータルから鏡視〉

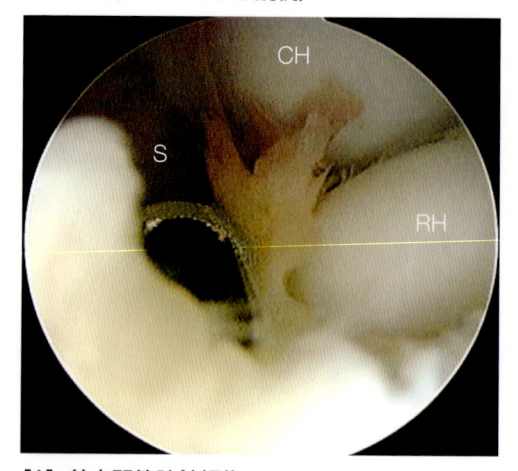

[1] 前方関節腔鏡視像
CH：上腕骨小頭，RH：橈骨頭，S：シェーバー．

▶ 手技のコツ
- シェーバーの刃は必ず関節腔側へ向ける．吸引は，サクションチューブを外して自然圧で行うと安全．

▶ ポイント
- リウマチ患者の関節包は脆弱であり，滑膜切除の際には神経損傷に十分な注意を要する [2]．

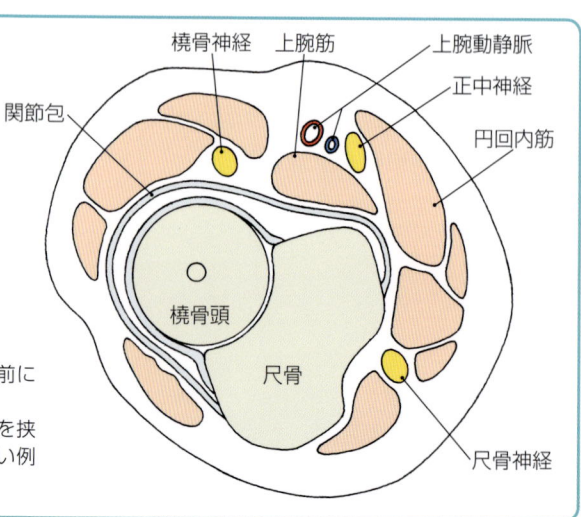

[2] 肘関節周囲の解剖
橈骨神経は橈骨頭の前面で，関節包の直前に位置しており最も注意を要する．
正中神経，上腕動静脈は関節包と上腕筋を挟んでいるが，リウマチ患者では筋腹が薄い例もあり注意を要する．

❸ 後方関節腔の滑膜切除

- 後外側ポータルから肘頭窩へ向けて関節鏡を挿入する．後方（正中）ポータルからシェーバーを挿入し，後方関節腔全体の滑膜切除を行い視野を確保する．
- 肘頭を基準にするとオリエンテーションがつきやすい [3] [4]．

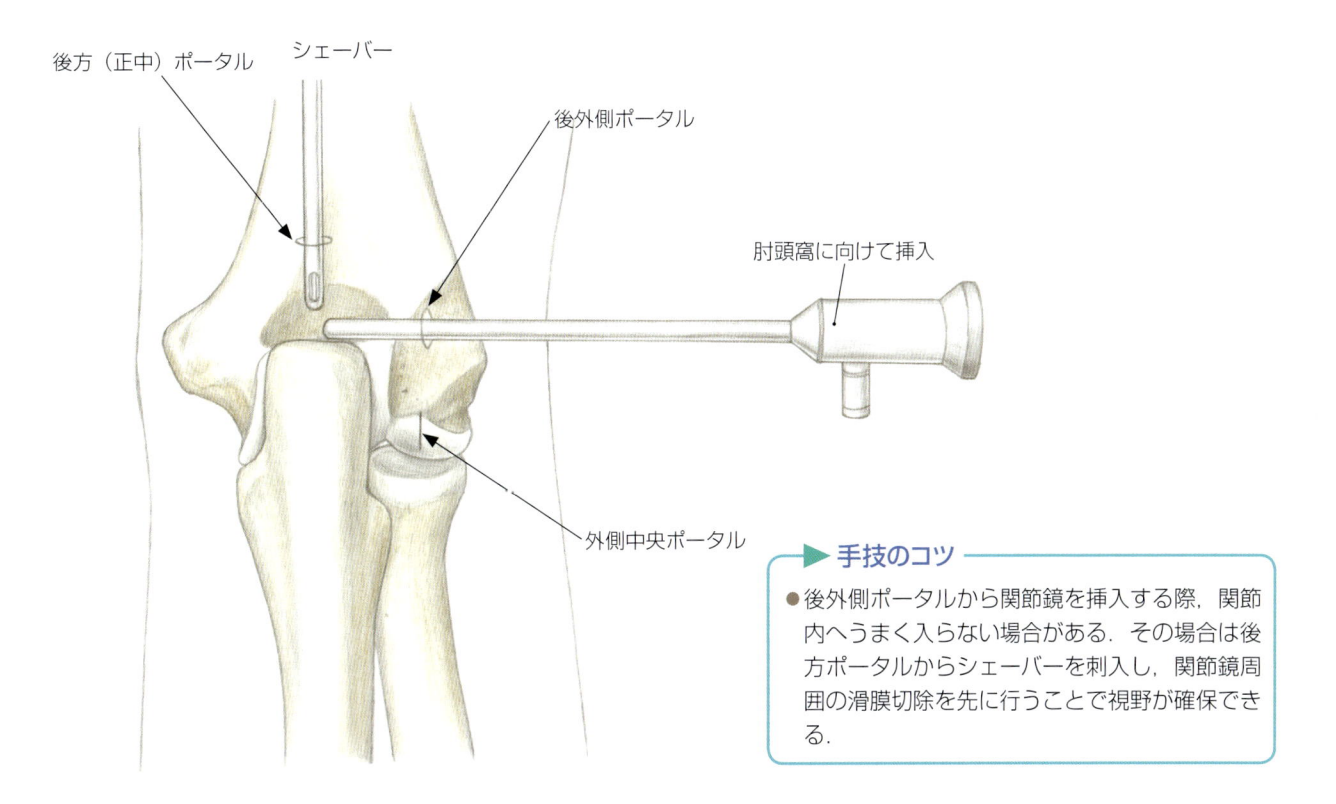

▶ 手技のコツ

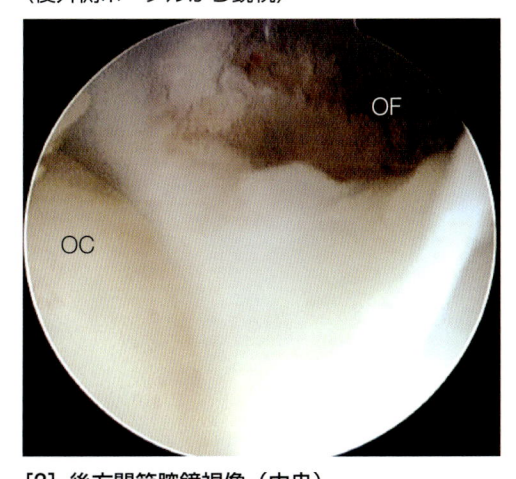

- 後外側ポータルから関節鏡を挿入する際，関節内へうまく入らない場合がある．その場合は後方ポータルからシェーバーを刺入し，関節鏡周囲の滑膜切除を先に行うことで視野が確保できる．

[3] 後方関節腔鏡視像（中央）
OC：肘頭尖端，OF：肘頭窩．

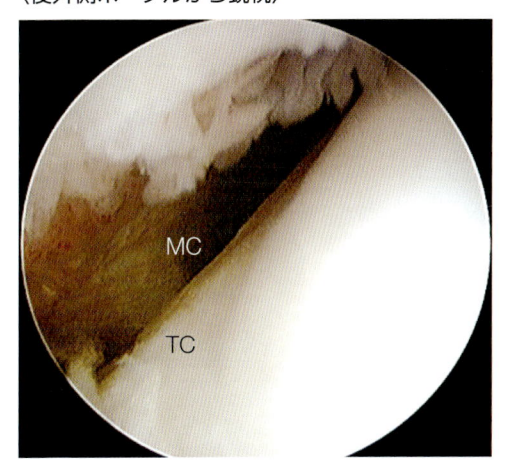

[4] 後方関節腔鏡視像（内側）
TC：上腕骨滑車，MC：内側関節包．

❹…後外側関節腔の滑膜切除

〈後外側ポータルから鏡視〉

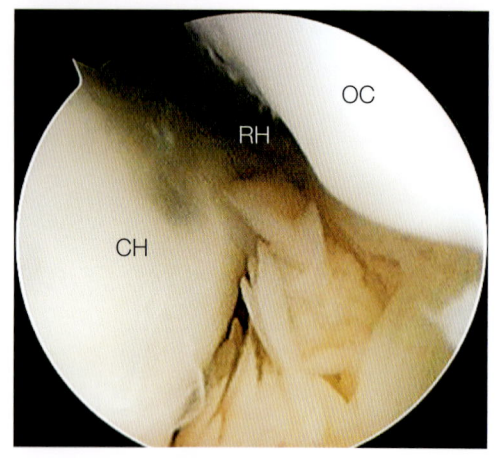

- 後方関節腔の滑膜切除が終了したら，肘頭の外側縁に関節鏡を沿わせる [5]．外側の谷から腕橈関節の後外側へ進入する．多くの場合，滑膜組織が充満し橈骨頭はほとんど鏡視できない．
- 外側中央ポータルからシェーバーを挿入し，滑膜切除を行うと視野の確保が可能である．
- 橈骨頸部の滑膜切除を十分に行う．

[5] 後方関節腔鏡視像（外側谷部）
CH：上腕骨小頭，RH：橈骨頭，OC：肘頭．

▶ポイント
- シェーバーを橈骨頸部に滑り込ませる．RA肘では関節腔が広く，後外側関節腔からでも前方関節腔が観察可能なこともある．

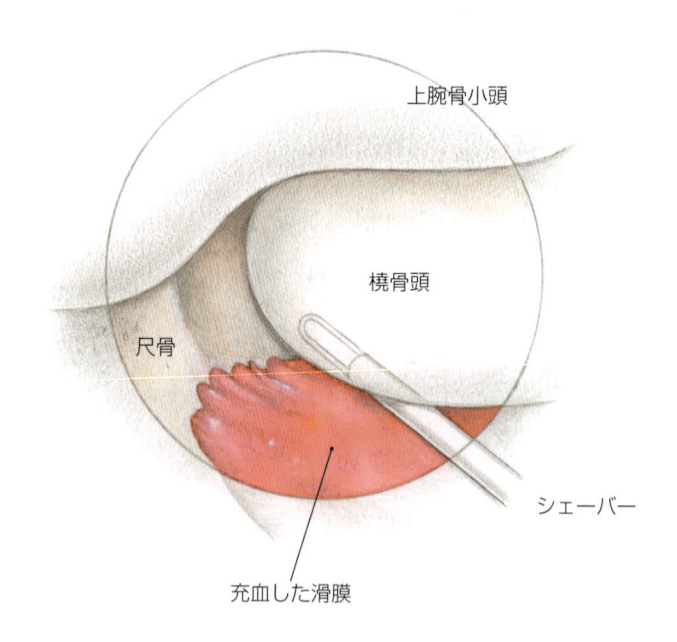

上腕骨小頭
橈骨頭
尺骨
シェーバー
充血した滑膜

❺…創を閉鎖する

- ドレーンの留置は行わない．皮膚は4-0ナイロンで縫合する．外固定は行わず，軽く弾性包帯で圧迫するにとどめる．

▶後療法

- 術翌日から疼痛自制内での自動可動を許可する．肘関節への重負荷は術後1か月禁止する．

▶まとめ

- MTX使用の拡大，生物学的製剤の普及により関節リウマチに対する滑膜切除の適応は限局されるようになった．しかし，関節鏡視下滑膜切除は，術後早期に社会復帰可能で除痛効果にも優れる術式である．
- RA肘では関節腔の広がりが良好で鏡視野の確保と操作性が容易な例が多い．一方で関節包は脆弱であり，シェーバーの操作中に神経を巻き込まないように細心の注意を要する．
- 術後の再発を予防するには，十分な薬物療法が不可欠である．筆者らは，MTX非導入例ではMTXの導入を，すでにMTX導入例ではMTX増量後に手術を行うよう心掛けている．

（大木豪介，和田卓郎）

■文献

1. Mansat P. Surgical treatment of the rheumatoid elbow. J Bone Spine 2001；68：198-210.
2. Chalmers PN, et al. Rheumatoid synovectomy: Does the surgical approach matter? Clin Orthop Relat Res 2011；469：2062-71.
3. 龍 順之助．関節リウマチに対する外科的治療の変遷と未来．関節の外科 2010；37：73-6.
4. 辻 英樹ほか．RA肘関節炎に対する鏡視下滑膜切除術の経験．北海道整災外 2006；48：45-8.
5. 佐々木浩一ほか．リウマチ肘に対する関節鏡視下滑膜切除術の短・中期成績．日手外科学会誌 2010；26：419-22.

肘関節リウマチ

工藤式人工肘関節全置換術
(Kudo type-6 total elbow arthroplasty)

手術の概要

- 高度に破壊されたリウマチ肘，高齢者の変形性肘関節症などの除痛と機能再建には人工肘関節置換術がきわめて有用な方法である．現在使用している人工肘関節には，連結型（linked）と非連結型（unlinked）の2種類がある．
- Coonrad-Morrey[1]，GSB-3[2]は連結型（半拘束型；semi-constrained）を代表する人工肘関節で，工藤式人工肘関節[3]は非連結型を代表する人工肘関節で，いずれも良好な長期成績が報告されている．
- 連結型人工肘関節は術後脱臼の心配がなく，高度骨欠損や高度不安定性肘にも対応できるが，骨切除量が大きく，ステムが長いためセメント固定など手術手技が難しい．また，弛みや感染のため再手術時の困難さなどの欠点がある．一方，非連結型人工肘関節は骨切除が少なく，手術手技が容易という利点があるが，術後脱臼，不安定性の心配があり，高度不安定性肘には対応できない欠点がある．
- 工藤式人工肘関節は非連結型，表面置換型の人工肘関節である[4,5]．1993年からはtype-5を使用している．デザインの特徴として，
  ① 上腕骨コンポーネントの関節面は鞍状を呈し，肘の解剖に類似する形態ではなく，いわゆるnon-congruousの関節面である．両コンポーネントのあいだに遊び（clearance）を設け，コンポーネントのあいだに内外側方向に自由度を許容するが，内外反，内外旋，前後方向に一定の関節拘束性をもつ．
  ② 上腕骨側の骨切除量が少なく，コンポーネントは両顆部を幅広く覆う構造となっており，優れた固定性を有する．ステムの一部にチタン合金のporous coatingが施され，セメントレス固定でbone ingrowthによる確実な長期固定が期待できる．
- Kudo type-5は上述のデザインの特徴から，非連結型の人工肘関節ではあるが，手術適応の範囲が広く，ムチランス型のような高度骨吸収肘にも骨移植で対応でき，安定した成績が得られている[6,7]．耐摩耗性向上のため，2013年に，主に尺骨コンポーネントのポリエチレンの厚みを厚くし，尺骨側に改良を加えたtype-6（Biomet社）を導入した．
- 日本ではさまざまな人工肘関節が開発され，そのほとんどが非連結型である．各機種のデザインの特徴や拘束性が違うため，手術適応や手術手技の注意点の違いがあり，理解や注意を要する．本項ではKudo type-6の手術適応と手術手技の注意点について述べる．

適応

- X線像がLarsen分類[8] grade III，IV以上の高度に破壊されたRA肘は，疼痛を伴う肘の運動制限（painful stiffness），疼痛を伴う肘の不安定性（painful

工藤式人工肘関節全置換術（Kudo type-6 total elbow arthroplasty） 269

instability），または強直（ankylosis）のため，機能障害を生じた場合は人工肘関節置換術の適応となる．とくにX線像がLarsen grade Vのような高度骨吸収肘，いわゆるムチランス型肘では人工関節置換術は唯一の選択肢である．
- RAのほか，高齢者の変形性肘関節症なども手術適応と考えられる．
- 工藤式人工肘関節は一定の拘束性をもち，ムチランス型肘にも骨移植で対応できる．適応範囲は広いが，上腕骨両顆とも消失している肘や長期間脱臼に放置されていた肘では術後脱臼や不安定性をきたす可能性があるので，非連結型人工肘関節の限界と考え，このような肘は連結型人工肘関節の使用が適切と考える．

▶ 手術のポイント

① 体位と皮切：患側を上にした約45°の半側臥位とし，肘頭を避けて，少し外側を通るLazy-S皮切を用いる．
② 尺骨神経の解離と保護：尺骨神経を後で前方移行が行えるように遠位まで解離しておく．
③ Campbellの後方進入法を用い，上腕三頭筋腱膜にV字形の弁を起こす．
④ 内側側副靱帯を切離し，関節を脱臼させて展開を良くする．
⑤ prosthesisのサイズの選択：尺骨側と上腕骨側のコンポーネントは，必ず同じサイズのものを組み合わせて使用する．
⑥ 上腕骨側の骨切除を行う．
⑦ 尺骨側の骨切除を行う．
⑧ 試験整復：関節の安定性と可動域をチェックする．
⑨ コンポーネントを設置する．
⑩ 筋膜，腱膜，関節包の縫合：肘頭外側の筋膜，筋肉層を確実に縫合する．
⑪ 尺骨神経前方移行，皮膚縫合：尺骨神経を前方皮下に移行する．

● 手術手技の実際

❶ 手術体位と皮切

- 全身麻酔が用いられる．患側を上にした約45°の半側臥位とし，肘の後方が上を向くようにする．駆血帯を上腕のできるだけ近位部に装着する．
- 肘頭を避けて，少し外側を通るLazy-S皮切を用いる．肘頭を中心とした後方正中縦切開でもよい．

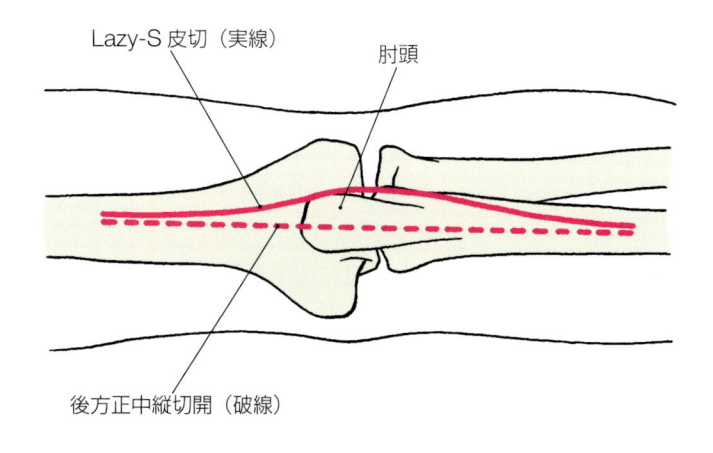

❷ 尺骨神経を解離し，保護する

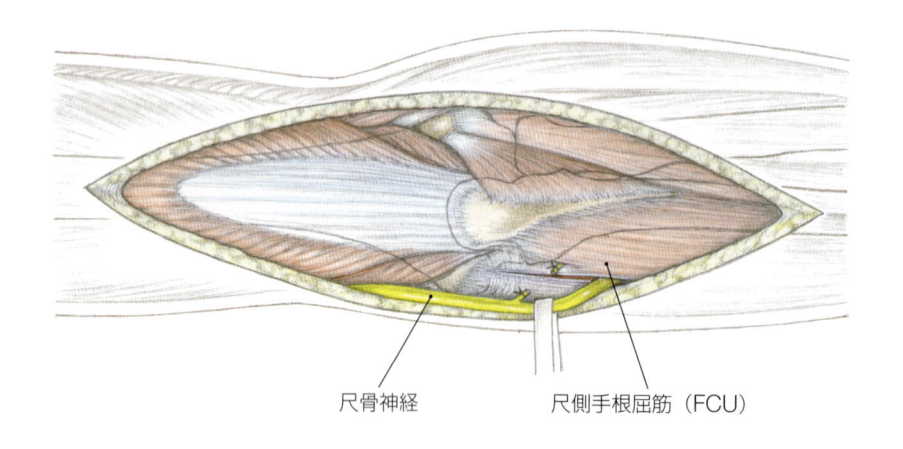

尺骨神経　　尺側手根屈筋（FCU）

▶ポイント
- FCUの筋線維の下層にある薄い筋膜を切開して神経を解離しておくことが，術後の尺骨神経麻痺を防ぐうえで重要である．
- 神経に入る血管があるので，それを丁寧に止血する．術後の血腫形成を防ぐ．

- 上腕三頭筋の内側縁で尺骨神経を見つけて神経を分離し，遠位へ進み，次いで肘部管を切開する．
- 尺側手根屈筋（FCU）の筋膜とその下層の筋線維を分けて尺骨神経を露出させ，後で前方移行が行えるように遠位部まで解離しておく．FCUに入る最も近位部の運動枝を1本だけ切離してもよい．

❸ 筋膜，腱膜を切開する

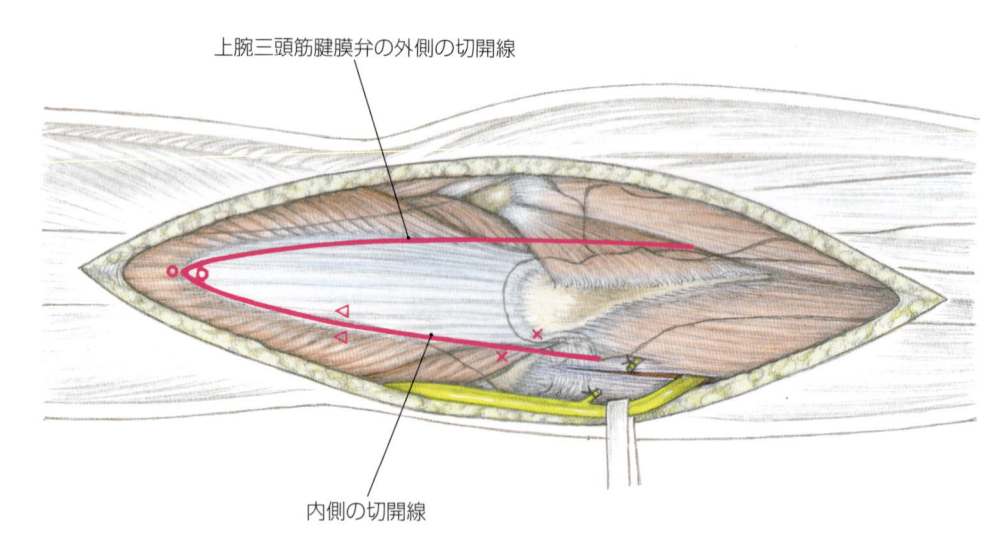

上腕三頭筋腱膜弁の外側の切開線

○では lateral head,
△では long head,
×では medial head
を切離する．

内側の切開線

- Campbellの後方進入法を用いる[9]．まず肘頭とそれより遠位部の尺骨の骨稜の外縁に沿って筋膜を切り，肘筋や前腕伸筋の筋線維を尺骨から剥がす．尺骨への付着部で輪状靱帯と関節包を切離し，橈骨の骨頭を露出する．
- 次に肘頭外側の筋膜の切開線を近位方向に延長させる．これは上腕三頭筋腱膜にV字形の弁を起こすための外側の切開線となる．
- 次に内側にも腱膜に斜めにV字形弁のもう一つの切開線を加える．
- 上腕三頭筋腱膜弁を起こすときには，その下に付いている筋線維は鋏で腱膜弁から分けて下に残すようにする．V字形弁は肘頭の背側へと翻転し，縫合固定しておく．

▶ポイント
- 内側で腱膜に切開を加えるときに，上腕三頭筋の内側頭（medial head），長頭（long head），外側頭（lateral head）を切離することになる．このようにして出来あがるV字形弁の長さは6～7 cmぐらいである．

❹ 関節を展開する

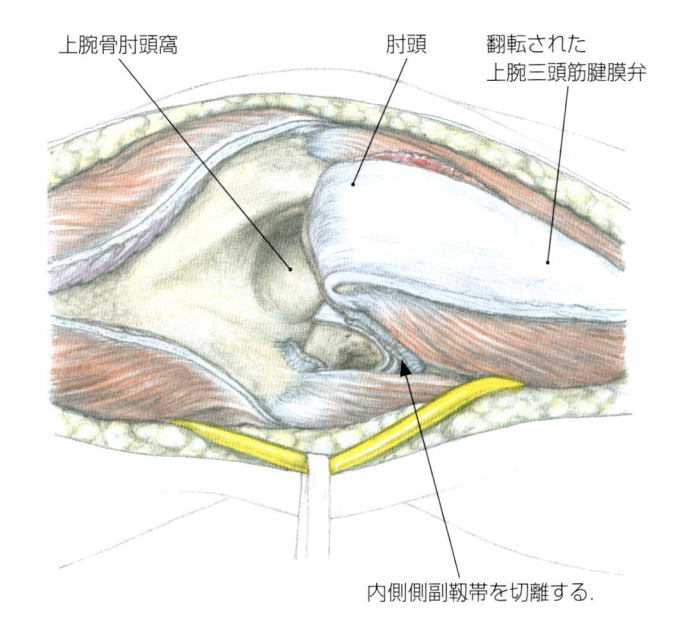

図中ラベル：上腕骨肘頭窩／肘頭／翻転された上腕三頭筋腱膜弁／内側側副靱帯を切離する．

> **▶ポイント**
> ● 内側側副靱帯の切離は関節を脱臼させて展開を良くし，その後の操作を容易にするための処置であり，拘縮肘では術後の可動域を良くするための重要な処置である．

- 上腕骨外顆に付着する関節包を剥離し，橈骨の骨頭を露出する．この際，筋膜に横方向への切開を加えてはならない．これを行うと術後脱臼の危険が高くなる．橈骨の骨頭は約10〜15 mmを切除し摘出する．
- 肘頭後方関節包を肘頭に沿って切離し，さらに縦切開を加える．上腕三頭筋も肘頭窩の近位部まで縦切し，両側へ剥離する．これによって上腕骨の肘頭窩が広く展開される．
- 内側の関節包を関節裂隙に沿って切開し，さらに遠位かつ前方に向かって切離を進め，内側側副靱帯の最も強靱な部分であるanterior bundleを切離する．この靱帯を切離すると関節の拘縮がとれて，関節を脱臼させることが可能となる．

❺ 上腕骨側の骨切除を行う

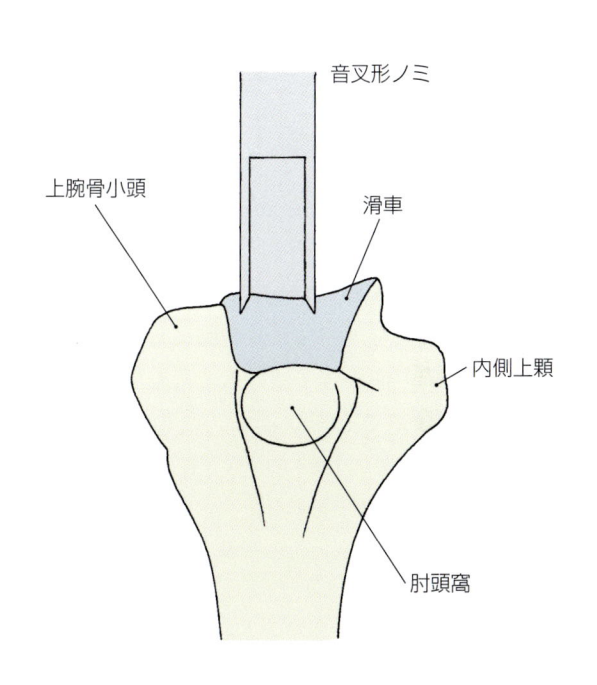

図中ラベル：音叉形ノミ／上腕骨小頭／滑車／内側上顆／肘頭窩

- まず滑車，肘頭窩の骨を切除する．音叉形ノミで上腕骨小頭関節面外側縁から滑車内側縁の中点（肘頭窩の中心点のやや外側）を目標に，滑車部の骨に刻み目をつける．刺入位置参考用のtemplateが考案されている[10]．これを用いてもよい．microsawを用いて肘頭窩まで骨を切除する．
- 次いで，肘頭窩より近位部の皮質骨にエアトームで穴をあけ髄腔と貫通させる．この穴を通してhumeral raspを髄腔内に打ち込んでいく．打ち込む方向が正しいかどうかは，上腕骨近位骨幹部を指先で触れることができるので，それを参考にするとよい．

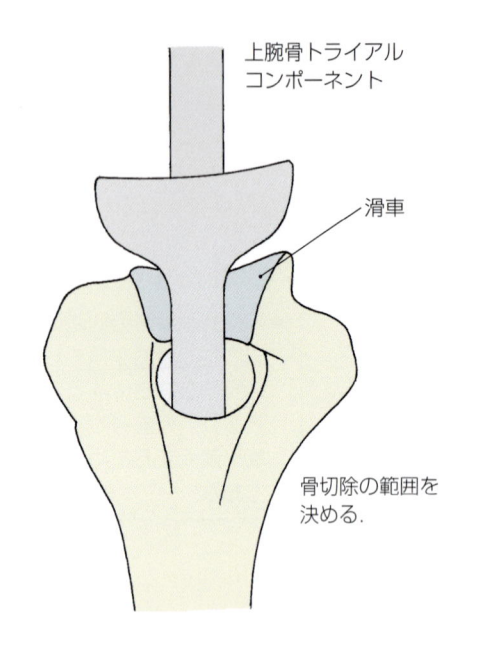

次に上腕骨内・外顆の骨の切除を行う．トライアルコンポーネントを内外旋，内外反方向を確認しながら挿入してみて，これを cutting guide として骨切除の範囲を決め，骨切除を行う．humeral cutting guide を humeral rasp に装着して骨切除を行うこともできる．上腕骨外顆遠位はコンポーネントの厚み分の骨切除を行う．（MOVIE 参照）

▶ポイント
- 上腕骨髄腔は外側に偏って位置していること，関節面の軸は上腕骨近位後壁に対して約 5°内旋していることを念頭におく．
- 上腕骨コンポーネントの本体はステムに対して 20°前傾位にセットされているので，後方の骨の切除をより多く行う必要がある．
- ステムは 5°外反位にセットされているため，トライアルコンポーネントを打ち込んでいくと外側の condyle mold は外顆の骨面まで打ち込めるが，内側では condyle mold が少し浮き上がってしまうことがある．これは内顆が破壊されているためであり，やむをえない．後にこの間隙には骨移植をするか，あるいはセメントを詰める．

❻…尺骨側の骨切除を行う

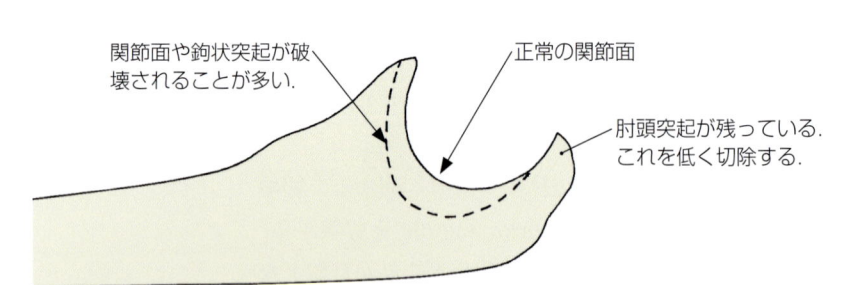

- 鉤状突起，肘頭突起に骨棘があれば切除する．
- 尺骨関節面の外側半分が内側半分に比して山脈状に高くなっている．まず外側の隆起している骨を切除する．また，コンポーネントの尻上がり設置を避けるためには肘頭突起を低く切除する必要がある．

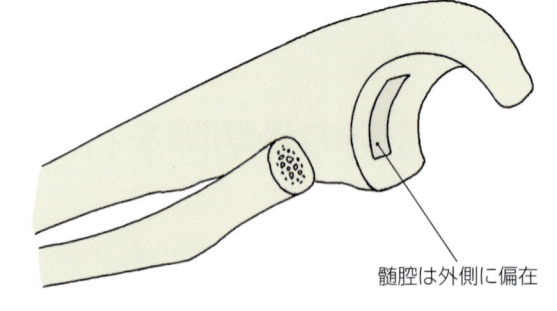

▶ポイント
- 尺骨の長軸の方向は背側の尺骨骨稜を指で触れることにより知ることができる．コンポーネントが尻上がりにならないように注意する．

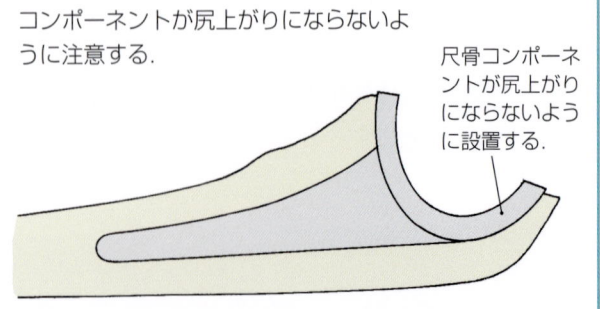

- 次いで ulnar barrel trimmer を用いて円形でかつ平坦な骨面をつくり上げる．肘頭背側面とのあいだの骨の厚さを 8 mm 前後に残すことである．
- 次にエアトームを用いて尺骨髄腔に貫通する長方形の穴を遠位へ向かって開ける．尺骨髄腔は外側に偏在していることを念頭に，この穴を通して ulnar rasp を尺骨の長軸方向へ正確に打ち込む．

❼ 試験整復を行う

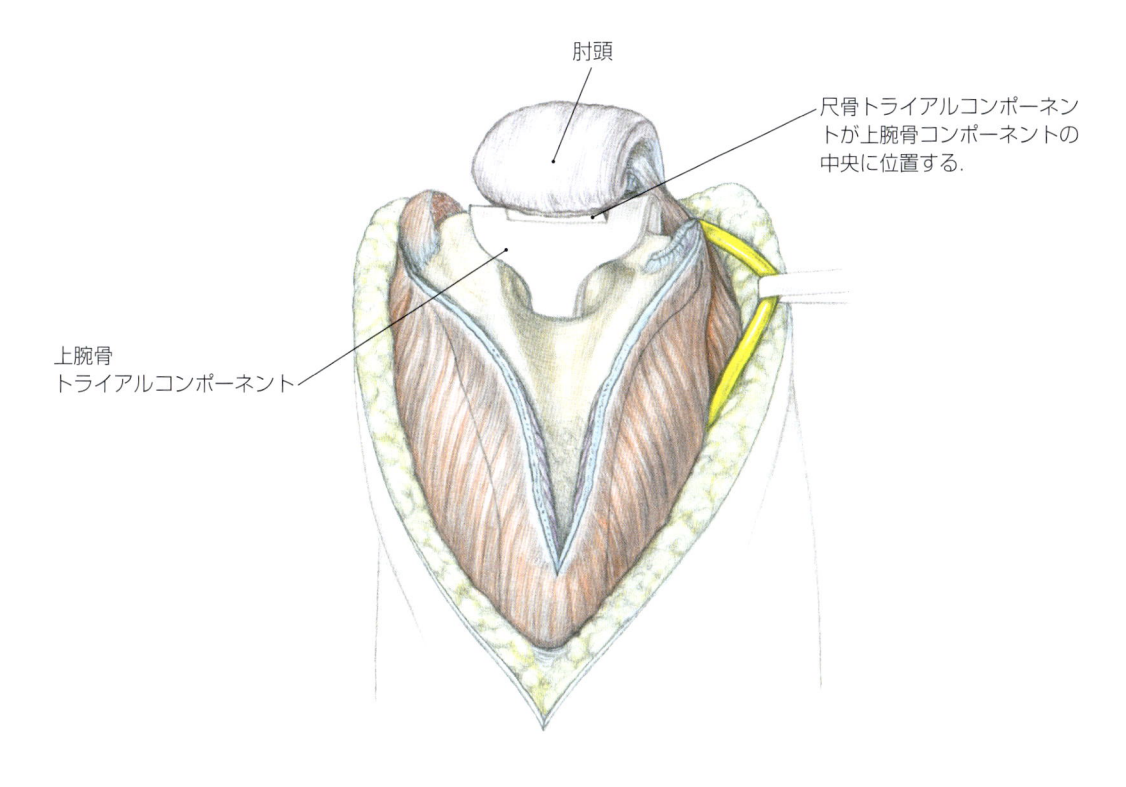

肘頭

尺骨トライアルコンポーネントが上腕骨コンポーネントの中央に位置する.

上腕骨トライアルコンポーネント

> ▶ポイント
> - 骨切除とコンポーネントの設置が正確であれば，尺骨コンポーネントは上腕骨コンポーネントの中央に位置することになる.
> - 伸展時に脱臼する傾向がみられるのは，尺骨コンポーネントが尻上がりに挿入されて鉤状突起部での引っかかりが少ないときにみられる．この場合には尺骨の骨切除を修正する必要がある．

- トライアルコンポーネントを挿入し試験整復を行い，関節の安定性と可動域をチェックする．
- 可動域は一般に，屈曲は120°以上可能となるはずであるが，インプラントの設計上，伸展は20°以上に伸びないようになっている．
- 伸展が0°くらいにまで過度に可能な場合は，術後に亜脱臼や不安定性を起こしやすい．この場合には上腕骨側コンポーネントの打ち込みを少し浅くし，骨移植やセメント補填などの対策をとる必要がある．

⑧…コンポーネントを設置する

- 尺骨コンポーネントはセメントによる固定が必要である．
- 洗浄後に，セメントを指で髄腔内へ詰め込むが，尺骨髄腔の方向を確認しながら尺骨コンポーネントを挿入する．関節面の方向を確認した後，打ち込み器を用いてハンマーで軽く叩きながらコンポーネントを打ち込む．

▶ポイント
- 尺骨コンポーネントの後方を十分に押し下げるように関節面を強く圧迫しつつ保持して，セメントが固まるのを待つ．

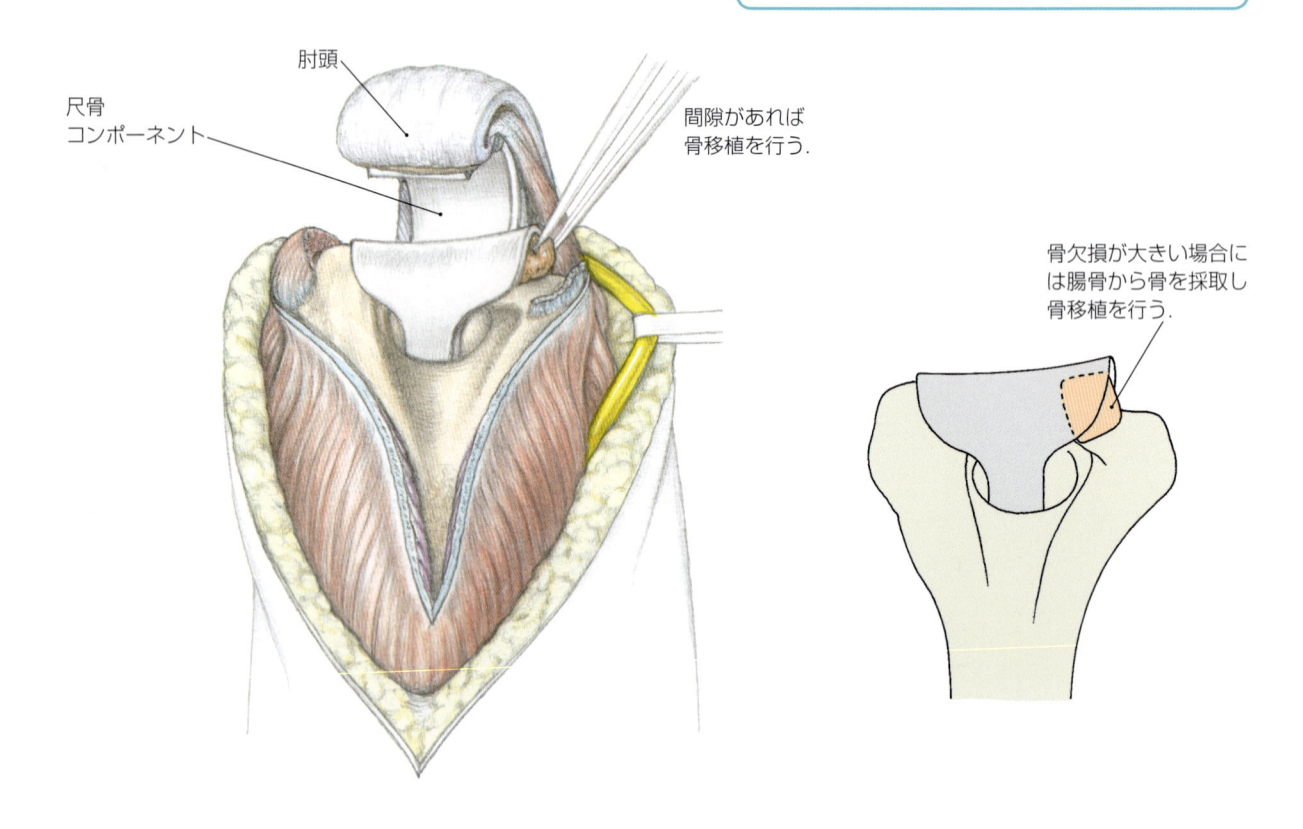

肘頭
尺骨コンポーネント
間隙があれば骨移植を行う．
骨欠損が大きい場合には腸骨から骨を採取し骨移植を行う．

▶ポイント
- 上腕骨コンポーネントを打ち込んだ後，固定性を確認する．普通はステムと両側の condyle molds によって確実な初期固定が得られる．
- 上腕骨両顆骨欠損あるいは高度の骨萎縮のある症例や，セメントレス固定で初期固定が確実に得られない場合は，セメント固定を選ぶべきである．

- 上腕骨コンポーネントでは，セメントレス固定用（ステムに porous coating がされてある）とセメント固定用（interlock 式，ステムに porous coating がされていない）の両方のものがあるが，原則はセメントレス固定で行う．
- 上腕骨コンポーネントの condyle mold の内側の中空部に切除した骨をあらかじめ詰めてから挿入する．インプラントと骨床（ほとんどは内顆）とのあいだに隙間がある場合には，その部分に切除した骨を移植する．骨欠損が大きい場合には腸骨から骨を採取し骨移植を行うか，あるいはセメントを充填する．

❾…筋膜，腱膜，関節包を縫合する

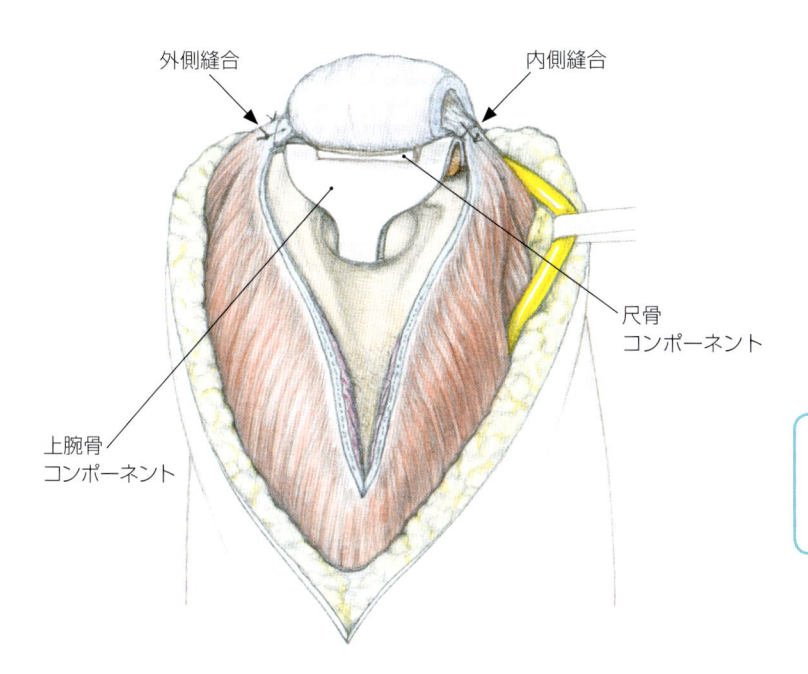

- 肘90°屈曲位を保持し，まず肘頭外側の縦に切開されていた筋膜，筋肉層を縫合する．この部分の縫合を確実に緊張させながら行うことが術後の脱臼を防ぐうえで最も重要なポイントである．
- 肘頭内側部の軟部組織を完全に縫合できない場合には，軟部組織をできるだけ寄せるように最も太い糸で縫合する．

▶ポイント
- 縫合後，push-up testで関節面の緊張を確認する．もし関節面が少しでも離開するときは，軟部組織の緊張をさらに強くして再縫合する．

- 続いて，上腕三頭筋と三頭筋から切離した腱膜弁の縫合に移る．その前に腱膜弁の下層の筋組織を縫合する．
- 内側頭（medial head），長頭（long head），外側頭（lateral head）のそれぞれを切離前の状態を思い出しつつ縫合していく．medial headの切離端は筋膜が脆いため縫合時に切れやすいので，肘をやや伸展位にして縫合するとよい．long headは切離端が筋膜下に退縮しているので，腱の断端を引っ張り出して縫合する．

▶ポイント
- 術前にstiff elbowあるいはankylosisの症例では，縫合途中で，肘の屈曲が十分にできることを確認し，縫合不全が起こらないかどうかを調べてみる．屈曲が十分にできるようにするために，V-Y式に三頭筋腱を延長して縫合する．

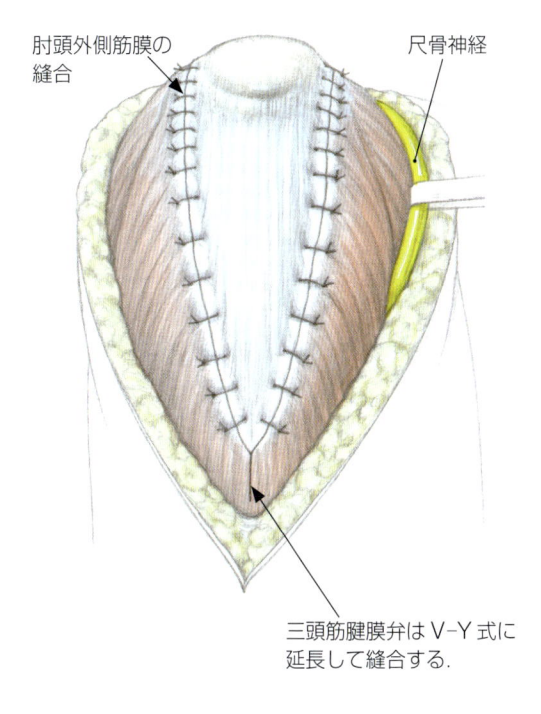

❿…止血，尺骨神経を前方移行し，皮膚を縫合する

- 通常，これまでに要する時間は1時間40分～2時間で，駆血帯を解放して止血を行う．主な出血部位は内側にあり，尺骨神経を解離するときに切離した血管からの出血が多くみられる．この部位での止血操作を行っておくことがポイントとなる．一般に出血量は100 mL以下ですむので，輸血の必要はない．
- 内側上顆周辺の脂肪組織を筋膜層から分離し，尺骨神経をその空隙に移し，それから脂肪組織の部分を内側上顆に縫合して固定するようにしている．移行後，神経が圧迫されていないことを確認することが大切である．
- 内側の皮下に吸引ドレーンの管を1本留置する．

術後の固定と後療法

- 術後は一般に90°屈曲位で副子固定を行う．肘頭部の皮膚の血行が心配なときは，60°の少し伸展した位置で固定してもよい．前腕の回旋は中間位か，回外位に固定する．
- 術後は普通1週間の副子固定を続ける．術後1週から肘の伸展の自動および補助運動を開始する．屈曲運動は上腕三頭筋腱の縫合部のことを考慮し，術後2週から始まり，患者が痛みを感じない範囲にしておいたほうがよい．
- 術後2～3週までは夜間のみ90°屈曲位に副子固定を行い，unstable elbowでは術後3週間くらいの固定が必要な場合もある．

まとめ

- 高度に破壊されたリウマチ肘などに対する除痛と機能再建には，人工肘関節全置換術がきわめて有用な手術である．
- 人工肘関節全置換術の合併症は，頻度は低いが，術中骨折，尺骨神経麻痺，脱臼，創遷延治癒や感染などがある．
- これらの合併症を起こさないために，手術の注意点として，神経，軟部組織を丁寧に扱い，人工関節を正確に設置する必要がある．インプラントを正確に設置するには，肘の解剖と人工肘関節のデザインの特徴を知る必要がある．
- 工藤式人工肘関節は非連結型の人工関節であるが，一定の関節拘束性をもつ．術中，内側側副靱帯を切離するが，肘頭背側の筋膜を確実に縫合すれば，術後の不安定性や脱臼を防ぐことができ，良好な臨床成績が期待できる．

（森　俊仁）

■文献

1. Gill DR, Morrey BF. The Coonad-Morrey total elbow arthroplasty in patients who have rheumatoid arthritis. A ten to fifteen-year follow-up study. J Bone Joint Surg Am 1998；80：1327-35.
2. Loehr JF, et al. Endoprosthetic surgery of the elbow. Orthopade 2003；32：717-22.
3. Kudo H, Iwano K. Total elbow arthroplasty with a non-constrained surface-replacement prosthesis in patients who have rheumatoid arthritis; A long-term follow-up study. J Bone Joint Surg Am 1990；72：355-62.
4. Kudo H, et al. Total elbow arthroplasty with use of a nonconstrained humeral component inserted without cement in patients who have rheumatoid arthritis. J Bone Joint Surg Am 1999；81：1268-80.
5. Tanaka N, et al. Comparison of two types of ulnar component in type-5 Kudo total elbow arthroplasty in patients with rheumatoid arthritis: A long-term follow-up. J Bone Joint Surg Br 2006；88：341-4.
6. Kudo H. Non-constrained elbow arthroplasty for mutilans deformity in rheumatoid arthritis. J Bone Joint Surg Br 1998；80：234-9.
7. Mori T, et al. Kudo type-5 total elbow arthroplasty in mutilating rheumatoid arthritis; A 5- to 11-year follow-up. J Bone Joint Surg Br 2006；88：920-4.
8. Larsen A, et al. Radiographic evaluation of rheumatoid arthritis and related conditions by standard reference films. Acta Radiol Diagn (Stockh) 1977；18：481-91.
9. Campbell WC. Arthroplasty of the elbow. Ann Surg 1922；76：615.
10. 森　俊仁ほか．人工肘関節全置換術．私の手術手技ビデオ供覧．Kudo type-6 人工肘関節の手術手技．日本人工関節学会誌 2014；44：11-12.

肘関節リウマチ

Coonrad-Morrey 型人工肘関節全置換術

手術の概要

- Coonrad-Morrey 型人工肘関節は，現存する人工肘関節のなかで最も古く，安定した長期成績が報告されている人工関節である[1-7].
- ヒンジ型でありながらヒンジ部に7°のゆとりのある，いわゆる loose hinge を採用している．
- 上腕骨コンポーネントに前方フランジを有し，同部に骨移植を行うことで骨にかかる回旋ストレスを分散し，同時に近位方向への migration を防ぐ構造をもっている．
- 関節摺動面には超高密度ポリエチレンを採用し，また髄腔の形に合わせて，上腕骨は三角形の，尺骨は四角形のステムをもつ．
- 開発者の一人である Coonrad らは，最長31年という超長期の成績を報告し，その成績が人工股関節や人工膝関節と比べても遜色がないことを示した[8].
- RA だけでなく，OA，骨折，強直肘，不安定肘，腫瘍切除後など，非常に多くの肘関節疾患に対して，良好な術後成績が報告されている．
- 術中セメント固定時に，移植骨をはめながら両インプラントを接合する煩雑さがある．
- 特徴的な合併症として，上腕骨顆部骨折[9]や，bushing の破損[10]があげられる．

適応

- 一般的に，RA による肘関節障害に人工関節が適応となるのは，
  ①肘関節に疼痛がある，あるいは，
  ②肘関節に不安定性がある，
  のいずれかのために日常生活に強い障害を生じている場合で，かつ
  ③X 線上，Larsen grade III ないし IV 以上の破壊がある，
  場合である．
- ①ないし②があっても，X 線上で関節破壊が強くない場合は，関節滑膜切除術などの他の術式が第一選択となる．さらに，人工肘関節全置換術（TEA）が適応となった症例のうち，とくに拘束型人工関節（linked prosthesis）が適応となるのは，
  ④関節不安定性が強い場合であり，この原因としては，1) 骨破壊が強い場合（Larsen grade V の場合，粉砕骨折例など），2) 靭帯弛緩が強い場合，がある．
- また関節不安定性の強い特殊例として，
  ⑤人工肘関節の再置換例[11]があげられ，拘束型 TEA の良い適応である．ただし，primary TEA の場合でも，linked prosthesis は術後成績が安定しており，あまり TEA の経験のない術者には勧められる手術である．

▶手術のポイント

①体位：側臥位とし，患肢をフリーとする．
②皮切：肘頭を中心に橈側凸の弓状切開を加える．
③尺骨神経を同定し，十分に剥離する．
④関節展開は，Campbellのアプローチで行う．
⑤滑膜切除を十分に行い，橈骨頭を切除する．
⑥上腕骨カット，尺骨カットを行い，トライアル整復を行って，可動域が十分であることを確認する．
⑦上腕骨前方におく移植骨片を作製し，上腕骨髄腔にセメントプラグを挿入する．
⑧尺骨髄腔に6mmのノズルを用いてセメントガンでセメント注入し，尺骨インプラントをセメント固定する．
⑨上腕骨髄腔にセメントガンでセメントを注入後，上腕骨コンポーネントを入れながら前方の移植骨をフランジと上腕骨のあいだに挟み込む．そして上腕骨コンポーネントと尺骨コンポーネントを組み立て，上腕骨コンポーネントをさらに上腕骨内に挿入する．
⑩洗浄をよく行い，ドレーンを留置して，上腕三頭筋筋膜縫合を行う．
⑪尺骨神経は，場合によって前方皮下移行を行う．
⑫創を閉鎖して，シーネで伸展位固定する．

─ 手術手技の実際

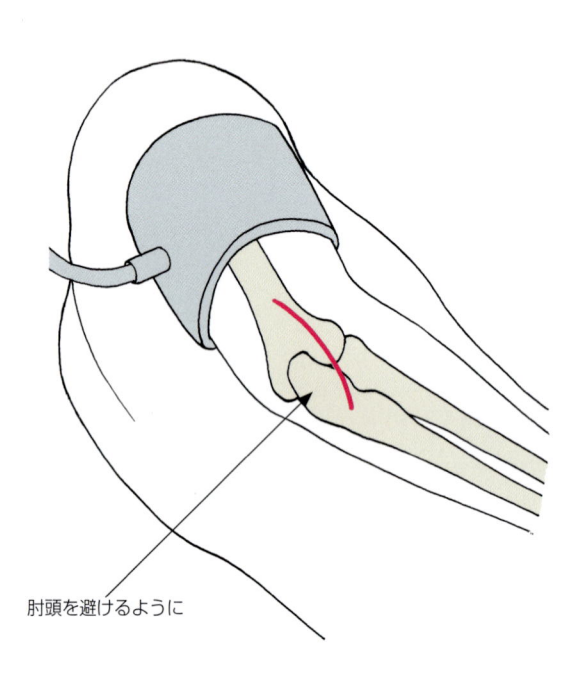

❶…手術体位と皮切

- 体位は側臥位とし，患肢をフリーとする．駆血帯を巻くが，手術創にかからないよう注意が必要である．
- 肘頭を中心に橈側凸の弓状切開を加える．

▶ポイント
- 肘頭にかかる直線状の縦切開は，術後に皮膚障害をきたしやすいため，弓状切開が望ましい．

肘頭を避けるように

❷…関節を展開する

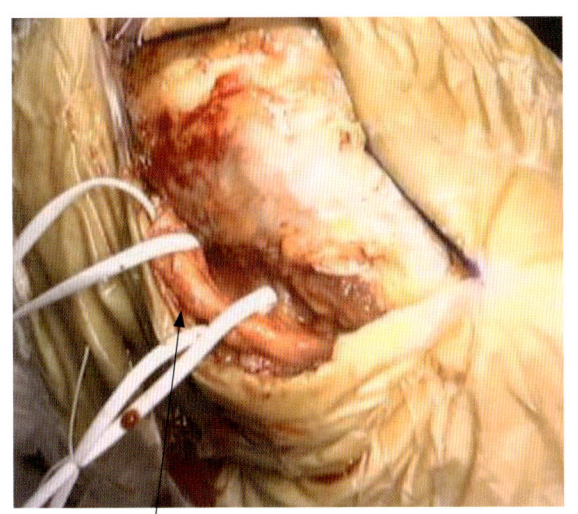

● 尺側で尺骨神経を同定し，十分に剥離し，後の手術の邪魔にならないようによける [1]．このときに関節枝は犠牲にせざるをえない．術中は尺骨神経の位置には常に注意が必要である．

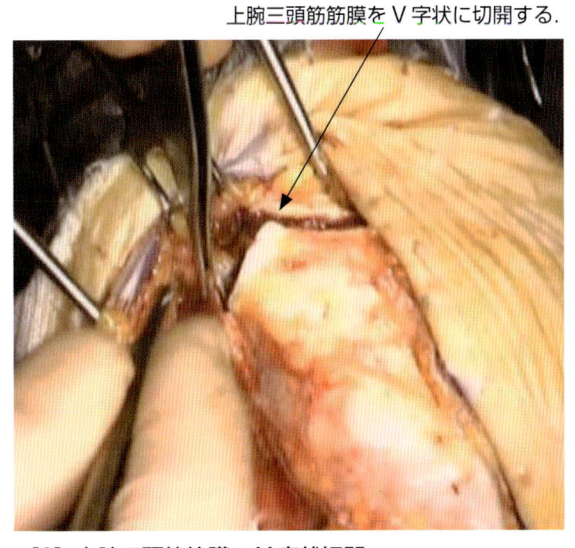

尺骨神経を丁寧に剥離する．

[1] 尺骨神経の固定，剥離

上腕三頭筋筋膜をV字状に切開する．

● 関節展開は，CampbellのアプローチでIngsus. 上腕三頭筋筋膜をV字状に切開する [2]．このとき，尺側の強いbundleに糸をかけてマーキングしておくとよい．筋腹は正中で切開して両側に分ける．

▶ポイント
● 上腕の短い人は，手術中に近位の筋膜が駆血帯の下に入り込んでしまうことがある．近位筋膜に糸をかけて，引き出せるようにしておくとよい．

[2] 上腕三頭筋筋膜のV字状切開

▶ポイント
● 合併症として上腕骨顆部骨折がある．これを避けるため，両側側副靱帯切離を行ったほうが安全である．

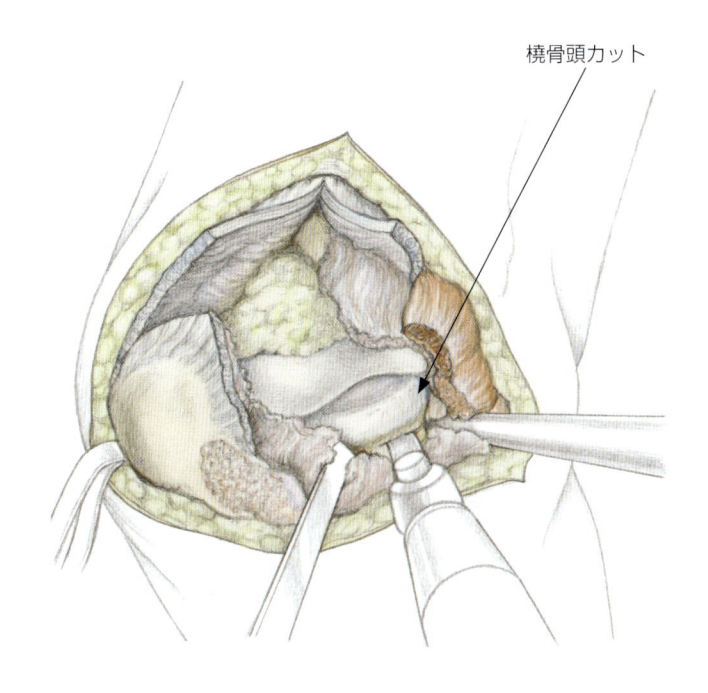

● 関節を展開したら滑膜切除を十分に行う．滑膜切除に引き続いて橈骨頭を展開し，遠位端から1.5 cm程度の部分で骨切りを行い，切除する．この骨は後の移植骨として重要であるので，保存しておく．

橈骨頭カット

❸…上腕骨カットを行う

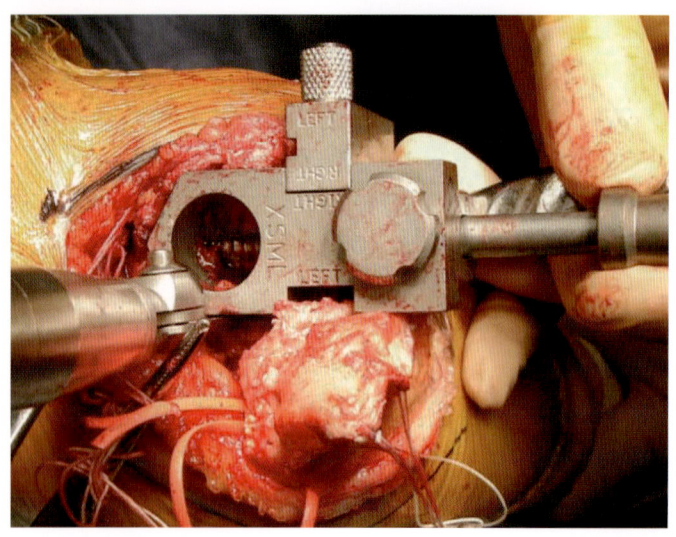

[3] 上腕骨カット（1）

▶ 手技のコツ
- 上腕骨顆部骨折は内顆でも外顆でも起こる．コツとして，骨切り時に隅角でボーンソーが骨に切り込まないように注意する [4]．また骨切り時からインプラントのセメント固定時まで両顆とも予防的にK-wireを刺入しておいてもよい．
- ただし骨折がもし起こっても，K-wireでの固定ないし骨片切除をして，通常のリハビリテーションをしてよい．

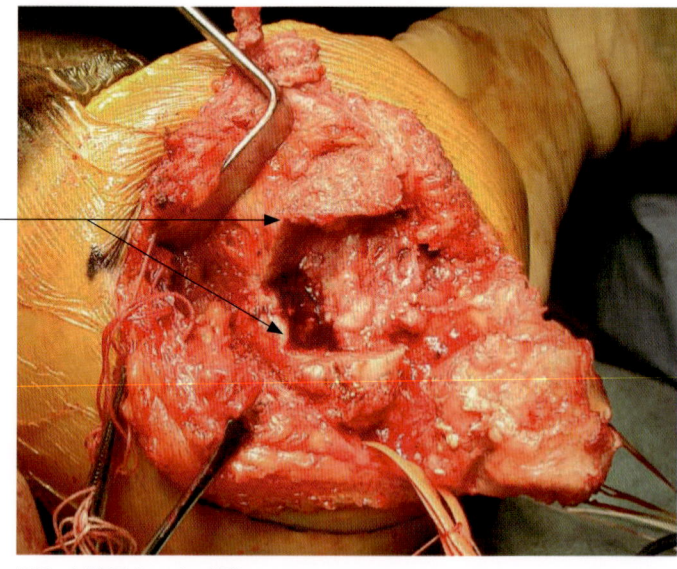

隅角カットに気をつける．

[4] 上腕骨カット（2）

- 滑車部が残存していればその中央部を切除し，上腕骨の方向を確認してオウルを挿入する．上腕骨アライメントガイドに適切なカッティングガイドを取り付けて髄腔に挿入し，ガイドに沿って骨切りを行う [3] [4]．その後，髄腔のラスピングを行い，トライアルを挿入して骨切り部まで十分刺入されることを確認する．
- トライアルが，上腕骨に対して回旋異常を起こしていないことに注意する．

❹…尺骨カットを行う

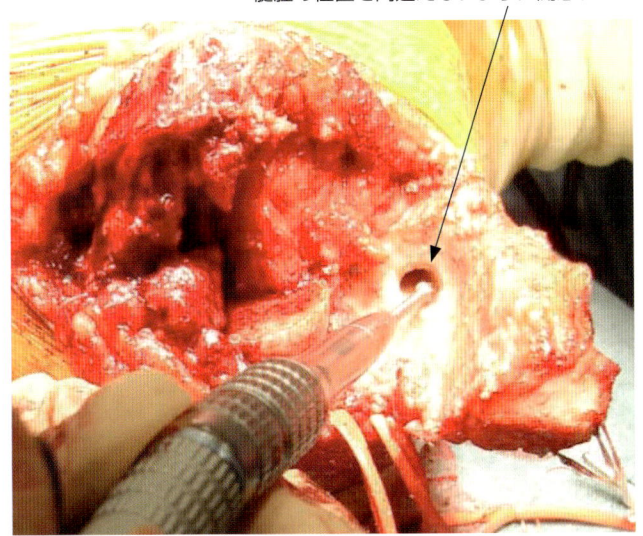

髄腔の位置を間違えないように開窓する.

[5] 尺骨カット（1）

ラスピングは，骨軸の方向に向かって行う.

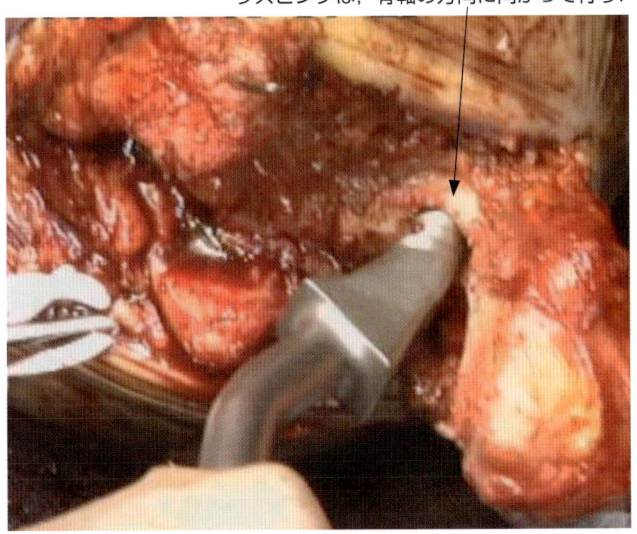

[6] 尺骨カット（2）

- 肘頭の前方部を骨軸に水平に骨切りし，鉤状突起の基部に穴をあけ，オウルリーマー，ラスプを用いて骨軸方向に髄腔を拡大する [5].
- 尺骨は皮質が硬く，時間をかけてトライアルが十分深く挿入できるようになるまで，ラスピングを行う [6].

▶ポイント
- ラスピングの方向を間違うと尺骨を穿破することがある．後方に穿破しやすいが，前方に穿破することもあり，方向には十分注意する．

- トライアルが，尺骨に対して回旋異常を起こしていないことに注意する．
- トライアル整復を行い，可動域が十分であることを確認する．

▶ポイント
- 整復時に屈曲が十分でない場合は，骨棘など骨性の屈曲障害があることが多い．
- 伸展が十分でない場合は，上腕骨ないし尺骨インプラントが十分深く挿入されていないことが多いため，ラスピングを追加する．

❺…セメント固定を行う

- セメント固定前の準備として，上腕骨前方におく移植骨を作製する．通常1×1cm大程度で，半層骨が望ましい．厚さは3mm程度のものしか通常は入らない．
- セメント固定は，通常，二度に分けて尺骨側から行う．慣れれば一度で行うことは可能であるが，上腕骨側の操作が煩雑であるため，二度で行うほうが安全である．6mmのノズルを使用してセメントガンでセメント注入後，回旋に注意して尺骨コンポーネントを挿入する．
- 次に上腕骨側に移る．セメントガンでセメントを注入後，上腕骨コンポーネントを入れながら前方の移植骨をフランジと上腕骨のあいだに挟み込む [7]．そして，まだインプラントのヒンジが上腕骨顆部に隠れない状態で上腕骨コンポーネントと尺骨コンポーネントを組み立て，ブッシングとピンを挿入し，カチというクリック音がしたら上腕骨コンポーネントをさらに上腕骨内に挿入する [8]．この間，作業が多いので，手早くするようによく準備しておく．

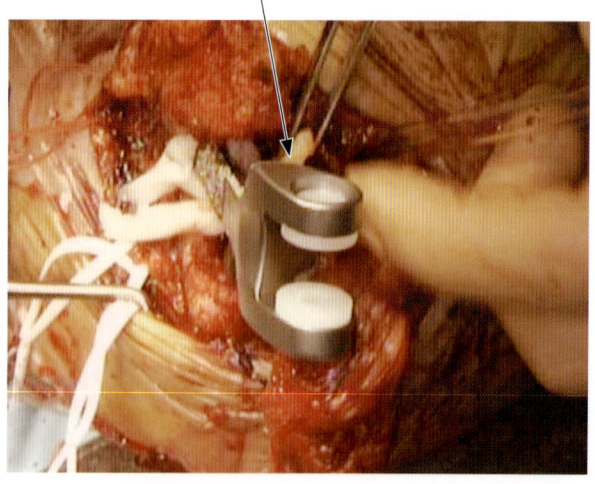

上腕骨インプラントの前方フランジ部に移植骨をはめ込む．

[7] セメント固定（1）

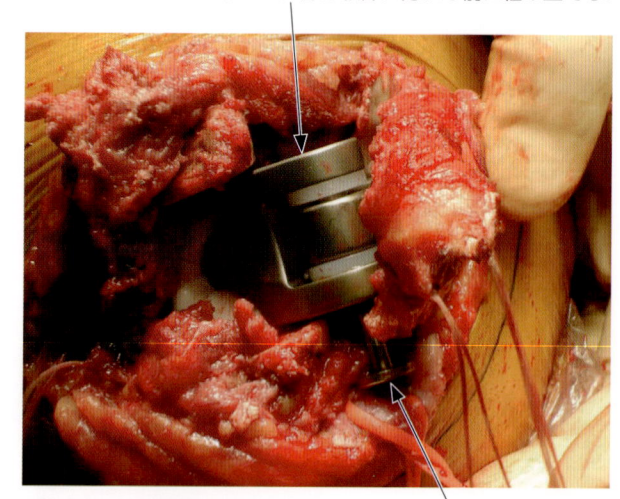

インプラントヒンジ部が顆部に隠れる前に組み立てる．

[8] セメント固定（2）

ブッシング，ピン挿入

▶ポイント
- 上腕骨髄腔内のセメント圧をあげるために，また関節リウマチ患者では後の人工肩関節置換術に備えて，セメントプラグを使用するのが望ましい．市販のセメントプラグでは上腕骨の髄腔内の適切な位置に設置することが難しく，筆者らは骨栓を使用している．ただし，尺骨は髄腔の太い例を除いて骨栓は入れていない．

❻…閉創する

尺骨神経は
必要があれば
皮下前方移行

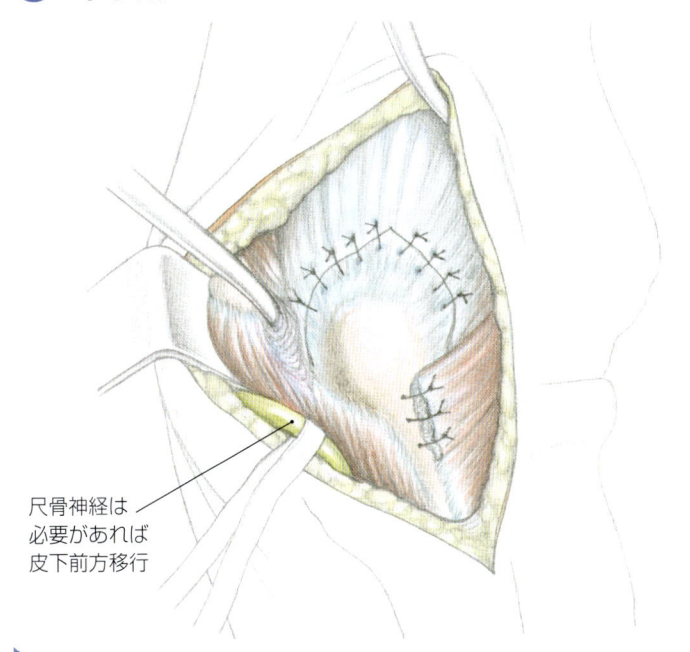

- 洗浄をよく行い，ドレーンを留置して，上腕三頭筋筋膜縫合を行う．尺側の強いbundleをしっかり縫合するように気をつける．
- 尺骨神経は，もし術前に尺骨神経障害が認められれば，前方皮下移行を行う．
- 術後創部をシーネが圧迫しないように注意してドレッシングする．

▶ポイント
- 創傷治癒障害は，術後4～5日目に明らかになることが多い．手術翌日の創を見て安心せず，術後1週間程度は患肢挙上，安静固定に努める．

▶後療法

- 術後伸展位でシーネ固定し（～30°），術翌日にドレーン抜去，術後7～10日からROM訓練を開始する．
- 片手で持つ重さは5 kgまでと指導している．

▶まとめ

- 人工肘関節全置換術は，適応を間違えなければ，患者の満足度は非常に高い．
- しかし，難しい手術とはいえないまでも，合併症が多く，注意点が多い手術である．経験の少ない術者は，できれば経験のある術者の指導の下に，手術を行うことが強く勧められる．

（伊藤　宣，中村孝志）

■文献

1. Morrey BF, Bryan RS. Total joint arthroplasty. The elbow. Mayo Clin Proc 1979;54:507-12.
2. Morrey BF, et al. Total elbow arthroplasty. A five-year experience at the Mayo Clinic. J Bone Joint Surg Am 1981;63:1050-63.
3. Morrey BF, Adams RA. Semiconstrained arthroplasty for the treatment of rheumatoid arthritis of the elbow. J Bone Joint Surg Am 1992;74:479-90.
4. Gill DR, Morrey BF. The Coonrad-Morrey total elbow arthroplasty in patients who have rheumatoid arthritis. A ten to fifteen-year follow-up study. J Bone Joint Surg Am 1998;80:1327-35.
5. Little CP, et al. Outcomes of total elbow arthroplasty for rheumatoid arthritis: Comparative study of three implants. J Bone Joint Surg Am 2005;87:2439-48.
6. Little CP, et al. Total elbow arthroplasty: A systematic review of the literature in the English language until the end of 2003. J Bone Joint Surg Br 2005;87:437-44.
7. Skytta ET, et al. Total elbow arthroplasty in rheumatoid arthritis. Acta Orthop 2009;80:472-7.
8. Aldridge JM 3rd, et al. Total elbow arthroplasty with the Coonrad/Coonrad-Morrey prosthesis. A 10- to 31-year survival analysis. J Bone Joint Surg Br 2006;88:509-14.
9. Ito H, et al. The outcome of peri-operative humeral condylar fractures after total elbow replacement in patients with rheumatoid arthritis. J Bone Joint Surg Br 2007;89:62-5.
10. Lee BP, et al. Polyethylene wear after total elbow arthroplasty. J Bone Joint Surg Am 2005;87:1080-7.
11. Sneftrup SB, et al. Revision of failed total elbow arthroplasty with use of a linked implant. J Bone Joint Surg Br 2006;88:78-83.

先天異常
先天性近位橈尺骨癒合症
授動術

手術の概要

- 先天性近位橈尺骨癒合症は，近位橈尺骨間が軟骨性もしくは骨性に癒合する比較的まれな疾患である．橈骨頭の脱臼・低形成，回外筋の低形成・欠損を合併することが多い[1]．
- 分離授動術のみでは高頻度に再癒合をきたすため，本疾患の治療は中間位または軽度回内位への骨切り術が行われてきた[2,3]．
- 1990年から筆者らは，癒合部の分離後に遊離血管柄付き筋膜脂肪弁を充填して再癒合を防止する術式を考案し[4]，成績の安定した授動術が可能であると報告した[5]．
- 2003年から微小血管吻合を必要としない有茎筋膜脂肪弁移植を用いた授動術を行い，充填する脂肪弁の採取法や中間挿入方法の工夫を行ってきた．
- 橈骨頭後方脱臼かつ術前回内強直が高度な例では，術後の回外位獲得が困難な症例があることや，3D-CT解析により尺骨の回旋変形があることがわかってきており，最近は回外位の獲得を目的に尺骨回旋骨切りを追加している．

適応

- 橈骨回旋骨切り術において機能障害が高度となる両側例や60°以上の高度回内強直例を手術適応とする報告がある[2]．
- 筆者らはADL障害がある例に対しては可能な限り授動術を行っている．
- 原則として他の先天異常を合併しない先天性近位橈尺骨癒合症を適応とし，遠位橈尺骨癒合症や，骨癒合部が前腕全長にわたる例は授動術の適応外としている．

手術のポイント

①体位：仰臥位とし，術者は頭側（前腕背側）に座る．
②皮切：上腕骨外側上顆の後縁から近位橈尺関節背側を経由して尺骨中央に向かう約10〜15 cmの皮切を加える．
③上腕遠位〜前腕近位より有茎筋膜脂肪弁を挙上する．
④近位橈尺骨癒合部を分離する．
⑤上腕二頭筋腱を剝離する．
⑥橈骨骨切りを行い，通常は台形骨を切除する．
⑦回外獲得が十分でないときは，尺骨回旋骨切りを行う．
⑧上腕二頭筋腱を橈骨背側に縫着して，回外機能を再建する．
⑨肘筋[6]・有茎筋膜脂肪弁を分離部の間隙に挿入する．
⑩回外・橈骨頭整復位で近位橈尺骨間を仮固定する．
⑪創を閉鎖する．

手術手技の実際

❶ 手術体位と皮切

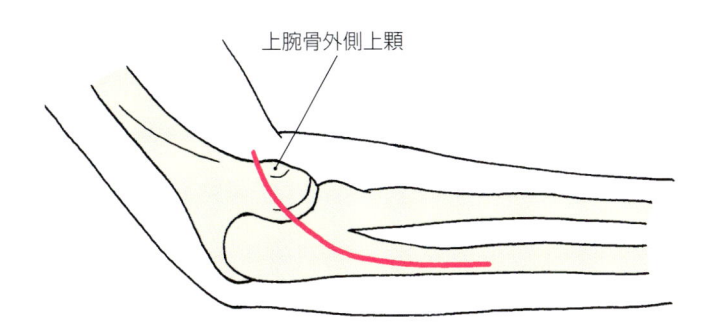

- 仰臥位とし，術者は頭側（前腕背側）に座る．患側の肩を外転80～90°，内旋位に保持する．上腕骨外側上顆の後縁から近位橈尺関節背側を経由して尺骨茎状突起に向かう約15 cmの皮切を加える．男子など皮下脂肪が少ない場合は外側上顆の近位まで皮切を延長する．
- 皮下脂肪を薄く残して肘屈曲した位置で有茎筋膜脂肪弁を挙上（「手術のポイント」③），橈尺骨癒合部を分離すると回外が可能になり，手術操作が容易になる（「手術のポイント」④）．

❷ 有茎筋膜脂肪弁・肘筋を挙上する

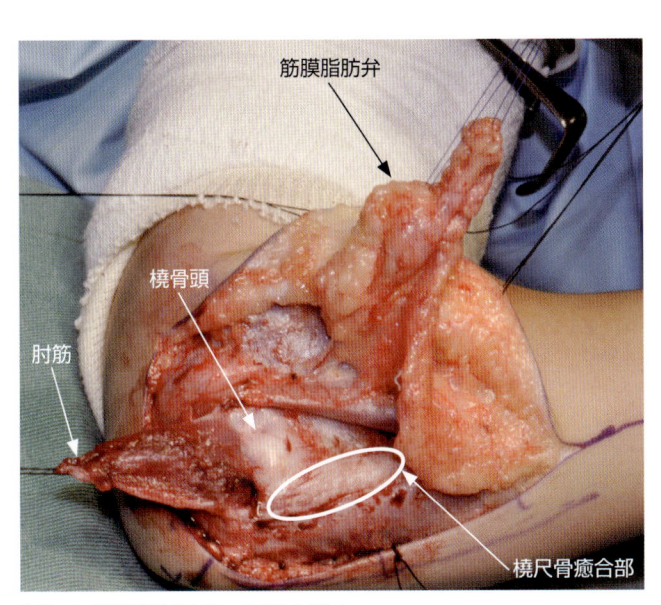

- 薄く皮下脂肪を残して皮膚を挙上する．
- 遠位橈側を基部とする4～5 × 7～8 cmの筋膜脂肪弁とする．
- 上腕骨小頭の背側を基部に肘筋を挙上すると癒合部が確認できる [1]．

▶ポイント
- 皮下脂肪が薄いと予測されたら，はじめから外側上顆の脂肪も含めて筋膜脂肪弁を起こす．
- 皮下に残す脂肪を薄くしすぎると術後に水疱をきたす可能性がある．

[1] 有茎筋膜脂肪弁・肘筋の挙上

❸ 橈尺骨癒合部を分離し，上腕二頭筋腱を剥離する

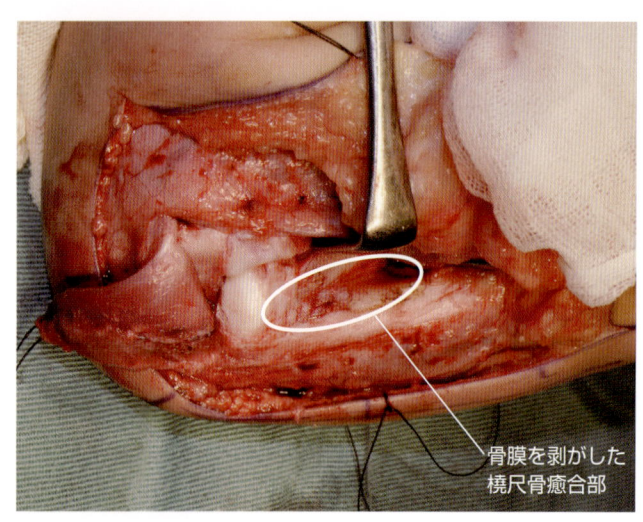

[2] 橈尺骨癒合部 — 骨膜を剥がした橈尺骨癒合部

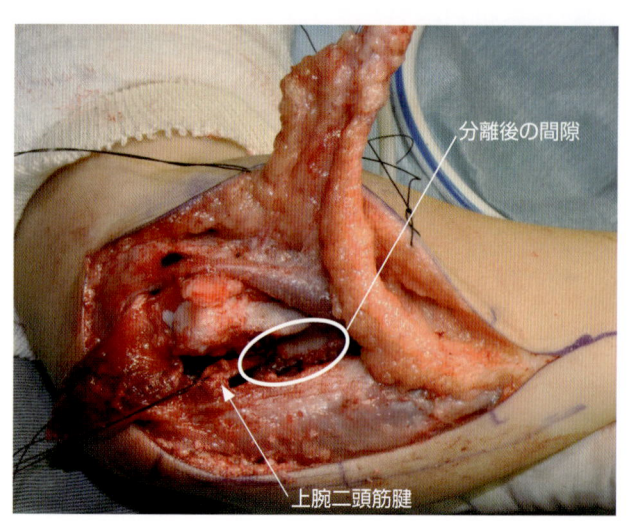

[3] 上腕二頭筋腱の剥離 — 分離後の間隙／上腕二頭筋腱

- 癒合部の遠位端にエレバトリウムを挿入して確認する [2]．癒合部近位端は注射針で確認する．
- 癒合部の骨膜は完全に切除し，エアトームを用いて癒合部を分離する．
- 癒合部を完全に分離したら，橈尺骨間に椎間拡大器を挿入して広げる．掌側の骨膜を橈骨および尺骨から切離すると，白い上腕二頭筋腱付着部を同定できる．上腕二頭筋腱を剥離し絹糸をかけて後方に引き出しておく [3]．

▶ポイント
- 橈骨頭後方脱臼例では橈骨と尺骨の重なりが大きいので，橈骨および尺骨鉤状突起を切除しないように注意が必要である．
- 上腕二頭筋腱剥離の際は周囲に走行している橈側反回動脈に注意する．

❹ 橈骨矯正骨切りを行う

- 橈骨頸部で台形骨切りを行い，台形の長辺は前方脱臼では背側，後方脱臼では掌側とする [4]．
- 橈骨頭の脱臼がない例でも，前腕回旋運動で脱臼するようなら，橈骨短縮骨切りを加える．

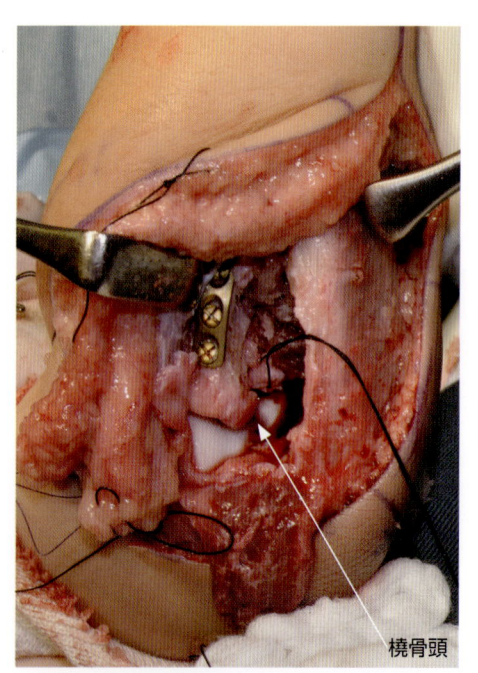

▶ポイント
- 橈骨近位骨片の掌側軟部組織は剥離しすぎないように注意する．

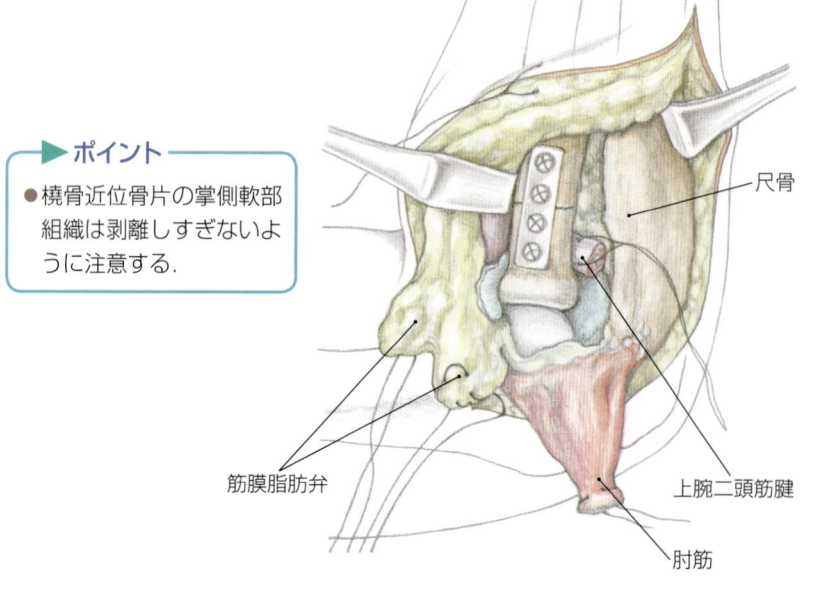

[4] 橈骨矯正骨切り後，整復した橈骨頭 — 橈骨頭

尺骨／筋膜脂肪弁／上腕二頭筋腱／肘筋

先天性近位橈尺骨癒合症／授動術 | 287

❺ 回外獲得が十分でないときは，尺骨回外骨切りを行う

- 後方脱臼や回内強直位が強い例では，回外位の獲得が困難であることが多いので尺骨回外骨切りを追加する [5]．回旋角度は術前尺骨の内旋変形の程度を参考に獲得した可動域に応じて決める．

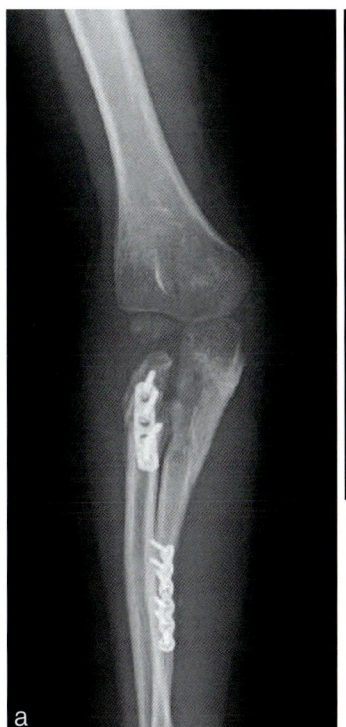

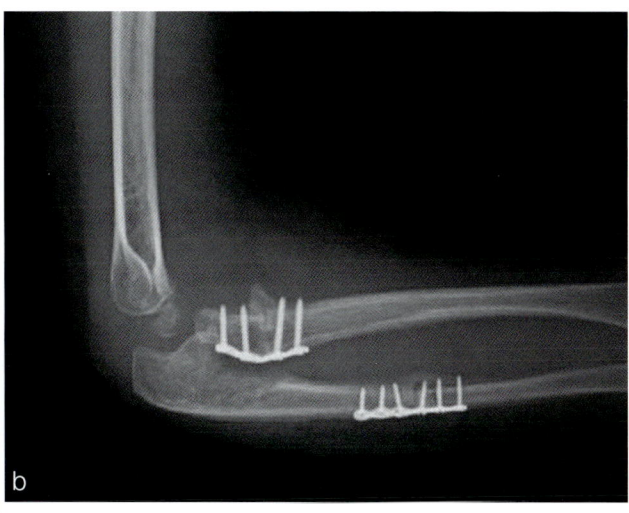

[5] 橈尺骨矯正骨切り後の X 線像
再癒合なし，橈骨頭脱臼なし．

▶ポイント
- 分離部とは重ならない位置で骨切りを行う．
- 尺骨は細く，形状が三角柱（近位）〜紡錘形（中央）なので回外骨切り後のプレート固定には注意が必要である．

❻ 上腕二頭筋腱を縫着して，回外力を再建する

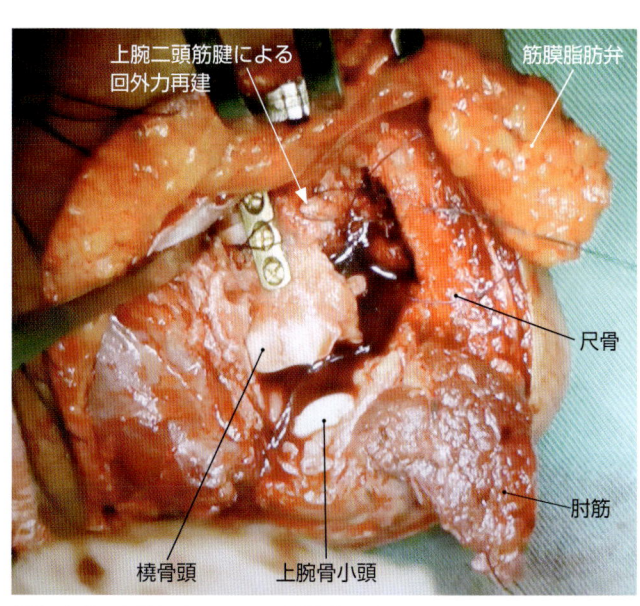

- Kirschner 鋼線で橈骨近位背側に開孔し，非吸収糸を用いて上腕二頭筋腱を橈骨背側骨皮質に縫着する [6].

▶ポイント
- 上腕二頭筋腱は橈骨頭の整復位保持も担っている．

[6] 上腕二頭筋腱による回外機能再建

❼ 肘筋・有茎筋膜脂肪弁の分離部間隙への挿入を行う

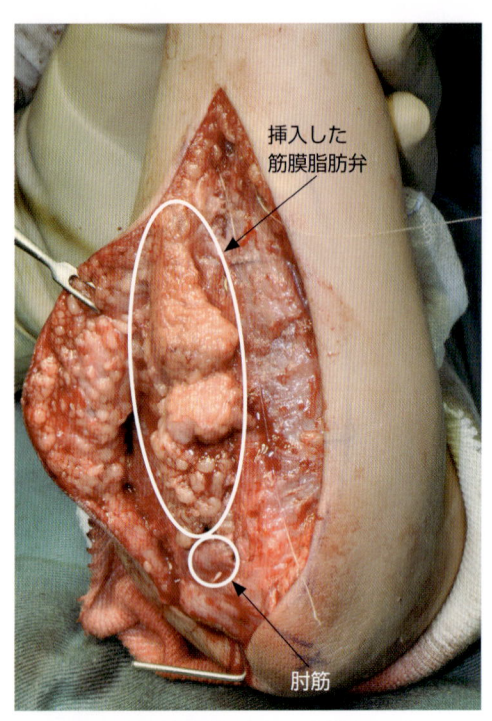

挿入した筋膜脂肪弁

肘筋

[7] 肘筋・有茎筋膜脂肪弁の分離部間隙への挿入

- 肘筋を掌側の上腕筋付着部に縫合すると分離部間隙の近位1/4～1/3に充填することができる[6].
- 近位橈尺関節の掌側に約1.5 cmの皮切を加え，分離した橈尺骨間を剥離して筋膜脂肪弁の糸を誘導しておく．
- 有茎筋膜脂肪弁を分離部間隙の遠位2/3～3/4に通して掌側に引き出して掌側の筋膜に縫着する [7].

❽ 近位橈尺骨間を仮固定する

- 頻度の高い橈骨頭後方脱臼例では，骨切りにより橈骨頭は中間位～回内位では整復されるが，回外位で亜脱臼を示すことが多い．この際はKirschner鋼線を用いて回外位に橈尺骨間を仮固定し，肘関節90°屈曲位でシーネ固定を行う．

▶ 後療法

- 術後1週間のシーネ固定，2週間の上腕ギプス固定を行い，計3週後にKirschner鋼線を抜去する．肘屈曲と前腕回旋の自動運動と抵抗のない範囲で他動運動を開始する．
- 術後4週から，徐々に他動運動の負荷を増加していき，自動運動は制限せず遊具などを利用して患児が積極的にリハビリテーションを行えるように工夫する．
- 術後5週からは前腕回旋装具を装着し，前腕回内・回外可動域を増加させる．
- 上腕二頭筋腱を橈骨背側に縫着しているため，肘関節は他動屈曲・自動伸展運

動のみを行い,術後 6 週から肘他動伸展を追加する.
- 退院後は前腕回旋を要するスポーツを奨励し,術後 3 か月で制限なく体育活動を許可する.

(金城政樹,金谷文則)

■文献

1. Cleary JE, et al. Congenital proximal radio-ulnar synostosis. J Bone Joint Surg Am 1985;67:539-45.
2. Green WT, et al. Congenital radio-ulnar synostosis:Surgical treatment. J Bone Joint Surg Am 1979;61:738-43.
3. 村瀬 剛ほか.先天性橈尺骨癒合症に対する新しい骨切り術.日手会誌 2000;16:806-9.
4. Kanaya F, et al. Mobilization of a congenital proximal radioulnar synostosis with use of a free vascularized fascio-fat graft. J Bone Joint Surg Am 1998;80:1186-92.
5. 金谷文則ほか.有茎筋膜脂肪弁を用いた先天性近位橈尺骨癒合症分離授動術の短期成績.日手会誌 2005;22:241-5.
6. 矢部 裕.先天性橈尺骨癒合症に対する新手術法.整形外科 1971;22:900-3.

先天異常
先天性近位橈尺骨癒合症
骨切り術

手術の概要

- 先天性橈尺骨癒合症は，肘関節周囲の先天異常としては比較的頻度の高い異常である．橈骨頭は後方脱臼，時に前方脱臼し，近位橈尺関節の部分で癒合して，前腕回旋制限を生ずる．橈側列形成障害のような他の異常に合併して発症することもある．
- 外傷性の癒合症と異なり，先天性癒合症では，単純な癒合部の分離・切除は再癒合を生ずるので，授動術による可動域の獲得は容易ではない．
- 症例の多くは，X線上，橈骨頭は後方に脱臼し，橈骨自体は太く弯曲し，前腕としては回内強直肢位を呈する [1]．治療としては不良肢位を良肢位に矯正する前腕回旋骨切り術が ADL の改善に有効な手術である．
- 1979 年に Green[1] は，近位癒合部での骨切り術の報告をしたが，矯正不足，神経麻痺の合併症の報告もある．その後，二段階骨切り，橈尺骨両骨の骨切りなど[2,3]，低侵襲で，効率の良い骨切り方法が報告された．
- 橈骨骨幹部での回旋骨切りは，1999 年に Kashiwa らによって報告された[4]．筆者らは，骨の自家矯正能の高い低年齢の症例に対して良い方法であると考え，行っている[5,6]．

適応

- 手術の適応は以下の項目を考慮して決定する．
  ① 全身状態：他に合併異常のある症例では，それらも含めて治療の必要性，治療時期を検討する．
  ② 強直肢位：両側罹患か，片側罹患か，回内拘縮の肢位によって，手術適応・回旋角度を決定する．片側罹患で，ほぼ中間位での拘縮の症例では，ADL

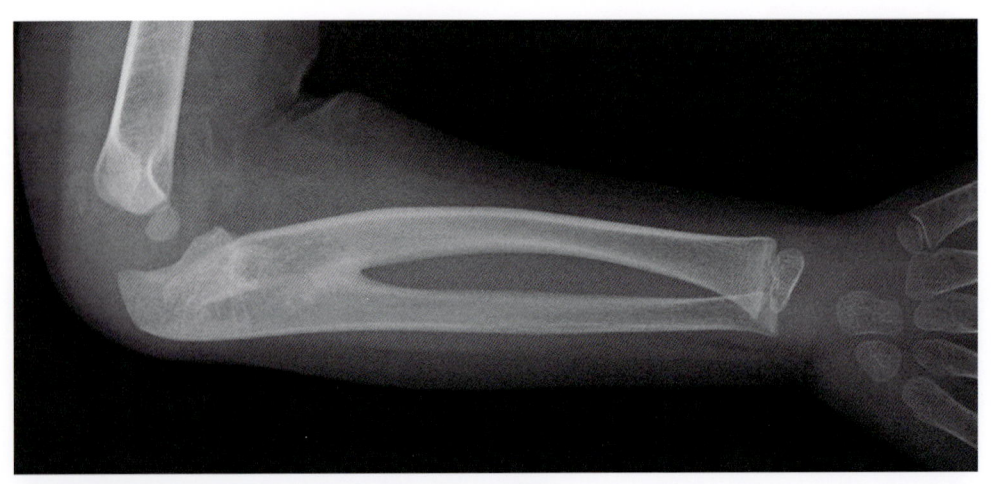

[1] 橈骨頭後方脱臼を伴う近位橈尺骨癒合症の X 線像

の障害も少なく，手術的治療を必要としない場合もある[7]．橈骨頭前方脱臼例で，肘屈伸に伴う click を生ずる症例に対しては[8]，前方脱臼の矯正も含めて，橈骨頚部での骨切りを行う場合もある．一般的には，回内位の不良肢位に対して，回内外中間位を目標肢位とした骨切り術を行う．

③年齢：橈骨骨幹部での単独骨切り術で矯正可能な年齢は，おおよそ 10 歳くらいまでである[9]．小学校高学年となると，骨の自家矯正力も低下し，橈骨単独骨切り回旋のみでは，十分な矯正が困難で，尺骨の骨切りも必要となる．この場合の橈骨の骨切り高位はより遠位，骨幹端とし，プレートにて強固に固定する．尺骨もほぼ同高位で骨切りして橈骨とともに回旋矯正を行うが，小切開にて展開し，K-wire で骨皮質を壊して用手的に骨切りし，かつ固定は行わない．年長児に対する骨切り術は，尺骨を近位で骨切りする方法も報告されている[3]．

▶手術のポイント

①体位と皮切：手術は，全身麻酔下，仰臥位で行う．上腕部に駆血用ターニケットを装着する．前腕中央に縦皮切を加える．
②円回内筋腱停止部あたりで骨膜を縦切し，橈骨骨幹部を展開する．
③骨幹部で骨切りを行い，用手的に回旋し，前腕中間位（肩関節内転・肘 90°屈曲位で手掌が回外をとれる）まで矯正する．骨膜および軟部組織を丁寧に修復する．
④創を閉鎖してギプス固定を行う．
⑤術後 2 週目に X 線撮影を行い，ギプスを更新する．その際，矯正肢位の確認を行う．
⑥ギプス固定は 4〜6 週でシャーレに変更可能なことが多い．仮骨形成，患児の理解度を考慮してシャーレを外す時期を決定する．肘関節・手関節の拘縮が問題となることはない．

● 手術手技の実際

❶ 手術体位と皮切

- 全身麻酔下，仰臥位とする．上腕部に駆血用ターニケットを装着する．
- 前腕中央に，橈骨に沿って縦皮切を加える．

❷ 橈骨骨幹部を展開する

- 橈骨のほぼ中央あたりで，骨に沿った約 3 cm の縦切開にて展開する．皮下脂肪を分け，腕橈骨筋腱の掌側に沿って深部を展開する．前腕は回内位で拘縮しているので，通常の展開と少し深部解剖が異なって見える．通常，橈骨神経浅枝は背側にあり，遭遇することは少ない．

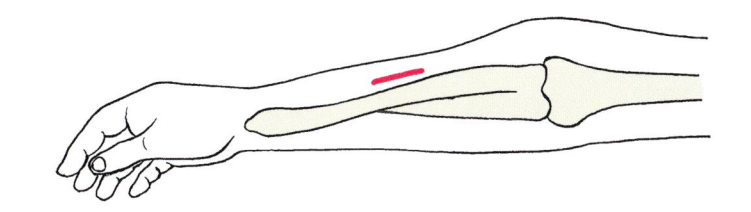

❸ 骨切り部の骨膜を剥離する

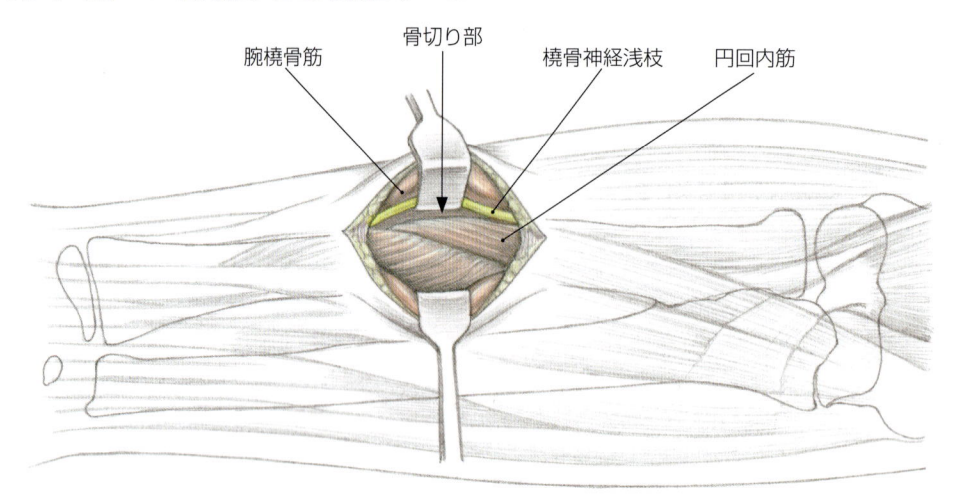

(図中ラベル：腕橈骨筋／骨切り部／橈骨神経浅枝／円回内筋)

- 腕橈骨筋を避け，橈骨神経浅枝に注意して円回内筋停止部に至る．
- 厚い円回内筋腱の停止部を確認する．これを骨膜ごと縦切開して，骨切り部の骨膜を全周にわたって剥離する．骨膜には縫合糸で目印をつけておく．拘縮が高度で矯正角度の大きい場合は，十分に遠位・近位の骨膜の剥離を行うことが必要である．

▶ ポイント
- 骨切り後の転位が大きいので，骨膜の連続性の維持は良好な仮骨形成に大切である．骨切り前に，縫合糸をあらかじめかけておくとスムーズである．

❹ 骨切りして回旋矯正を行う

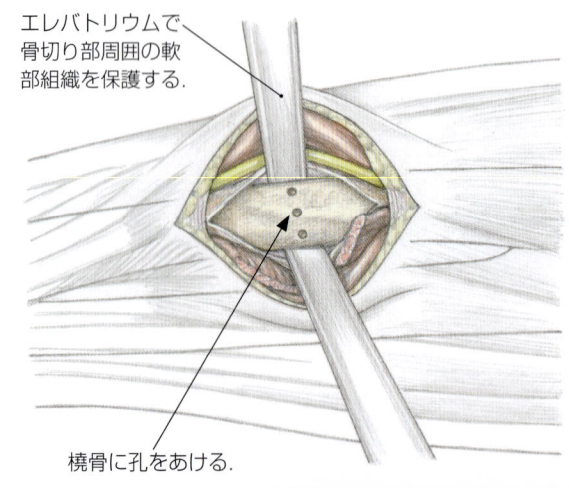

(図中ラベル：エレバトリウムで骨切り部周囲の軟部組織を保護する．／橈骨に孔をあける．)

- 骨膜をしっかり縦切して，K-wireを用いて骨切り部に孔をあけ，ボーンソーで骨切りを行う．
- 用手的に，回旋矯正を行う．上腕の位置を確認して，前腕の回旋角度が術前計画どおりであるかどうか，検討する．幼児では術野での回旋角度の確認がしにくい場合もあるので慎重に行う．骨切り部を無理に合わせると橈骨は屈曲変形を呈するので，接している程度で十分である [2]．
- 矯正位の保持が困難な場合は，一時的にK-wireで固定し，閉創後に抜去する．

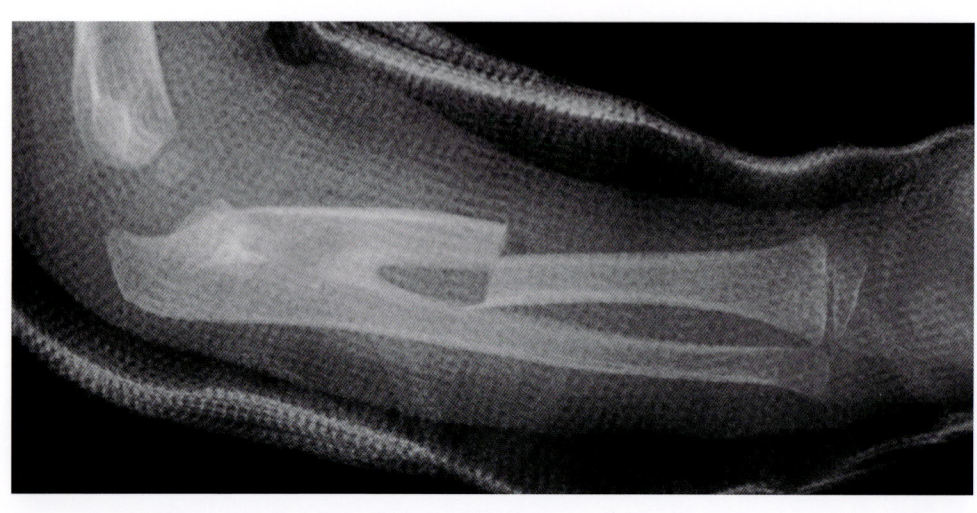

[2] 骨切り直後のX線像（6歳）
橈骨の転位は著明である．4週間後には旺盛な仮骨形成が確認できる．

❺…閉創する

- 骨膜をしっかりと縫合する．皮下縫合を行い，皮膚はテープ固定として，術創瘢痕が目立たないように配慮する．

▶後療法

- 術後は上腕から手掌までギプス固定とする．肘関節90°屈曲位で，手掌が回外90°（橈骨手根骨関節での遊びがあるので，遠位橈尺関節高位では回内外中間位）をとるように固定する．母指球部をしっかり固定しないとギプス内で前腕の回旋が起こる可能性があるので気をつける．
- 術後2週目にX線撮影を行い，ギプスの交換を行う．このときは，座位で矯正肢位を確認してギプス固定を行う．この時期はまだ，回旋矯正に対する微調整が可能である．
- 4〜6週で仮骨形成を確認したら，シャーレに変更する．年少児では拘縮を生ずることはないので，再骨折などの合併症を起こさないように慎重にシャーレ除去を行う．自動運動を開始して2週間程度で可動域は改善するので，一般的にはリハビリ訓練は不要である．

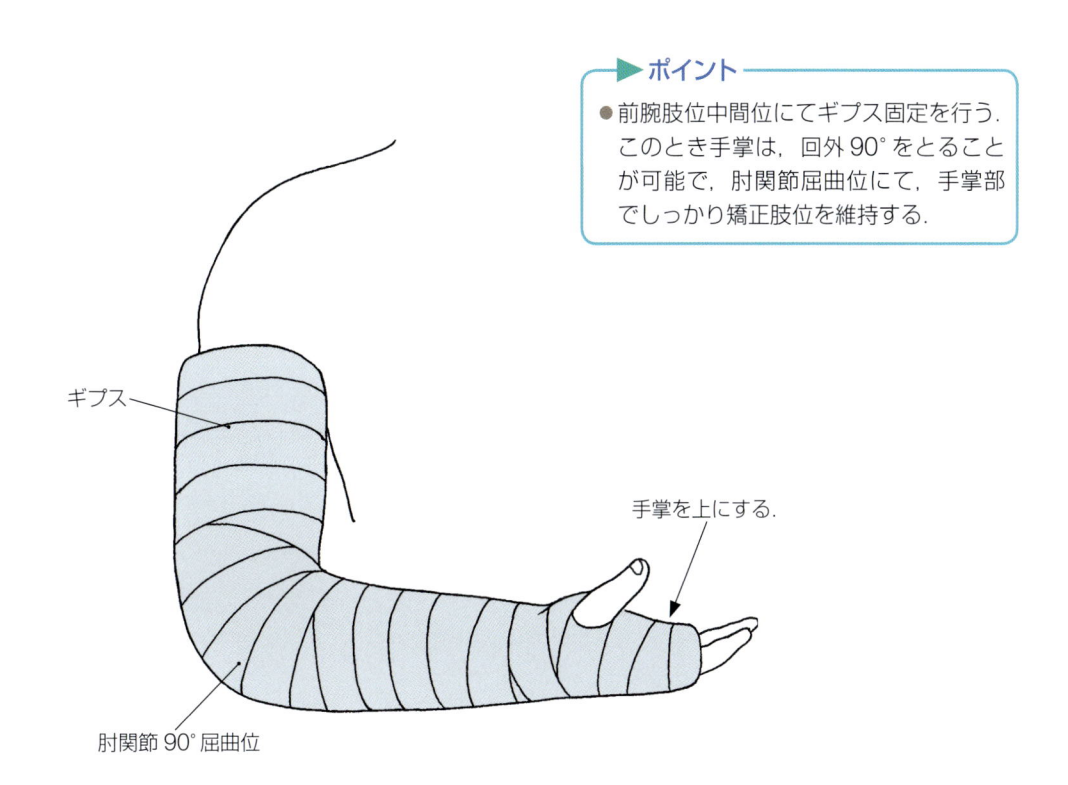

▶ポイント
- 前腕肢位中間位にてギプス固定を行う．このとき手掌は，回外90°をとることが可能で，肘関節屈曲位にて，手掌部でしっかり矯正肢位を維持する．

▶ポイント
- 術後は内固定がないので，矯正位の保持はギプスが主体である．手掌部をしっかり固定しないと，ギプス内で再度回内方向へ転位する．

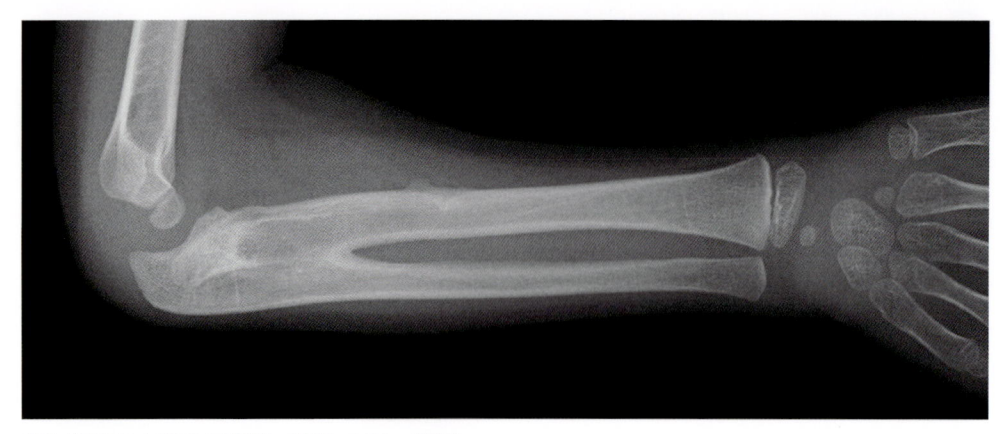

[3] 術後9か月のX線像（[2] と同一症例）
自家矯正が起こり，橈骨の弯曲も改善している．

▶術後経過

- 橈骨の弯曲変形は自家矯正され，外観上の多少の変形も改善する[9] **[3]**．骨の成長に伴う前腕拘縮肢位の変化はあまりみられないが，手関節での可動域の減少，橈骨頭脱臼に伴う肘関節不安定症の発生する場合もあるので，術後の長期経過観察が必要である．

▶まとめ

- 先天性近位橈尺骨癒合症に対する矯正骨切り術の適応は，症例ごとに，全身状態を含めた上肢の機能障害の程度によって決定する．
- 橈骨頭後方脱臼を伴う回内強直に対しては，10歳以下の小児では，橈骨骨幹部での矯正回旋骨切り術が有効である．手術自体の合併症もほとんどなく，低侵襲手術である．
- 橈骨頭前方脱臼例では，時に頚部での骨切り術が適応となる．
- 年長児に対しては，橈尺骨両骨の骨切りが必要である．

（堀井恵美子）

■文献

1. Green WT. Congenital radio-ulnar synostosis: Surgical treatment. J Bone Joint Surg Am 1979; 61: 738-43.
2. Lin HH, et al. A surgical technique of radioulnar osteoclasis to correct severe forearm rotation deformities. J Pediatr Orthop 1995; 15: 53-8.
3. Murase T, et al. Derotational osteotomy at the shafts of the radius and ulna for congenital radioulnar synostosis. J Hand Surg Am 2003; 28: 133-7.
4. Fujimoto M, et al. Rotational osteotomy at the diaphysis of the radius in the treatment of congenital radioulnar synostosis. J Pediatr Orthop 2005; 25: 676-9.
5. 服部達哉ほか．先天性橈尺骨癒合症に対する橈骨骨幹部中央回旋骨切術の検討．日手会誌 2008; 24: 505-7.
6. 堀井恵美子．橈尺骨癒合症，小児整形外科の要点と盲点．東京：文光堂；2009. p. 104-5.
7. 金内ゆみ子ほか．先天性橈尺骨癒合症における日常生活動作の評価．日手会誌 2004; 21: 829-33.
8. Shinohara T, et al. Painful snapping elbow in patients with congenital radioulnar synostosis: Report of two cases. J Hand Surg Am 2010; 35: 1336-9.
9. Horii E, et al. Single osteotomy at the radial diaphysis for congenital radioulnar synostosis. J Hand Surg Am 2014; 39: 1553-7.

先天異常

橈側列形成不全── centralization（中心化術），創外固定器を用いた内反手矯正術

手術の概要

- 橈側列形成不全は，胎生5週前後における橈骨相当の中胚葉細胞や以降の分化が障害されたために発生すると考えられる先天異常である[1].
- 本症は種々の程度が存在するが，Bayne らはその重症度で Type I（遠位橈骨が尺骨に比べ短縮），Type II（近位，遠位ともに橈骨低形成），Type III（遠位橈骨の欠損），Type IV（橈骨完全欠損）に分類した[2].
- 本症の手関節内反変形に対する矯正法は，centralization（中心化術）が一般的で安定性に優れている[2-4].
- その他，橈側の腱を尺側へ移行し，尺骨を橈側へ移動させ，レバーアームを変化させる radialization[5]，手根骨橈側の間隙に尺骨頭を挿入し，手根骨を尺側化する ulnarization[4]，欠損した橈骨に第2中足趾節（MTP）関節を移植して，欠損した橈骨を補い成長も期待する microvascular epiphysis transfer[6]，一期的矯正が困難な年長児らに考慮される Ilizarov 骨延長器を用いた gradual correction[7,8] など，さまざまな手術方法が考案されているが，いずれも Bayne 分類 Type III〜IV に対して考案されてきた.
- より軽症な Bayne 分類 Type I〜II では確立された方法がなかったが，2006年，Matsuno らにより，創外固定を用いた橈骨の延長と手関節部の軟部組織の牽引が試みられた[9]．橈骨がより長くなれば，正常に近い手関節アライメントが獲得されるが，矯正位保持のため橈側の支持性を確保させたことが特徴である.
- さらに筆者らは，創外固定で軟部組織を牽引するのではなく，あらかじめ軟部組織を切離して尺骨頭の遠位に手根骨を載せ，創外固定器を用いて関節を仮固定することで橈側の支持性を確保させ，橈屈変形の再発を防いでいる．そのうえで橈骨の延長を行っている．これによって橈屈変形の再発防止や矯正位の保持のみならず関節拘縮や成長軟骨の圧迫の回避も期待できる.
- 今回，Bayne 分類 Type III〜IV の重症例で主に施行している centralization（中心化術）と，Bayne 分類 Type I〜II の軽症例で主に施行している創外固定器を用いた内反手矯正術を紹介する.

centralization（中心化術）

適応

- Bayne 分類 Type III〜IV の重症橈側列形成不全が適応である.

▶手術のポイント

①体位：仰臥位とする．
②皮切：手関節背側をbilobed flapデザインで進入する．
③橈側索状組織を切離する．
④尺骨遠位端，手根骨近位端を剝離する．
⑤橈屈位を矯正，固定する．
⑥腱移行を行う．
⑦創を閉鎖する．

手術手技の実際

❶ 手術体位と皮切

- 仰臥位とする．
- 手関節背側をbilobed flapデザインで進入する．

❷ 橈側索状組織を切離する

- 橈側に存在する厚い索状組織を切離する．これを切離することで手関節の他動橈屈，他動掌屈が改善するので重要な操作である．
- 場合によっては橈側手根屈筋腱なども切離して橈屈，掌屈の緊張をとる．これらの切離した腱は後に背尺側に回して縫合して，尺屈，背屈方向へ緊張させる．

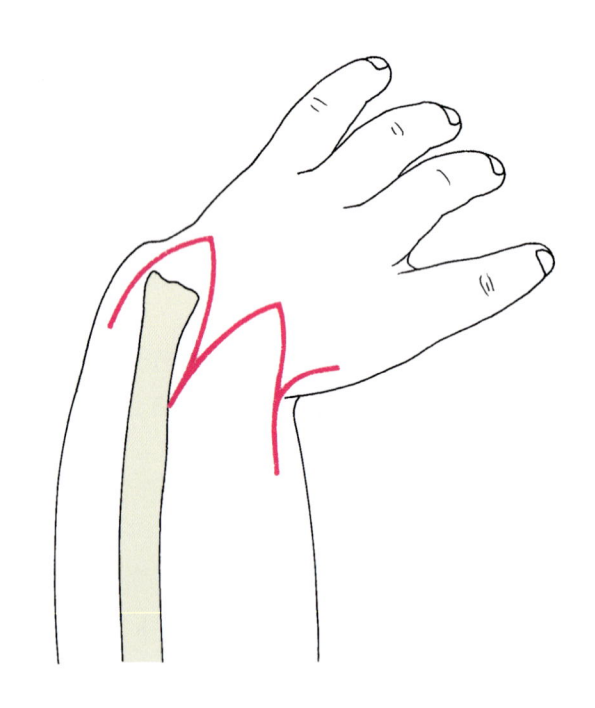

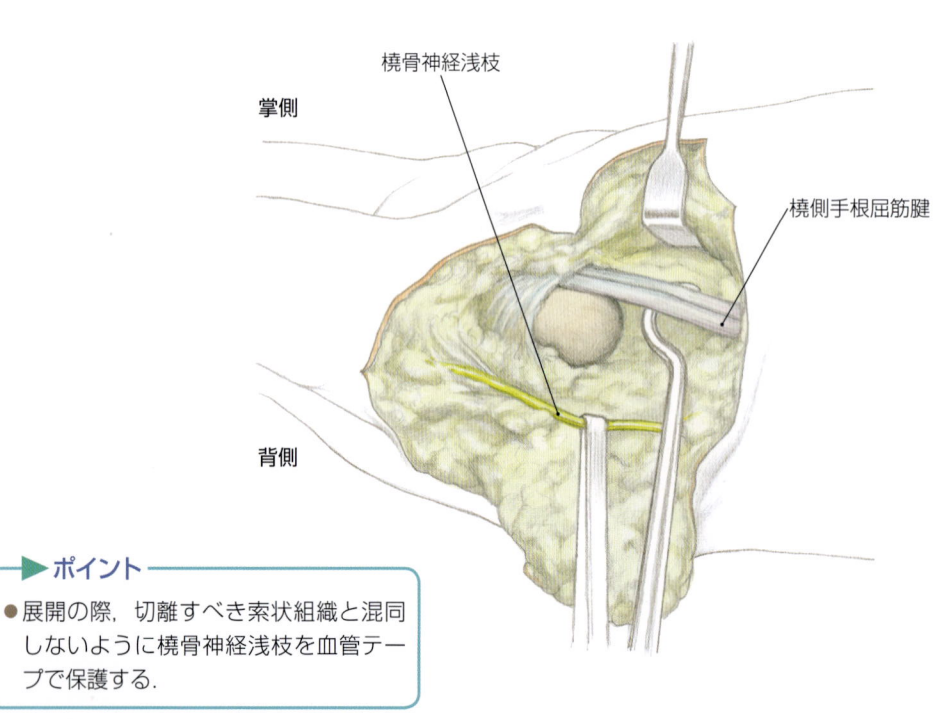

掌側

橈骨神経浅枝

橈側手根屈筋腱

背側

▶ポイント

- 展開の際，切離すべき索状組織と混同しないように橈骨神経浅枝を血管テープで保護する．

❸ 尺骨遠位端，手根骨近位端を剥離する

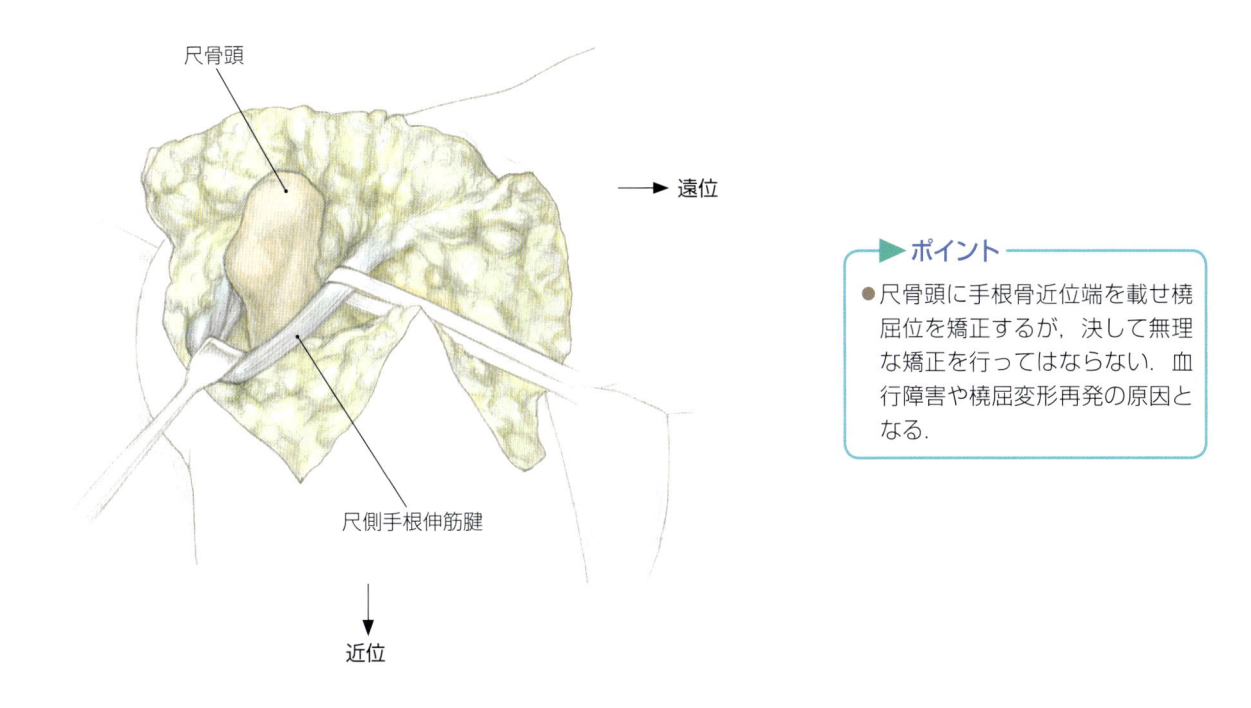

尺骨頭

→ 遠位

尺側手根伸筋腱

↓ 近位

> ▶ポイント
> ● 尺骨頭に手根骨近位端を載せ橈屈位を矯正するが，決して無理な矯正を行ってはならない．血行障害や橈屈変形再発の原因となる．

- 伸筋支帯を切離した後，尺側手根伸筋腱を橈側に避けて，突出する尺骨頭（尺骨遠位端）を全周性に剥離する．さらに手根骨近位端を十分に剥離する．
- その後，尺骨頭に手根骨近位端を載せ橈屈位を矯正するが，緊張が強い場合は月状骨の摘出，尺骨の短縮を行い緊張のない矯正を心がけるべきである．

❹ 橈屈位を矯正，固定する

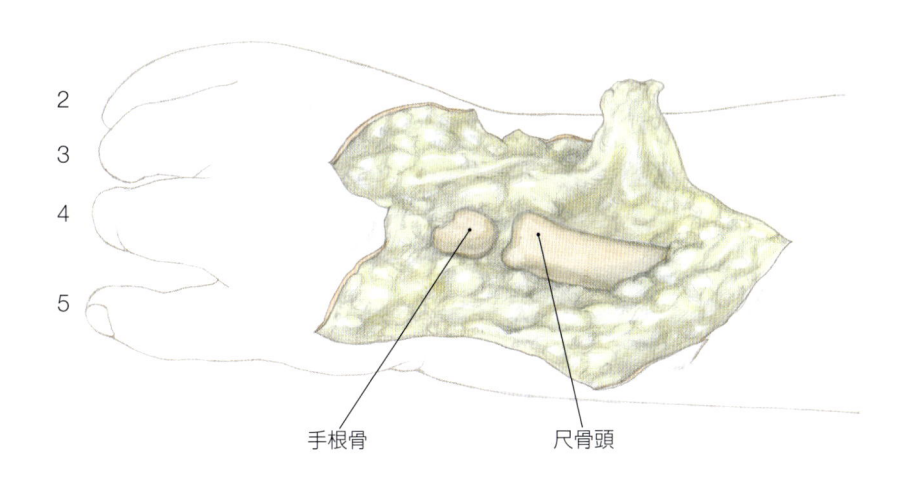

2
3
4
5

手根骨   尺骨頭

- 手根骨近位端を尺骨遠位端に移動可能となったら，まず径 1.2 mm あるいは 1.5 mm の Kirschner 鋼線（K-wire）を手根骨から第 4 中手骨に挿入する．手根骨近位端を尺骨遠位端に移動させ橈屈掌屈位を矯正後，先に通した K-wire を遠位から尺骨へ固定する．

❺ 腱移行を行う

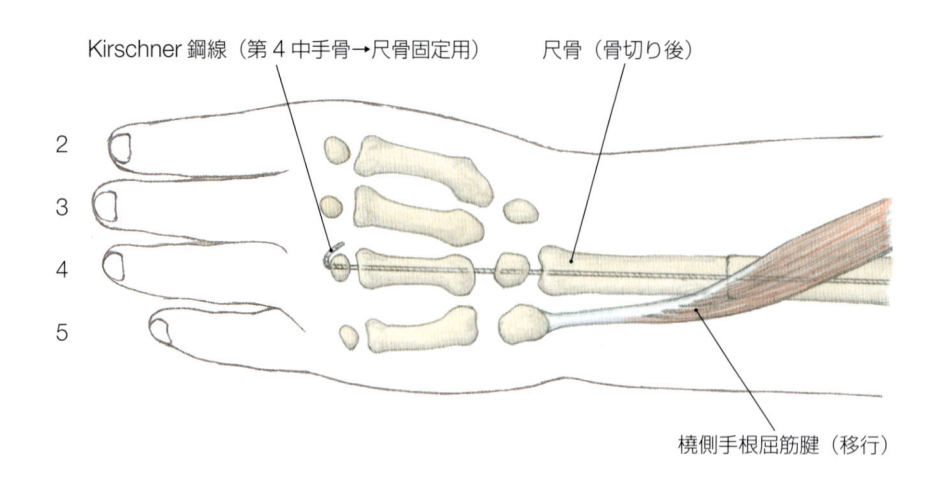

Kirschner 鋼線（第4中手骨→尺骨固定用）　尺骨（骨切り後）

橈側手根屈筋腱（移行）

- 橈側に存在する索状組織を切離した際，橈側手根屈筋腱など，一部切離した腱は，背尺側に回して，尺側手根伸筋腱停止部付近に縫合して尺屈，背屈方向へ緊張させる．

❻ 創を閉鎖する

- 皮下にドレーンを挿入して創を閉鎖する．もともと背側 bilobed flap デザインで進入したが，橈屈改善に伴い，flap をそれぞれ尺側に移動させて縫合する．

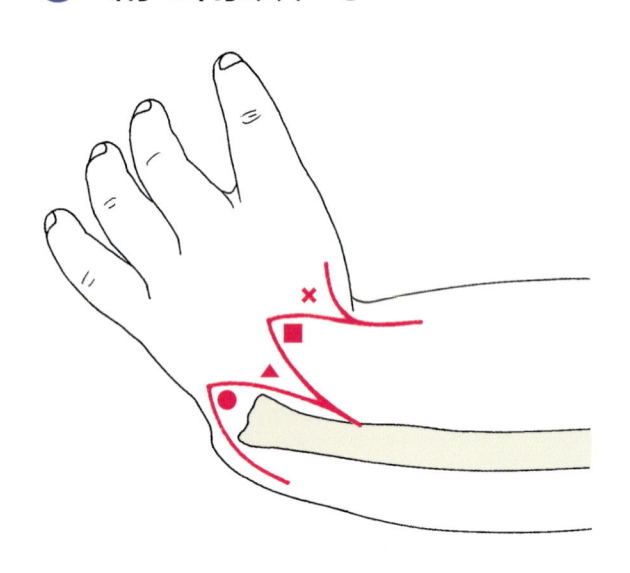

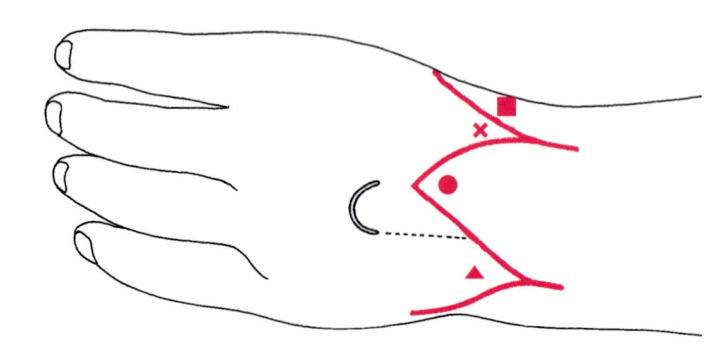

▶ 後療法

- 術後3か月で K-wire を抜去し，自由に手関節，手指を動かしてもらう．変形の再発の有無を適宜確認する．
- 外固定抜去後は長期間の装具保持を継続する．夜間は術後1〜2年間装用させている．

▶ ポイント

再発予防
- この手術方法は数年の経過で再発を起こしやすくなるため，術前のインフォームドコンセントが必要である．
- 再発を防ぐため，尺骨を橈側へ移動させ，レバーアームを変化させる radialization[5] を行うこともある．その際，尺骨遠位端が手関節橈側にやや突出する傾向があることに注意が必要である．
- また，橈屈位を矯正する際，無理な矯正を行っては血行障害や橈屈変形再発の原因となる．月状骨有頭骨の切除，尺骨の短縮を行うことに躊躇してはならない．
- 年長例などで橈屈変形に対する緊張が強い場合や尺骨短縮を行うことで前腕長のさらなる短縮が危惧される場合，Ilizarov 骨延長器を用いた gradual correction[7,8] を考慮する必要がある．

創外固定器を用いた内反手矯正術[10]

▶適応
- Bayne分類 Type I～II の軽症橈側列形成不全が適応である．

▶手術のポイント
①体位：仰臥位とする．
②皮切：手関節橈側をzigzag切開する．
③橈側索状組織を切離する．
④橈屈位を矯正する．
⑤尺側から手関節をまたいで手関節固定用の創外固定器を設置する．
⑥橈骨に延長用の創外固定器を設置する．
⑦創を閉鎖する．

●──手術手技の実際

- 手関節橈側の剥離後，尺骨と第4-5中手骨のあいだを創外固定器で矯正位を保持しながら，別の創外固定器を用いて橈骨を延長する方法である．

❶…手術体位と皮切
- 仰臥位とする．
- まず橈側の皮切を延長させるため，multiple Z-plasty design にて切開をする．

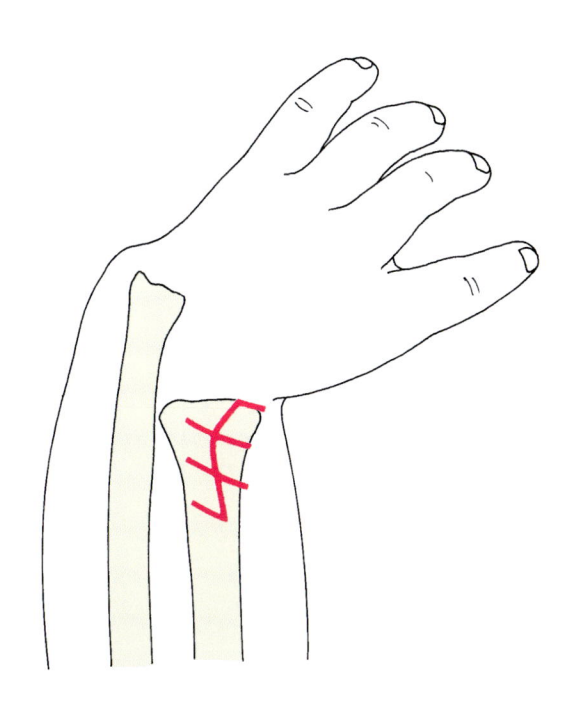

❷…橈側索状組織を切離する

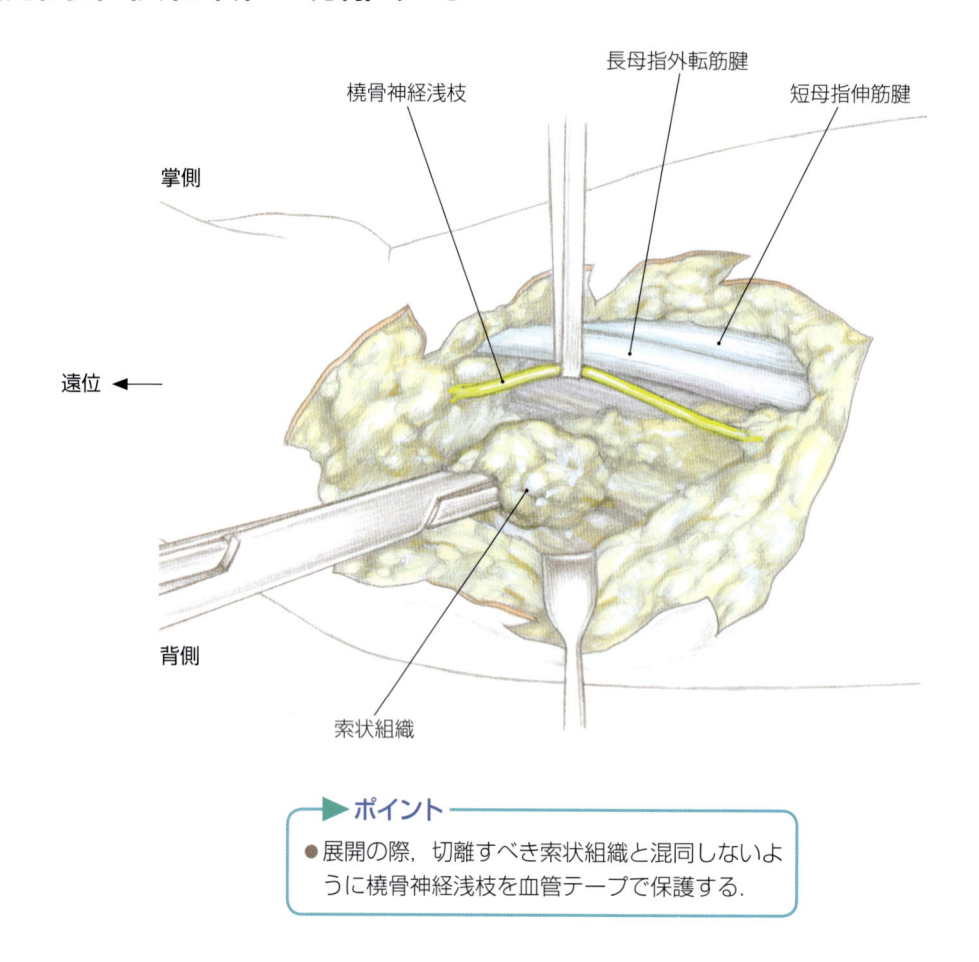

（図：橈骨神経浅枝、長母指外転筋腱、短母指伸筋腱、掌側、遠位、背側、索状組織）

▶ポイント
- 展開の際，切離すべき索状組織と混同しないように橈骨神経浅枝を血管テープで保護する．

- 伸筋腱や腕橈骨筋腱周囲に存在する厚い索状組織を切離する．これを切離することで手関節の可動域が改善するので重要な操作である．

❸…橈屈位を矯正する

- 尺骨頭に手根骨を載せるような形で手関節を尺屈させて橈屈位を矯正する．通常，「❷橈側索状組織を切離する」の操作で索状組織を剥離していれば用手的に矯正可能であるが，尺側に小切開を加え，尺側手根伸筋表層を覆う軟部組織をいったん切離（後に縫合可能）すると行いやすい．

▶ポイント
- 橈骨遠位は単純X線写真上では欠損しているように見えるが，実際は軟骨成分となっていて，手根骨と対向しているので注意が必要である．

❹ 尺側から手関節をまたいで創外固定器を設置する

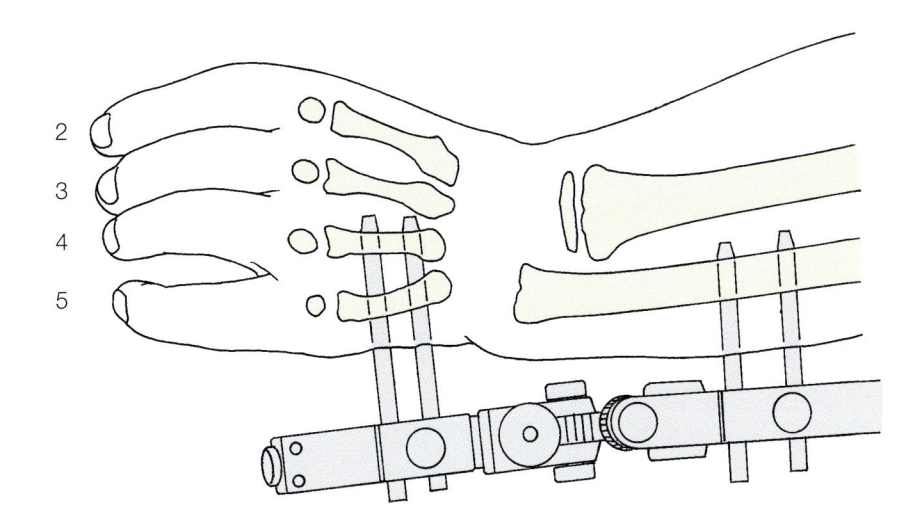

- 矯正位で尺骨と第4-5中手骨のあいだに創外固定器を設置する．透視下でも矯正，固定位を確認する．なお，筆者らはこの創外固定器にOrthofix M511（日本メディカルネクスト）を使用している．

❺ 橈骨に延長用の創外固定器を設置する

- 次に橈骨に延長器を設置するが，はじめに行った橈側のzigzag切開を近位に延長し，骨延長用の創外固定器を設置して，骨切りを行う．なお筆者らはこの創外固定器にMES BL2001（エム・イー・システム）を使用している．

❻ 創を閉鎖する

- 創を閉鎖する．閉創後，透視下でも延長器（創外固定器）を広げて骨切り部で延長されているか確認する．

▶ **後療法**

- 術後5日から延長を開始し，橈骨遠位端が尺骨頭に近づくところまで延長し，延長仮骨が形成されたら手関節固定用，橈骨延長用創外固定器をそれぞれ抜去する．
- 延長速度は単純X線写真上の仮骨の形成具合によって判断されるが，通常1日0.25〜0.5 mmとなる．Bayne分類TypeⅡのなかでも橈骨の低形成が強い症例では，延長仮骨の形成が不良になりやすいので注意が必要である．

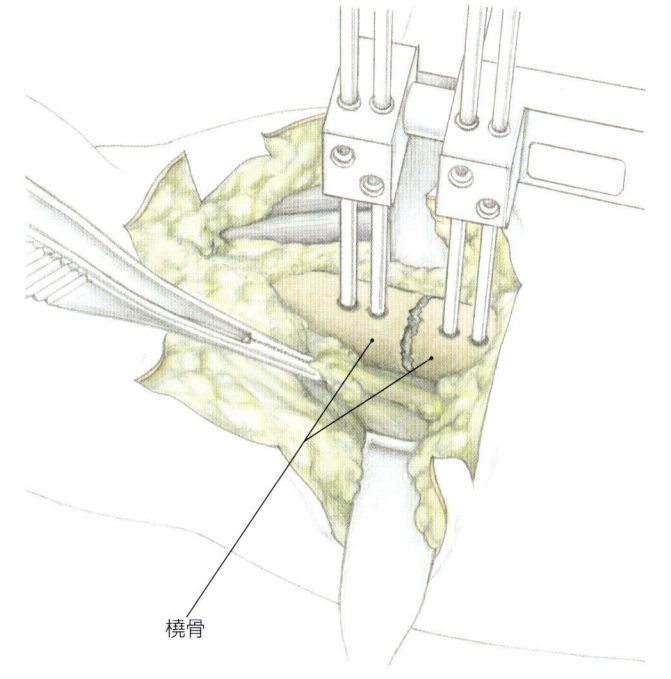

橈骨

まとめ

- Bayne 分類 Type III（遠位橈骨の欠損）〜IV（橈骨完全欠損）の重症橈側列形成不全は治療に難渋することが多く，これまで centralization（中心化術）のほか，radialization, ulnarization, microvascular epiphysis transfer, gradual correction など，さまざまな手術方法が考案されてきた．
- Bayne 分類 Type I（遠位橈骨が尺骨に比べ短縮）〜II（近位，遠位ともに橈骨低形成）の軽症橈側列形成不全は確立された方法がなかったが，近年，創外固定器を用いて橈骨の延長と橈側の支持性を同時に確保させる方法が試みられている．

centralization（中心化術）

- 展開の際，切離すべき索状組織と混同しないように橈骨神経浅枝を保護する．
- 掌側背側の展開で，尺骨遠位端と手根骨との位置関係を十分把握しながら，剥離操作を行うこと．
- 尺骨頭に手根骨近位端を載せ橈屈位を矯正するが，決して無理な矯正を行ってはならない．血行障害や橈屈変形再発の原因となる．月状骨，有頭骨の切除，尺骨の短縮を行うことを躊躇してはならない．
- 数年の経過で再発を起こしやすくなるため術前のインフォームドコンセントが必要である．

創外固定器を用いた内反手矯正術

- 橈骨を延長し，正常に近い手関節アライメントを獲得させるが，同時に創外固定器を用いて橈側の支持性を確保させるほか関節拘縮や成長軟骨の圧迫の回避も期待できる方法である．
- 展開の際，切離すべき索状組織と混同しないように橈骨神経浅枝を保護する．
- 橈骨遠位は単純 X 線写真上では欠損しているように見えるが，軟骨成分が通常より厚いことが多く，手根骨とのあいだの間隙はそれほど大きくないことがある．
- 延長速度は単純 X 線写真上の仮骨の形成具合によって判断されるが，通常 1 日 0.25〜0.5 mm となる．橈骨の低形成が強い症例では，延長仮骨の形成が不良となるので注意が必要である．

（高木岳彦，高山真一郎）

■文献

1. 渡 捷一，平林 徹．橈側列形成不全症の病態と治療．津下健哉編．整形外科 MOOK 35．手の先天異常．東京：金原出版；1984．p.123-41．
2. Bayne LG, et al. Long-term review of the surgical treatment of radial deficiencies. J Hand Surg Am 1987；12：169-79.
3. Bora FW, et al. Radial club-hand deformity. Long-term follow-up. J Bone Joint Surg Am 1981；63：741-5.
4. 湯川昌広ほか．橈側列形成不全に対する新しい手関節変形矯正・安定化手術—Carpal Ulnarization．日手会誌 2010；26：441-4．
5. Buck-Gramcko D. Radialization as a new treatment for radial club hand. J Hand Surg Am 1985；10：964-8.
6. Vilkki SK. Distraction and microvascular epiphysis transfer for radial club hand. J Hand Surg Br 1998；23：445-52.
7. Kessler I. Centralisation of the radial club hand by gradual distraction. J Hand Surg Br 1989；14：37-42.
8. Kawabata H, et al. Residual deformity in congenital radial club hands after previous centralization of the wrist. Ulnar lengthening and correction by the Ilizarov method. J Bone Joint Surg Br 1998；80：762-5.
9. Matsuno T, et al. Radius lengthening for the treatment of Bayne and Klug type II and type III radial longitudinal deficiency. J Hand Surg Am 2006；31：822-9.
10. Takagi T, et al. Bone lengthening of the radius with temporary external fixation of the wrist for mild radial club hand. J Plast Reconstr Aesthet Surg 2014；67：1688-93.

索 引

あ行

アンカーの挿入位置	124
遺残輪状靱帯	140
移植腱の採取	133
伊藤のアプローチ	28
イントラフォーカルピンニング	58
円回内筋のZ延長	168
延長術	146
横手根靱帯の切離	237
横走線維	122

か行

回外力の再建	287
外傷性肘関節拘縮	143
回旋矯正	292
回旋骨切り	290
回旋転位の予防	105
回旋の確認	52
外側アプローチ	12
──の追加	151
外側関節腔の処置	243
外側進入による関節前方の解離	146
外側前方へのアプローチ	26
外側前腕皮神経の確認	36
外側側副靱帯	127
外側中央ポータル	31,33,265
回内筋症候群	163,167
回内再建術	209
海綿骨の移植	249
過矯正位でのプレート固定	120
顆上骨折	67,70
滑車	64
滑車部骨欠損	63
滑車部の固定性	66
観血的整復固定	69
環指DIP関節の屈曲力低下	225
環・小指内在筋の麻痺	225
関節外骨切り	8
関節鏡視下滑膜切除術	263
関節鏡視下手術	258
関節前方の解離	146
関節内骨切り	8
関節リウマチ	263
完全断裂	186
偽関節	84
機能再建術	213,220,225,235
機能的薄筋移植術	193,198
弓状皮切	189
急性期の神経移植術	160
急性期の神経剥離術	162
急性期の神経縫合術	156
鏡視下アプローチ	30
鏡視下病巣郭清術	240
近位外側ポータル	31,260
筋移行	215,217
近位橈尺骨癒合症	290
近位内側ポータル	31,32,260
筋間中隔の展開	19
筋前進術	193,195
緊張の軽減法	156
筋皮弁長の調整	207
筋膜切開	179,188
屈曲再建術	201
工藤式人工肘関節全置換術	268
経皮ピンニング	68
経皮螺子固定	71
血管損傷	184
血管吻合	186
結節縫合	185
ケーブル移植	161
腱編み込み縫合器	228
腱移行術	193,197,220,226,298
腱延長術	193,194
腱引き出し	211
腱付着部症	258
腱誘導鉗子	228
高位尺骨神経麻痺	225
高位麻痺	233
後外側関節腔の滑膜切除	266
後外側ポータル	31,33,265
後外方アプローチ	75
広義のStruthers' arcade	20
後骨間神経砂時計様くびれ	172,175
後骨間神経のくびれ	177
後骨間神経の損傷	32
後骨間神経の展開法	41,176
後骨間神経の保護	10,36
後斜走線維	122
鉤状突起骨折	87
──の骨接合	92
鉤状突起の骨棘切除	150
鋼線締結法	77
鉤突窩	64
後方アプローチ	88
上腕骨遠位への──	6
上腕骨骨幹部への──	3
橈骨──	39
後方関節腔の滑膜切除	265

後方関節腔の鏡視……………………………………… 33
後方関節腔の処置……………………………… 243,261
後方骨棘の切除………………………………… 150,153
後方進入法……………………………………………… 144
　　　　　上腕骨―― ………………………………… 57
後方（正中）ポータル…………………………… 33,265
後方のアライメント確認……………………………… 252
後方ポータル……………………………………………… 31
絞扼性神経障害………………………………………… 163
高齢者の通顆骨折………………………………………… 72
骨アンカー固定…………………………………………… 83
骨アンカーによる縫合………………………………… 130
骨移植……………………………………………… 63,274
骨間膜の開窓…………………………………………… 222
骨切り術………………………………………………… 290
骨端核…………………………………………………… 76
骨端軟骨………………………………………………… 76
骨長の短縮予防………………………………………… 105
骨釘移植………………………………………………… 256
骨片の回転転位………………………………………… 252
コントロールピンテクニック…………………………… 50
コンパートメント症候群………………………… 188,193
コンポーネントの設置………………………………… 274

さ行

三点セット腱移行術……………………………… 226,228
三頭筋腱膜弁のV-Y式延長…………………………… 275
持続灌流ポンプ…………………………………………… 32
脂肪皮弁の作製………………………………………… 166
尺側側副靱帯…………………………………………… 122
尺側皮切………………………………………………… 189
斜骨折の固定…………………………………………… 105
尺骨遠位部の展開………………………………………… 45
尺骨回外骨切り………………………………………… 287
尺骨側の骨切除………………………………………… 272
尺骨後縁の展開…………………………………………… 44
尺骨骨切り……………………………………………… 140
尺骨骨折………………………………………………… 108
尺骨コンポーネント…………………………………… 274
　　　――の尻上がり挿入…………………………… 272
尺骨神経前方移行術…………………………… 7,66,71,83
尺骨神経前方移所術…………………………………… 166
尺骨神経の圧迫因子……………………………………… 20
尺骨神経の前方皮下移行……………………………… 283
尺骨神経の保護…………………………………………… 7
尺骨神経背側知覚枝……………………………………… 45
尺骨神経麻痺……………………………………… 84,225
尺骨のカット…………………………………………… 281
尺骨の展開……………………………………………… 45

尺骨の皮膚の上から触れる指標………………………… 44
尺骨へのアプローチ……………………………………… 43
手関節固定術…………………………………………… 218
手指変形矯正術………………………………………… 218
手術部位誤認……………………………………………… 13
手術部位の確認…………………………………………… 13
術前骨切り計画………………………………………… 138
術前マーキング…………………………………………… 31
術中橈骨神経損傷の予防………………………………… 51
授動術…………………………………………… 148,284
順行性髄内釘固定法……………………………………… 48
除圧術…………………………………………………… 163
上・下尺側側副動静脈吻合枝の止血…………………… 19
小指DIP関節の屈曲障害 ……………………………… 225
掌側アプローチ………………………………………… 188
小頭の処置……………………………………………… 244
小児の上腕骨顆上骨折…………………………………… 67
静脈ラッピング………………………………………… 160
上腕近位外側ポータル………………………………… 260
上腕近位内側ポータル………………………………… 260
上腕骨遠位端骨折………………………………………… 60
上腕骨遠位へのアプローチ……………………………… 6
上腕骨遠位への後方アプローチ………………………… 6
上腕骨遠位への前外側アプローチ……………………… 9
上腕骨外側顆骨折………………………………………… 74
上腕骨外側上顆炎……………………………………… 258
上腕骨顆上骨折…………………………………………… 67
　　　　　成人の―― ………………………………… 70
上腕骨側の骨切除……………………………………… 271
上腕骨後方進入法………………………………………… 57
上腕骨骨幹部骨折…………………………………… 48,55
上腕骨骨幹部へのアプローチ…………………………… 2
上腕骨骨幹部への後方アプローチ……………………… 3
上腕骨コンポーネント………………………………… 274
上腕骨前方進入法………………………………………… 56
上腕骨通顆骨折…………………………………………… 70
上腕骨内側上顆骨折……………………………………… 80
上腕骨のカット………………………………………… 280
上腕三頭筋温存アプローチ……………………………… 71
上腕三頭筋筋膜のV字状切開 ……………………… 279
上腕三頭筋腱の延長術………………………………… 146
上腕三頭筋の内外側から進入する方法………………… 62
上腕二頭筋腱のreroute ……………………………… 211
上腕二頭筋腱の縫着…………………………………… 287
神経移植術……………………………………… 155,160
神経交叉縫合術………………………………… 215,217
神経周膜縫合…………………………………………… 159
神経上周膜縫合………………………………………… 159
神経上膜縫合…………………………………………… 158
神経束グループ間の神経移植………………………… 161

神経束の適合	156
神経束配列図	157
神経剥離術	155,162,172,175
神経縫合術	155,156
人工肘関節全置換術	268,277
新鮮横骨折の固定	104
深層筋膜の切開	182
靱帯再建術	126,131,137
靱帯複合体	127
靱帯縫合術	123,129
伸展再建術	205
髄内釘固定	48
髄内釘の挿入位置	50
髄内釘の挿入深度	51
スカプラY像	50
スクリュー固定	254
——のコツ	8
スモールDCP®プレート2.7	120
成人の上腕骨顆上（通顆）骨折	70
正中神経の開放	190
正中神経の除圧	168
正中神経の展開	168
正中神経麻痺	235
正中前方へのアプローチ	28
切離前のマーキング	207
セメント固定	282
前外側アプローチ	9
前外側ポータル	31,32,264
前骨間神経砂時計様くびれ	172
前骨間神経のくびれ	174
前骨間神経の展開	173
前斜靱帯の骨アンカー固定	83
前斜線維の温存	150
前斜走靱帯の展開	20
前斜走靱帯の同定	124
前斜走線維	122
浅層筋膜の切開	182
穿通性損傷の修復・再建	185
先天性近位橈尺骨癒合症	284,290
前方アプローチ	24
橈骨——	35
前方関節腔の滑膜切除	264
前方関節腔の鏡視	32
前方関節腔の処置	241,261
前方骨棘の切除	150
前方進入法	56
前腕回内再建術	209
前腕骨骨折のAO分類	100
前腕掌側部皮切	189
前腕背側部皮切	191
前腕部コンパートメント	188
創外固定器の設置	301
創外固定器を用いた内反手矯正術	295,299
側方つまみ力の低下	225

た行

第3骨片を有する骨折の固定	105
大伏在静脈の移植	186
端端吻合	186
短橈側手根伸筋と総指伸筋の境界面の確認	40
肘関節外側前方へのアプローチ	26
肘関節外側側副靱帯	127
肘関節屈曲再建術	201
肘関節拘縮の原因	148
肘関節後内側の展開	21
肘関節後方への進入	15
肘関節尺側側副靱帯	122
肘関節周囲の解剖	264
肘関節授動術	148
肘関節伸展再建術	205
肘関節正中前方へのアプローチ	28
肘関節前方のメルクマール	25
肘関節脱臼合併例	83
肘関節内側前方へのアプローチ	29
肘関節内側面の展開	22
肘関節内への進入	14
肘関節の不安定性	84
肘関節への外側アプローチ	12
肘関節への鏡視下アプローチ	30
肘関節への前方アプローチ	24
肘関節への内側アプローチ	17
肘関節リウマチ	263,268,277
肘筋の挙上	285
中心化術	295
肘頭窩	64
肘頭窩骨棘の切除	150
肘頭骨棘の切除	150
肘頭骨切りアプローチ	72
肘頭骨切り法	6
肘頭骨折	87
——の骨接合	91
肘頭骨端線閉鎖遅延	254
肘頭を骨切りして進入する方法	62
肘部管形成術	149
肘部管症候群	163,164
肘部管の除圧	165
肘部正中神経の除圧	168
肘離断性骨軟骨炎	240
長掌筋腱の挙上	237

長掌筋腱の採取	133
陳旧性橈骨頭脱臼	137
通顆骨折	70
高齢者の——	72
津下の分類	179
津下法	220
ディスタルターゲティングシステム	53
手関節固定術	218
デシャン鉗子	211
手指変形矯正術	218
橈屈位の矯正	297,300
橈骨管症候群	163,169
橈骨矯正骨切り	286
橈骨後方アプローチ	39
橈骨後面の展開	40
橈骨骨幹部骨折	100
橈骨骨幹部ロッキングプレート	101
橈骨神経深枝の保護	10
橈骨神経浅枝の確認	37
橈骨神経の位置の確認	4
橈骨神経の除圧	170
橈骨神経麻痺	220
橈骨前方アプローチ	35
橈骨前面の展開	37
橈骨頭後方脱臼を伴う近位橈尺骨癒合症	290
橈骨頭骨折	94
橈骨頭の切除	279
橈骨へのアプローチ	35
橈尺骨癒合部の分離	286
橈側列形成不全	295
動脈修復・再建術	184
徒手整復操作	116
トライアルコンポーネントの挿入	273

な行

内側アプローチ	17,148
内側上顆下端裂離骨折	246,248
内側上顆骨端離開	246,251
内側上顆の切離	202
内側前方へのアプローチ	29,88
内側前腕皮神経の保護	18
内側側副靱帯後斜線維の切離	150
内側側副靱帯前斜線維の温存	150
内側側副靱帯の修復	99
内側側副靱帯の展開	20
内反手矯正術	295,299

は行

背側・橈側コンパートメントの開放	191
薄筋の採取	215
皮下トンネル内の移動	207
皮下トンネルの作製	238
肘関節外側前方へのアプローチ	26
肘関節外側側副靱帯	127
肘関節屈曲再建術	201
肘関節拘縮の原因	148
肘関節後内側の展開	21
肘関節後方への進入	15
肘関節尺側側副靱帯	122
肘関節周囲の解剖	264
肘関節授動術	148
肘関節伸展再建術	205
肘関節正中前方へのアプローチ	28
肘関節前方のメルクマール	25
肘関節脱臼合併例	83
肘関節内側前方へのアプローチ	29
肘関節内側面	22
肘関節内への進入	14
肘関節の不安定性	84
肘関節への外側アプローチ	12
肘関節への鏡視下アプローチ	30
肘関節への前方アプローチ	24
肘関節への内側アプローチ	17
肘関節リウマチ	263,268,277
皮切前後のマーキング	18
皮切線のデザイン	13
皮切の長さ	49
非穿通性損傷の修復・再建	186
疲労骨折	254
ピンチ力の低下	225
部分断裂	185
フリーハンドテクニック	53
プレート固定	55,97,120
ロッキングプレートによる——	60
プレート固定位置の確認	109
プレートの選択	120
プレートのベンディング	103
粉砕骨折	97
——の固定	106
分節型橈骨頭骨折	96
分節骨折の固定	106
変形性肘関節症	148
ポータル	31

ま行

マイテック GII®	124

や行

野球肘内側障害	246
有茎筋膜脂肪弁の挙上	285
有茎広背筋弁	205
誘発テスト	128
横止めスクリューの挿入	52

ら行

ラジオルーセントドリル	52
離断性骨軟骨炎	240
輪状靱帯	137
──による橈骨頭制動	118
──の確認	118
裂離骨折部の新鮮化	249
連続縫合	185
ロッキングプレート固定	100
ロッキングプレートによるプレート固定	60

わ行

腕尺関節外側の処置	244
腕尺関節部の解離	145
腕神経叢麻痺	213
腕橈関節の安定性	117
腕橈関節の確認	118
腕橈関節の展開	139

A・B・C・D・E

ACUTRAK 4/5	256
ACUTRAK2 Standard	256
anterior oblique ligament（AOL）	122
──の上腕骨付着部	125
AO LCP Distal Humerus Plate™（DHP）	65
apprehension sign	128
arcade of Frohse 入口部の展開	169
Bado 分類	113
bilobed flap デザイン	296
buckling	158
Burkhalter 手術変法	229
cable graft	161
Camitz 法	235
Campbell のアプローチ	279
Campbell の後方進入法	270
cannulated screw	63
centralization	295
chevron osteotomy	62, 72
chevron 骨切り	8
Coonrad-Morrey 型人工肘関節全置換術	277
coronoid fossa	64
corticocancellous bone graft	63
DCP® プレートスモール	120
double free muscle transfer（DFMT）法	213
enthesopathy	258

F・G・H・I・J

fibrous band	20
Frohse の腱弓の切開	177
headless compression screw	256
Henry approach	35
Henry アプローチ	26, 102, 169
Herbert screw	96
Ilizarov 骨延長器を用いた gradual correction	298
interlacing suture	134
intermediate column	64

K・L・M・N・O

Kessler 法	125
Kirschner 鋼線による交差固定	119
Kirschner 鋼線による髄内固定	119
Kudo type-6 total elbow arthroplasty	268
lateral collateral ligament complex（LCL 複合体）	127
lateral column	64
lateral pivot-shift test	128
Lazy-S 皮切	269
LCP 3.5 プレート	111
Littler 法	232
Locking Compression Plate（LCP） Metaphyseal Plate 3.5	111
loose hinge	277
medial collateral ligament（MCL）	122
medial column	64
MES BL2001	301
minimally invasive plate osteosynthesis（MIPO）法	104, 108, 110
monitoring flap	206
Monteggia 骨折	137
Monteggia 脱臼骨折	113

multiple Z-plasty design	299
Neviaser 手術	231
nonarticular portion	98
olecranon fossa	64
ONI Transcondylar Plate™(ONI plate)	65
Orthofix M511	301
Osborne band の切離	149,165

P・Q・R・S・T

perineurial window	162
PLRI テスト	128
posterior band の補強	134
pull out 法による骨接合	92
push-up test	275
radialization	298
safe zone	98
side pinch 力の低下	225
soft spot	31,259
Steindler 変法	201
Struthers' arcade	20
subchondral support	256
SureShot®	53
tension band wiring	66,90,91,250,252
——のコツ	8
Thompson アプローチ	102
topography	157
transcondylar screw	65
triple tendon transfer	225

U・V・W・X・Y・Z

unipolar 法	205
V 字形骨切り	62
V 字形弁	270
V 字状切開	279
V-Y 式延長	275
Volkmann 拘縮	179
Wartenberg 変形	225
Watson-Jones 分類	81
Whitesides の方法	180,189
wrong-site surgery	13
Z 形切離	211
zigzag 切開	236

数字

8 字締結	250,252

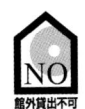

【館外貸出不可】
＊本書に付属のDVD-VIDEOは，図書館およびそれに準ずる施設において，館外へ貸し出すことはできません．

中山書店の出版物に関する情報は，小社サポートページを御覧ください．
http://www.nakayamashoten.co.jp/bookss/define/support/support.html

---

整形外科手術イラストレイテッド
Illustrated Handbook of Orthopaedic Surgery

上腕・肘・前腕の手術

2015年7月10日　初版第1刷発行©　　　　　　　　　　　　　〔検印省略〕

総編集	戸山芳昭
専門編集	金谷文則
発行者	平田　直
発行所	株式会社　中山書店
	〒113-8666　東京都文京区白山1-25-14
	TEL 03-3813-1100（代表）　振替 00130-5-196565
	http://www.nakayamashoten.co.jp/
装丁・本文デザイン	花本浩一（麒麟三隻館）
印刷・製本	株式会社　シナノ

ISBN978-4-521-73254-1　　　　　　　　　　　　　　　　　　　　　　　Printed in Japan
Published by Nakayama Shoten Co., Ltd.
落丁・乱丁の場合はお取り替えいたします．

・本書の複製権・上映権・譲渡権・公衆送信権（送信可能化権を含む）は株式会社中山書店が保有します．
・JCOPY〈（社）出版者著作権管理機構　委託出版物〉
本書の無断複写は著作権法上での例外を除き禁じられています．複写される場合は，そのつど事前に，（社）出版者著作権管理機構（電話 03-3513-6969，FAX 03-3513-6979，e-mail：info@jcopy.or.jp）の許諾を得てください．

本書をスキャン・デジタルデータ化するなどの複製を無許諾で行う行為は，著作権法上での限られた例外（「私的使用のための複製」など）を除き著作権法違反となります．なお，大学・病院・企業などにおいて，内部的に業務上使用する目的で上記の行為を行うことは，私的使用には該当せず違法です．また私的使用のためであっても，代行業者等の第三者に依頼して使用する本人以外の者が上記の行為を行うことは違法です．

専門医にとって必須の手術手技を
豊富なカラーイラストと動画で解説

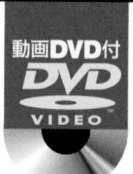

動画DVD付

整形外科手術イラストレイテッド

A4判／上製／オールカラー／200〜320頁／各巻本体予価 15,000〜25,000円

総編集 ●戸山芳昭（慶應義塾大学）
編集委員 ●井樋栄二（東北大学）黒坂昌弘（神戸大学）高橋和久（千葉大学）
（五十音順）

各巻タイトルと専門編集

肩関節の手術
井樋栄二（東北大学）
定価（本体18,000円＋税）

上腕・肘・前腕の手術 最新刊
金谷文則（琉球大学）
定価（本体25,000円＋税）

手関節・手指の手術
三浪明男（北海道大学）
定価（本体24,000円＋税）

腰椎の手術
高橋和久（千葉大学）
定価（本体15,000円＋税）

脊髄の手術
馬場久敏（福井大学）
定価（本体24,000円＋税）

骨盤・股関節の手術
内藤正俊（福岡大学）
定価（本体24,000円＋税）

膝関節の手術
黒坂昌弘（神戸大学）
定価（本体21,000円＋税）

以降のタイトル

基本手術手技
戸山芳昭（慶應義塾大学）

頚椎・胸椎の手術
鐙 邦芳（北海道大学）

下腿・足の手術
木下光雄（大阪医科大学）

※配本順、タイトルなど諸事情により変更する場合がございます．

整形外科専門医として
身につけておくべき
手術手技を収載

▶ポイント
椎間板をどの程度郭清するか
●ヘルニアを摘出後に椎間板をどの程度郭清するかについては一定の見解を得ていない．可及的に郭清すべきとの意見も，ヘルニアだけを摘出し椎間板にはほとんど手をつけないとの意見もある．再発の率は高くなるが[3]，筆者らはヘルニア腫瘤の摘出のみを原則とし，可能な限り椎間板の変性を予防するようにしている．

精緻なイラストを満載．
図版を追うだけでも
内容がわかる構成．

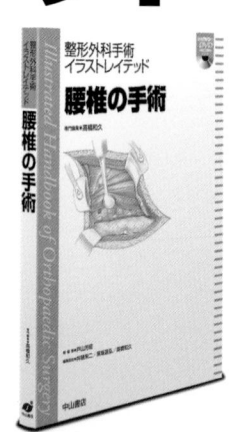

イラストに添えた
ポイントでは
手技のコツや留意点を
わかりやすく解説．

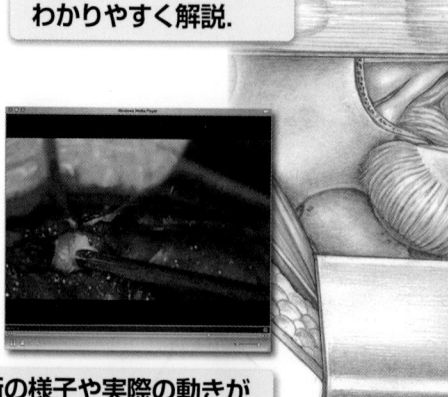

さらに手術の様子や実際の動きが
理解できるよう全巻に動画を提供．

中山書店 〒113-8666 東京都文京区白山1-25-14 TEL 03-3813-1100 FAX 03-3816-1015
http://www.nakayamashoten.co.jp/